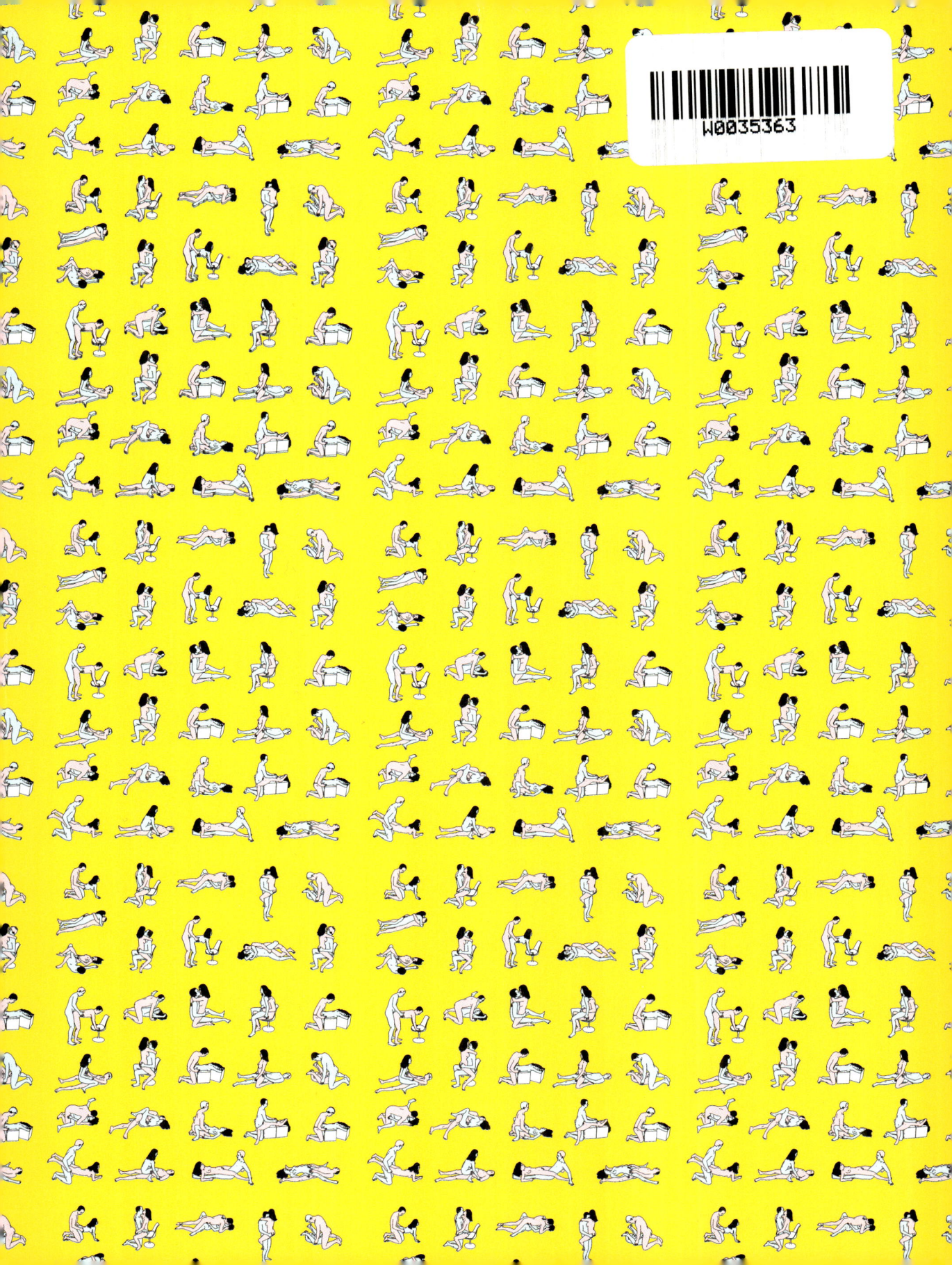

DAS BUCH VOM SEX

Suzi Godson in Zusammenarbeit mit Mel Agace

Vorwort Professor Robert Winston

Medizinisches Lektorat Dr. David Goldmeier

Illustrationen Peter Stemmler

Aus dem Englischen von Friederike Deichsner und Ernest Steinberg

ROGNER & BERNHARD BEI ZWEITAUSENDEINS

1. Auflage, April 2003.
2. Auflage, Juni 2003.
3. Auflage, Juli 2003.
4. Auflage, Februar 2004.

© der deutschen Ausgabe 2003
by Rogner & Bernhard GmbH & Co. Verlags KG, Hamburg.
ISBN 3-8077-0133-8

Lektorat: Heinz Vrchota, Hamburg.
Mitarbeit: Peter Graf, Köln, Rainer Kolbe, Süderbrarup.
Herstellung: Eberhard Delius, Berlin.
Satz: Offizin Götz Gorissen, Berlin.
Gesetzt aus der Scala Sans.
Printed in Italy

Dieses Buch gibt es nur bei Zweitausendeins im Versand,
Postfach, D-60348 Frankfurt am Main,
Telefon 069-4208000, Fax 069-415003. Internet www.Zweitausendeins.de, E-Mail
info@Zweitausendeins.de.
Oder in den Zweitausendeins-Läden in Berlin, Düsseldorf,
Essen, Frankfurt am Main, Freiburg, 2 x in Hamburg, in Hannover,
Köln, Mannheim, München, Nürnberg, Stuttgart.

In der Schweiz über buch 2000
Postfach 89, CH-8910 Affoltern a. A.

**Die Autorin und der Verlag übernehmen keinerlei Haftung für Verluste, Schäden oder
Verletzung jedweder Art, die (direkt oder indirekt) infolge der Ratschläge oder der In-
formationen in diesem Buch oder der Benutzung bzw. Anwendung des Inhalts dieses
Buches auftreten.**

Inhalt

Einige Anmerkungen zur deutschsprachigen Ausgabe

Sex ist ein universelles Vergnügen. Aber jedes Land organisiert sein Gesundheitswesen anders, und auch die gesetzlichen Regelungen variieren von Land zu Land. Wir haben uns bemüht, dem Rechnung zu tragen und die deutschsprachige Ausgabe den hiesigen Verhältnissen anzupassen. In den »gelben Seiten« verweisen wir unter anderem auf Hilfsorganisationen oder staatliche Einrichtungen, die mit den unterschiedlichsten Fragestellungen (Prävention, Familienplanung, sexueller Mißbrauch etc.) betraut sind. Wir konnten längst nicht alle Angebote aufnehmen, aber wer sich an die entsprechenden Stellen wendet oder beispielsweise über das Internet recherchiert, wird recht problemlos auf weiterreichende Informationen stoßen.

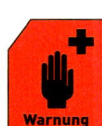

Die gelben und roten Icons (vgl. oben) fungieren als Wegweiser. Sie sind ausschließlich in den Randspalten plaziert und warnen (rote Icons: Warnung) vor möglichen Gesundheitsrisiken oder verweisen auf Seiten (gelbe Icons) mit zusätzlichen Informationen zu dem jeweiligen Thema.

Danksagungen

Herausgeber, Rezensenten und andere Beitragende (United Kingdom): Simon Kelner und Tristian Davies beim *Independent on Sunday*, Roger Alton beim *Observer*, Dylan Jones bei der *GQ*, Lisa Grainger bei der *Elle*, Kerry Smith bei der *B*, Ilsa Crawford, Simon Blake @ Sex Education Forum, Dr. Norma Williams, Steve Lockyear @ The Rainbow Clinic, Jo Pease @ Audre Lourde Clinic, Dr. Tuppy Owens @ Outsiders, Angela Phillips @ Goldsmiths College, Kathryn Hoyle und Debbie Green @ Sh-Women's Erotic Emporium/London, Simon Parritt @ SPOD, Howard Del Monte und Colm Keegan @ Pace, Margot Huish @ Barnet Wakefield & Haringey Mental Health NHS Trust, Stephen Whittle @ Manchester University, Dr. Katherine Johnson @ UCL Medical School, Dr. Petra M. Boynton @ Royal Free and UCMS, Jean Anderson @ Vavo, John Piper, Dave Hill, Paulene Morphett, Janet Delite, Simon Nelson & David Smith @ St. Pancras Hospital, Colin Parker @ Sexware, Claire Taylor und Dr. Marianne Parry @ Marie Stoppes, Dr. Merryn Gott und Dr. Sharron Hinchliff @ Northern General Hospital/Sheffield, Anthony Smith, Leigh Danes und Simon Grey @ Brook Clinics, Dr. Gillian Vanhegan @ Brook, Tony Bellfield @ Family Planning Association, Chris Hiley @ The Prostate Cancer Charity, Dr. Tim Dudderidge, Peggy Vance, Pascale @ Unit, Nana Rauch, Bernie Gardiner @ Breast Care and Masectomy Association Helpline, Professor Grossman, Society for Endocrinology, John Wadham @ Liberty, Maryon Stewart @ Women's Nutritional Advisory Service, Anthony Haynes @ The Nutrition Clinic, Mercedes Clark-Smith @ Rainbow Network, Joe Lee, Lisa Saffron @ Pink Parents Network, Lisa Sherman @ Skintwo, Ann Taylor, Director @ The Impotency Association, Trudi Norris @ National Society of Herbalists, Gillian Rodgerson @ Diva, Hilary Critchley @ Centre for Reproductive Biology, James Yeandel @ Human Embryology and Fertilization Authority, Bill Hartnett @ Diabetes Association UK, Alice Charwood @ Active Birth Centre.

Das Leben führt uns so manches Mal an unerwartete Orte, und es kommt vor, daß sich die Reise am Ende als eine ziemliche Offenbarung herausstellt. Mit dem *Buch vom Sex* verhielt es sich durchaus ähnlich. Als ich mich gemeinsam mit meiner Freundin Mel Agace an die Arbeit zu diesem Buch machte, hatte ich noch keinen blassen Schimmer, wie viele Leute uns schließlich dabei helfen würden, es zu dem zu machen, was es nun ist. Der Illustrator Peter Stemmler ist für den markanten visuellen Stil des Buchs verantwortlich, und ich freue mich ehrlich gesagt darüber, daß dieses eine bartfreie Zone geworden ist. Peter zeichnet nach dem Leben, und deshalb beruhen seine Illustrationen auf Fotografien von wirklichen Menschen: Wir bedanken uns bei Leila, Mark, Natasha, Kelly, Igor und Nicky von der Model-Agentur JFT für die tolle Fotosession. Mel recherchierte ausgiebig in den USA und traf sich dabei nicht nur mit Sexarbeiterinnen von der Moonlite Bunny Ranch in Nevada, sondern auch mit Tantra-Sex-Gurus aus L.A. und Dominas aus New York. Sie alle machten uns mit ihrer spezifischen Sichtweise des Sex vertraut und waren am Entstehungsprozeß des Buchs beteiligt. Darüber hinaus wollten wir natürlich auch wissen, was »normale« Menschen über Sex denken. Deshalb half uns Ian Tresman von der Firma Knowledge Computing bei der Einrichtung unserer *The Sex Book*-Website, die wir anschließend mit Links zu fast allen relevanten internationalen Sex-Informations-Sites versahen. Im gesamten Verlauf des Projekts plazierten wir dort Hunderte von Fragen zu den Themen, die wir gerade recherchierten, und wir haben so viele Antworten wie möglich in das vorliegende Buch aufgenommen. Wir entschuldigen uns bei all jenen Leuten, deren Zitate wir aus Platzgründen nicht in die Endfassung aufnehmen konnten.

Als wir anfingen, für die Zeitung *Independent on Sunday* eine wöchentliche Sex-Kolumne zu schreiben, war Mel bereits zu anderen Ufern aufgebrochen. Ohne meine hochgeschätzten Assistentinnen Rose Garnett und Tillie Harris wäre ich aufgeschmissen gewesen. Das Schönste an diesem Projekt waren für mich neue Freundschaften, und es ist keine Übertreibung, wenn ich sage, daß es dieses Buch ohne Rose und Tillie nie gegeben hätte. Unbedingt hervorzuheben ist auch das enorme Maß an Hilfe und fachkundiger Beratung durch Mitglieder der medizinischen Berufe nicht nur im United Kingdom, sondern auch in den USA. In diesem Zusammenhang möchte ich mich vor allem bei Dr. David Goldmeier bedanken, und zwar für die geradezu heroische – manche würden vielleicht sagen: masochistische – Aufmerksamkeit, die er unserem Projekt geschenkt hat. Auch Dr. Sarah Gill war unglaublich generös, wenn es darum ging, uns ihre Zeit zu opfern und uns zu helfen. Bei Cassell gilt mein besonderer Dank der erstaunlichen Annabel Merullo, die diesem Buch (und mir) stets Aufmerksamkeit und Unterstützung zuteil werden ließ. Ich bedanke mich auch bei meiner Agentin Felicity Rubenstein, weil sie immer an dieses Projekt geglaubt und dafür gesorgt hat, daß es am Ende auch tatsächlich umgesetzt wurde. Ben Evans hat mir einen großen Gefallen getan, weil er seine »Sichtweise als Kerl« so anschaulich schilderte. Nick Coleman, der für mich zuständige Redakteur bei der Zeitung, war einfach phantastisch. Seine aufmunternden Worte, seine Hinweise zur Grammatik und der Intensivkurs in Sachen englische Sprache, den er mir angedeihen ließ, haben mir geholfen, meine Schreibfertigkeiten zu entwickeln und eine »Stimme« zu finden. Ich bedanke mich außerdem bei Jon Summerhill, der unserem Sex-Team Büroräume bei New Media Industries zur Verfügung stellte. Es muß für seine Mitarbeiter verdammt schwer gewesen sein, unsere Diskussionen über Brustwarzen und Schließmuskel auszublenden, während sie versuchten, ihre »normale« Arbeit zu machen. Zu guter Letzt möchte ich den Leuten vom wunderbaren Griffin Inn in Felinfach und vom Llangoed Hall in Wales danken, denn sie haben sich während des Endlektorats erstklassig um mich gekümmert.

Medizinisches Lektorat
Hauptlektor für Medizin: Dr. David Goldmeier, Berater bei psychosexuellen Dysfunktionen, St. Mary's Hospital. Lektorin für Fragen der sexuellen Gesundheit: Dr. Sarah Gill, Jefferiss Wing GU Clinic, St. Mary's Hospital

Beratende Lektoren für Medizin
Mr. Justin Vale, Dr. Simon Barton, Dr. Asun de Marquiegui

Hauptrecherche
Mel Agace, Rose Garnett, Tillie Harris

Allgemeines Lektorat
Nigel Perryman

Besonderen Dank an: Prof. Robert Winston, Prof. Anne Johnson, Nana Rausch, Colin Dixon, Dr. John Tomlinson, Justin Gaffney, James Agace, Polly Curtis, Dr. Tim Dudderidge, John Boylan, John Mitchinson, Claire Marsden, Jessica Cowie, Victoria Alers-Hankey, Patrick Carpenter

Ein Dankeschön an all diejenigen, die an der Umfrage und der Datenerhebung für _Das Buch vom Sex_ teilgenommen haben: Anuschka Stephan @ www.rainbow network.com, Jane Czyzselska @ www.queercompany.com, Tawanna von www. kuma2.net, Su May @ www.gingerbeer.co.uk, Rufus Griscom @ www.nerve.com, Melinda Gallagher & Emily Kramer @ www.cakenyc.com, www.lovenet.com, www.vavo.com, www.4freedoms@tantra-sex.com, www.jackinworld.com, www. thesite.org, www.skintwo.com.

Rezensenten und andere Beitragende (USA): Monica Rodriguez @ SIECUS, Wendee Rogerson @ Gay Men's Health Crisis Inc, Michael Roguski @ Callen Lorde, Mistress Delila, Miss Britteny, Miss Ruby, Dennis and all the girls @ The Moonlite Bunny Ranch, Clare Cavanah @ Toys in Babeland, Dr. Carol Queen @ Good Vibrations, Lou Paget, Elizabeth McNeff @ New Mobility Magazine, Hanne Blank, Christophe Pettus @ Blowfish, Claudia Varrin SM Mistress, Dale Altrows @ FMT International, Miss Violet (Sexarbeiterin, Sex-Surrogatpartnerin), Rosalyne Blumenstein @ Gender Identity Project.

Dank an: Ann Summers, Charlotte Semmler @ Myla, Sam Roddick @ Coco de Mer, Qazi Rahman @ University of London, Ulla Pluggard, Ann Marie Gardiner, Michael Pawson, Dr. Jane Pettiffer, Simon Ellis, Andrea Kon @ The Pennell Institute, Daniela Olsen @ The Wellcome Trust, Agent Provocateur, William Spivey @ Outreach Services, Dr. Judith Weisz, Janet R. Jakobsen, Norma J. Leslie, The Baroness, Mitchell Tepper, The Sexual Health Network, The Boston Women's Health Collective, Roni Horn, Dorothy C. Hayden CSW, The Sacred Tattoo Emporium, Al Link & Pala Copeland @ Tantra Sacred Loving Retreats, Eva Norvind (Eva Taurel), Susan Forrest @ Positively Women, Suzi Kruger @ FIST, Becky Torr @ Society for Endocrinology & Bio-Scientifica Ltd, Cindy Jackson @ International Cosmetic Surgery Network, Stephen Conley @ American Association of Sex Educators, Queen Afua, Paul Nevitt @ Outsiders, Jessie Howie, Julian Keeling, Myer Taub, Annie Sprinkle, Betty Dodson, Marty Klein, Gerard Koskovich @ American Society on Ageing, Patrick Hughes @ Greenery Press, Phil Ruhemann @ Age Concern, Condommania, Sadie Allison @ ticklekitty.com, Carli Parker, Syren, Jeff Burton, Eve Ensler, Gemma Barron.

Wir entschuldigen uns aufrichtig bei allen Personen oder Organisationen, deren Beiträge zu diesem Buch wir möglicherweise zu erwähnen oder zu würdigen vergessen haben.

Vorwort von Professor Robert Winston

Professor Robert Winston moderierte die preisge-krönte BBC-Fernsehserie The Human Body, *und seine neue BBC-Serie* Superhuman *wurde unter dem Titel* Supermensch – Die Heilkraft des Körpers *auch in Deutschland ausgestrahlt (bei VOX). Die »Supermensch«-Serie untersucht die dem menschlichen Körper eigene, erstaunliche Fähig-keit zur Selbstheilung.*

Professor Winston ist eine Kapazität auf dem Gebiet der Fruchtbarkeitsfor-schung und hat zusammen mit seinem Team bedeu-tende internationale Unter-suchungen zum Thema Invitro-Fertilisation (IVF) durchgeführt. Er ist Direktor der Abteilung für Reproduktive Medizin am Londoner Hammersmith Hospital und Professor für Fertility Studies an der Imperial College School of Medicine in London.

Professor Winston ist Vorsitzender des House of Lords Select Committee on Science and Technology, und ebenso wie im Parla-ment kommentiert er auch in den Medien regelmäßig Sachfragen aus den Berei-chen Medizin, Ethik und Wissenschaft.

Sex ist ein Ur-Instinkt. Natürlich ist dieser Trieb zum Teil auf unser biologisches Fortpflanzungsbedürfnis zurückzuführen – ein Erbe jener längst ausgestorbenen Organismen, aus denen unsere Spezies entstand. Doch gibt uns dieser Instinkt nach wie vor Rätsel auf. Was zieht uns, wie die experimentelle Wissenschaft be-weist, häufig gerade zu solchen Individuen hin, die sich genetisch von uns unter-scheiden? Und falls der Sextrieb dem evolutionären Bedürfnis nach Fortpflan-zung entspringt, warum gibt es dann so etwas wie die homosexuelle Liebe? Oder warum sind Menschen bereit, für eine kurze sexuelle Begegnung nahezu alles zu riskieren? Sex ist sehr viel mehr als nur ein Ur-Instinkt. Im Idealfall ist Sex für uns Menschen eine überaus angenehme und erfüllende Erfahrung – mitunter das Beste in einem ansonsten deprimierenden oder eintönigen Leben. Ab und zu birgt er Elemente des Spiels und der Kommunikation, der Wärme und der Traurig-keit, der Intimität und der tiefsten Befriedigung, ja der Glückseligkeit. Daher ist es beängstigend, wie unglücklich und frustriert wir Menschen in sexueller Hinsicht sein können und wie oft wir in der Sexualität keine Erfüllung finden.

In meinem langen Berufsleben habe ich mich in erster Linie mit den Ursachen für mangelnde Fortpflanzungsfähigkeit befaßt und hatte täglich mit den komplexen Problemen zu tun, die es im Zusammenhang mit unserer Sexualität gibt. Traurig ist, wie viele Menschen nie eine erfüllte sexuelle Beziehung erleben. Die Verbrei-tung dieses Phänomens ist gut erforscht, doch die Frage nach den Gründen wurde nur selten gestellt. Das häufige Scheitern in der Sexualität hängt wohl auch mit einem weiteren bestimmenden Instinkt zusammen – mit der Scham und den Problemen vieler Menschen, sich zu öffnen. Noch bis vor relativ kurzer Zeit war Sex in unserer angeblich »fortschrittlichen« Gesellschaft etwas, auf das man sich allenfalls über versteckte Andeutungen bezog und das zumeist nur in der Porno-graphie explizit zum Ausdruck kam – auf eine Art und Weise, die viele Menschen abstoßend und schockierend fanden.

Daher ist dieses wunderbare Buch höchst willkommen. Es steht für einen wirk-lichen Wandel in unserer Einstellung zur Sexualität. Es schafft ein Gleichgewicht zwischen männlicher und weiblicher Erfahrung. Es ist einfühlsam, nimmt aber auch kein Blatt vor den Mund. Es ist mehr als nur ein Handbuch, es stellt die Dinge unverblümt dar – und manchmal sogar erotisch. Vor allem ist es aber frei von Vorurteilen und enthält sich jeder moralischen Bewertung. Es ist statt dessen geprägt von Common Sense. Geradezu paradox erscheint, daß dieses Buch noch vor 30 oder 40 Jahren wohl nicht hätte erscheinen können. Vielleicht ist es um un-sere Gesellschaft doch nicht so schlecht bestellt, wenn man Bücher wie dieses ohne falsche Scham schreiben und lesen kann. Als ein Beitrag zu menschlichem Glück und Wohlergehen verdient dieses Buch eine größtmögliche Leserschaft.

Einleitung

Jeder hat Sex – aber nicht jeder hat guten Sex –, und was fehlt, ist meist Selbstvertrauen. Obwohl Sex die allerschönste und vergnüglichste Erfahrung sein kann (und nichts kostet), löst das Thema bei vielen Beklommenheit aus. Der Mythos, Sex sei ein »natürlicher« Akt und nichts Erlernbares, macht alles nur noch schlimmer. Natürlich entdecken die meisten Menschen, wie Sex funktioniert, wer aber die schwindelerregenden Höhen eines multiplen Orgasmus und Höchstnoten beim Blasen oder Lecken erreichen will, braucht schon eine gewisse Sexualerziehung. Damit meine ich jedoch nicht den Aufklärungsunterricht in der Schule oder praktisches Wissen zu Safer Sex. Hinweise auf Gesundheitsgefahren führen nämlich nicht selten dazu, daß dem Sex das »sexy« ausgetrieben wird – wo doch schon Vertrauen, Kondome und etwas gemeinsame Anstrengung ausreichen.

Meine Erfahrungen als Sex-Kolumnistin legen nahe, daß die Menschen stärker an technischer Hilfe interessiert sind als an Ratschlägen in Gefühlsdingen. Manche Leser mailen mir konkrete Fragen, andere schicken minutiöse Schilderungen ihres Sexuallebens, aber eigentlich wollen alle nur wissen, ob das, was sie im Bett anstellen, normal ist oder nicht. Die Antwort ist meist ja. Sex ist aber etwas grundlegend Privates, und deshalb zermartern sich Männer wie Frauen wohl immerzu den Kopf, ob sie auch »gut im Bett« sind. Zum Glück ist Sex anders als Aussehen, Taillenumfang oder Vermögen ein Feld, auf dem alle mit gleichen Chancen starten. Niemand hat einen Vorsprung, jeder kann überall und unabhängig von Alter oder sexueller Orientierung tollen Sex haben, wenn er oder sie nur lernbereit ist.

Wissen ist Macht, und eine Investition in Ihre sexuellen Fertigkeiten bringt satte Dividenden. Ob Sie sich selbst anregen, ihren Sexualpartner verblüffen oder der Monogamie die Monotonie austreiben wollen – eine Erweiterung Ihres sexuellen Know-hows kann ihr Sexualleben in völlig neue Bahnen lenken. Das von Ärzten, Psychologen und Sexualexperten geprüfte BUCH VOM SEX steckt voller unverblümter, amüsanter und sachlicher Details zu allem, was Sie schon immer über Sex wissen wollten, sich aber nie zu fragen trauten. Es stellt Techniken vor, an die Ihre Mutter nicht im Traum gedacht hat, betrachtet Sex aber auch als integralen Bestandteil im Leben jedes Menschen. Ob 16 oder 75, hetero, schwul, lesbisch, transgender oder Rollstuhlfahrer – DAS BUCH VOM SEX präsentiert Lösungen für Probleme, die Ihnen noch gar nicht bewußt waren. Es enthält die heißesten Informationen dazu, was Frauen wollen und was Männern gefällt, und läßt gleichzeitig reale Menschen zu Wort kommen. Zitate von Männern und Frauen aus aller Welt gewähren einzigartige Einblicke in die persönlichen Erfahrungen anderer mit ihrer Sexualität. Am Ende dieses Buchs wird Ihnen klar sein, daß alles »normal« ist, daß alles möglich ist und alles passieren kann. Viel Vergnügen!

Suzi Godson

Suzi Godson leitet die erfolgreiche Londoner Designagentur Unlimited. Sie ist Autorin und Gestalterin mehrerer Bücher, darunter das vielbeachtete Women Unlimited: The Directory for Life *und das populäre Kinder-Kochbuch* Eat Up.

Zur Zeit verfaßt sie für die Zeitung Independent on Sunday *eine wöchentlich erscheinende Sex-Kolumne mit dem Titel »S is for Sex«. Außerdem hat sie für die Zeitung* Observer *und für die Zeitschriften* Marie Claire, Elle *und* Cosmopolitan *Features zum Thema Sex geschrieben.*

Peter Stemmler lebt und arbeitet in New York. Mit seiner Partnerin Nana Rausch leitet er Quickhoney, eines der führenden New Yorker Illustrations-Studios.

Zu seinen Kunden gehören die Zeitschriften Playboy, Cosmogirl, Maxime, Wired, Harpers Bazaar, Loaded, Talk, The Face *sowie der Sportartikel-Hersteller* Nike.

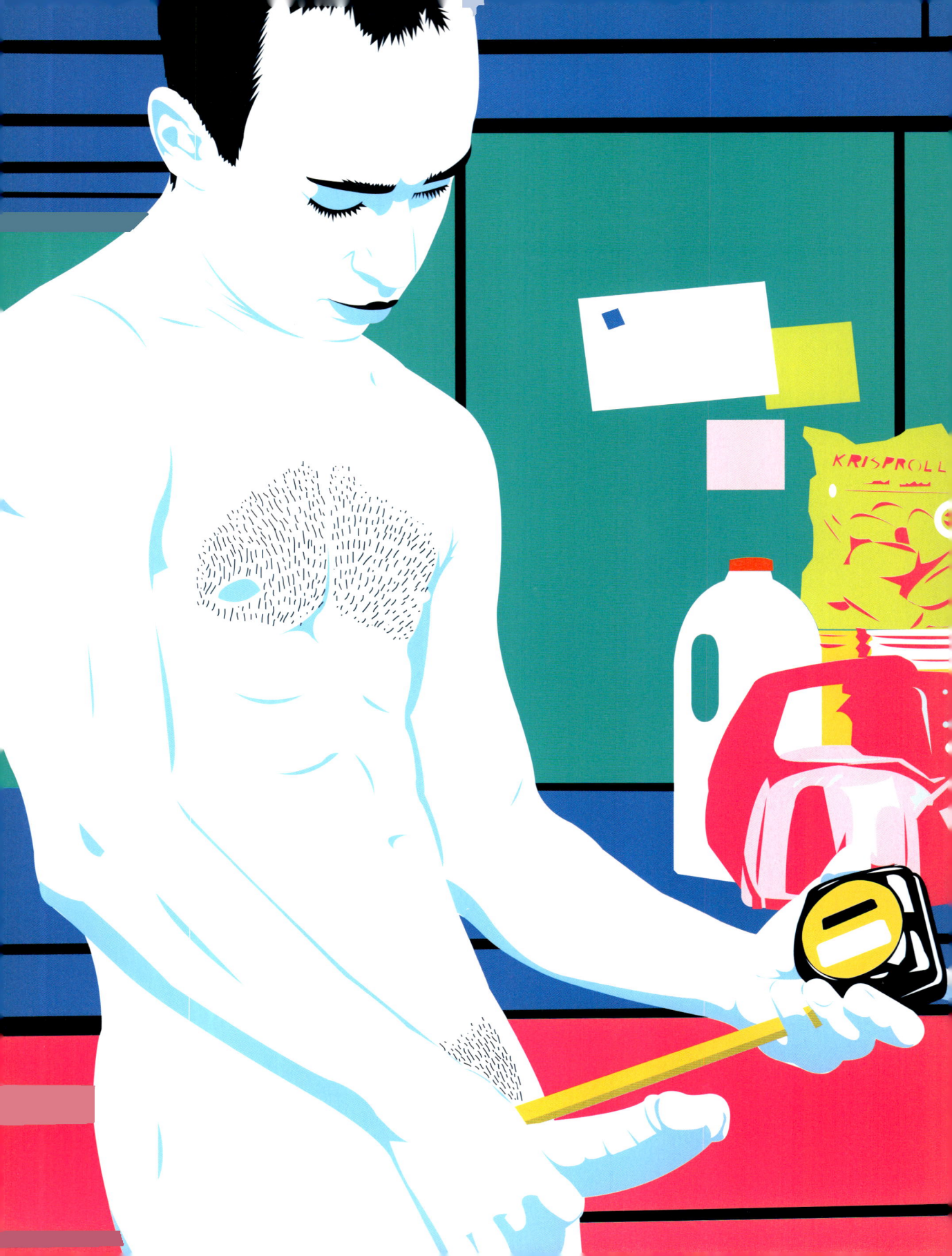

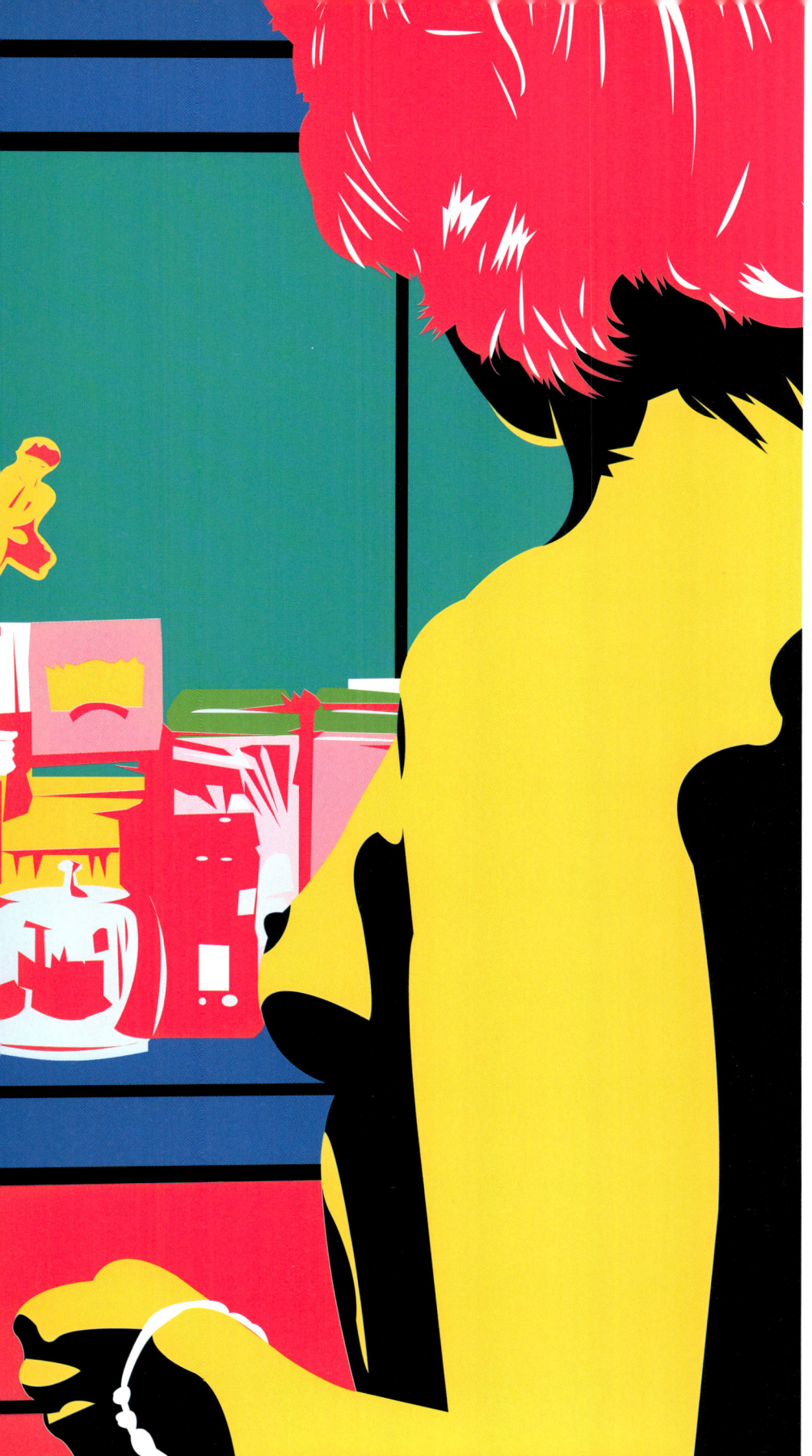

DER KÖRPER

Als Teenager fühlte ich mich sehr unwohl in meinem Körper, fühlte mich von ihm im Stich gelassen. Heute, als selbstsichere, reifere und sinnlich-kurvenreiche Frau, betrachte ich ihn als herrlichen Altar der Schönheit und der Kraft. Jede Frau, die selbstbewußt und locker genug ist, um sich an ihrem Körper, wie er ist, zu erfreuen, leistet einen wichtigen Beitrag im Kampf gegen unrealistische Körperideale und weiblichen Selbsthaß.

The Baroness, 42, US

Der Körper

Noch nie habe ich mich im Badeanzug am Strand blikken lassen. Immer bin ich voll angezogen – und ich glaube, selbst meine engsten Familienangehörigen haben mich nicht mehr nackt gesehen, seit ich sieben war. Ich hasse meinen Körper! Er wird nie so sein, wie ich ihn mir wünsche. Aber damit muß ich mich abfinden – und vielleicht eine Therapie machen.
Louise, 34, UK

Ich habe nur den einen, also werde ich mit ihm zurechtkommen müssen.
Bill, 23, USA

Beim Sex mit meinem Freund liege ich immer unter ihm, weil mein Bauch dann flacher ist und meine Hüftknochen etwas weiter herausragen, als wenn ich stehe. Dieser Trick funktioniert schon seit Jahren, auch wenn mir klar ist, daß ich mich damit sexuell einschränke.
Lucy, 31, UK

Ich bin eine schwarze Frau und habe meinen Körper immer gemocht. Ich liebe meine dicken Hüften, Pobacken und Brüste, obwohl sie genau das Gegenteil von dem sind, worauf ich bei anderen abfahre. Es reicht, wenn ich selbst üppig gebaut bin – bei den Leuten, mit denen ich ins Bett steige, kann ich gut und gern darauf verzichten.
Alethia, 23, USA
Kuma2

In der Pubertät durchläuft der Körper enorme physische und emotionale Veränderungen. Er wird sexuell aktiv und fortpflanzungsfähig. Das bringt es mit sich, daß er das eigene Selbstvertrauen sabotiert, sobald man erste verlegene Kontakte zum anderen Geschlecht sucht. Knall auf Fall schickt er einem Brüste, die erste Regel, spontane Erektionen, feuchte Träume etc. Zugleich ist man auf einer emotionalen Achterbahnfahrt und kämpft gegen die allgegenwärtigen Medienbotschaften, wonach Sex nur bekommt, wer mit einem schönen Körper gesegnet ist.

Unser Selbstwertgefühl bildet sich im Vergleich mit anderen. Also ist glücklich, wer in etwa »Durchschnitt« ist? Schön wär's! Der westeuropäische Durchschnittsmann ist 1,75 m groß, wiegt 73,5 Kilo, und sein Penis mißt erigiert 15,25 cm. Nur geben die meisten Durchschnittsmänner zu, daß sie gerne einen größeren Penis hätten. Die Durchschnittsfrau ist 1,60 m groß und wiegt 61,25 kg, doch auch die meisten Durchschnittsfrauen sind mit ihrem Körper unzufrieden. Sie wissen zwar, daß ihre Traumfigur schon aus genetischen Gründen ein Traum bleiben wird, messen sich aber unbewußt trotzdem an spindeldürren Starlets mit Brustimplantaten.

Die Unzufriedenheit mit unserer äußeren Verpackung sorgt in den Bereichen Pharmazeutik, Kosmetik, Schönheitschirurgie, Therapie und Fitneß für Milliardenumsätze. Der komplexen Schönheit jener fein aufeinander abgestimmten Systeme, die unter unserer Haut am Werk sind, schenken wir unsere Aufmerksamkeit jedoch nur selten. Anatomie mag in der Schule alles andere als sexy sein, aber es hat Sinn, sich Kenntnisse über den eigenen Körper und seine Funktionen anzueignen. Man steigert damit sein sexuelles Selbstvertrauen und vermeidet Mißgeschicke oder Pannen. 2001 nahmen in Deutschland 7605 Mädchen unter 18 Jahren einen Schwangerschaftsabbruch vor, was die Frage aufwirft, ob sie und ihre Partner auch nur mit dem Grundwissen Biologie vertraut waren.

Desinteresse an der Biologie sorgt aber nicht nur für ungewollte Schwangerschaften oder die Ansteckung mit STIs [Sexually Transmitted Infections: Begriff der Weltgesundheitsorganisation WHO für sexuell übertragbare Krankheiten], sondern mindert auch den sexuellen Appetit. Unglaublich viele Frauen ohne Orgasmus wissen nicht, wo ihre Klitoris liegt und wie Masturbation funktioniert. Die männlichen Genitalien liegen zwar außerhalb des Körpers und sind so greifbarer, doch die Prostata im Körperinneren bleibt meist unerkundet, weil Männer keine Ahnung haben von deren sexuellem Potential oder auch nur von deren Existenz. Es ist ganz einfach: Man kann von seinem Partner nicht erwarten, daß er oder sie mit der intimen Geographie der Geschlechtsorgane vertraut ist, wenn diese für einen selbst unerforschtes Gebiet sind. Für Genitalien gibt es keine Landkarten, man sollte aber wissen, wohin die Reise geht – spätestens, wenn das Licht aus ist.

Der Geist

Ich denke, also bin ich sexuell: Es ist das Bewußtsein, das uns zu sexuellen und nicht bloß fortpflanzungsfähigen Wesen macht, und der Geist ist ein mächtiges Sexualwerkzeug. Behinderte lernen mitunter, einen Orgasmus zu erleben, indem sie sexuelles Empfinden mental in andere Körperregionen verlagern. Der Geist intensiviert sexuelles Erleben, während das Abblocken sexueller Gedanken eine Dämpfung bewirken kann. Menschen mit Orgasmusproblemen wird häufig empfohlen zu phantasieren, um freizusetzen, was in ihrem Unbewußten schlummert.

Natur kontra Kultur: Die Physis des Gehirns ist bei den meisten Menschen identisch, doch die individuelle Reaktion auf Reize kann sehr unterschiedlich ausfallen. Das hat damit zu tun, daß jeder Mensch persönliche Erfahrungen akkumuliert, so daß das Bewußtsein des einen Menschen niemals dem eines anderen gleicht. Erst im dritten Lebensjahr bildet sich unser Erinnerungsvermögen heraus. Ab da isolieren wir in der Regel neue Erfahrungen nicht von früheren Assoziationen. Erinnerungen, Meinungen, Gefühle und die jeweilige Umgebung beeinflussen, wie wir auf neue Reize reagieren. Das physische »Gehirn« und der denkende »Geist« sind ein und dasselbe, doch die Kombination aus individuellem genetischem Bauplan (Natur) und Erfahrungen im Leben (Erziehung bzw. Kultur im weiteren Sinn) bestimmt, wer man ist, einschließlich der Sexualität, der jeweiligen Vorlieben und Reaktionen. Die sexuelle Erregbarkeit ist Teil unseres biologischen Erbes, doch auch die Erziehung prägt unsere sexuellen Reaktionen, besonders in der kritischen Phase der frühen Adoleszenz. Prägend ist für unser Denken, was in der Kultur, in der wir leben, als »sexuell« oder »schicklich« gilt. Durch ihre Untersuchung zum Thema Phantasien fand Nancy Friday in den 1970ern heraus, daß sich viele junge Frauen ihrer sexuellen Phantasien schämten und nicht wagten, an einvernehmlichen Sex zu denken. Statt dessen malten sie sich eine romantisch verbrämte Vergewaltigung aus, in deren Verlauf sie der von ihnen erlebten Lust keinen Widerstand mehr entgegensetzen konnten.

Der Sex im Kopf: Wir denken oft an Sex. Der Psychologe Paul Cameron hat bei Interviews mit 4000 Menschen festgestellt, daß Männer unter 25 alle zwei Minuten und Frauen unter 25 alle fünf Minuten an Sex denken. Was den Sex anbelangt, ist unser Geist wohl der agilste und athletischste Teil unserer Anatomie. Er kann träumen, planen, vorwegnehmen, sich erinnern. Ob im Teenager- oder im Rentenalter, wir können Stunden damit zubringen, vage sexuelle Möglichkeiten im Geist aufzubauschen oder fiktive sexuelle Szenarios zu entwerfen. Der Geist kann allzeit und überall sexuell aktiv sein und gewährt uns sexuelle Freiheit, wie sie uns die Gesellschaft oder eine Paarbeziehung oftmals nicht bieten kann. Wie immer die Wirklichkeit aussieht, im Kopf führt man selbst Regie, setzt man das Drehbuch um und kann sich stets mit einem Happy-End beglücken.

Meine größte erogene Zone ist auf alle Fälle mein Hirn. Wenn ich mich konzentriere, kann ich mit der Phantasie jeden Teil meines Körpers in Erregung versetzen.
Jan, 53, UK

Manchmal würde ich meinen Kopf am liebsten ausschalten. Selbst wenn ich es möchte, mir fällt es oft schwer, mich ganz auf das Hier und Jetzt einzulassen.
Rach, 29, USA

Ich habe geheime Begierden, über die selbst ich nichts weiß, da ich ständig neue entdecke. Ich glaube, daß geheime Begierden für die wahre Zukunft stehen und daß – was noch wichtiger ist – die wahre spirituelle Kultur nur eine Kultur der Begierden sein kann. Keine Begierde ist tadelnswert. Der einzige Fehler besteht darin, sie zu unterdrücken.
Salvador Dali

Ich habe meinen Körper und meinen Geist immer als zwei getrennte Sphären behandelt. Und ich glaube, daß ich damit aus meinem Leben bisher nur halb soviel herausgeholt habe, wie möglich gewesen wäre.
Louise, 28, UK

Wenn ich mich in einen Typen verknalle, gibt mein Gehirn Gas. Ich kann an nichts anderes mehr denken, und das wochenlang! Mein ganzes Dasein steht dann unter diesem einen Stern.
Martha, 32, USA

Das Gehirn

Ich Tarzan, du Jane: Die entwicklungsgeschichtlich ältesten Hirnpartien liegen an der Schädelbasis, wo das Rückenmark aus der Wirbelsäule tritt. Dieses sogenannte Rautenhirn findet sich selbst bei niederen Wirbeltieren, und es scheint so zu sein, daß unsere primitiveren Instinkte allesamt dort gesteuert werden.

Sexzentrale: Obwohl nur so groß wie eine Grapefruit, beansprucht das Gehirn für einen reibungslosen Betrieb mindestens 20 Prozent der körpereigenen Blutversorgung und enorme Mengen Glukose und Sauerstoff. Indes ist für die Sexualität keine bestimmte Hirnpartie allein zuständig. Das Gehirn ist in sich über eine Myriade von Nervenverbindungen vernetzt, und obwohl bei sexueller Erregung in bestimmten Regionen erhöhte Aktivität auftritt, arbeiten unterschiedliche Hirnpartien Hand in Hand. Die Zentralregion des Gehirns enthält das limbische System. Als Teil davon kontrolliert die Amygdala (oder Mandel) unser emotionales Befinden und beeinflußt entscheidend, wie wir sexuelle Reize auffassen. Ein weiterer Teil ist der nur murmelgroße Hypothalamus, der sexuelles Verhalten, Körpertemperatur, Hunger und Durst reguliert. Er vermittelt, wie wir Lust oder Vergnügen empfinden, und wirkt bei der Steuerung von sexuellen und emotionalen Reaktionen mit. Er überwacht unsere innere Uhr, wodurch sexuelles Verlangen einem 24-Stunden-Rhythmus aus Licht und Dunkelheit angepaßt wird, und er kontrolliert die Hypophyse (Hirnanhangdrüse), die Hauptdrüse im endokrinen System, die für das hormonelle Gleichgewicht unseres Körpers sorgt. Zum limbischen System gehört auch das Septum. Es wird gelegentlich als »Lustpfad« bezeichnet, denn man nimmt an, daß es eng mit dem sexuellen Lustempfinden verknüpft ist. Lust und Glück hängen wohl vom Level der körpereigenen Substanzen Serotonin, Dopamin und Noradrenalin (Norepinephrin) im Gehirn ab. Deshalb wirken die meisten Antidepressiva als Anstoß für deren natürliche Produktion. Zum Septum gehört noch der Thalamus (Sehhügel), das Schmerzzentrum des Gehirns. Es vermittelt sensorische Informationen wie Berührungs-, Schmerz- und Temperaturempfindungen und ist wesentlich an unserem Instinktverhalten beteiligt.

Phantasiefabrik: Die Großhirnrinde (Cortex cerebri) ist der zuletzt entstandene Teil des Gehirns, und das Entwicklungsniveau dieser großen, lappig-gewundenen Schicht unterscheidet uns von anderen Säugetieren. Die Großhirnrinde ist die größte Region des Gehirns und der am höchsten entwickelte und komplexeste Teil des Nervensystems. Ihr verdanken wir Sprach-, Lern- und Denkvermögen sowie die Fähigkeit, Dinge wahrzunehmen und Entscheidungen zu treffen. Sie ist Sitz von sexuellen Phantasien, Tagträumen sowie guten und schlechten Erinnerungen. Der vordere Bereich der Cortex cerebri definiert unsere Persönlichkeit und die Fähigkeit, komplexe soziale, moralische und ethische Fragen nicht nur zu verstehen, sondern Situationen zu beurteilen und Probleme auch zu bewältigen.

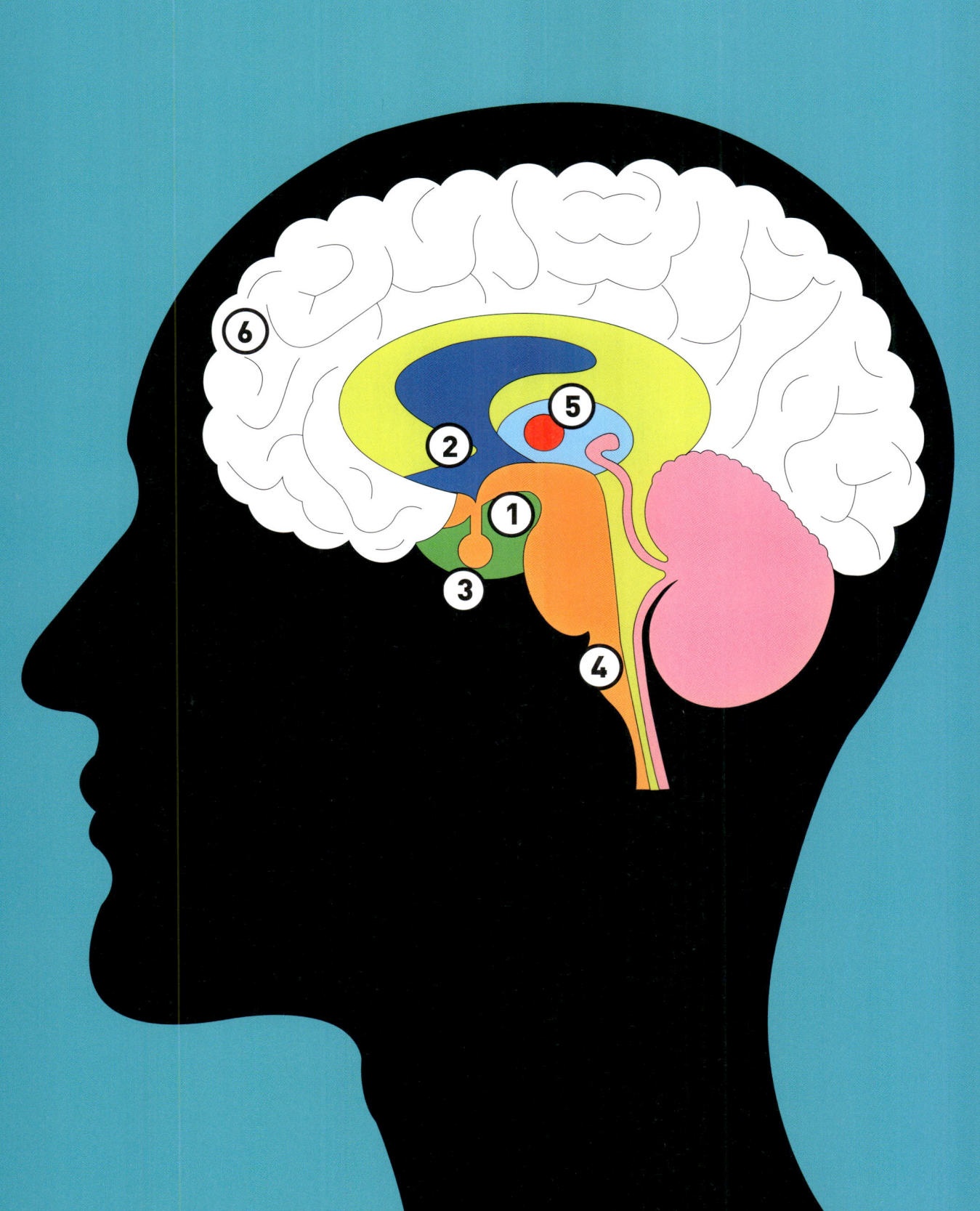

Die Sinne

*Das erste Mal war das
beste. Ich sah ihn und fand
ihn sofort süß. Als er zu mir
rüberschaute, guckte ich
schnell weg. Ich war verlegen, aber ich lugte noch
mal, und da trafen sich unsere Blicke. Ich lächelte, er
lächelte zurück. Er kam
herüber und sagte hallo.
Ich lachte und stellte mich
vor, dann unterhielten wir
uns. Ich spürte, wie die
Leute uns anstarrten, weil
wir beide ziemlich viel lach-
ten, aber das war wohl
mehr Einbildung. Unsere
Begegnung kam mir wie
eine Fügung des Schicksals
vor. Er lud mich zum Essen
ein, und ich ging ganz
selbstverständlich mit. Im
Restaurant legte er seine
Hand auf die meine. Es war
nur eine kleine Geste, eine
sanfte Berührung, aber
mein Herz begann wie wild
zu klopfen. Am liebsten
hätte ich ihn sofort ganz
nahe gespürt. Wir gingen
dann in seine Wohnung
und fielen gleich hinter der
Tür übereinander her. Ich
küßte seinen Hals. Er roch
nach Schweiß mit etwas
Moschus, nach dem halb
verflogenen Duft seines
Rasierwassers und nach
Zigaretten. Unsere Zungen
trafen aufeinander, und
ich konnte die Erdbeeren
schmecken, die er zum
Nachtisch gegessen hatte,
die salzigen Schweißperlen
auf seiner Oberlippe. Gott
sei Dank hatte ich an dem
Abend nicht meine schlab-
berigen Unterhosen an!*
Issy, 29, USA

I Feel Love: Bei der Geburt sind unsere Sinne bereits ausgeprägt, doch wenn wir heranwachsen, prägen die Sinne uns. Sie sind unsere Antennen, unser Bewußt-sein, unser Instinkt. Sie legen fest, wie wir der Welt begegnen – und die Welt uns. Unsere Sinne passen sich an die Umgebung an: Gehen wir eine dunkle Straße ent-lang, gewöhnen sich die Augen rasch an die Dunkelheit. Vernehmen wir hinter uns Schritte, hören wir intensiver, und der Körper schüttet Adrenalin (Epinephrin) aus, das »Kämpfe oder lauf weg«-Hormon. Unsere Sinne ergänzen einander und sorgen gegenseitig für Ausgleich. So entwickeln etwa Blinde einen besseren Ge-hör-, Tast- und Geruchssinn. Um Sehenden die Erfahrung von der Schärfung an-derer Sinne zu vermitteln, haben Blinde in Zürich das Restaurant »Blinde Kuh« er-öffnet. Die Gäste speisen in völliger Dunkelheit, so daß Mimik oder Schönheit keine Rolle mehr spielen, während die Sinne Hören, Riechen, Schmecken und Tasten verstärkt werden. Ironischerweise hat sich das Lokal zu einem beliebten Ort für Blind Dates entwickelt, doch das Nichtsehenkönnen bedeutet eigentlich, daß Persönlichkeit und gegenseitige Sympathie Vorrang haben. Wer kein anregen-des Gespräch zustande bringt, sitzt schweigend in der Dunkelheit.

Sehen: Evolutionstheoretiker meinen, daß wir potentielle Partner unbewußt wei-ter danach beurteilen, ob sie wie gute »Jäger und Sammler« oder »gebärfreudig« wirken (auch wenn sich diese Eigenschaften heute nur in einem Trip zur nächsten Imbißbude oder in der Entscheidung für einen Kaiserschnitt statt einer regulären Geburt niederschlagen). Der Augenkontakt ist meist die erste bewußte Wahrneh-mung sexueller Anziehung zwischen zwei Menschen. Er bricht das Eis, zaubert ein Lächeln auf die Gesichter – und Telefonnummern aus der Tasche. Sexuelle An-ziehung macht die Augen groß und die Pupillen weit, erst mit zunehmender Erre-gung verengen sich die Augen wieder, und der Blick wird verschwommener. Men-schen, die sich mögen, haben viel intensiveren Augenkontakt als andere – wäh-rend Schimpansen und andere Primaten Feinde anstarren, um sie zu verjagen.

Tasten: Die Haut ist nicht nur Schutzschild, sondern auch Sinnesorgan, und sie enthält Nervenendigungen, die auf Berührung, Schmerz, Druck und Temperatur reagieren. Die Rezeptoren für Berührung und Druck sind ungleichmäßig verteilt, weshalb manche Körperpartien reizempfindlicher sind als andere. Lippen, Brust-warzen, Hände, Fingerspitzen und Genitalien enthalten zusätzliche Nervenendi-gungen. Auch ist diesen erogenen Zonen ein überproportionaler Teil der Groß-hirnrinde zugeordnet. Untersuchungen haben ergeben, daß Berührung und Nähe für viele Menschen wichtiger sind als Sex. Andere Untersuchungen haben gezeigt, daß Babys bei wenig Hautkontakt trotz angemessener Ernährung und medizini-scher Betreuung ernsthafte emotionale Schäden davontragen, während häufiges Streicheln positive Veränderungen des Gehirngewebes bewirken kann.

Hören: Die Laute, die ein Mensch von sich gibt, sind wichtiger Bestandteil des Sexual-Puzzles. Da können Gesicht und Körper noch so toll sein – hat jemand eine fiese Stimme, ist die Anziehung meist rasch verpufft (obwohl es ja Ohropax gibt). Die Stimme ist ein unverwechselbares Merkmal und offenbart in ihrem natürlichen Zustand eine Menge über einen selbst, über Herkunft und Background. Der Tonfall verrät, wie sehr man an einem Menschen interessiert ist. Eine barsche, monotone Stimme signalisiert Desinteresse, höher modulierte, melodische Laute wirken positiver. Mag man die Art, wie jemand spricht oder lacht, kann man sich leichter ein lebhaftes Bild von dieser Person ins Gedächtnis rufen. Selbst wenn zwei Menschen nicht dieselbe Sprache sprechen, ermöglichen ihre Laute noch immer Kommunikation. Flüstern, Kichern und Koseworte werden ziemlich genau verstanden, selbst wenn ihre exakte Bedeutung unklar bleibt.

Riechen: Neugeborene sehen nichts und erkennen ihre Mutter nur am Geruch. Das olfaktorische Zentrum im Gehirn eines Erwachsenen kann die Gerüche von rund 10 000 Substanzen unterscheiden. Bei Tieren ist das Riechen im Vorfeld der Paarung enorm wichtig, und man glaubt, daß auch Menschen Sexuallockstoffe (Pheromone) absondern. »Pheromone« gibt es im Internet zu kaufen, sie stammen aber meist von Schweinen und Moschustieren oder sind synthetisch. Dabei haben Tests gezeigt, daß Pheromone speziesspezifisch wirken – wer Schwein auflegt, wird Schweine anlocken! Man glaubt, daß die menschlichen Pheromone aus den Schweißdrüsen von Achselhöhle und Schambehaarung stammen, und manche Tests legen nahe, daß sich durch sie der Monatszyklus von sexuell aktiven heterosexuellen Frauen, die zusammen leben oder arbeiten, angleicht. Sollten Pheromone überhaupt wirken, so führen sie eine aussichtslose Schlacht gegen Deos, Parfüms und Aftershaves, doch in puncto Sex könnte die Verknüpfung eines bestimmten Dufts mit einem Partner prickelnd sein. Vanille gilt als der anziehendste Duft überhaupt und soll dem von Muttermilch am ähnlichsten sein. Ein paar Tröpfchen Vanilleessenz könnten ein wirksameres Lockmittel sein, als sich von Kopf bis Fuß mit dem Edelparfüm von letztem Weihnachten einzusprühen!

Schmecken: Schmecken und Riechen sind eng verbunden, doch das Schmecken ist der schwächste der fünf Sinne. Bei der Geburt sind Mundhöhle und Zunge mit Geschmacksknospen übersät, weshalb Babys auf starke Geschmacksreize besonders sensibel reagieren. Mit der Zeit sinkt die Zahl der Geschmacksknospen, doch Erwachsene haben immer noch um die 10 000. Wie jemand beim Küssen schmeckt, kann beeinflussen, ob man den Menschen gut findet oder nicht. Denn auch Haut und Körperflüssigkeiten haben einen eigenen Geschmack. Deshalb ist Knoblauch tabu! Er schmeckt vielleicht toll, sorgt aber für einen unangenehmen Geruch des Atems und der Haut und kann selbst Sperma »aromatisieren«.

Wenn ich jemanden sehe, weiß ich meist im selben Moment, ob ich diesen Menschen anziehend finde oder nicht. Die visuelle Ästhetik eines Menschen ist für mich das Wichtigste – was natürlich nicht heißt, daß er so schön sein muß wie gemalt.
Freddy, 22, UK

Mein Ohr, in das einer mit ganz tiefer Stimme hineinflüstert, und meine Zehen, an denen einer lutscht und sie mit der Zunge liebkost – denken Sie, mein Mann würde das mal machen!
Mickey Mouse, 29, UK
Lovenet

Glatte Haut törnt mich wahnsinnig an! Ich könnte stundenlang mit der Handfläche über glatte, sanfte Haut streichen, sie immer wieder berühren und streicheln, am liebsten gleich einen ganzen Kontinent aus glatter Haut.
Kit, 33, USA

Wenn mich jemand auf die Stirn küßt, empfinde ich das als enorm beruhigend und angenehm. Diese Form von Zärtlichkeit hat für mich etwas sehr Erotisches.
Lilla, 26, UK

Der Geruch ist sehr wichtig für mich. Der Duft von süßem Parfüm bei Frauen und der von Eau de Cologne bei Männern – aber auch der Schweißgeruch nach dem Fitneß-Training.
Sue, 46, UK

Sexuelle Wesen

Schon mit 9 oder 10 fühlte ich mich zu Frauen hingezogen. Den Begriff »lesbisch« hörte ich aber erst mit 21. Ich wußte sofort, daß er auf mich zutraf, ging aber noch bis 23 mit Männern aus – wegen meiner Familie und meiner Freunde. Zum Coming-out gegenüber meiner Familie kam's erst, als ich 25 war.
Enah, 28, USA
Kuma2

In der Schule hat man uns alles recht technisch erklärt. Gefühle wurden nicht einmal erwähnt. Als ich mit 16 zur Handelsmarine ging, erlebte ich dann alles – Prostitution und Homosexualität. Damals lernte ich auch meine erste richtige Freundin kennen, und das war wirklich lehrreich.
Robbie, 56, UK
Lovenet

Alle Mädchen in meiner Klasse trugen schon vor mir einen BH. Als ich meine Mutter so weit hatte, daß sie mir endlich einen kaufen wollte, meinte diese ältere Lady im Warenhaus, ein paar hübsche Unterhemden täten's auch. Ich hatte mir vorgestellt, daß alles o. k. wäre, wenn nur auch über meinen Rücken so ein schmaler Träger laufen würde. Doch meine Mitschülerinnen haben mich fertiggemacht, dauernd an dem Träger gezogen und ihn mir auf den Rücken klatschen lassen.
Lisa, 26, Irland

Ch-ch-ch-ch-changes: Wir alle sind sexuelle Wesen. Im engsten Sinn läßt sich unsere sexuelle Anatomie als etwas definieren, das einzig der Fortpflanzung dient – doch der Sex ist mehr als Biologie. Die Einstellung zum Sex und zur Sexualität ist heutzutage so offen und fortschrittlich wie noch nie. Je besser wir uns in anatomischer, hormoneller und intellektueller Hinsicht kennen, um so schwerer dürfte es sein, uns geschlechtsspezifische Schubladen zuzuweisen. In jungen Jahren wirkt ein gewisser Konformitätszwang, doch als Erwachsene haben wir das Recht auf sexuelle Neigungen oder Vorlieben (solange durch sie niemand Schaden nimmt). Sex mag ein Trieb sein, aber er ist auch Sehnsucht und freie Entscheidung. Persönliche Einstellungen entspringen teils der Natur, teils der Kultur, doch unsere Sexualität ist nicht statisch. Jeder Körper verändert sich in einem fort, paßt sich an alters- oder umweltbedingte Veränderungen an, so daß sexuelle Wünsche und Vorlieben unser aktuelles »Ich« ziemlich genau widerspiegeln können.

Chemische Waffen: Das fragile Gleichgewicht der körpereigenen Chemie ist entscheidend für die Veränderungen, die sich zwischen Geburt und Tod vollziehen. Hormone beeinflussen nahezu alles: Geschlecht, Ausbruch der Pubertät, Wechseljahre, Körperbau, Schwangerschaft, Stimmungen und sogar die Freude am Sex. Natürliche (oder bewußt herbeigeführte) hormonelle Unterschiede zwischen den Menschen eröffnen eine enorme Bandbreite an menschlicher Sexualität.

Der Anfang

Die Keimdrüsen sind schuld: Der Geschlechtsapparat von Mann und Frau entwickelt sich aus identischen Teilen des Embryonalgewebes, doch die hormonellen und biochemischen Entwicklungswege trennen sich sehr früh. Physische Unterschiede zwischen den Geschlechtern zeichnen sich etwa in der 6. Schwangerschaftswoche ab, wenn die anfangs identischen Keimdrüsen (Gonaden) zu Ovarien (Östrogen produzierende Eierstöcke) oder Testikeln (Testosteron produzierende Hoden) werden. Etwa ab der 9. Woche weichen Östrogen- und Testosteronwerte voneinander ab, je nachdem, ob der Embryo männlich oder weiblich ist. Diese hormonellen Veränderungen sorgen im Mutterleib für die anatomischen Unterschiede zwischen den Geschlechtern. Später sorgen sie für die Ausprägung der sekundären Geschlechtsmerkmale: Unterschiede in Körperbau, Stimme oder Behaarung. Bis auf die Geschlechtsorgane gibt es bei Kindern keine nennenswerten körperlichen Unterschiede zwischen Mädchen und Jungen, und beide Geschlechter produzieren dieselben drei Sexualhormone: Östrogen, Testosteron und Progesteron. Sobald die Pubertät einsetzt, sorgen unterschiedliche Levels dieser Hormone für eine Vielzahl von körperlichen Veränderungen und erwecken schließlich die Sexualität und den Fortpflanzungsapparat zum Leben.

Die Pubertät bei Jungen

Testosteron: Das Hormon ist die Basis unserer Libido (Sexualtrieb). Hohe Testosteronwerte können bei beiden Geschlechtern sexuelle Gedanken und Phantasien verstärken, aber auch das Bedürfnis nach Selbstbefriedigung oder Sex. Testosteron kann das Selbstvertrauen steigern und antidepressiv wirken – zuviel davon macht aber aggressiv. Ein erhöhter Testosteronausstoß in den Hoden löst bei Jungen die Pubertät aus und bewirkt niedrigere Östrogen- und Progesteronwerte. Die Testosteronwerte schwanken beim Mann im 24-Stunden-Rhythmus: Nachts steigen sie an und erreichen am frühen Morgen ihren Höchststand – deshalb haben Männer häufig eine »Morgenlatte«. Testosteron sorgt übrigens auch für die spontanen »Hosenzelte«, die pubertierenden Jungs so furchtbar peinlich sind.

Wachstum: Jungen pubertieren meist zwischen dem 10. und 17. Lebensjahr. Mit etwa 13 setzt ein Wachstumsschub ein, der Arme, Beine und Penis wachsen läßt, während der übrige Körper in der Regel erst ein Jahr darauf zu wachsen beginnt. Deshalb wirken Jungen eine Zeitlang schlaksig und unbeholfen. Ihre endgültige Größe erreichen die meisten Jungen mit 18, doch Knochendichte und Muskelmasse schließen ihre Entwicklung erst ein paar Jahre später ab. Testosteron erhöht den Anteil des mageren Muskelfleischs gegenüber dem Körperfett, macht aber auch die Haut dicker und fettiger, was zu Pubertätsakne führen kann. Manche Jungen bekommen in der Pubertät »Brüste« aus Babyspeck. Sie verschwinden nach einigen Monaten wieder, sobald sich die Hormonwerte eingependelt haben.

Behaarung und Stimme: Schamhaare (die nicht dieselbe Farbe haben müssen wie das Kopfhaar) stellen sich zuerst an der Peniswurzel ein und breiten sich von dort in Richtung Bauch und Oberschenkel aus. Die Haare in den Achselhöhlen und die etwas borstigere Körperbehaarung sprießen meist erst später. Die Stimme wird tiefer – oder »bricht« –, und aus dem Schilddrüsenknorpel entwickelt sich der Adamsapfel. Manchmal bricht die Stimme über Nacht (was für den Jungen ein Schock sein kann), meist aber peu à peu. Ein leichter Bartflaum und der Stimmbruch sind oft die letzten sichtbar werdenden Anzeichen der sexuellen Reife.

Genitalien: Der Penis wird länger und dicker, sein Kopf vergrößert sich entsprechend. Die inneren Geschlechtsorgane reifen heran. Die Hoden werden größer, Spermien und Samenflüssigkeit werden gebildet. Erektionen, die es schon in der Gebärmutter geben kann, treten mit der Pubertät häufiger auf – oft ohne sexuellen Reiz und im falschen Moment. Die erste Ejakulation erfolgt etwa ein Jahr nach Beginn der Pubertät. Sie zeigt an, daß der Junge nun Spermien produziert und fortpflanzungsfähig ist. Nächtliche Samenergüsse (»feuchte Träume«) sind bei männlichen Teenagern normal, der Organismus schafft so Platz für neue Spermien. Sobald ein Junge onaniert, werden feuchte Träume seltener.

Der Stimmbruch war ein Graus. Eben war ich noch jung, unbeschwert und ohne Pflichten, und nun war ich peng! jemand, der im Haushalt helfen sollte.
Joe, 17, UK

Ich muß damals 12 gewesen sein. Es war in Österreich, im Whirlpool. Ich trug eine Badehose, doch dann sprangen lauter nackte Deutsche ins Becken. Darunter eine absolute Schönheit, deren Titten mit dem Wasser auf und ab wippten. Ich bekam einen Mordsständer – und saß dann Stunden im Whirlpool, bis er endlich wieder weg war.
Paul, 22, UK

Ich bin 18 und die letzte Jungfrau in meiner Klasse – und vermutlich auf der ganzen Welt. Ich muß den anderen ständig was vorlügen und zweifle langsam daran, daß sie mir noch glauben.
Novice, 18, UK

Ich glaube, mit mir stimmt irgendwas nicht ganz, denn ich muß in einer Tour an Sex denken – selbst bei älteren Frauen. Ich stelle sie mir im BH vor und male mir aus, was mit ihnen alles passieren könnte.
Luke, 17, USA

Meinen ersten feuchten Traum hatte ich, als ich bei einem Freund übernachtete. Ich zog die Bettwäsche ab und verdrückte mich klammheimlich.
Blake, 17, USA

Die Pubertät bei Mädchen

Östrogen und Progesteron: Bei Mädchen wird die Pubertät ausgelöst, wenn Eierstöcke und Nebennieren vermehrt Östrogen und Progesteron produzieren. Östrogen sichert die Aufrechterhaltung der bestimmenden weiblichen Charakteristika. Im Monatszyklus wird die größte Menge Östrogen kurz vor dem Eisprung erzeugt, um die Gebärmutterschleimhaut zu nähren und für die Einnistung eines befruchteten Eis vorzubereiten. Progesteron wird unmittelbar nach dem Eisprung und bis zur Menstruation gebildet. In sehr geringem Maß erzeugt auch der männliche Körper Progesteron. Es fördert das Knochenwachstum, spielt eine Rolle bei der Blutgerinnung, hellt die Stimmung auf und dämpft die Libido.

Wachstum: Die Pubertät setzt bei Mädchen früher ein als bei Jungen (manchmal bereits mit acht). Ein erstes Anzeichen ist ein Wachstumsschub, meist im zehnten Lebensjahr. Unter der Haut lagert sich Fett ab (mitunter sehr viel), vor allem an Brust, Oberarmen, Hüften, Po und Oberschenkeln. Die Schweißdrüsen werden aktiver, was manchmal Körpergeruch und, bedingt durch übereifrige Talgdrüsen, Akne nach sich zieht. Auch das Becken wird mit der Zeit breiter.

Behaarung: Erste Haare sprießen um die Scham, an Armen und Beinen, in den Achselhöhlen, um die Brustwarzen und manchmal auf der Oberlippe. Die Schamhaare sind länger, dunkler und borstiger als die übrige Behaarung. Sie wachsen von der Vulva aus in Form eines kopfstehenden Dreiecks über den Schamhügel.

Brüste: Erstes Anzeichen der Veränderung ist das Anschwellen der Warzenhöfe (die dunkleren Hautpartien rund um die Brustwarzen). Die Brustwarzen werden wie die gesamte Brust größer. Die beiden Brüste unterscheiden sich anfangs häufig in Größe und Form. Wachstum und endgültige Größe der Brüste sind zum Teil genetisch bedingt, aber auch der Hormonspiegel spielt eine Rolle. Männer können ebenfalls Brüste entwickeln, produzieren aber meist nicht genug Östrogen. Injiziert man Männern aber Östrogen, wachsen ihnen mit der Zeit Brüste. Bei Frauen ist es ganz ähnlich: Produzieren sie während der Schwangerschaft vermehrt Östrogen, vergrößern sich ihre Brüste. Und beginnen Frauen mit der Antibabypille, sorgt das darin enthaltene Östrogen ebenfalls für ein Brustwachstum.

Die Brüste werden von Bindegewebe und einer Art Aufhängeband gestützt, das ein Herabsacken verhindert und für Form und Festigkeit sorgt. Brüste bestehen aus Fettgewebe und Millionen winziger Drüsen, die über ein weitverzweigtes System von Kanälen mit den Brustwarzen verbunden sind. Diese Drüsen produzieren Milch (der Begriff dafür ist Laktation), um nach der Entbindung ein Baby stillen zu können. Ungeachtet der Größe oder Form ihrer Brüste sind die meisten Frauen in der Lage, ihrem Kind »die Brust zu geben«, wenn sie es wollen.

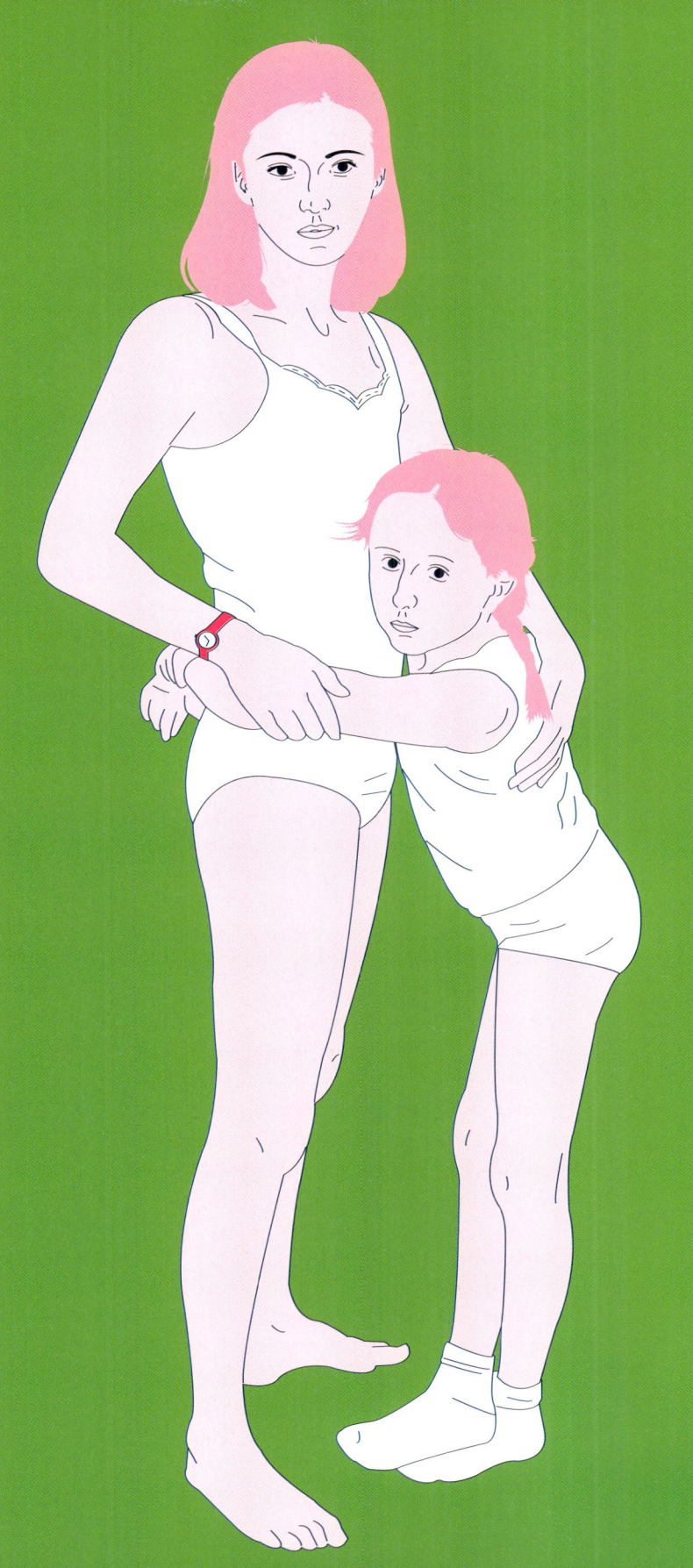

Brustwarzen: Sie sind der empfindlichste Bereich der Brust. Durch die Kontraktion des inneren Netzes aus Muskelfasern versteifen sie sich bei Kälte und sexueller Erregung. Auch Männer bekommen steife Brustwarzen, wenn sie sexuell erregt sind. Die Brustwarzen sind meist tief erdbeerrot, während die Warzenhöfe bräunlich sind und kleine Erhebungen aufweisen können. Das sind Fettdrüsen, die die Brustwarzen während des Stillens geschmeidig halten. Man vermutet, daß die dunkle Farbe der Warzenhöfe Neugeborenen den Weg zur Brustwarze weist.

Menstruation: Ab der Pubertät geben die Eierstöcke etwa alle 28 Tage abwechselnd ein Ei ab – der Eisprung. Bleibt das Ei unbefruchtet, wird die obere Schicht der Gebärmutterschleimhaut abgestoßen und blutet durch die Scheide nach außen ab. Diesen Vorgang nennt man Menstruation oder »seine Periode haben«. In Deutschland liegt das Durchschnittsalter für die erste Menstruation bei 12,9 Jahren, doch sie kann auch schon mit 9 oder aber erst mit 15 einsetzen. Darüber entscheiden die Gene des Mädchens. Danach kann es zwei und sogar bis zu sieben Jahre dauern, bis die Periode regelmäßig kommt, sich die hormonelle Steuerung eingespielt hat und der Fortpflanzungsapparat voll ausgereift ist. Kommt die Periode erst einmal regelmäßig, stellt sich ein Scheidensekret ein, das die Vagina reinigt und gesund erhält. Mindestens 20 Prozent der Frauen haben einen unregelmäßigen Zyklus, und bei Frauen, die an Krankheiten oder einer Eßstörung leiden, bleibt die Periode zeitweise völlig aus.

Tag 1 (eines Zyklus von 28 Tagen): Der erste Tag der Periode ist Tag 1 des Zyklus. Eine Periode dauert meist vier bis fünf Tage.

Tage 1 bis 14: Hormone lassen im Eierstock ein Ei reifen. Als Vorbereitung auf eine Schwangerschaft verdickt sich die obere Schicht der Gebärmutterschleimhaut.

Eisprung (etwa Tag 14 eines Zyklus von 28 Tagen): Ist das Ei reif, bewirken hormonelle Reaktionen, daß es die Eihülle sprengt, aus dem Eierstock in den Eileiter und schließlich in die Gebärmutter wandert. Das Ei »springt« meist in der Zyklusmitte. Die drei Tage davor sowie die 24 Stunden danach sind jene Zeit, in der die Frau am ehesten schwanger wird, wenn sie ungeschützten penetrativen Geschlechtsverkehr hat. Viele Frauen fühlen sich zur Zeit des Eisprungs voller Energie und sexhungriger als sonst, denn aus evolutionären Gründen ist es wichtig, sich genau dann zu begatten, wenn eine Empfängnis am wahrscheinlichsten ist. Manche Untersuchungen belegen, daß das sexuelle Verlangen von Frauen seinen Höhepunkt etwa am 14. Tag eines regelmäßigen Zyklus erreicht. Es existieren aber auch Studien, denen zufolge es kurz vor und kurz nach der Menstruation einen zweiten Höhepunkt des Verlangens gibt.

Nach dem Eisprung (Tage 14 bis 28): Wird das Ei nicht befruchtet, löst sich die obere Schicht der Gebärmutterschleimhaut zirka acht Tage nach dem Eisprung ab und gelangt mit dem anfallenden Blut als Periode nach außen. Ein vorübergehendes Absacken der Hormonwerte kann die Stimmung trüben. Die Brüste sind eventuell empfindlicher als sonst oder schwellen an, und quasi als Zugabe können sich im Gesicht Pickel bilden. Die abgesunkenen Hormonwerte lösen schließlich eine Steigerung der Hormonproduktion aus, und der Zyklus beginnt von vorn.

Prämenstruelles Syndrom (PMS): Das verschobene Gleichgewicht zwischen Progesteron und Östrogen kann Gefühls- und Verhaltensmuster verändern und das prämenstruelle Syndrom (PMS) hervorrufen. In erster Linie sind das plötzliche Gefühlsschwankungen, die kurz vor Beginn der Periode auftreten können. Symptome sind Heulanfälle, Depressionen, Erschöpfung, Reizbarkeit, Vergeßlichkeit, Überempfindlichkeit, Apathie, das Gefühl aufzuquellen, Pickel, Brustspannung, Kopfschmerz, Hunger sowie Schwellungen durch Flüssigkeitsstau. In gravierenden Fällen verschreiben Ärzte die Kombi-Pille (auch Einphasen-Pille), ein leichtes Diuretikum, eine Hormontherapie oder Antidepressiva.

Tips zur Bekämpfung der PMS-Krämpfe: Obwohl wissenschaftlich schwer zu belegen, unterstellt man Lebensweise und Ernährung großen Einfluß auf das PMS. Ob realer oder Placebo-Effekt, solange die widrigen Begleiterscheinungen des Monatszyklus gelindert werden, ist das egal. Viele Ernährungsvorschläge entsprechen dem gesunden Menschenverstand, und ein Versuch kann nicht schaden.

Gegen Krämpfe schwören viele Frauen auf eine tägliche Dosis Nachtkerzenöl, obwohl es bei manchen so intensiv wirkt, daß ihre Periode ohne Vorwarnung einsetzt. Auch Milchsternöl soll sehr wirksam und außerdem gut für die Haut sein. Der Verzicht auf Koffein kann Krämpfe und Brustspannung lindern, und Selleriesamen wirken ebenso wie der Verzicht auf Salz dem Gefühl des Aufgequollenseins entgegen. Gesättigte Fettsäuren können die Östrogenwerte erhöhen und das PMS so verschlimmern. Auf jeden Fall bewirken sie eine Gewichtszunahme, weshalb man zu Lebensmitteln greifen sollte, die reich an Omega-3-Fettsäuren sind, etwa Makrele oder Thunfisch. Das in Möhren, Naturreis und grünem Blattgemüse enthaltene Magnesium und Kalzium kann die Krämpfe lindern, während Hühnchen, Backpflaumen, Bananen und Ofenkartoffeln Vitamin B6 enthalten, das die Dopamin- und Serotinwerte erhöht und ausbalanciert und so zu einem Ausgleich der Stimmungsschwankungen beiträgt. Schokolade enthält Spuren von Magnesium, aber auch biogene Amine, die Depressionen und dem PMS entgegenwirken sollen. Empfehlenswert ist hochwertige Schokolade mit mindestens 70 Prozent Kakaoanteil. Sie enthält weniger Zucker und schmeckt intensiver.

Jeden Monat verwandle ich mich für eine ganze Woche in ein Monster. Ich heule, zicke rum und gehe wegen der albernsten Kleinigkeit an die Decke – dumm ist nur, daß ich das Ganze nie mit meiner Periode in Verbindung bringe, wenn ich so bin, aber später, bei der ersten Blutung, schlage ich mir auf die Stirn und denke: »Mein Gott, klar!«
Susan, 29, UK

Wenn ich meine Periode bekomme, fühle ich mich immer ganz aufgequollen. Ich nehme über Nacht ein paar Pfund zu, meine Jeans passen nicht mehr, und mein Bauch ist empfindlicher als sonst. Und ich glaube, es ist noch schlimmer geworden, seit ich mir eine Spirale habe einsetzen lassen.
Marie, 41, Irland

In den Tagen vor meiner Periode macht mich scheint's alles traurig oder aggressiv, und wenn jemand »Buh!« sagt, nehme ich das sehr persönlich, doch sobald die Periode begonnen hat, fühle ich mich nach und nach besser. Alkohol hat übrigens eine ähnliche, wenn nicht gar schlimmere Wirkung auf mich. Ich werde sehr schnell betrunken, und am nächsten Tag habe ich dann einen fürchterlichen Kater.
Nat, 27, UK

Was zu sehen ist (bei Frauen)

① **Die Vulva:** Die Gesamtheit der äußeren weiblichen Geschlechtsteile.

② **Der Schamhügel (Mons pubis):** Das über dem Schambein liegende Polster aus Fettgewebe. Es schützt das Schambein während des Geschlechtsverkehrs und ist ab der Pubertät normalerweise mit Schamhaaren bedeckt.

③ **Die großen und kleinen Schamlippen (Labia majora pudendi und Labia minora pudendi):** Die äußeren Hautfalten, die den Scheideneingang umschließen. Sie bestehen aus erektilem Gewebe, das sich bei sexueller Erregung mit Blut füllt und anschwillt. Das Äußere der großen Schamlippen ist meist von Schamhaaren bedeckt, doch die Innenflächen sind glatt, glänzend und voller Nervenendigungen. Sie enthalten auch zahllose Fett- und Schweißdrüsen, die die Vulva sauber und gesund halten. Die kleinen Schamlippen treffen am oberen Ende mittig aufeinander und bilden über der Klitoris eine Art Schutzhäutchen. Die kleinen Schamlippen sehen von Frau zu Frau anders aus: Bei manchen winzig klein und kaum zu erkennen, sind sie bei anderen groß und quellen unter den Labia majora hervor.

④ **Die Klitoris (Kitzler):** Der einzig sichtbare Teil der hochsensiblen Klitoris ist der auch Eichel genannte Kopf direkt unter der Klitorisvorhaut. Form und Größe der Klitoris variieren beträchtlich, was auf ihre Reizempfindlichkeit keinen Einfluß hat.

⑤ **Die Harnröhrenöffnung:** Viele Frauen glauben, der Urin fließe aus ihrer Vagina, doch er kommt aus der winzigen Harnröhrenöffnung knapp unterhalb der Klitoris.

⑥ **Die Scheidenöffnung und das Jungfernhäutchen:** Der Scheideneingang ist teilweise mit einer dünnen, flexiblen Membran verschlossen, dem Jungfernhäutchen (oder Hymen). Es besitzt keine erkennbare biologische Funktion. Obwohl es die Vagina nur teilweise verschließt (um Menstruationsflüssigkeit hindurchzulassen), war das Hymen, das bei der ersten Penetration reißt und blutet, lange das traditionelle Zeichen für Jungfräulichkeit – und ist es in manchen Ländern heute noch. Doch das Jungfernhäutchen ist nur bei 50 Prozent aller Frauen so eng, daß es überhaupt reißen kann, und Sport oder Gymnastik sowie Tampons haben es oft schon vor dem ersten Geschlechtsverkehr zerstört.

⑦ **Das Perineum:** Die auch als Damm bezeichnete flache Hautpartie zwischen dem unteren Ende der Vulva und dem Anus. Sie enthält zahllose Nervenendigungen und ist deshalb sehr reizempfindlich.

⑧ **Der Anus (After):** Er ist der Eingang zum Rektum. Der Anus ist für gewöhnlich geschlossen und erinnert an eine kleine Rosette.

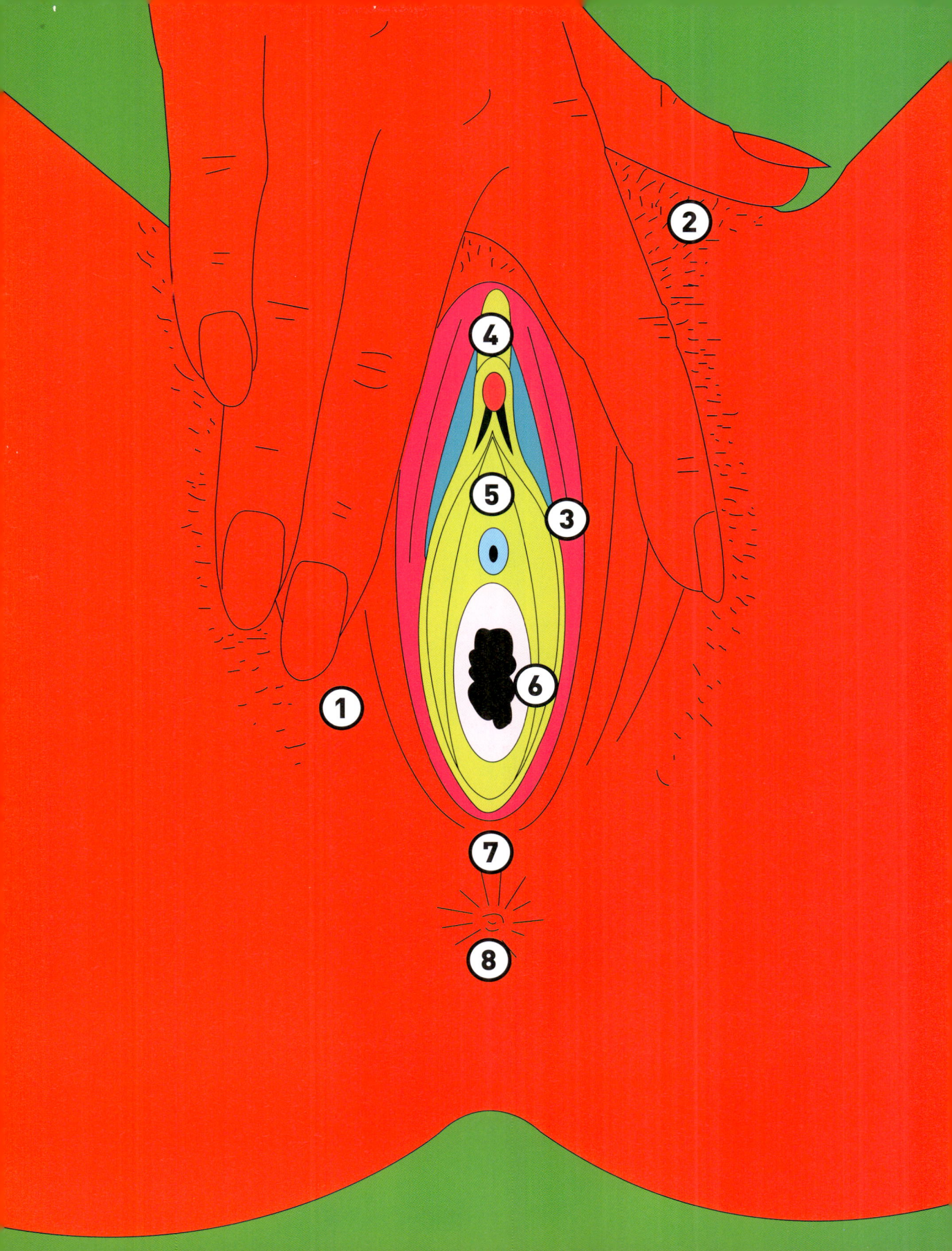

Was nicht zu sehen ist (bei Frauen)

① **Die Gebärmutter (Uterus):** Sie ist etwa birnengroß und besteht aus mehreren Gewebe- und Muskelschichten. Die obere Schicht (Endometrium) bildet sich im Verlauf des Monatszyklus, verdickt sich und wird abgestoßen. Die Schicht darunter, das Myometrium, ist kräftiges Muskelgewebe, das sich beim Orgasmus und bei Wehen krümmt, dehnt und rhythmisch wieder zusammenzieht. In und nach der Menopause schrumpft die Gebärmutter aufgrund verringerter Östrogenzufuhr.

② **Der Gebärmutterhals (Cervix uteri):** Der zylindrische Gebärmutterhals verbindet Uterus und Vagina. Seine enge Öffnung, die sich während der Menstruation etwas erweitert, ist zuweilen mit einem Pfropf aus Zervixschleim verschlossen, um einer Infektion der Gebärmutter vorzubeugen. Mit dem Eisprung wird dieser Schleim dünnflüssig und läßt Samenzellen hindurch. Bei der Penetration und während des Orgasmus verschiebt sich der Gebärmutterhals in Richtung Vagina, damit die Spermien leichter in die Gebärmutter vordringen können.

③ **Die Eileiter:** Es gibt zwei Eileiter, einen auf jeder Seite des Uterus, und beide sind mit je einem Eierstock verbunden. Gibt ein Eierstock eine Eizelle ab, wandert diese durch den Eileiter in Richtung Gebärmutter. Trifft es unterwegs auf Spermien, ist eine Befruchtung möglich.

④ **Die Eierstöcke (Ovarien):** Sie produzieren Östrogen und Progesteron und lassen die Eier (Ova) heranreifen. Bei der Geburt hat ein Mädchen etwa 2 Millionen Eier in den Ovarien. Zur Pubertät sind es noch 300 000, doch wenn die Hormonproduktion in der Menopause abnimmt, sind nur noch ein paar Hundert übrig.

⑤ **Die Crura clitoridis:** Die für sexuelle Reize empfindlichen Flügelenden der Klitoris, die beiderseits der Vagina hinter den Schamlippen verlaufen.

⑥ **Die Vagina:** Ein etwa 7,5 cm langer Kanal, der zum Gebärmutterhals und zur Gebärmutter führt. Im Ruhezustand liegen die Scheidenwände eng aneinander.

⑦ **Der G-Punkt:** Eine schwammige Gewebemasse an der Harnröhre? Die Skene-Drüsen? Ein sexueller Hot Spot? Nur ein Hype und pures Wunschdenken?

⑧ **Der Pubokokzygeus- oder PK-Muskel:** Ein kräftiger Muskel, der dabei hilft, den Beckenboden zu stützen, und der sich beim Orgasmus zusammenzieht.

⑨ **Die Afterschließmuskeln und das Rektum:** Zwei kräftige Muskeln, die den Aftereingang kontrollieren. Das Rektum (oder Mastdarm) ist der Darmabschnitt, durch den der Stuhl ausgeschieden wird, der sich weiter oben im Dickdarm ansammelt.

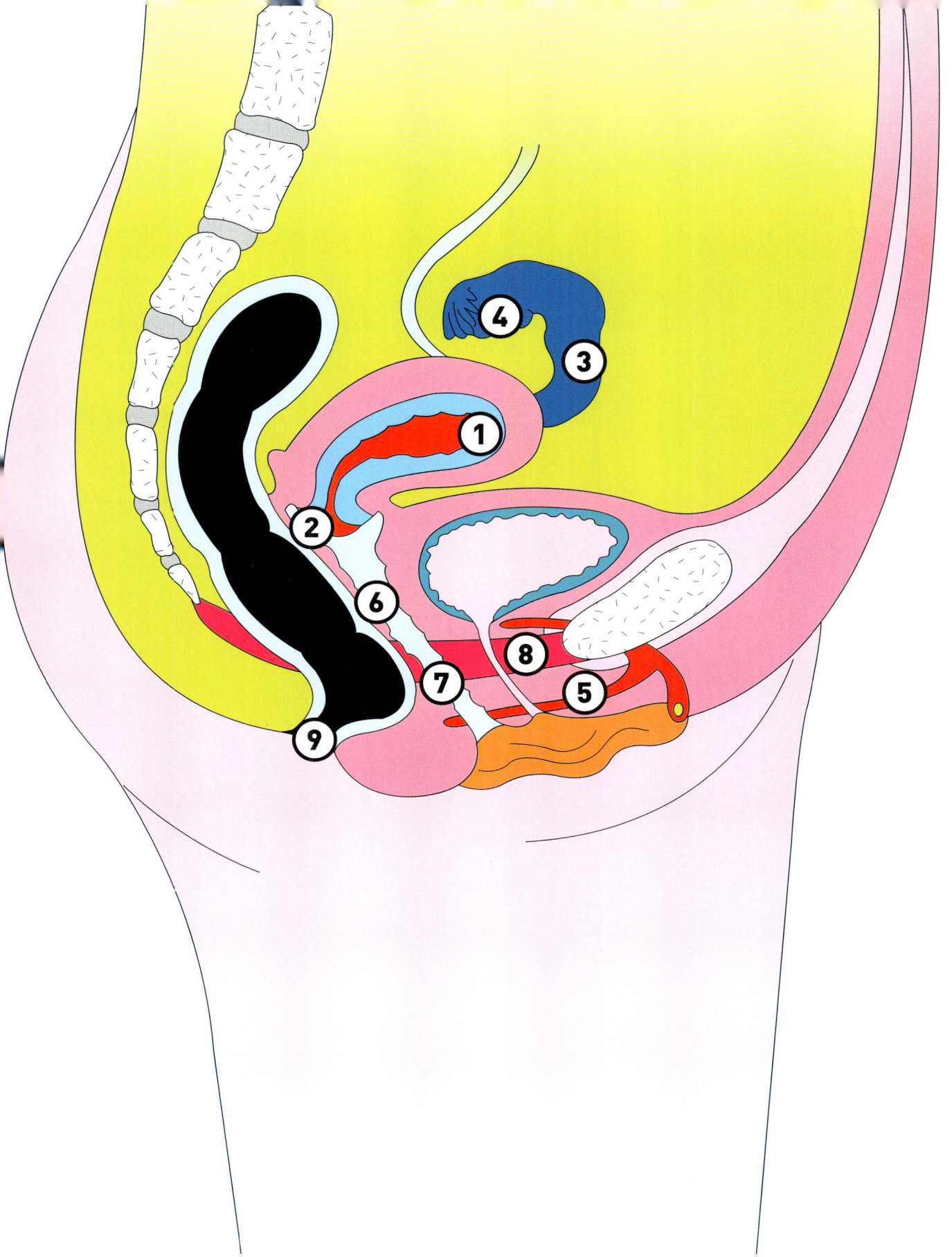

Was man wissen sollte

Klitoris

Welcome to the Pleasure Zone: In puncto sexuelle Lust ist die Klitoris der wichtig-ste Teil der weiblichen Anatomie. Und sie ist wohl der einzige Körperteil, der aus-schließlich der Lust dient. Der Klitoriskopf enthält circa 8000 sensorische Nerven-endigungen – die höchste Konzentration im menschlichen Organismus und dop-pelt so viele wie im männlichen Glied. Der Klitorisschaft wird durch ein sehnen-ähnliches Band gestützt und ist über die Crura, zwei Flügelenden aus Gewebe, an den Beckenknochen verankert. Die Crura verlaufen im Körperinneren beiderseits der Scheidenöffnung nach unten. Das erektile Gewebe der Klitoris schwillt bei Er-regung an, sie wird größer. Bei 80 Prozent der Frauen führt nur die Stimulation der Klitoris zu höchster Erregung und zum Orgasmus. Zwar heißt es noch immer, »Sex« sei »Penetration«, aber nur 20 Prozent der Frauen beschert intravaginaler Sex einen Orgasmus – was weiter nicht verwunderlich ist.

Die Größe spielt keine Rolle: Der einzig sichtbare Teil der Klitoris ist der direkt unterhalb der Klitorisvorhaut liegende Kopf. Dieser ist von einer schleimigen Membran überzogen, die winzige Fettdrüsen feucht und glänzend halten. Diese Drüsen sorgen außerdem dafür, daß die Klitorisvorhaut über den Kopf der Klitoris gleiten kann. Für den Klitoriskopf oder die Vorhaut, die den Kopf manchmal nicht vollständig bedeckt, gibt es keine Standardgröße oder Standardform. Und es be-steht wohl auch kein Zusammenhang zwischen der Größe der Klitoris und ihrer Funktion – jede Klitoris ist extrem reizempfindlich. Bei der Geburt ist die Klitoris eines Mädchens im Verhältnis zum Körper größer als im späteren Leben.

Danke, Helen! Die umfassende Bedeutung der Klitoris wurde erst vor relativ kurzer Zeit erkannt. Im August 1998 veröffentlichte Helen O'Connell, eine aus Melbourne in Australien stammende Chirurgin mit Fachgebiet Urologie, in der Fachzeitschrift *The Journal of Urology* einen Aufsatz, in dem sie ihre Entdeckung vorstellte: daß sich das klitorale Nervensystem nämlich nicht auf den sichtbaren Klitoriskopf beschränkt, sondern sich viel weiter ausdehnt. Unterhalb des Klitoris-kopfs gibt es erektiles Gewebe in der Form eines umgekehrten V, das voller Ner-ven und Blutgefäße ist, die sich von der Klitoris aus in den Körper erstrecken. In der Vergangenheit sträubten sich Anatomen (meist Männer) gegen das Sezieren weiblicher Geschlechtsorgane – wegen moralischer Bedenken, aus Gründen des guten Geschmacks oder sogar aus Desinteresse. Viele Menschen und besonders Frauen fragen sich, wie eine so wichtige Information fast das gesamte 20. Jahr-hundert hindurch unentdeckt bleiben konnte. Vielleicht hängt es damit zusam-men, daß die Mehrzahl der Leichen, die für eine Sektion (im Unterschied zu einer Autopsie) zur Verfügung stehen, die von älteren Menschen sind, bei denen das erektile Gewebe bereits geschrumpft ist – weshalb das volle Volumen des frag-lichen Organs erst gar nicht erkannt werden konnte.

Vagina

Elastisch: Die Vagina ist kein permanent offenstehender Raum, kein »Loch«, wie viele Frauen und Männer glauben. Sie ist ein »potentieller« Raum. Im Ruhezustand gleicht die Vagina einer abgeplatteten Röhre, deren Seiten eng aneinanderliegen. Steckt man einen Finger in die Vagina, läßt sich fühlen, wie er von den Vaginalwänden umschlossen wird. Das Muskelgewebe der Vagina macht es möglich, daß sie sich wie ein Ballon ausdehnt und wieder zusammenzieht, und sie paßt sich allem an, vom Finger bis zum Penis oder bei der Geburt sogar einem Baby. Der Vaginalkanal ist im Durchschnitt nur 7,5 cm lang. Bei Frauen, die ein Kind zur Welt gebracht haben, können es auch 9 cm sein. Doch sobald eine Frau sexuell erregt ist, dehnt sich die Vagina aus, und ihr hinterer Abschnitt wird so groß, daß er einen Penis oder Dildo aufnehmen kann.

Reizempfindlich: Das vordere Drittel der Vagina enthält beinahe 90 Prozent der vaginalen Nervenendigungen, die sich wiederum besonders stark rund um den Scheideneingang konzentrieren. Die hinteren zwei Drittel der Vagina sind also weniger reizempfindlich, doch der innere Vaginalkanal reagiert auf kräftigere Formen der Stimulation, beispielsweise auf den Druck, der durch die Stoßbewegungen bei der Penetration hervorgerufen wird.

Selbstreinigend: Die Vagina ist mit einer Schleimhaut ähnlich jener in der Mundhöhle ausgekleidet. Allerdings ist sie nicht glatt, sondern eher runzelig und faltig. Östrogen sorgt dafür, daß die Scheidenwände kräftig, gesund und feucht bleiben, doch wenn die Östrogenproduktion nachläßt – vor der Pubertät und nach der Menopause –, sind sie dünner und weniger gut befeuchtet. Bei erwachsenen Frauen ist das Scheidensekret sauer, während es bei Heranwachsenden eher basisch ist. Weil Spermien in einem basischen Milieu mobiler sind, müssen sexuell aktive Teenager mit einem höheren Schwangerschaftsrisiko rechnen. Das Gewebe des Vaginalkanals ist selbstreinigend und höchst empfindlich. Wird das Innere der Vagina mit Seifenwasser oder parfümierten Spülungen ausgewaschen, kann es zu Schleimhautirritationen, Rötungen und Entzündungen kommen, weshalb es sich empfiehlt, gewöhnliches Wasser zu benutzen und alles zu vermeiden, was Chemikalien oder Reinigungszusätze enthält.

... und stark: Zwischen Scham- und Steißbein verläuft beiderseits der Vagina ein Muskel namens Pubokokzygeus (PK). Er stützt den Beckenboden, und da er an den Kontraktionen beim Orgasmus mitwirkt, kann ein gezieltes Training dieses Muskels die Empfindungen intensivieren, die eine Frau beim Sex und während des Höhepunkts hat. Schon etwa drei Wochen regelmäßiges Training erhöhen die Spannkraft dieses Muskels. Wer allerdings Tischtennisbälle aus der Vagina katapultieren will, muß möglicherweise etwas länger trainieren.

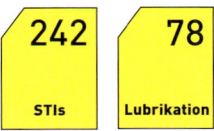

242 STIs 78 Lubrikation

56 Sexercise

G-Punkt (oder Gräfenberg-Punkt)

**32
Körper-
flüssig-
keiten**

Ein biologisches UFO: Der Urologe Ernest Gräfenberg entdeckte den G-Punkt 1950. Ihm fiel auf, daß sich die Harnröhre der Frau bei sexueller Stimulation erweitert und daß eine geschwollene Stelle an der Scheidenvorderwand mit dem Ausstoß eines Sekrets zu tun hat, »welcher immer zum Zenit des Orgasmus und gleichzeitig mit diesem erfolgt«. Gräfenbergs Ideen wurden weitgehend ignoriert, bis 1981 Whipple und Perry ihr Buch *The G-Spot* veröffentlichten. Die Vorstellung von einem vaginalen Sex-Knopf, durch den Frauen ejakulieren konnten wie ein Mann, sorgte natürlich für Aufsehen, auch wenn wissenschaftliche Untersuchungen bislang einen Beweis für diese Theorie schuldig geblieben sind. Seit den 1950er Jahren geistern G-Punkt und weibliche Ejakulation in regelmäßigen Abständen durch die Medien, ein abschließendes Urteil dazu fehlt allerdings noch immer.

Ja, wo ist er denn? Sollte der G-Punkt tatsächlich existieren, so liegt er nach allgemeiner Überzeugung etwa 3 cm innerhalb der Vagina an der Scheidenvorderwand, und zwar parallel zur Harnröhre und direkt unterhalb des Schambeins. Außer Frage steht, daß Frauen an dieser Stelle stark reizempfindlich sind, doch dafür gibt es noch keine schlüssige Erklärung. Manche Theoretiker meinen, es liege an einem Nervenbündel, das Teil eines erst kürzlich entdeckten tieferen klitoralen Bereichs sei. Andere glauben, es handle sich um eine Reihe von Drüsen – die Paraurethral- oder Skene-Drüsen –, die eher »durch« die Scheidenvorderwand als »an« ihr zu fühlen seien. Wahrscheinlicher ist wohl, daß der G-Punkt aus erektilem Gewebe besteht, das die Harnröhre umschließt. Gibt es den G-Punkt tatsächlich, so dürften seine Größe, seine exakte Position sowie der Grad seiner Reizempfindlichkeit von Frau zu Frau verschieden sein.

Naß, naß, naß: Autopsie-Untersuchungen am Gewebe von Skene-Drüsen haben Ähnlichkeiten mit Prostatagewebe gezeigt. Es könnte also sein, daß der G-Punkt das weibliche Pendant zur Prostata ist, was das von Gräfenberg beschriebene Phänomen der weiblichen Ejakulation erklären würde. Die Beschaffenheit des Ejakulats ist jedoch ebenso umstritten wie seine Herkunft. Manche sind der Ansicht, es bestehe in erster Linie aus Urin, und die Ejakulation sei nichts weiter als eine durch den Orgasmus bewirkte Inkontinenz. Andere meinen, es sei ein Pendant zum Prostatasekret, da manche Untersuchungen zeigen, daß es PSA enthält (ein prostataspezifisches Antigen). Die Sexualforscher stimmen einzig darin überein, daß das Phänomen nur bei wenigen Frauen auftritt. Whipple und Perry schätzten, daß an die 10 Prozent aller Frauen ejakulieren. Untersuchungen von Bullough kamen 1981 auf immerhin 14 Prozent, doch Kratochvil reduzierte diese Zahl 1994 auf kümmerliche 6 Prozent. Solange die Wissenschaftler nicht auf Entdeckungsreise gehen und eine Frau so antörnen, daß sie den fraglichen Punkt selbst findet, dürften G-Punkt und weibliche Ejakulation eine Art Mysterium bleiben.

Anus

Geschichte: Historisch gesehen war Analsex nicht nur eine Möglichkeit, die vaginale Jungfräulichkeit zu bewahren, sondern auch eine Methode zur Empfängnisverhütung – obwohl diese Technik ziemlich unzuverlässig ist, da Sperma vom Anus sehr leicht in die Vagina tröpfeln kann.

Biologie: Den Aftereingang kontrollieren zwei kräftige Muskeln, die Schließmuskeln oder Sphinkter. Der äußere Schließmuskel wird vom zentralen Nervensystem gesteuert und kann ähnlich wie die Muskeln der Hand bewußt angespannt und entspannt werden. Beim inneren Schließmuskel ist das anders. Ihn steuert das vegetative, das heißt unbewußte Nervensystem, das etwa für den Herzschlag zuständig ist oder bei Streß in Aktion tritt. Es sorgt bei Furcht und Angst für eine Anspannung der Muskulatur, weshalb man Lust auf passiven Analsex auch nicht vortäuschen kann – allerdings werden die Schließmuskeln wie alle anderen Muskeln nach einiger Zeit müde und erschlaffen wieder.

Technisches: Der Analkanal ist circa 3 cm lang und geht in das Rektum über. Dieses enthält eine Reihe rektaler Klappen, die dazu beitragen, daß Darmgase und Stuhl getrennt werden, und somit verhindern, daß Stuhl abgeht, wenn Darmwinde abgelassen werden. Der Stuhl sammelt sich nicht im Rektum, doch kann es vorkommen, daß dort kurz nach der Darmentleerung noch Stuhlreste vorhanden sind. Obwohl *rectum* der lateinische Begriff für »gerade« ist, ist das Rektum mehrfach gekrümmt. Die erste Krümmung weist in Richtung Bauchnabel und beruht auf einem System von Stützmuskeln, die als puborektale Schlinge bezeichnet werden. Diese Muskeln tragen ganz entscheidend zur Verhinderung analer Inkontinenz bei. Die zweite Krümmung weist in Richtung Wirbelsäule.

Empfinden: Der von feinen Härchen gesäumte Anus enthält unzählige Nervenendigungen, was ihn extrem berührungs- und stimulationsempfindlich macht. Seine weichen rosa Gewebefalten lassen ihn wie eine Rosette aussehen, und wie Scheidengewebe schwillt er bei Erregung an. Für manche Frauen ist der Anus beim Sex wichtig, denn das Rektum liegt quasi Wand an Wand mit der Vagina, und Druck auf das Rektum kann indirekt die Vagina stimulieren. Vielen Frauen verschafft dieser Stimulus einen besonderen und meist intensiveren sexuellen Kick.

Saugkraft: Anal- und Rektalgewebe ist zwar extrem reizempfindlich, aber auch sehr leicht zu verletzen und keinesfalls ähnlich dehnbar wie Scheidengewebe. Das Analspiel erfordert größte Behutsamkeit, und Gleitmittel sind ein Muß – lieber zuviel als zuwenig! Und stecken Sie sich nie irgendwelche Sachen in den Darm, die am unteren Ende keine Verbreiterung haben, denn die kräftigen Schließmuskeln können solche Dinge in null Komma nichts ins Rektum saugen!

Analen Sex kann ich mir heute nicht mehr erlauben, weil ich am Ende des Dickdarms Geschwüre habe. Früher hatte ich aber oft Analsex, und ich glaube, ich habe ihn immer so genossen, weil er von einer Aura des Verbotenen und Widernatürlichen umgeben ist.
Margaret, 54, Irland

Mein Mann steht auf Analsex, und alle zwei Monate gebe ich seinem Wunsch nach. Anfangs wehre ich mich immer dagegen und protestiere, doch wenn ich erst mal richtig feucht bin, fühlt es sich echt toll an! Ich würde es gern öfter machen, aber die Schmerzen sind anfangs schwer auszuhalten.
Lisa, 28, USA
CakeNYC

Jeder Kerl, mit dem ich geschlafen habe, hat früher oder später versucht, mir seinen Schwanz in den Arsch zu schieben.
Donfuckwime, 38, USA

Beim Sex liegt Bobby unter mir und drückt mit dem Zeigefinger fest gegen meinen Anus. Ich lasse das Becken rotieren und massiere gleichzeitig meine Klit. Nur so kann ich kommen, wenn er seinen Schwanz in mir drin hat.
Betsey, 27, USA

242
STIs

Warnung

Biologische Erregung und Orgasmus bei Frauen

Vorfreude: Bei sexueller Erregung weiten sich die Venen in Becken, Vulva und Klitoris und füllen sich mit Blut, weshalb die ganze Region anschwillt und sich voller und fester anfühlt. Die Eichel der Klitoris kann doppelte Größe erreichen, wird länger und dicker und schiebt sich aus der Vorhaut heraus. Die Vorhaut schützt die Klitoris und zieht sich bei zu grober oder schmerzhafter Behandlung automatisch über dieser zusammen. Auch die Brüste schwellen an, mitunter um 20 Prozent ihres normalen Volumens, und die Brustwarzen können sich versteifen.

Erregung: Es braucht bis zu 20 Minuten an körperlicher Berührung und Stimulation, um eine Frau in höchste Erregung zu versetzen (Männer sollten diesen Satz zweimal lesen!). Ist es soweit, setzt innerhalb von 10 bis 30 Sekunden die natürliche Befeuchtung der Vagina ein. Trotzdem ist die Menge des Vaginalsekrets kein Gradmesser für die Erregtheit einer Frau. Was eben noch feucht war, kann gleich darauf trocken sein, denn Körperflüssigkeiten verflüchtigen sich rasch.

Stimulation: Wenn die sexuelle Erregung steigt, kontrahiert oder strafft sich überall im Körper die Muskulatur, die Atmung wird schneller, und die Haut rötet sich. Wird die erotische Stimulation fortgesetzt, und nähert sich der Orgasmus, entzieht sich die Klitoris zusehends dem Blick, da sie von der ebenfalls anschwellenden Vorhaut überdeckt und so geschützt wird. Für manche Frauen sind direkte Berührungen der Klitoris unangenehm. Kurz vor dem Orgasmus fühlen sich einige Frauen feuchter als sonst, und manche erzählen, sie könnten spüren, wie sich die Muskulatur in der Scheide hebt oder »hochzieht«.

Der Punkt, ab dem es kein Zurück mehr gibt: Rollt der Orgasmus heran, wird die Atmung in der Regel noch schneller und flacher, der Puls beginnt zu rasen, und die Pupillen weiten sich. Manche Frauen halten in diesem Moment den Atem an. Unter Umständen ist zu fühlen, wie sich die Vagina zusammenzieht oder hebt, und vielleicht wird auch spürbar, wie die Klitoris anschwillt. Aber auch die Vulva insgesamt schwillt an. Denn von diesem Zentrum aus pulsieren alle Empfindungen und Kontraktionen eines Orgasmus in Intervallen von 0,8 Sekunden.

Orgasmus: Eine Frau kann zwischen 3 und 15 Spasmen erleben, die nach und nach abebben. Diese Kontraktionen bewirken, daß das im Beckengewebe angestaute Blut entweicht, und sie sind normalerweise nicht nur in der Vagina, sondern auch im Uterus und im Rektum zu spüren. Blutdruck und Pulsschlag erreichen ihren Höchststand. Sobald der Orgasmus einsetzt, ist zu fühlen, wie Wellen der Lust durch Klitoris, Vagina oder Anus, beziehungsweise durch alle drei auf einmal rasen. Unter Umständen läßt sich gar nicht zuordnen, woher die Empfindungen kommen – aber spielt das eine Rolle?

Ich koch schon mal Kaffee: 5 bis 10 Sekunden nach der letzten Kontraktion der Vagina kehrt die Klitoris in ihren Normalzustand zurück, und die dunkle Färbung der blutgefüllten Schamlippen verblaßt. Die Vagina hat ihre normale Größe nach 5 bis 10 Minuten wieder erreicht, während die Schamlippen und die Eichel der Klitoris erst später abschwellen. Bleibt der Orgasmus aus, dauert das Nachlassen der sexuellen Spannung länger, was einen leichten Schmerz in Genitalien und Uterus bewirken kann. Durch die Muskelanspannung vor dem und beim Orgasmus fühlt man sich unter Umständen wie nach dem Fitneßtraining.

Biologie der Penetration mit dem Ziel Schwangerschaft

Penisfreundlich: Bei Erregung schiebt sich die Gebärmutter nach oben und nach vorn, wodurch der Gebärmutterhals weniger tief in die Vaginalhöhle ragt und länger wird. Zur Ausdehnung und Anhebung der Gebärmutter kommt es, weil Blut in ihre Wände strömt. Diese Anhebung verlängert die Vagina, die dadurch den voll erigierten Penis in sich aufnehmen kann. Scheidensekret dient beim Sex als Gleitmittel und erleichtert den Spermien die Reise durch den Vaginalkanal. Ohne dieses natürliche Gleitmittel wäre eine Penetration wegen der trockenen Scheidenwände schmerzhaft. Kurz darauf verringert sich die vaginale Befeuchtung aber wieder, um eine stärkere Reibung zwischen Scheidenwänden und Penis zu ermöglichen.

Reaktiv: Die Scheidenwände reagieren auf jedes Eindringen des Penis und verändern sich. Mit jedem Stoß werden Tausende von Nervenendigungen vor- und zurückgeschoben. Der reizempfindlichste Teil der Vagina liegt normalerweise an ihrem Eingang. Dieser Teil ist es auch, der sich bei Erregung am engsten um den Penis schmiegt. Der hintere Teil der Vagina, der über deutlich weniger Nervenendigungen verfügt, reagiert eher auf Dehn- und Druckbewegungen. Beim Sex werden die kleinen Schamlippen, die die Vagina umschließen, durch den Penis vor- und zurückgeschoben, wodurch sie an der Klitorisvorhaut ziehen und eine klitorale Stimulation bewirken, die zum Orgasmus führen kann.

Befruchtungsförderndes Design: Wie bereits dargestellt, sorgt die Gebärmuttermuskulatur beim Orgasmus für unwillkürliche Kontraktionen, die den Gebärmutterhals nach vorn schieben, in Richtung Fornix. Hierbei handelt es sich um einen Gewölbebogen, der den Gebärmutterhals umgibt und in entspanntem Zustand schüsselförmig ist – ideal für die Aufnahme von Sperma und eine große Hilfe bei der Befruchtung. Das alles kommt natürlich nur dann zum Tragen, wenn der Mann in die Vagina ejakuliert. Bei Männern dauert der Orgasmus 10 bis 13 Sekunden. Die Orgasmen von Frauen können bis zu zehnmal so lang dauern, was vielleicht die Entschädigung dafür ist, daß ihnen das Gebären vorbehalten ist.

Mein Partner, ein 42jähriger Mann, kann in 5 bis 10 Minuten zum Orgasmus kommen. Bei mir dauert es normalerweise zwei- bis dreimal länger als bei ihm – so 15 bis 30 Minuten.
Ealine, 41, USA
Lovenet

Wenn du nicht kommen kannst, dann konzentrier dich auf deine Klit und darauf, was für Gefühle von dieser Stelle ausgehen, kurz bevor du kommst. Versetz dich im Geist genau an diese Stelle, und bevor du es merkst, hast du es auch schon geschafft. So was braucht viel Konzentration – und die Geduld des Partners oder der Partnerin –, aber es funktioniert.
Abbie, 27, UK
Rainbow Network

Keine Frage, daß mich eine Penetration in sexuelle Erregung versetzt, aber das funktioniert auch über andere Wege. Kniffliger ist da schon die Sache mit dem Orgasmus. Einen Orgasmus bekomme ich beim Sex nur, wenn ich oben liege, und auch dann nur ab und zu. Ist aber meine Blase voll, geht's irgendwie leichter. Nun habe ich aber seit meinen ersten Versuchen in Sachen Sex das Wunder der Klitoris entdeckt, und seither ist mein Orgasmus kein Thema mehr. Eine Penetration braucht es dazu überhaupt nicht!
Anon, 20, USA
Lovenet

Körperflüssigkeiten

Scheidensekrete

Ich habe meinen Eisprung: Alle Frauen haben Scheidenausfluß. Dafür verantwortlich sind Drüsen im Gebärmutterhals, deren Schleim einen Pfropf am Gebärmuttereingang bildet. Dieser Schleim kann klar, milchig und/oder gelblich sein, vor allem, wenn er auf der Unterwäsche getrocknet ist. Während des Zyklus (etwa am Tag 14, wenn der Eisprung erfolgt) registrieren Frauen unter Umständen erhöhte Scheidenfeuchtigkeit. Ihre Scheidensekrete können dann dünnflüssig sein und Fäden ziehen sowie in einer ansonsten klaren Flüssigkeit (die ein wenig an Eiweiß erinnert) weiße Flöckchen aufweisen. Bei erwachsenen Frauen ist das Scheidensekret sauer, bei Heranwachsenden und Teenagern eher basisch – weshalb für sexuell aktive Teenager das Risiko erhöht ist, schwanger zu werden oder sich mit einer sexuell übertragbaren Krankheit anzustecken. Emotionaler Druck, Ernährung, Menstruationszyklus, Schwangerschaft, Stillen, Medikamente, Alkohol, Empfängnisverhütung und sexuelle Erregung – all diese Faktoren können Konsistenz und Geruch des Scheidensekrets beeinflussen. Deutliche Veränderungen von Farbe, Geruch oder Menge des Ausflusses können auf eine Scheideninfektion hindeuten. Ein übler Geruch ist das häufigste Anzeichen einer bakteriellen Vaginose (Scheidenentzündung).

Scheidenfeuchtigkeit

Ich bin erregt: Die Selbstbefeuchtung der Scheide nimmt bei sexueller Erregung zu, denn dann strömt zusätzliches Blut in die winzigen Blutgefäße der Scheidenwände. Der dadurch entstehende Druck läßt Tröpfchen des strohfarbenen Blutplasmas durch die Scheidenwände sickern. Diese Tröpfchen vereinigen sich zu einem glänzenden Film, der die Scheidenwände befeuchtet. Kommt es nicht zum Geschlechtsverkehr, erhöht diese Gleitflüssigkeit das Volumen des natürlichen Scheidenausflusses. Das Ausmaß der Befeuchtung hängt von hormonellen Veränderungen während Zyklus und Menopause ab. Im Fachhandel erhältliche Gleitmittel und Speichel sind ein nützlicher Ersatz, wenn sich die Vagina für den Genuß am Sex oder an der Selbstbefriedigung zu trocken anfühlt – ein Ersatz für Erregung und Lust sind sie nicht!

Weibliches Ejakulat

Ich bin mir nicht sicher: Das weibliche Ejakulat ist eine klare Flüssigkeit, die meist mit der Stimulation des Urethralschwamms oder G-Punkts in Verbindung gebracht wird. Die Tatsache, daß diese Flüssigkeit aus der Harnröhre austritt, hat eine noch nicht beigelegte Kontroverse entfacht, ob es sich um Urin oder eine dem Prostatasekret entsprechende Flüssigkeit handelt. In den 1980ern untersuchten Wissenschaftler Ejakulat- und Urinproben einer Gruppe von Frauen. Obwohl deren Ejakulat Spuren von Harnstoff und Kreatin enthielt (aus dem Urin), unterschied es sich sonst signifikant von der Zusammensetzung des jeweiligen Urins. Sollte es weibliches Ejakulat tatsächlich geben, stammt es wohl aus den Paraurethral- oder Skene-Drüsen, die die Harnröhre umschließen – Harnstoff und Kreatin wären dann Spurenelemente, die sich dem Gemisch beimengen, während dieses die Harnröhre passiert.

Seit kurzem nehme ich meinen Eisprung intensiver wahr. Ich fühle mich dann sehr viel anders, und ich entdecke etwas Ausfluß im Slip. Ich glaube allerdings nicht, daß ich dann geiler bin. Deutlich geiler als normal bin ich aber, wenn ich meine Tage habe – und das ist doof, weil mir Sex mit Reinstecken gerade dann eher unangenehm ist.
Petra, 37, USA

Normalerweise leckt er mich, weil er meine Möse feuchter machen möchte. Ich wünsche mir dann immer, er würde ewig da unten bleiben, denn es fühlt sich viel schöner an als das, was danach kommt.
Aurelie, 18, Frankreich

Ich glaube, ich werde nicht feucht genug. Wenn ich mir sicher bin, daß er es nicht bemerkt, spucke ich mir auf die Finger und feuchte meine Muschi stärker an.
Cara, 20, USA

Meine Freundin bearbeitete meinen G-Punkt und meine Klit schon eine ganze Stunde lang, doch sie wollte mich partout nicht kommen lassen. Immer wenn ich kurz davor war, hörte sie einfach auf. Sie ist seit 10 Jahren Lesbe, und sie wußte genau, was sie tat, doch so sehr sie sich auch anstrengte, ich habe nicht ejakuliert. Vielleicht glaube ich schlicht nicht fest genug daran.
Babe, 24, USA

Sperma

Iß mich! (**Achtung!** Die Gefahr einer Infektion mit STIs oder HIV ist bei Sperma ganz besonders hoch!) Sperma ist eine milchig-weiße, klebrige Mixtur aus Spermien und Absonderungen von Samenbläschen und Prostata. Die Sekrete dienen als flüssiges Transportmittel, das die Spermien schützt und ihnen die Fortbewegung erleichtert. Sie sind außerdem reich an Fruktose, die den Spermien als Energiequelle dient. Sperma ist basisch, was die Beweglichkeit der Spermien fördert, und es enthält ein Antibiotikum, das bestimmten Bakterien den Garaus bereitet. Darüber hinaus enthält es Enzyme, die den Zervixschleim auflösen. Die Zusammensetzung des Spermas ändert sich im Tagesverlauf: Tagsüber enthält das Ejakulat unter Umständen mehr Spermien und Samenflüssigkeit, nachts hingegen mehr Prostatasekret. Bei einer Ejakulation stoßen die meisten Männer lediglich 2 bis 5 ml Sperma aus (etwa einen Teelöffel voll), doch jeder Milliliter enthält 50 bis 150 Millionen Spermien. Häufig sind die Bestandteile des Spermas nicht besonders gut miteinander vermischt, und in dem weißen Prostatasekret können sich klebrige Fäden befinden.

Sperma reizt die Augenschleimhaut und sorgt für ein Brennen, wenn es in Augennähe gelangt. Gleichzeitig gilt es aber auch als bemerkenswert wirkungsvoller Feuchtigkeitsspender für die Haut. Das basische Sperma hat einen leicht metallischen Geschmack, da Zink einer seiner Bestandteile ist. Sperma enthält pro Teelöffel etwa 7 Kalorien, und sein Geschmack wird auch von der aufgenommenen Nahrung beeinflußt.

Nahrungsmittel, durch die Sperma unangenehm schmecken soll: Spargel, Hühnerfleisch, Knoblauch, Zwiebeln, Milchprodukte, rotes Fleisch, Brokkoli, Blumenkohl, Rosenkohl, fetthaltige Nahrung, Gewürze, Kaffee und Schokolade.

Nahrungsmittel, durch die Sperma angenehm schmecken soll: Pflaumen, Mangos, Ananas, Nektarinen, Orangen, Zitronen, Limetten, Petersilie, Koriander, grüne Minze, Pfefferminze, Grapefruit sowie grüner Tee, Süßigkeiten und Apfelsaft. Wegen des erhöhten Zuckerspiegels im Körper von Diabetikern soll deren Sperma ein wenig nach Honig oder Honigmelonen schmecken.

Smegma

Wasch mich! Smegma entsteht in winzigen, mikroskopisch kleinen Auskragungen, die die gesamte Innenfläche der Vorhaut bedecken. Es hat die Farbe und Konsistenz von Frischkäse, befeuchtet die Eichel und hält diese glatt, weich und geschmeidig. Smegma »schmiert« den Raum zwischen Eichel und Penisvorhaut und ermöglicht das reibungslose Hin- und Hergleiten der Vorhaut. Außerdem hat es antibakterielle und antivirale Eigenschaften, wodurch der Penis sauber und gesund gehalten wird. Die Produktion von Smegma setzt so richtig erst während der Adoleszenz ein, wenn der Penis in kurzer Zeit deutlich wächst. Ältere Männer hingegen produzieren weniger Smegma. Sammelt sich Smegma unter der Vorhaut, verbreitet es bald einen üblen Geruch und kann sogar zu Infektionen führen. Eine intakte Vorhaut läßt sich problemlos zurückziehen, so daß man die Tasche zwischen Vorhaut und Eichel durch regelmäßiges Waschen sauber und gesund halten kann.

Hmmmm, Sperma! Ich könnte mich von Kopf bis Fuß damit einschmieren!
Buddy, 26, USA

Woher soll man wissen, ob man genausoviel Sperma hat wie andere Typen? In Pornoheften sieht's immer so aus, als würden die Kerle ganze Eimer voll abspritzen, aber das ist wahrscheinlich nur Vanillesoße oder so was. Bei mir kommt deutlich weniger, und trotzdem ist es ein klasse Gefühl.
Ray, 16, USA

Einmal bin ich über dem Gesicht meiner Freundin gekommen, und das Zeug lief ihr in die Augen. Das muß richtig wehgetan haben, und ihre Augen waren noch eine Ewigkeit entzündet. Das mache ich nie wieder!
Andy, 36, UK

Meine Freundin will mein Sperma nicht schlucken. Sie sagt, ihr wird übel davon.
Nathan, 17, UK

Der Schwanz meines Freundes hat manchmal eine richtige Kruste, denn mit der Körperhygiene nimmt er's nicht so genau. Dann fasse ich sein Ding nicht mal mit der Kneifzange an. Vielleicht hat ihn ja seine Mutter da unten gewaschen, als er noch zu Hause wohnte.
Anna, 19, USA

Mein Schwanz fühlt sich besser an, wenn er sauber ist und angenehm riecht.
Don, 22, USA

Muttermilch

Das weiße Zeug: Die Brüste sind exokrine Drüsen. Das heißt, sie geben ihre Sub-stanzen anders als bestimmte Hormondrüsen nicht direkt ins Blut ab, sondern in Körperhöhlen oder auf Körperoberflächen (äußere Sekretion). Exokrin wirken die Schweißdrüsen, die Schweiß absondern, die Gallenblase, die Verdauungssäfte absondert, und eben die Brüste, die Milch absondern. Menschliche Brustmilch enthält Fette, Eisen, Aminosäuren, Immunglobuline und eine Vielzahl nützlicher Substanzen, die Babys leicht aufnehmen können. Der Nährstoffgehalt der Muttermilch paßt sich an die veränderlichen Bedürfnisse des heranwachsenden Säuglings an. Sie enthält Antikörper, die das Immunsystem des Kinds stärken, und wirkt leicht antibakteriell sowie heilend. Das Stillen verbraucht etwa 1000 Kalorien pro Tag und trägt dazu bei, die Figur nach der Geburt wieder in Form zu bringen. Stillende Mütter sollten täglich 1,5 bis 2,5 Liter trinken, um den Flüssigkeitsverlust auszugleichen. Zwiebeln, Knob-lauch und starke Gewürze können den Geschmack der Muttermilch verändern, während sich Alkohol oder Medikamente direkt in ihr niederschlagen. Muttermilch schmeckt von Natur aus süßlich und wohl am ehesten nach Vanille.

Blut/Menstruationsblut

Erste Station – die Nieren: Blut macht beim Menschen etwa 8 Prozent des Körper-gewichts aus und ist das Transportmittel, das Nährstoffe, Abfälle, Gase und Hormo-ne durch den Organismus befördert. Blut ist klebrig und hat einen spezifischen, leicht salzigen Geschmack. Menstruationsblut soll etwas süßer sein, dem Speichel ähnlicher, und einen leicht metallischen Geschmack haben – doch dafür kann ich mich nicht verbürgen. Menstruationsblut ist ein Gemisch aus Blut, abgelösten Parti-keln der Gebärmutterschleimhaut, Nährstoffen und Schleim. Regelblutungen können bis zu 5 Tage dauern. In dieser Zeit kann eine Frau sehr wohl Geschlechtsverkehr haben, doch vielleicht ist ihr eher nach einer Tasse Kakao und einer kuscheligen Wolldecke zumute. Der Blutverlust während der Periode macht im Durchschnitt nur etwa 40 bis 60 ml aus (8 bis 12 Teelöffel). Die Periode kann plötzlich und unerwar-tet einsetzen, was unter Umständen Flecken auf den Bettlaken nach sich zieht. Zur Entfernung der Blutflecken ist heißes Wasser untauglich, da erhitzte Bluteiweiße die Reinigung beträchtlich erschweren. Die Laken sollten in kaltem Wasser eingeweicht und geschwenkt werden – und erst dann in die Waschmaschine.

Schweiß

Eine gute Sache: Über die Hautoberfläche sind etwa 2,5 Millionen Schweißdrüsen verteilt. Die einzigen Körperstellen ohne Schweißdrüsen sind die Brustwarzen und Teilbereiche der Genitalien. Schweiß besteht zu 99 Prozent aus Wasser, doch seine spezifische Zusammensetzung hängt von der Ernährung und dem jeweiligen Gesund-heitszustand ab. Schweiß hilft bei der Regulierung der Körpertemperatur, verhindert Überhitzung und hat einen angenehm säuerlich-salzigen Geschmack, solange er frisch ist – abgestandener Schweiß jedoch riecht ranzig.

Speichel

Ein starker Stoff: Speichel hält den Mund feucht, sauber und frei von Infektionen. Er löst die Geschmackspartikel aus der Nahrung und befördert die Verdauung, indem er die Aufschließung stärkehaltiger Nahrungsmittel einleitet. Die Drüsen sorgen im Normalfall für gerade so viel Speichel, daß der Mund feucht bleibt, doch sobald Nahrungsmittel in den Mund gelangen, wird die Speichelproduktion erhöht. Pro Tag kann mehr als ein halber Liter »Spucke« gebildet werden. Auch Küssen regt die Speichelproduktion an.

Urin

Fast nur Wasser: Frischer Urin ist meist blaß- bis tiefgelb. Rote Beete, Rhabarber oder Preiselbeeren wirken sich auf seine Farbe aus, und manche Medikamente oder Vitaminpräparate trüben ihn ein. Gemüse wie Spargel verändert den Geruch des Urins, und gewisse Krankheiten, etwa Diabetes, lassen ihn fruchtig riechen. Bleibt Urin längere Zeit auf der Haut, kann das zu Reizungen führen und bei Erwachsenen zu einer Entsprechung des sogenannten Windelekzems. Urin besteht zu 95 Prozent aus Wasser, doch bei bestimmten Krankheiten ändert sich seine Zusammensetzung, und dann kann er Glukose, rote und weiße Blutkörperchen sowie Galle enthalten. Das Vorkommen unüblicher Stoffe im Urin hilft Ärzten nicht nur bei der Diagnose von Krankheiten, sondern auch bei der Feststellung einer Schwangerschaft.

Tränen

Kein Weinen, sondern Selbstreinigung: Tränen sind salzhaltig und deshalb steril. Außerdem enthalten sie ein Enzym, das Bakterien abtötet. Die Tränendrüse oberhalb des Auges gibt unaufhörlich Flüssigkeit ab, die über die Hornhaut des Auges abwärts fließt. Anschließend versickert sie in den Tränenkanälen und wandert von dort in den Nasengang. Diese Tränenflüssigkeit reinigt, befeuchtet und schützt die Augenoberfläche. Werden die Augen gereizt, ergießen sich Tränen aus den Augenlidern und beruhigen und reinigen die Oberfläche der Augäpfel. Menschen sind die einzige Spezies, die bei Gefühlswallungen Tränen vergießt. Zu diesem Thema existieren praktisch keine wissenschaftlichen Untersuchungen, und die Fachliteratur beschränkt sich in der Regel auf die Vermutung, die Wechselbeziehung zwischen Tränen und Gefühlen habe etwas mit Streßabbau zu tun – eine Theorie, auf die die Mehrheit der Bevölkerung von ganz allein gekommen sein dürfte. Wenn man weder ein noch aus weiß, wirkt es immer befreiend, einmal ordentlich abzuheulen.

STI- und HIV-Übertragung durch Körperflüssigkeiten

Achtung! Sperma und Blut eignen sich besonders zur Übertragung von Infektionen. Scheidensekrete sind in dieser Hinsicht weniger wirkungsvoll, aber trotzdem nicht ohne Risiko. HIV-Viren wurden in Speichel wie in Muttermilch nachgewiesen, doch Belege für eine Ansteckung über eine dieser Körperflüssigkeiten gibt es bislang nicht.

Mir macht die Periode angst. Es heißt zwar immer, so was tut nicht weh, aber der Anblick ist ganz schön heftig. Wenn meine Freundin blutet, will ich da unten gar nicht erst rein.
John, 25, Irland

Widerlich, wenn ich einen Typen küsse, und sein Mund ist voller Spucke. Da krieg ich sofort Brechreiz.
Bea, 26, Australien

Ich pinkel ihn an, und er pinkelt mich an, aber kurz davor spüre ich immer wieder Hemmungen. Und dann ist plötzlich alles so schön warm und naß – wie ein Geschenk des Himmels!
Karl, 33, UK

Der Wachmann in unserem Haus hatte derart heftigen Körpergeruch, daß sich einem glatt der Magen umdrehen konnte. Doch dann erfuhren wir, daß er keinen Geruchssinn mehr hatte. Er ist nämlich letztes Jahr in seiner Wohnung verbrannt, weil das Essen auf dem Herd irgendwie Feuer gefangen hatte und er nicht riechen konnte, daß seine Küche in Flammen stand. Vielleicht ist es ja so, daß viele Leute mit Körpergeruch dieses Problem haben.
Lou, 38, USA

Jedesmal, wenn ich flennen muß, läuft es darauf hinaus, daß mein Freund und ich Sex haben.
Leah, 19, UK

Was zu sehen ist (bei Männern)

① **Der Penisschaft:** Der zwischen Peniskopf und Schambein liegende »Körper« des Penis. In ihm verlaufen drei Schwellkörper aus schwammartigem Gewebe, das sich bei sexueller Erregung mit Blut füllt und eine Erektion hervorruft.

② **Der Peniskopf:** Er ist auch als Glans oder Eichel bekannt, weist im Verhältnis zum Schaft sehr viel mehr Nervenendigungen auf und ist überaus berührungsempfindlich. Bei beschnittenen Männern ist der Peniskopf permanent sichtbar, bei unbeschnittenen nur, wenn der Penis steif wird und sich die Vorhaut zurückrollt.

③ **Der Eichelkranz (Corona glandis):** Der besonders reizempfindliche, »vorkragende« Rand an der Basis des Peniskopfs.

④ **Das Vorhautbändchen (Frenulum):** Eine extrem reizempfindliche Gewebefalte in V- oder Dreiecksform, die vom Schaft über den Eichelkranz bis zum Peniskopf verläuft.

⑤ **Die Vorhaut (Präputium):** Der Hautschlauch, der bei unbeschnittenen Männern den Peniskopf ganz umschließt. Die Vorhaut läßt sich problemlos zurückziehen und gibt den Peniskopf frei (etwa zum Waschen). Bei manchen Männern ist die Vorhaut jedoch sehr eng, das Zurückziehen kann unangenehm oder sogar schmerzhaft sein. Jungen oder Männer mit einer zu engen Vorhaut sind anfälliger für Infektionen, weshalb Ärzte manchmal eine Beschneidung empfehlen.

⑥ **Die Harnröhrenöffnung:** Damit ist das Loch an der Spitze des Penis gemeint, die Öffnung zur Harnröhre, über die Urin und Sperma nach außen gelangen.

⑦ **Das Skrotum (Hodensack):** Das ist der dünnwandige, weiche, elastische Hautsack, der unterhalb des Penis hängt und die Hoden enthält. Seine Hauptfunktion besteht darin, die optimale Temperatur für die Hoden zu gewährleisten, die niedriger liegt als die des übrigen Körpers.

⑧ **Das Perineum (Damm):** Die Körperpartie zwischen Skrotum und Anus mit einer Vielzahl von Nervenendigungen. In seiner Mitte verläuft als Fortsetzung des Skrotums die Dammnaht, ein wulstartiger Hautstreifen. Druck auf das Perineum überträgt sich manchmal auch auf die Prostata.

⑨ **Der Anus (After):** Der Eingang zum Rektum ist reich an Nervenendigungen und umsäumt von feinen Härchen, was ihn für Berührung und Stimulation extrem sensibel macht. Mit seinen weichen rosa Gewebefalten sieht er aus wie eine Rosette und schwillt wie das Scheidengewebe bei sexueller Erregung an.

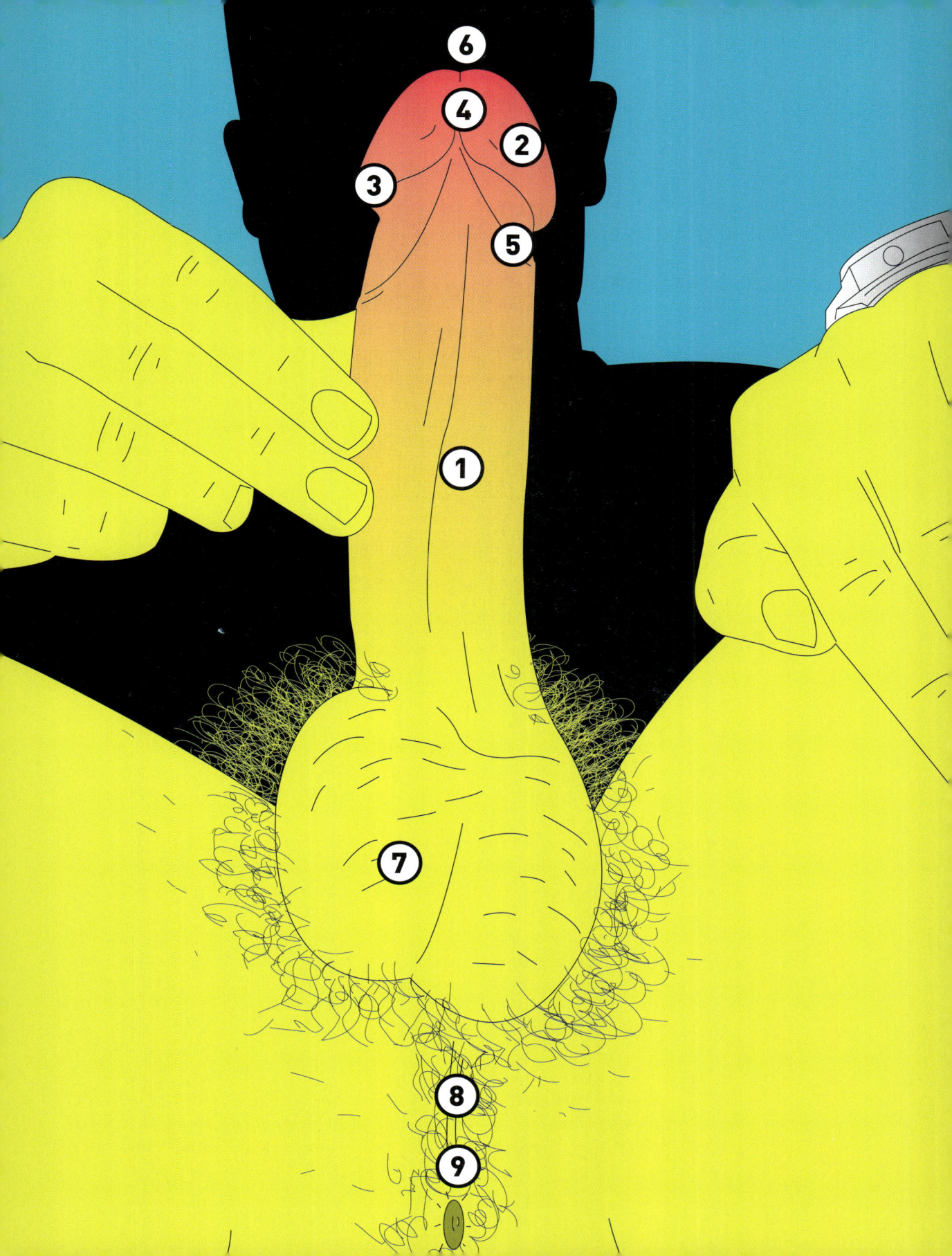

Was nicht zu sehen ist (bei Männern)

① **Die Hoden (Testikel):** Die beiden Hoden erzeugen und nähren die Spermien. Der linke Hoden hängt etwas weiter nach unten als der rechte, da die Samenstränge in seinem Inneren länger sind als deren Entsprechungen auf der rechten Seite.

② **Der Nebenhoden (die Epididymis):** Ein Kanal, der vom Hoden in den Samenleiter führt. Die Spermien entwickeln im Nebenhoden ihre Schwimmfähigkeit. Muskelkontraktionen und der Peitscheffekt ihres winzigen, wimpernähnlichen Schwanzes lassen die Spermien bei der Ejakulation in den Samenleiter gelangen.

③ **Die Samenleiter:** Diese Kanäle führen von den Nebenhoden zu den Samenbläschen, wo sie die beiden »Ausspritzungsgänge« bilden. Bei einer Vasektomie (Sterilisation) werden diese Abschnitte der Samenleiter entfernt.

④ **Die Samenbläschen:** Sie sondern die Samenflüssigkeit ab, die den Großteil des Spermas ausmacht. Die Samenflüssigkeit enthält Fruktose, die den Spermien Energie liefert, und Prostaglandine. Das sind hormonähnliche Substanzen, die den Zervixschleim am Gebärmutterhals auflösen. Die Samenbläschen ziehen sich zusammen und pressen die Samenflüssigkeit so in die Ausspritzungsgänge.

⑤ **Die Schwellkörper:** Zylinder aus schwammartigem Erektilgewebe und Blutgefäßen, die sich mit Blut füllen und dadurch eine Erektion bewirken.

⑥ **Harnröhre und Harnröhrenschließmuskel:** Urin wie Sperma nehmen den Weg durch die Harnröhre. Die Harnröhrenschließmuskel kontrahieren und pressen entweder Urin oder Sperma durch die Harnröhre, bis beides über den Penis ausgeschieden wird.

⑦ **Die Cowper-Drüsen:** Diese sondern den überwiegenden Anteil jenes Sekrets ab, das kurz vor dem Samenerguß aus dem Penis sickert.

⑧ **Die Prostata:** Diese Drüse steuert knapp ein Viertel jener Flüssigkeit bei, aus der sich das Ejakulat zusammensetzt. Beim Samenerguß preßt sie diese Flüssigkeit in die Harnröhre zu den darin herumwuselnden Spermien.

⑨ **Der Pubokokzygeus- oder PK-Muskel:** Ein kräftiger Muskel, der dabei hilft, den Beckenboden zu stützen, und der sich beim Orgasmus zusammenzieht.

⑩ **Die Afterschließmuskel und das Rektum:** Zwei kräftige Muskeln, die den Aftereingang kontrollieren. Das Rektum (oder Mastdarm) ist der Darmabschnitt, durch den der Stuhl ausgeschieden wird, der sich weiter oben im Dickdarm ansammelt.

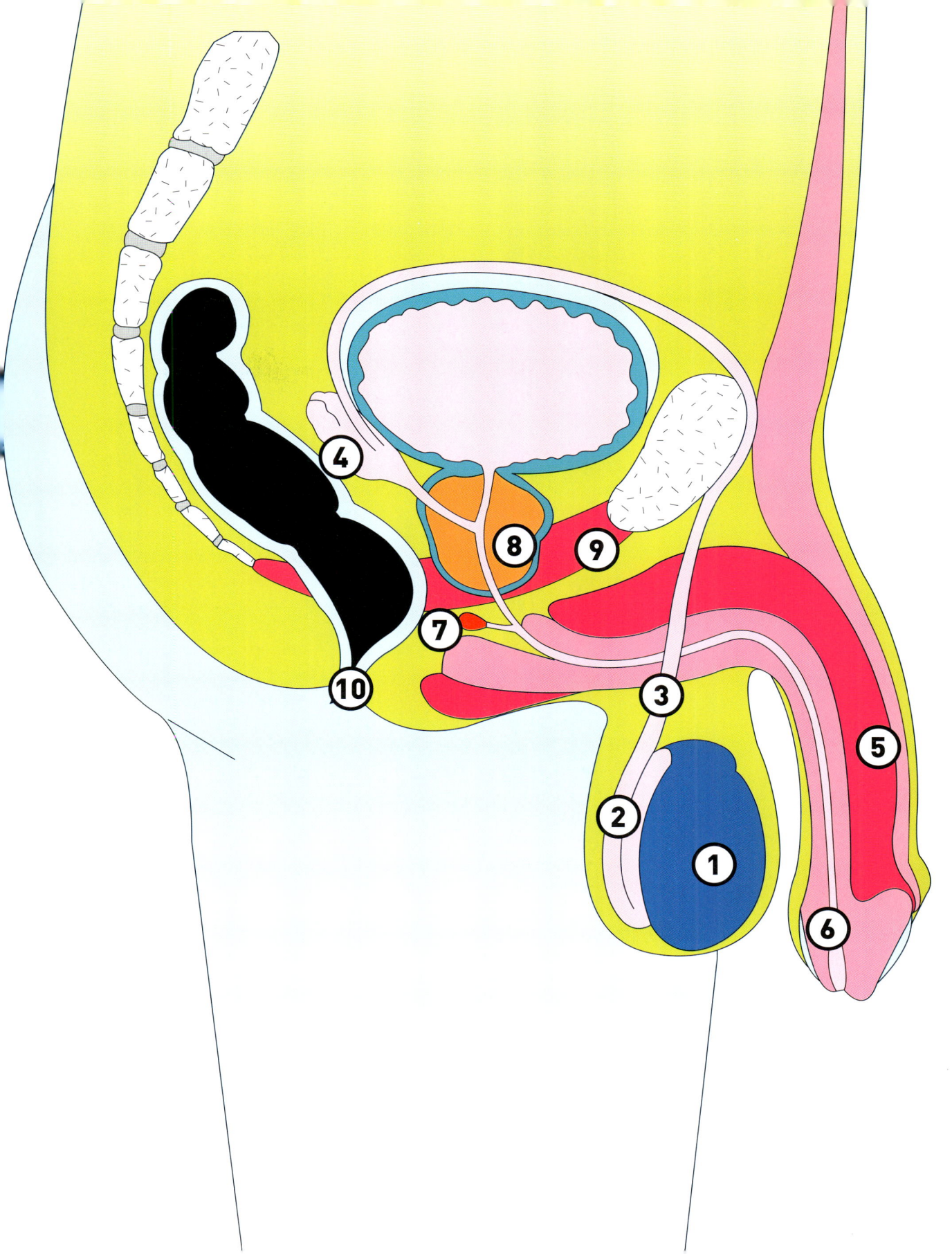

Was man wissen sollte

Penis und Skrotum

Hydraulik: Anatomisch gesprochen, setzt sich der Penis aus mehreren Teilen zusammen, die aus erektilem Gewebe bestehen und über Tausende von Nervenendigungen verfügen. Der »Körper« des Penis zwischen Peniskopf und Schambein wird als Schaft bezeichnet. In ihm befinden sich drei schwammartige Massen aus Erektilgewebe: links und rechts die beiden Rutenschwellkörper, unten der Harnröhrenschwellkörper. Alle drei ziehen sich unterhalb der Prostata ins Körperinnere, in Richtung Anus, und bilden die Peniswurzel. Feste Bänder aus Bindegewebe sorgen für ihre Verankerung. Bei sexueller Erregung füllen sich ihre Hohlräume mit Blut und bewirken so, daß der Penis steif wird.

Konstruktion: Der Peniskopf ist in der Regel nur bei einer Erektion sichtbar, bei beschnittenen Männern jedoch liegt er ständig frei. Er besteht aus einer Erweiterung des Harnröhrenschwellkörpers, weist eine extrem hohe Konzentration von Nervenendigungen auf und schließt zum Schaft hin mit dem sehr reizempfindlichen Eichelkranz ab. Das Vorhautbändchen, das auf der Penisunterseite von der Vorhaut bis zum Kopf reicht, ist die reizempfindlichste Stelle des Penis. Die in ihm verlaufende Arterie kann beim Sex platzen – eine stark blutende Verletzung. Beiderseits des Vorhautbändchens sondert eine Ansammlung von Drüsen eine cremige, Smegma genannte Substanz ab, die sich über die gesamte Eichel verteilt, sie befeuchtet und so glatt, weich und geschmeidig hält.

Beschneidung: Der Hautschlauch, der den Peniskopf unbeschnittener Männer umschließt, heißt Vorhaut. Bei der Beschneidung wird die Vorhaut, die den Peniskopf umgibt und schützt, chirurgisch entfernt. In manchen Ländern und Kulturen entfernt man dieses Stück Haut gleich nach der Geburt – aus gesundheitlichen, hygienischen oder religiösen Motiven. In einigen Kulturen werden Jungen am Beginn der Pubertät beschnitten. Rund die Hälfte aller Männer auf dieser Welt ist beschnitten, doch anders als die Beschneidung von Frauen beeinträchtigt die von Männern deren sexuelles Lustempfinden in keiner Weise.

Hoden: Das Skrotum ist ein dünnwandiger, weicher, elastischer Hautsack, der hinter und unter dem Penis baumelt. Eine dünne Verwachsungsnaht, die Raphe scroti, teilt den Hodensack äußerlich in zwei Hälften. Innerlich unterteilt ihn eine mittig gelegene Scheidewand, das Septum scroti, und bildet für jeden Hoden eine separate Kammer. Die Hauptfunktion des Skrotums ist es, die für die Hoden optimale Temperatur zu gewährleisten. Sie ist niedriger als die des übrigen Körpers. Werden die Hoden längere Zeit einer Temperatur höher als die des Körpers ausgesetzt, kann das die Spermienproduktion beeinträchtigen – und in letzter Konsequenz zur Unfruchtbarkeit führen. Bei Wärme entspannt sich das Skrotum und wird lockerer, damit die Hoden belüftet werden. Bei Kälte zieht sich das Skrotum zusammen und holt die Hoden näher an den warmen Körper. Die Hoden erzeugen Spermien, aber auch Testosteron. In jedem Hoden steckt ein System von rund 630 m langen Hodenkanälchen (Tubuli seminiferi). In diesen Organen werden die Spermien produziert und genährt. Sie reifen in etwa 45 Tagen in »Nährzellen« (Sertoli-Zellen) heran, die sich in der inneren Schleimhaut der Tubuli seminiferi befinden. Jeder Hoden produziert pro Tag bis zu 150 Millionen Spermien, doch in dem Fall, daß täglich zwei oder mehr Samenergüsse erfolgen, kann es 5 bis 7 Tage dauern, bis die Vorratslager wieder aufgefüllt sind.

Penisgröße

Alle Männer sind gleich, doch manche sind gleicher: Nach Auskunft des renommierten Sex-Therapeuten Dr. Bernie Zilbergeld gibt es den männlichen Penis in drei Konfektionsgrößen: L, XL und so groß, daß er durch keine Tür paßt! Diesen Mythos scheinen die monströsen Schwänze zu bestätigen, die in Pornoheften und Pornovideos zu sehen sind. Die Wirklichkeit sieht indes so aus, daß männliche Pornostars nach Penisgröße gecastet werden und man sie stets von unten und mit kurzrasiertem Schamhaar fotografiert, damit ihr Gemächt größer erscheint. Leider haben Männer nur selten Gelegenheit, »normale« Erektionen zu sehen. Vergleichen sie sich mit Pornostars, die ein Gehänge wie ein Pferd haben, fördert das nur die kollektive männliche Verunsicherung in puncto Penis.

Welche Größe haben Ihre Gene? Größe, Form und Gewicht von Penis, Skrotum und Hoden hängen von den Testosteronwerten des Embryos ab. War die Mutter Kugelstoßerin, hat der Sohn eventuell einen natürlichen genitalen Vorsprung, doch laut Erhebungen des amerikanischen Kinsey Institute for Sex Research beträgt die »Normallänge« der Erektion bei den meisten Männern 15,25 cm. 90 Prozent aller Penisse sind zwischen 13 und 18 cm lang. Ist der Penis schlaff, hängt er meist locker vom Körper weg und hat eine Länge von circa 7,9 bis 10 cm sowie einen Durchmesser von 2,25 cm. Der kürzeste funktionsfähige Penis, der jemals gemessen wurde, war 1,5 cm lang – der längste brachte es auf 30 cm. Der durchschnittliche Penisumfang liegt zwischen 10 und 12,25 cm.

Extragroß, bitte: Befragungen lassen darauf schließen, daß sich fast alle Männer einen größeren Penis wünschen – und zwar unabhängig von ihrer sexuellen Orientierung. In ihrem Buch *Liebe und Sexualität* (dt. 1990) gelangen Masters, Johnson und Kolodny jedoch zu der Schlußfolgerung, daß die Erektion als der »große Gleichmacher« angesehen werden kann, denn Männer mit kleinerem unerigiertem Penis legen bei einer Erektion prozentual gesehen meist sehr viel mehr zu als Männer, deren Penis in unerigiertem Zustand größer ist. Zum Leidwesen

Ich habe bisher nur mit einem unbeschnittenen Mann geschlafen, und der hat auf bestimmte Techniken nicht so stark reagiert wie die beschnittenen. Aber vielleicht hatte das auch gar nicht mal was mit seiner Vorhaut zu tun.
Marie, 35, USA

Humor und Charme – das sind die Dinge, die an mir zählen. Bei näherer Betrachtung bin ich zu dick, und mein Bauch ist wabbelig, ein eher jämmerlicher Anblick. Aber was soll's? Meine Frau liebt mich, und das Leben ist viel zu kurz, um sich von so was den Spaß verderben zu lassen.
John, 46, UK

Die Frauen finden, sie seien arm dran. Daß ich nicht lache! Gehen Sie mal als durchschnittlich gebauter Typ ins Fitneß-Center um die Ecke – nichts als Demütigungen und Wunschträume. Die Männer schielen dauernd auf den Körper der anderen – aber das hat nichts mit Erotik zu tun, sondern mit Neid und manchmal auch Mitleid.
Keith, 29, UK

Mein Penis ist nun mal der einzige, den ich habe, und ich muß zusehen, daß ich mit ihm klarkomme!
Jim, 47, UK

Ich habe ewig gebraucht, bis ich mit anderen Männern gemeinsam duschen konnte. Mein Körper hat mir schlicht angst gemacht mit all den komischen Veränderungen, die ich an ihm erlebt habe.
Kyle, 21, UK

Wird mein Penis steif, hat er einen ziemlichen Drall zur Seite. Früher fürchtete ich, es könnte deshalb mit dem Sex nicht klappen, aber wenn er erst mal in einem Mädchen drin ist, gibt's keine Probleme. Die tauchen nur auf, wenn ich mir einen runterhole, denn dann rutscht meine Hand manchmal ab und knallt mir voll auf den Bauch, und das ist gar nicht schön.
Cliff, 24, UK

Ich bin recht kräftig gebaut. Mein Ding ist schon im schlaffen Zustand 15 Zentimeter lang. Was glaubst du, wie die Mädels Stielaugen machen, wenn ich erst mal meine Hosen runterlasse.
Milton, 28, USA

Ich habe einen kleinen Penis und werde deshalb beim Duschen gehänselt. Ich fürchte, ich werde nie mit einem Mädchen Sex haben, wenn mein Penis nicht endlich ein bißchen zu wachsen beginnt.
Blake, 14, USA

der weniger gut Ausgestatteten wird beim Duschen nach dem Sport jedoch meist ihr kleiner unerigierter Schniedel wahrgenommen.

Klein, aber perfekt geformt: Die männliche Obsession für die Größe des Penis kreist um einen Sachverhalt, der Frauen mehr oder weniger egal ist. Im Gegensatz zu einem weitverbreiteten Vorurteil ist die Länge des Penis für die vaginale Penetration relativ unwichtig, denn der hintere Teil der Vagina ist weniger reizempfindlich als ihr vorderer Abschnitt. Ein extrem großer Penis kann sehr unangenehm sein – und bei Oral- wie Analsex ist ein kleinerer Penis oftmals ein Segen.

Wo ist oben? Ein Viertel aller Penisse ist in die eine oder andere Richtung gekrümmt, manche zeigen sogar in erigiertem Zustand nach unten. Solange diese Krümmung nicht besorgniserregend ist oder Schmerzen verursacht, ist nichts schlimm oder anormal, und der Geschlechtsverkehr dürfte dadurch keineswegs beeinträchtigt sein. Obwohl Männer (und Frauen) im Alter kleiner werden, behält der Penis seine ursprüngliche Länge.

Schummeln: Der Penis wird immer in erigiertem Zustand gemessen, denn bei schlaffen Penissen sind die Größenunterschiede markanter. Die Penisgröße kann auch von Faktoren wie Tageszeit, Stimmung oder Temperatur abhängen. Das beste Bild vom eigenen Penis gewinnt man, wenn man sich nackt vor den Spiegel stellt – denn genauso sehen den eigenen Penis auch alle anderen. Ein Mann sieht seinen Penis selbst aus der Vogelperspektive, was diesen kürzer erscheinen läßt, da die volle Länge des Schafts und die darunter hängenden Eier nicht sichtbar werden. Will ein Mann ein stattliches Gehänge präsentieren, so empfiehlt es sich, gut zu heizen. Ist einem Mann kalt, oder ist er nicht entspannt, schrumpfen seine Eier und drängen sich eng an den Körper. Die Blutzufuhr in den Penis sinkt, so daß das ganze Paket um einiges kleiner erscheint. Nach einem entspannenden Bad oder in einem gut geheizten Raum hängen das Skrotum und die Hoden vom Körper aus weiter nach unten, es strömt Blut in den Penis, und der entsprechende Mann wirkt gleich viel mächtiger ausgestattet.

Wie der Penis vermessen wird (wenn's denn unbedingt sein muß): Laut Dr. Harold Reed, dem Direktor des Reed Centre for Ambulatory Urological Surgery in Florida/USA, ist dies die korrekte Methode, um die Länge des Penis zu bestimmen:
- Verschaffen Sie sich im Stehen eine Erektion.
- Biegen Sie Ihren Penis nach unten, bis er parallel zum Fußboden steht.
- Setzen Sie genau oberhalb der Peniswurzel ein Lineal ans Schambein und messen Sie die Entfernung zur Penisspitze.
- Säubern Sie das Lineal.

Anus

Verspannt: Der Anus spielt im Sexualleben von Männern eine wichtige Rolle, gewährt er doch Zugang zur reizempfindlichen Prostata. Allerdings ist das Analgewebe im Grunde nicht für eine Penetration gemacht und nicht im selben Maß dehnbar wie Vaginalgewebe. Bei allen Versuchen, die Prostata ausfindig zu machen, ist also Vorsicht angesagt – und Gleitmittel. Am Eingang zum Anus liegen zwei kräftige Muskeln. Der äußere Schließmuskel ist willentlich zu steuern, der innere unterliegt dem vegetativen Nervensystem, das auch den Herzschlag steuert und bei Streß in Aktion tritt. Auf Angst reagiert es mit Muskelanspannung, weshalb niemand vortäuschen kann, passiven Analsex haben zu wollen. Doch wie jeder Muskel hält auch dieser die Spannung nur kurzfristig, bevor er ermüdet und in der Folge erschlafft. Der Analkanal mündet ins Rektum, und obwohl darin normalerweise kein Stuhl gelagert ist, können sich dort noch Stuhlreste befinden, vor allem, wenn der Darm erst kurz zuvor entleert wurde.

Wo ist die Gurke abgeblieben? Stecken Sie sich nie irgendwelche Sachen in den Anus, die am unteren Ende keine Verbreiterung haben, denn die Schließmuskeln können solche Dinge in den Körper saugen. Tag für Tag müssen in den Notaufnahmen der Krankenhäuser Shampooflaschen, Glühbirnen und gelegentlich sogar Goldhamster aus dem Mastdarm irgendwelcher Leute entfernt werden – und die Ärzte dort haben weiß Gott Wichtigeres zu tun.

Prostata

Aber sie muß doch da irgendwo sein! Die Prostata liegt ungefähr 4 cm vom Anus entfernt vor der Wand des Rektums und genau unterhalb der Harnblase. Die walnußgroße Drüse gibt das Prostatasekret ab, das sich mit Samenflüssigkeit und Spermien zum Sperma vermischt. Die Prostataflüssigkeit enthält ähnliche chemische Substanzen wie das Sekret, das die Samenbläschen produzieren. Sie fungiert als natürliches Schmiermittel, beugt Infektionen der Harnröhre vor, schützt und nährt die Spermien und reduziert den Säuregehalt des Vaginalkanals. Bei sexueller Erregung entsteht deutlich mehr Prostatasekret. Kurz vor dem Orgasmus fließt Samenflüssigkeit in die Prostata, beim Orgasmus zieht sich die Prostata zusammen und entleert sich bei der Ejakulation. Manche Männer befinden sich in dem Irrglauben, eine Stimulation ihrer Prostata mache sie anfälliger für Prostatakrebs oder eine Prostatitis (Prostataentzündung). Allerdings trifft zu, daß Ärzte die Prostata untersuchen, um bakterielle Infektionen oder Krebs festzustellen. Sie bedienen sich dazu einer Technik, die auch »Melken der Prostata« genannt wird. Dabei drücken sie so lange auf die Drüse, bis deren Flüssigkeit (ohne Orgasmus) aus der Harnröhrenöffnung spritzt, wo sie zur Untersuchung in einem Plastikbecher aufgefangen wird.

Obwohl ich schwul bin, habe ich mich noch nie vögeln lassen. Mein Arsch ist recht eng und hat bei allen Versuchen weh getan. Mein Partner ist nicht so eng und läßt sich liebend gern vögeln – ein Wunsch, den ich ihm gern erfülle.
Phil, 29, UK

Es ist ein Mythos und schlichtweg Unsinn, daß Schwule in einer Tour Analverkehr praktizieren. Mein Partner und ich machen das nur alle Jubeljahre, und dabei haben wir ein sehr bewegtes Sexleben.
Tom, 54, UK

Meine Frau hat mir mal die Prostata massiert, nachdem sie in einer Zeitschrift darüber gelesen hatte. Anfangs fand ich das Gefühl reichlich unangenehm, und es tat mir auch weh, doch als sie länger da unten herumdrückte, durchflutete mich plötzlich dieses Wahnsinnsgefühl. Es war einfach irre! Jetzt kann ich gar nicht genug davon kriegen, aber sie macht es nur zu besonderen Anlässen, etwa, wenn ich nach der Arbeit mit einer Flasche Champagner nach Hause komme – dann weiß sie sofort, was los ist.
Thomas, 42, Deutschland

Biologische Erregung und Orgasmus bei Männern

Vorfreude: Ist ein Mann sexuell nicht erregt, sind die Arterien, die das erektile Gewebe mit Blut füllen, verengt, sein Penis ist schlaff. Erregung kann alle möglichen Ursachen haben: sexuelle Gedanken und Bilder, die Vorfreude auf einen sexuellen Kontakt oder eine direkte Stimulation, aber auch die Sexualhormone können eine Rolle spielen. Das Rückenmark übermittelt all diese Botschaften an das Gehirn, und dieses leitet daraufhin den Vorgang der Erektion ein.

Der Startschuß ist gefallen: Die Nerven des Parasympathikus setzen Stickoxyd frei, das schwammige Gewebe der Schwellkörper dehnt sich aus. Das preßt die Venen zusammen, so daß sich das durch die Arterien einströmende Blut staut. Sind die Schwellkörper mit Blut gefüllt, wird der Penis größer und steif. Bei steigender Erregung läßt die erhöhte Blutzufuhr die Haut des Skrotums dicker und dunkler werden, die Hoden fester. Die Erektion kann sich mit dem Alter verändern. Junge Männer haben meist härtere und häufigere Erektionen. Ältere Männer bekommen weiterhin einen Steifen, doch braucht es dazu vielleicht mehr Zeit, und der Penis wird nicht mehr ganz so hart oder aufrecht wie früher.

Stimulation: In den 1950ern wollte Kinsey von Männern wissen, wie schnell sie nach der Stimulation ihren Samenerguß hatten. Es zeigte sich, daß drei Viertel der Testpersonen binnen zwei Minuten nach dem Beginn des Verkehrs zum Orgasmus kamen – ein Resultat, das erst kürzlich durch eine Untersuchung bestätigt wurde, bei der 20jährige Japaner zum Orgasmus masturbiert wurden, nachdem man ihnen die Augen verbunden hatte. Ihre Durchschnittszeit betrug ebenfalls zwei Minuten. Aber welcher junge Mann würde nicht rasch kommen, wenn er mit verbundenen Augen von einer attraktiven jungen Frau (trägt man eine Augenbinde, sind alle Frauen attraktiv!) einen runtergeholt bekommt?

Orgasmus: Setzt sich die Stimulation fort, erreicht ein Mann etwa 2 bis 4 Sekunden vor dem Samenerguß den Punkt der »ejakulatorischen Unausweichlichkeit«. Der Orgasmus steht dann umittelbar bevor und läßt sich nicht mehr aufhalten. Die Hoden werden fester und rücken in Vorbereitung auf den Orgasmus näher an den Körper. Zuerst wird ein tiefes Wärme- oder Druckgefühl spürbar – der Orgasmus ist nun unausweichlich. Danach sind in den Genitalien, im Perineum, in den Anus-Schließmuskeln und im Rektum heftige, überaus angenehme Kontraktionen der Beckenbodenmuskulatur zu spüren. Diese rhythmischen Kontraktionen gehen einher mit intensiven Lustgefühlen und vielfältigen Veränderungen im Organismus, etwa einer Anspannung der gesamten Muskulatur, schnellerem Puls sowie erhöhtem Blutdruck. Die ersten Kontraktionen sind sehr intensiv und folgen rasch aufeinander, in Intervallen von etwa 0,8 Sekunden. Im weiteren Verlauf des Orgasmus verlieren die Kontraktionen an Intensität und Dauer, die Intervalle werden länger. Sperma tritt erst einige Sekunden nach dem Erreichen der »ejakulatorischen Unausweichlichkeit« aus – die Samenflüssigkeit muß noch den Weg durch die Harnröhre zurücklegen. Wenn das Sperma durch die Harnröhre schießt und zu guter Letzt aus dem Penis herausspritzt, empfinden Männer zunächst ein Pumpgefühl, dann einen warmen Flüssigkeitsandrang und schließlich ein Gefühl des Abdrückens oder Abschießens. Erfolgt etwa zwei Wochen lang keine Ejakulation, wird die angestaute Samenflüssigkeit über den Urin ausgeschieden.

Schnarch: Dem Samerguß folgt eine Latenz- oder Erholungsphase. Während dieser »Refraktärzeit« kann ein Mann weder eine Erektion noch einen Orgasmus bekommen, der Penis wird wieder weich und schlaff. Diese Auszeit kann Minuten, aber auch Stunden dauern – je nach Alter und Grad des sexuellen Verlangens. Bei jungen Männern kann es eine Sache von Minuten sein, Männer über 60 müssen möglicherweise ein paar Tage warten. Je häufiger die Ejakulationen, desto geringer sind deren Volumen und Heftigkeit, denn irgendwann gehen die Spermavorräte zur Neige. Das Ejakulat spritzt im Durchschnitt 18 bis 25 cm weit, nach sexueller Enthaltsamkeit kann es weitaus mehr sein. Nach mindestens drei Tagen ohne Ejakulation fliegt das Sperma gut und gerne 90 cm weit.

Erektion zur vaginalen Penetration

Mission almost impossible: Die Erektion macht den Penis zum Penetrationswerkzeug, mit dem sich die Spermien in die Nähe des Gebärmutterhalses transportieren lassen, wo ihre Überlebenschance höher ist. Nach ihrer Entstehung in den Hoden verlassen die Spermien das Körperinnere durch ein System von Kanälen, darunter die Nebenhoden. Diese Reise dauert 20 strapaziöse Tage, zu deren Beginn die Spermien ihre Schwimmfähigkeit entwickeln. Nach den ersten 4 oder 5 Tagen haben sie ihren Freischwimmer gemacht und legen locker 2,5 bis 5 cm in der Stunde zurück. In den Ausspritzungsgängen der Samenleiter vermischen sich die Spermien und die Samenflüssigkeit aus den Samenbläschen und gelangen als Sperma gemeinsam in die Harnröhre. Erreicht die sexuelle Stimulation einen bestimmten kritischen Punkt, löst ein Rückenmarkreflex massive Nervenimpulse aus. Der Blasenschließmuskel zieht sich zusammen und verhindert, daß Urin in die Harnröhre oder Sperma in die Blase fließt, und die Penismuskulatur zieht sich in rascher Folge zusammen, worauf das Sperma durch die Harnröhrenöffnung an der Penisspitze schießt. Die Anspannung der Scheidenmuskulatur übt Druck auf den Penis aus und intensiviert so den männlichen Orgasmus. Sind die Spermien einmal in den weiblichen Reproduktionstrakt gelangt, bleibt ihnen nur begrenzt Zeit, um in den Eileiter zu wandern und ein befruchtungsfähiges Ei zu finden. Scheitern sie bei dieser Mission, sterben sie binnen drei Tagen.

Nach dem Sex wird mein Penis nicht sofort schlaff, und manchmal bleibt er so hart, daß ich ihn bei meiner Freundin immer noch rein- und rausschieben kann. Oder sie legt sich auf mich drauf, steckt ihn sich rein und ruckelt dann hin und her. So verschafft sie sich einen Orgasmus, und wenn ich sehe, wie sie kommt, macht mich das derart geil, daß ich schnell wieder einen Steifen habe, und dann dauert es nur ein paar Minuten, bis ich zum zweitenmal komme. Wenn wir Sex haben, ist es fast immer so. Ich kriege also zwei Orgasmen. Aber es stört sie nicht, daß sie nur einen hat, denn sie sagt, daß sie mit ihrem früheren Freund nie kommen konnte, wenn sein Schwanz in ihr drin war.
Leonard, 27, UK

Ich bring's immer noch auf drei Orgasmen hintereinander – nicht übel für mein Alter, was? Ich sag immer, das liegt an meiner Freundin, denn die kann einfach nicht genug kriegen.
Roy, 47, UK

Meine Frau und ich legen es schon seit einem halben Jahr auf ein Baby an. Zuerst hatten wir Sex wie gewohnt, aber seit zwei Monaten verzichten wir in der Woche vor ihrem Eisprung völlig darauf. Wenn dann allerdings klar ist, daß ihre fruchtbaren Tage da sind, vögeln wir, was das Zeug hält.
Tony, 37, UK

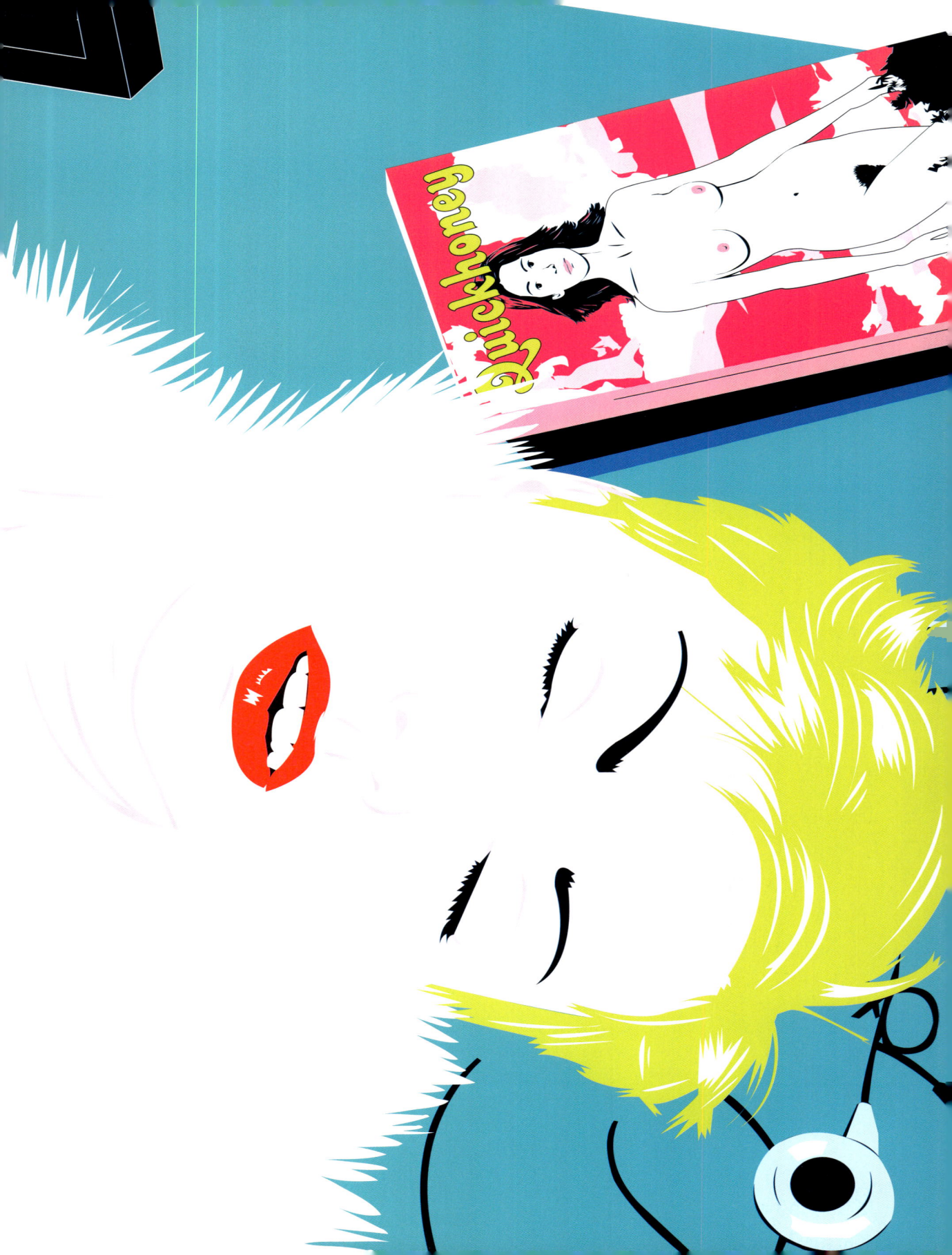

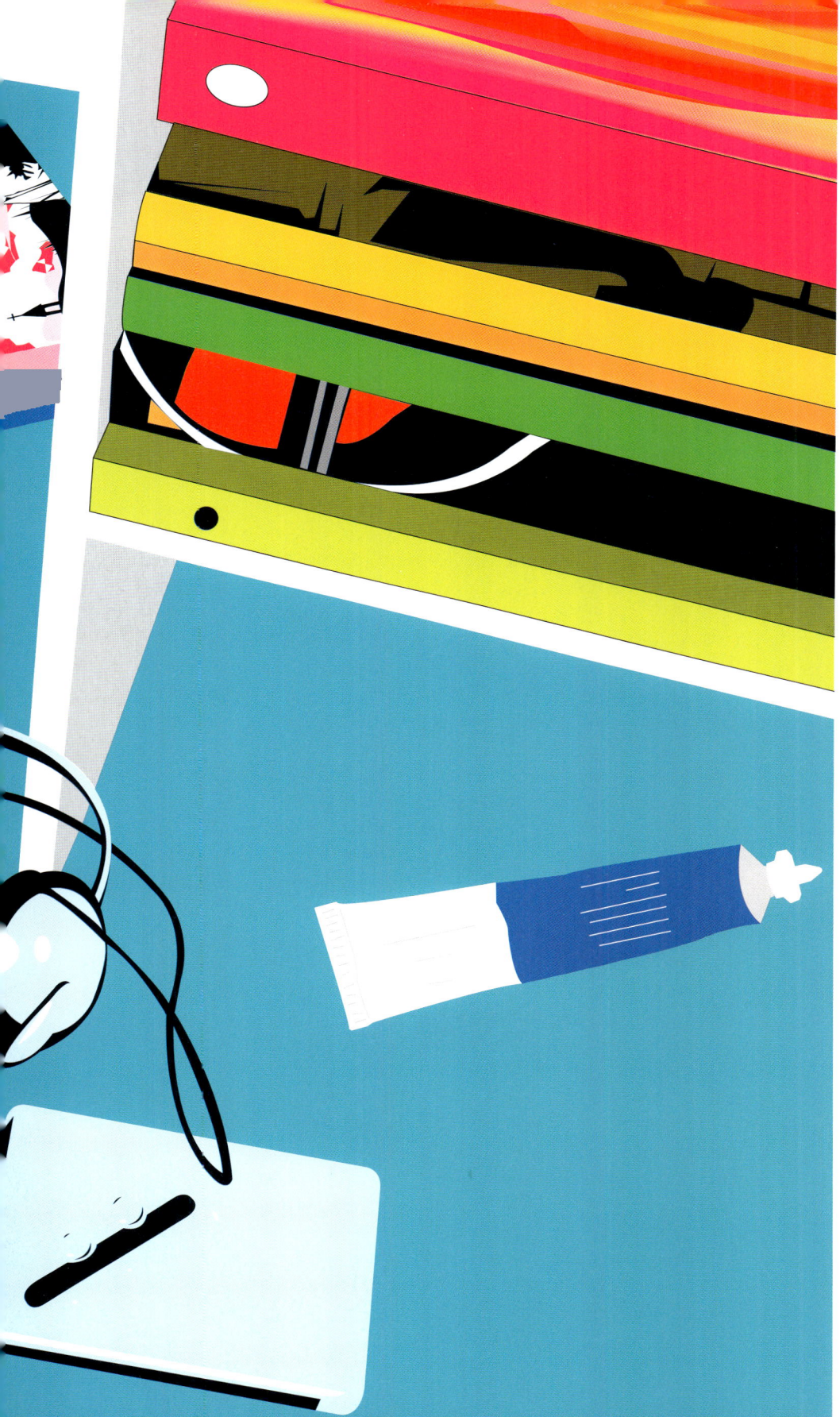

SOLOSEX

Ich hab mal selber an mir rumgespielt und mir einen unbeschreiblichen Orgasmus verschafft, als ich am hellichten Tag in meinem Ford Explorer, noch so einem mit Knüppelschaltung, eine Vorortstraße langgefahren bin. Am aufregendsten fand ich den Gedanken, daß die Leute in den Autos rundherum nicht mal ahnten, was ich da gerade trieb.
Janice, 24, *USA CakeNYC*

Solosex

Auch wenn es wohl keiner Erklärung bedarf: Masturbation ist die Stimulation der eigenen Genitalien zum sexuellen Lustgewinn. Kleine Kinder befingern ihre Geschlechtsteile, weil es sich »gut anfühlt«. Sexuelle Motive treten meist erst mit der Pubertät hinzu, also bei 11- bis 15jährigen. Manche Menschen masturbieren erst deutlich später, andere nie. Das Spektrum an Gründen dafür reicht von kulturellen und religiösen Motiven bis hin zu einem Mangel an Lust, doch auch Schuld- und Schamgefühle oder Hemmungen können bewirken, daß Menschen dem sehr natürlichen Drang nach Selbstbefriedigung widerstehen.

Weil sie nicht der Fortpflanzung, sondern dem Vergnügen dient, wurde die Selbstbefriedigung oft verdammt. Bei Jungen mißbilligt, schien sie bei Mädchen undenkbar, und noch vor zehn Jahren definierten Wörterbücher den Begriff Masturbation als »Selbstbefleckung«. Hauptverantwortlich dafür ist der Schweizer Medikus S. A. Tissot (1728–97). Von ihm stammt die Theorie, Sex (und speziell Masturbation) bewirke eine Auszehrung von Gehirn und Nervensystem, was letztlich zu Demenz und Blindheit führe. Die Kirche verbreitete diese Idee, und zwar so erfolgreich, daß Masturbation in der Viktorianischen Zeit als Perversion galt, die zum Wahnsinn führe. Angesichts der vehementen Mißbilligung durch medizinische, religiöse und gesellschaftliche Instanzen dauerte es Jahrhunderte, bis Selbstbefriedigung als harmlos erkannt wurde. Doch obwohl die medizinischen Theorien längst widerlegt sind, ist Masturbation in manchen Kulturen und Religionen nach wie vor ein heißes Eisen und selten Thema eines offenen Gesprächs. Man setzt seine Freunde oft ausgiebig über das eigene Sexualleben ins Bild, doch garantiert nie über die bevorzugten Techniken bei der Selbstbefriedigung.

Trotz ihrer wechselvollen Geschichte ist die Masturbation die gebräuchlichste Methode zur entspannenden und ungefährlichen Befriedigung des Sexualtriebs. Sie erfordert keine Partnerschaft, erspart den Streß, jemandem gefallen zu wollen, und ist absolut safe. Man kann sich ein Leben lang daran erfreuen und sie den eigenen körperlichen Bedürfnissen und Fähigkeiten perfekt anpassen. Junge Leute masturbieren eher viel, Menschen in Partnerschaften oder Ältere vielleicht seltener – obwohl man es nie verlernt. Viele Menschen in Partnerschaften tun es weiter, und zwar meistens allein. Masturbation gilt nicht als Untreue und schenkt Befriedigung, falls der Partner oder die Partnerin diese gerade nicht bieten kann. Für manche Heranwachsende ist häufiges Masturbieren Anzeichen dafür, daß sie nicht genug »richtigen Sex« (mit jemand anderem) bekommen. Teenager bekommen tatsächlich selten »genug«, und die Masturbation ist genau die Sexualpraktik, die es ihnen – und allen übrigen – ermöglicht, ganz entspannt zu lernen, wie man sich sexuell befriedigt, ohne Hemmungen, ohne Leistungsdruck. Wie sagte doch Woody Allen: »Masturbation ist Sex mit jemandem, den man mag.«

Sich selber kennenlernen

I do it my way: Viele finden ihre persönliche Masturbationstechnik schon früh und bleiben ihr ein Leben lang treu – sie ziehen Kleidungsstücke oder Tücher zwischen den Beinen durch oder reiben die Genitalien an einer Matratze. Für Menschen mit festen Masturbationsgewohnheiten kann der Orgasmus zum absoluten Ziel und der Weg dorthin sekundär werden. Wer möglichst viel Spaß am Solosex haben möchte, sollte das Gegenteil tun und dem Weg größere Aufmerksamkeit schenken als dem Ziel. Echte Erregung bedeutet mehr als genitale Stimulation, und guter Solosex kann viel mehr sein als ein Orgasmus auf die Schnelle. Zwar wollen vermutlich alle zum Orgasmus kommen, aber trotzdem reduziert man die mögliche Lust, wenn man den Erregungsaufbau verkürzt und die Sache überstürzt.

Entspanntheit: Paradoxerweise wirken Hemmungen, Scham- und Schuldgefühle zu Hause meist genauso wie in der Öffentlichkeit. Alles, was einen hindert, sich gehenzulassen, macht echte Entspannung unmöglich – schalten Sie also ab, warten Sie, bis Sie allein zu Hause sind, und machen Sie es sich gemütlich. Jugendliche haben es oft schwerer, sich zurückzuziehen. Aus Angst vor Entdeckung masturbieren viele junge Männer mit einem Affenzahn, was vorzeitigen Samenerguß zur Gewohnheit machen kann, die mitunter schwer zu beheben ist. Junge Mädchen haben selbst dann Angst, wenn Sie allein zu Hause sind – und können sich unter Umständen nie genug entspannen, um einen Orgasmus zu bekommen.

Hinter verschlossenen Türen: Die meisten Badezimmertüren sind abschließbar. So ist man ungestört und hat häufig auch einen großen Spiegel zur Verfügung. Erster Schritt zur Selbsterkundung ist immer, die Augen aufzumachen. Betrachten Sie Ihren Körper nach einem wohligen Bad im Spiegel (am besten in einem wandhohen). Würdigen Sie Ihren Körper samt seinen Mängeln. Und ja keine Eile! Widmen Sie sich Ihren Brüsten, Brustwarzen und Oberschenkeln, Ihrem Bauch und Ihrem Hintern. Betasten Sie Ihre Leberflecke, zeichnen Sie Ihre Narben nach, kneten Sie Ihre Zellulitis, wiegen Sie Ihren Hoden in der hohlen Hand. Reiben Sie sich mit Feuchtigkeitscreme oder Talkumpuder ein, und achten Sie darauf, wo Ihnen Berührungen besonders angenehm sind. Setzen Sie sich mit gespreizten Beinen vor einen Spiegel, und betrachten Sie Ihre Genitalien. Berühren Sie sie, achten Sie dabei auf Veränderungen in Farbe oder Größe und darauf, was Sie empfinden. Stellt sich Erregung ein? Bekommen Sie eine Erektion?

Die Phantasie: Sexuelle Lust folgt nicht nur auf physische Stimulation. Die Erregung mag an den Genitalien sichtbar (Erektion des Penis, Anschwellen der Vulva) oder in ihnen nur spürbar sein, doch ist in diese Erfahrung immer der gesamte Körper einbezogen, einschließlich des Gehirns. Das Gehirn ist nämlich das mächtigste Sexualorgan des Organismus, und die Phantasie ist das beste Instrument

Meine Cousine und ich müssen damals 11 gewesen sein. Wir spielten in meinem Zimmer »Mama und Mama«. Wir rieben uns an einem Kissen zwischen uns, bis ich plötzlich so ein komisches Gefühl hatte und sich mein Schlüpfer ganz feucht anfühlte. Mir wurde erst später klar, daß ich damals einen Orgasmus hatte.
Terry Luv, 24, USA
Kuma2

Ich habe erst mit 40 masturbiert, denn ich lebe meine Phantasien Tag für Tag aus. Was andere sich zur Selbstbefriedigung vorstellen, habe ich fast alles schon gemacht.
Eva Norvind, USA
alias Ava Taurel

Gott hat die Männer nur geschaffen, weil Vibratoren nicht den Rasen mähen können.
Suzanne, 37, UK

Wenn ich mein Arschloch zukneife und mich ganz fest auf einen Orgasmus konzentriere, kriege ich auch meist einen. Manchmal stecke ich mir einen Finger in die Scheide, denn irgendwie gibt das der Klitoris Halt und ist ziemlich erregend. Meine Beine sind dann gespreizt, aber ich bewege mich nicht viel.
Flora, 22, UK

Entschieden besser als der Sex mit einem Mann, den ich nicht wirklich mag.
Louise, 23, UK

In meiner Phantasie probieren zwei Frauen in der Umkleidekabine gemeinsam Klamotten an, und ich erhasche im Vorbeigehen einen Blick auf ihre nackten Körper. Dieses Überraschungsmoment finde ich toll. Und die Phantasie funktioniert immer. Aber vielleicht ändert sich das alles, wenn ich erst eine Freundin habe.
Jake, 19, USA

Die Phantasie kann eine ganze Menge leisten. Sie macht den Sex erträglicher, wenn man jemanden im Grunde nicht mag, und sie sorgt für ein bißchen Pep – ich habe mir schon ausgemalt, daß ich in Wahrheit gerade mit einem Filmstar Sex habe. Beim Masturbieren kann ich mir vorstellen, daß ich es mit einer bestimmten Person treibe. Oder ich male mir Dinge aus, die normalerweise tabu sind, zum Beispiel, daß ich es mir mit Bananen oder Gurken besorge.
Melissa, 42, Australien

Wenn ich mir einen Porno reinziehe, kann ich binnen kürzester Zeit kommen, wenn ich es aber etwas intensiver mag, ist ein Vibrator das Tollste! Und wenn ich mal so richtig pervers drauf bin, nehme ich verstellbare Tittenklemmen. Wer die Dinger noch nicht ausprobiert hat, soll das erst mal machen, bevor er sich darüber mokiert!
Blu, 38, USA
Kuma2

zur Selbstbefriedigung. Lernen Sie, darauf zu spielen! Die Erkundung der eigenen sexuellen Phantasie mag anfangs ein wenig riskant erscheinen, doch sie ist eine natürliche, wirkungsvolle und sehr private Art, die eigene sexuelle Identität zu erforschen. Phantasien können von exzessiv erotischen oder gefährlichen Situationen handeln, die man nie Realität werden ließe, doch die meisten Therapeuten heute betrachten Phantasien so wie früher Freud und Jung als eine ebenso gesunde wie harmlose Möglichkeit, die unbewußte sexuelle Energie anzuzapfen.

I get by with a little help from my …: Erotisches Material ist oft wesentlicher Bestandteil der Masturbation, auch wenn die Phantasien die Sphäre der Imagination meist nicht verlassen und die Szenarien, die sich Leute beim Solosex ausmalen, nicht unbedingt das widerspiegeln, was sie im wirklichen Leben praktizieren. Wer visuelle Hilfe benötigt, kann sich Pornos besorgen – in Videotheken, im Internet oder am Zeitungskiosk –, doch es gibt auch nichtkommerzielle Alternativen. Mit ein wenig Kreativität lassen sich Do-it-yourself-Erotika herstellen! Schießen Sie beim Masturbieren oder beim Sex Bilder von sich – per Videokamera oder, wenn sie keinen Film zum Entwickeln geben wollen, mit einer Digital- oder Polaroidkamera. Zeichnen oder schreiben Sie Ihre sexuellen Phantasien auf! Sprechen Sie Ihre Phantasien auf Band, und spielen Sie sie ab, während Sie masturbieren! Sie werden sehen, daß schon der Akt des Aufzeichnens oder Aufsprechens Ihrer Phantasien ausreichen kann, um Sie gehörig in Fahrt zu bringen!

Wohin soll die Reise gehen? Sorgt man für Abwechslung bei der Selbstbefriedigung, erhält man ein gründliches Wissen über die eigenen physischen Reaktionen. Durch dieses Experimentieren erkundet man den eigenen Körper und versteht ihn besser – eine der gängigsten Methoden, zu denen Ärzte raten, wenn jemand keinen Orgasmus bekommt oder seine sexuellen Reaktionen nicht steuern kann. Durch Selbstbefriedigung lernt man, zum Orgasmus zu gelangen, und je besser man mit den eigenen Reaktionen vertraut ist, um so besser kann man vermitteln, was einen antörnt. Wie sollte man sonst auch erwarten, daß jemand anderes auf die richtigen Knöpfe drückt, wenn man selbst nicht weiß, wo diese Knöpfe sind?

Wo Aufklärung gutgetan hätte

Lügen, nichts als Lügen: Fast alle negativen Aussagen zur Selbstbefriedigung sind falsch. Man verliert dadurch weder seine Jungfräulichkeit, noch ist man pervers, verdorben, sexbesessen oder sexgeil. Masturbation verursacht weder Wahnsinn noch Blindheit, weder behaarte Handflächen noch irreparable Schäden an Genitalien oder Nieren. Und wer masturbiert, »verschwendet« auch kein Sperma, selbst wenn ältere Männer mit der Zeit immer weniger Ejakulat haben.

Masturbation für Frauen

Bei Frauen ist es anders: Jede Frau erfährt Erregung auf ihre Art, und diese Art ändert sich im Lauf des Lebens oder auch nur des Monats. Vielleicht braucht es für die physische Erregung eine sexy Stimmung – ist eine Frau angespannt oder abgelenkt, reagiert ihr Gehirn womöglich nicht auf sexuelle Signale. Meist setzt aber das Gehirn, ist es erst mal sexuell stimuliert, den Körper in Aktion, und die Säfte beginnen zu fließen. Es gibt jedoch auch eine zufällige oder indirekte Stimulation – etwa beim Radfahren, beim Reiten oder beim Tragen von engen Jeans, deren Naht an der Klitoris reibt. Dann erfolgt die Erregung genau anders herum. Dann ist es der Körper, der das Gehirn auf die Stimulation aufmerksam macht, und das Gehirn entscheidet, ob die Empfindung unterdrückt oder intensiviert wird. Meist sorgt eine klitorale Stimulation für sexuelle Erregung oder einen Orgasmus, doch die Geschmäcker sind verschieden, und es gibt kein Patentrezept.

Vergessen Sie die Wäsche! Der Orgasmus wird auch als Triumph der Stimulation über die Hemmungen beschrieben. Hat man keine Rückzugsmöglichkeit, dürfte es schwerfallen, sich ausreichend zu entspannen und die Erregung schrittweise zu steigern. Vor allem Frauen finden, daß es Zeit und Konzentration braucht, um alles andere auszuschalten und die Erregung bis zu dem Punkt zu steigern, wo der Orgasmus sich Bahn bricht. Schon die kleinste Ablenkung bringt einen dann aus dem Konzept. Musikgedudel oder Telefongeklingel reicht aus, um die Stimmung zu verderben. Auf keinen Fall durchwursteln! Schalten Sie die Musik ab, legen Sie den Hörer daneben, und machen Sie da weiter, wo sie aufgehört haben. Frauen, die noch nie einen Orgasmus hatten, finden womöglich, daß sie sich sehr viel länger stimulieren müssen, als gesund oder angemessen scheint. Dahinter stecken oft Hemmungen und die Befürchtung, nie zum Orgasmus zu kommen. Bei vielen Frauen dauert es 20 bis 30 Minuten, bis sie voll erregt sind (genug Zeit, um staubzusaugen und die Waschmaschine zu füllen). Gestehen Sie sich diese Zeit zu! Soll es jedoch schneller gehen, greifen Sie am besten zum Vibrator und stimulieren sich so lange, bis Sie zum Orgasmus kommen. Nach dem ersten Mal stellt sich der Orgasmus viel leichter ein – und die Wäsche kann warten.

Gewaschene Hemden: 0, Orgasmen: 3! Manche Frauen kommen beim Solosex gleich mehrmals. Andere entwickeln Minderwertigkeitsgefühle, weil sie nur per Selbstbefriedigung zum Orgasmus kommen und nicht wissen, wie sie das mit einem Partner erreichen sollen. Eine Veränderung erfordert Selbstvertrauen und Kommunikation. Ist man in der Lage, sich selbst einen Orgasmus zu verschaffen, kann man seinem Partner oder seiner Partnerin beibringen, wie man masturbiert werden möchte – was wohl gleichzeitig die Chancen erhöht, beim penetrativen Sex zum Orgasmus zu kommen. Allerdings ist ein offenes Gespräch über diese Dinge oftmals viel schwerer als die akrobatischsten Sexualtechniken.

Eine Frau sollte schon wissen, wie sie sich selbst einen Abgang verschaffen kann. Denn für den ist nur sie allein verantwortlich – und nicht der Mann.
Jean, 35, UK

Arbeite nie auf einen Orgasmus hin! Wenn du nämlich dauernd dran denkst, dir Sorgen machst oder unbedingt einen willst, ob nun mit Partner oder ohne, dann kriegst du vielleicht trotzdem keinen, hast dich aber mächtig verausgabt.
Shaz, 27, USA

Masturbiert habe ich zum erstenmal mit 16. Das Gefühl war so irre, daß ich es mir am liebsten dauernd besorgt hätte. Ich habe diverse Techniken ausprobiert, bis ich die für mich optimale raus hatte.
Cassie, 23, USA
Kuma2

Beim Sex kommt nur auf jeden zehnten Orgasmus meines Partners einer von mir. Wenn ich aber masturbiere, kann ich mich ohne Probleme zum Höhepunkt bringen. Inzwischen habe ich resigniert und versuche gar nicht mehr, ihm zu zeigen, wie ich's gern hätte.
Jean, 35, UK

Techniken

Alles bis auf die Girlie-Teile: Experimentieren Sie mit Tempo, Druck und Intensität des Streichelns. Berühren Sie sich überall, nur anfangs nicht an den Genitalien. Stimulieren Sie sich durch die Kleidung oder den Stoff des Slips hindurch, und massieren Sie unterschiedliche Körperzonen, etwa Brüste, Brustwarzen oder die Schenkelinnenseiten. Benutzen Sie dabei Massageöl oder ein Gleitmittel.

Beine zusammen! Reibt man seine Schenkel aneinander, übt man indirekt Druck auf die Klitoris aus – eine tolle Methode, sich heimlich, still und leise zu stimulieren. Versuchen Sie's mal im Bus oder am Schreibtisch! Sie können sich auch mit geschlossenen Beinen auf den Rücken oder die Seite legen und Ihre Vagina reizen, indem Sie die Beckenbodenmuskulatur anspannen und wieder entspannen.

Stoffe und Textilien: Legen Sie sich bäuchlings aufs Bett, klemmen Sie sich ein größeres Stück Stoff zwischen die Schenkel – eine Decke oder die Ecke eines Federbetts –, und reiben Sie Ihre Klitoris daran. Rubbeln Sie aber nicht zu fest, die empfindliche Haut der Klitoris scheuert sich sonst auf!

Sich im Stehen an ein festes Objekt schmiegen: Schieben Sie den Unterleib vor, und drücken Sie ihn gegen ein Waschbecken oder die Bettkante. Oder treiben Sie dem Waschtag die Langeweile aus, indem Sie's mal mit der Waschmaschine versuchen, wenn sie gerade schleudert. Schmiegen Sie Ihren Unterleib daran, und reiben Sie auf und ab, oder machen Sie kreisende Bewegungen.

Wasserspiele: Stellen Sie unter der Dusche oder in der nur leicht gefüllten Badewanne eine angenehme Temperatur ein und lenken Sie mit dem Duschkopf einen sanften Wasserstrahl in Richtung Vulva und Klitoris. Spreizen Sie leicht die Beine, und lassen Sie das Becken kreisen. Erhöhen Sie nach und nach den Wasserdruck, aber zielen Sie mit dem Wasserstrahl nie direkt in die Vagina, denn Sie laufen sonst Gefahr, daß eine Luftblase in Ihren Blutkreislauf gelangt!

Bäuchlings auf der Matratze: Schieben Sie die Hände unter dem Bauch in Richtung Genitalien – ein Kissen unter den Hüften hebt das Becken an und macht den Zugriff bequemer. Fahren Sie mit Zeige- und Mittelfingern in der Spalte zwischen großen und kleinen Schamlippen auf und ab, unter und über den Klitorisbereich, und streichen Sie dabei hin und wieder leicht über die Eichel Ihrer Klitoris.

Stimulation der Klitoris: Der Schaft der Klitoris beginnt an der sichtbaren Spitze und verläuft dann beiderseits der kleinen Schamlippen im Körperinneren. Ein Reiben an den Schamlippen stimuliert indirekt die Klitoris, und zieht man an den kleinen Schamlippen, bewegt sich die Klitorisvorhaut vor und zurück, was sehr erregend sein kann. Streicheln Sie die Klitorisvorhaut, ziehen Sie sie dann zurück, und fahren Sie mit der angefeuchteten Fingerspitze behutsam und mit kreisenden Bewegungen über die Klitoriseichel. Manche Frauen sind an dieser Stelle dermaßen empfindlich, daß sie nur zarteste Berührungen ertragen können.

Simultane Klitorismassage und vaginale Penetration: Massieren Sie den gesamten Klitorisbereich mit der flachen Hand, während Sie die Finger der anderen Hand in Ihre Vagina hinein- und wieder aus ihr herausgleiten lassen.

Simultane Klitorismassage und anale Penetration: Streicheln Sie den Klitorisbereich, und massieren Sie gleichzeitig den Rand Ihres Anus mit den Fingern der anderen Hand. Haben sich die Afterschließmuskel entspannt, stecken Sie sich einen mit Gleitmittel eingeschmierten Finger in den Anus und schieben ihn dort behutsam hin und her. Fahren Sie niemals mit einem Finger in die Vagina, der vorher schon in Ihrem Anus war. Eine Scheidenentzündung könnte die Folge sein!

Stimulation des G-Punkts: Ist der G-Punkt Mythos oder Realität? Suchen Sie ihn! Masturbieren Sie sich bis kurz vor den Orgasmus. Gehen Sie dann in die Hocke oder legen sich auf den Bauch, und schieben Sie sich zwei (oder auch nur einen) Finger in die Vagina. Den Daumen legen Sie von außen ans Schambein (knapp über den Schamhaaren). Drücken Sie nun von innen gegen die Scheidenvorderwand, als wollten Sie den außen liegenden Daumen erreichen. Ziel der Suche ist eine Stelle, die sich anders anfühlt und sensibler ist als das Gewebe drumherum. Sie könnte das Gefühl erzeugen, als drückte jemand auf Ihre Blase und als müßten Sie pinkeln – ein leichtes Kitzeln, sogar etwas unangenehm. Treffen Sie eine solche Stelle, streicheln, betasten oder massieren Sie sie. Diese Stimulation kann dauern, führt aber möglicherweise zu einem sehr langen und intensiven Orgasmus. Der Versuch lohnt sich! Ein G-Punkt-Orgasmus im Do-it-yourself-Verfahren kann recht mühsam sein, denn Ihre Hand kann den nötigen Druck nicht auf Dauer ausüben. Da hilft ein G-Punkt-Vibrator, der am oberen Ende leicht gekrümmt ist, damit er den G-Punkt unmittelbar reizen kann. Sollten Sie Ihren G-Punkt nicht finden, ist das kein Grund zur Sorge – es geht nicht nur Ihnen so. Konzentrieren Sie sich auf die vielfältigen Gefühle in Ihrer Vagina, und kombinieren Sie die Suche nach dem ominösen Punkt mit einer Stimulation der Brustwarzen oder der Klitoris, um zu sehen, ob Sie Ihre Gefühle auf diese Art verstärken können.

Verzögerungstaktiken: Falls Sie längere Zeit masturbieren möchten, halten Sie ein paar Minuten inne, sobald Sie merken, daß der Orgasmus naht, und machen anschließend dort weiter, wo Sie aufgehört haben. Kommen Sie schließlich zum Orgasmus, könnte es sein, daß Sie ihn viel intensiver empfinden als sonst.

Nehmen Sie alles mögliche, Federn, Pelz, Chiffon, Leder. Streicheln Sie sich angezogen oder nackt an verschiedenen Stellen des Körpers, und wechseln Sie hin und wieder die Position.
Renee, 22, UK

Zu meiner liebsten Wichsphantasie gehört folgendes Szenario: Eine Frau fesselt mich mit einem Seidenschal an ein kunstvoll geschmiedetes viktorianisches Bett und beginnt mich dann zu lekken. Aus einer Zimmerecke beobachtet uns ein uniformierter Mann, der ab und zu den Standort wechselt, damit er aus verschiedenen Perspektiven beobachten kann, wie ich die Kontrolle über mich verliere.
Angela, 37, UK

Meinen G-Punkt habe ich erst mit 43 entdeckt, was ich überaus bedauerlich finde, aber vielleicht ist es ja sogar ganz nett, daß man seine sexuelle Identität auch dann noch weiterentwickeln kann, wenn die Haare schon grau werden.
Beth, 45, UK

Ich hielt mich lange für eine Art Fehler der Natur, weil es so aussah, als könnte ich durch das Einführen meines Dildos allein auf keinen Fall zum Orgasmus kommen. Die Wahrheit ist wohl die, daß ich eine der vielen Frauen bin, die nur nach ausgiebiger Stimulation der Klitoris kommen können.
Jilly, 33, UK

Sex Toys (Spielzeug)

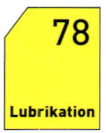
Good Vibrations führt drei Modelle, die sich in puncto Qualität und Beliebtheit deutlich von den anderen abheben. Da ist zunächst der Hitachi Magic Wand, ein Massagestab mit zwei Geschwindigkeitsstufen und Netzanschluß. Er ist vielseitig verwendbar, vor allem natürlich zur Körpermassage, aber noch viel wichtiger ist, daß viele Frauen regelrecht vernarrt sind in ihn. Die beiden anderen Modelle sind batteriebetrieben: Pocket Rocket ist ein kleiner Kraftbolzen, der problemlos in jede Handtasche paßt, während Rabbit Pearl ein Gerät mit rotierendem Schaft und vibrierendem kleinem »Rammler« ist, der die Klitoris stimuliert. (Der Rabbit Pearl hat eine Reihe von Verwandten, die ebenfalls zu empfehlen sind und manchen Frauen in bezug auf die Größe besser gefallen dürften. Schließlich ist er unter den drei genannten der einzige, der für die vaginale Penetration entworfen wurde.)
Dr. Carol Queens, USA
Good Vibrations Store, San Francisco

Wonnespender mit Batterie: Vibratoren sind eine tolle Hilfe zur Selbstbefriedigung, weil sie intensiv und anhaltend stimulieren, doch kaum eine Frau gibt zu, daß sie einen benutzt. Die Tage, wo der Vibrator nicht mehr in der Schlüpferschublade versteckt wird, rücken jedoch näher. Endlich produzieren die Hersteller nach den Wünschen der Frauen und nicht mehr nur nach dem, was Männer als deren Wünsche erachten, und die Ästhetik der Sex Toys entfernt sich langsam von der brummender, prothesenartiger und pseudonaturalistischer Monsterpimmel.

Das Häschen streicheln: Kauft man seinen Vibrator online, kann man meist Produktbeurteilungen nachlesen (und die bestellte Ware kommt diskret verpackt, ohne Firmenaufdruck). Bei manchen Modellen lassen sich die Vorrichtungen zur klitoralen Stimulation und vaginalen Penetration separat steuern, so daß man sich nach und nach an die jeweiligen Reize oder Empfindungen gewöhnen kann. Der Rabbit Pearl etwa hat kleine Hasenohren, die die Klitoris stimulieren, und einen Schaft für die Vagina. Eine Low-Tech-Alternative sind Fingerlinge, eine Art Fingerpräservativ. Es gibt sie mit Oberflächen von genoppt bis geriffelt, und manche lassen sich auch über Vibratoren oder Dildos streifen.

Guck mal, ich kann's auch ohne Hände! Umschnallbare Modelle oder solche mit verlängertem Griff schenken auch etwas ungeschickten oder behinderten Frauen ungetrübten Masturbationsgenuß. Massagepolster lassen sich wie eine Gürteltasche um die Hüften schnallen, drücken dann gegen die Vulva und übertragen ihre Vibrationen auf den gesamten Schambereich. Stabvibratoren mit verlängertem Griff kann man sich zwischen die Oberschenkel klemmen, und Dildos mit einem Saugnapf an der Basis haften sogar auf glatten Oberflächen.

Wo Aufklärung gutgetan hätte

Je feuchter, je besser: Der Lustgewinn bei der Selbstbefriedigung läßt sich noch steigern, wenn untenherum alles schön glitschig ist. Ist man als Frau voll erregt, fühlt sich aber nicht feucht genug an, holt man einfach mit dem Finger etwas Scheidensekret aus der Vagina und befeuchtet damit die Vulva. Mit Speichel oder einem künstlichen Gleitmittel geht es auch. Wasserlösliche Gleitmittel trocknen rasch ab, lassen sich aber jederzeit reaktivieren. Viele Frauen benutzen zur Masturbation normale Pflegeprodukte, doch parfümierte Feuchtigkeitscremes können die Vagina reizen und eine bakterielle Vaginose (BV) hervorrufen. Sex Toys sollte man vor dem Gebrauch mit Gleitmittel einschmieren.

PMS: Masturbation kann die Symptome des prämenstruellen Syndroms mildern, obwohl der Orgasmus bei manchen Frauen die Krämpfe noch verschlimmert.

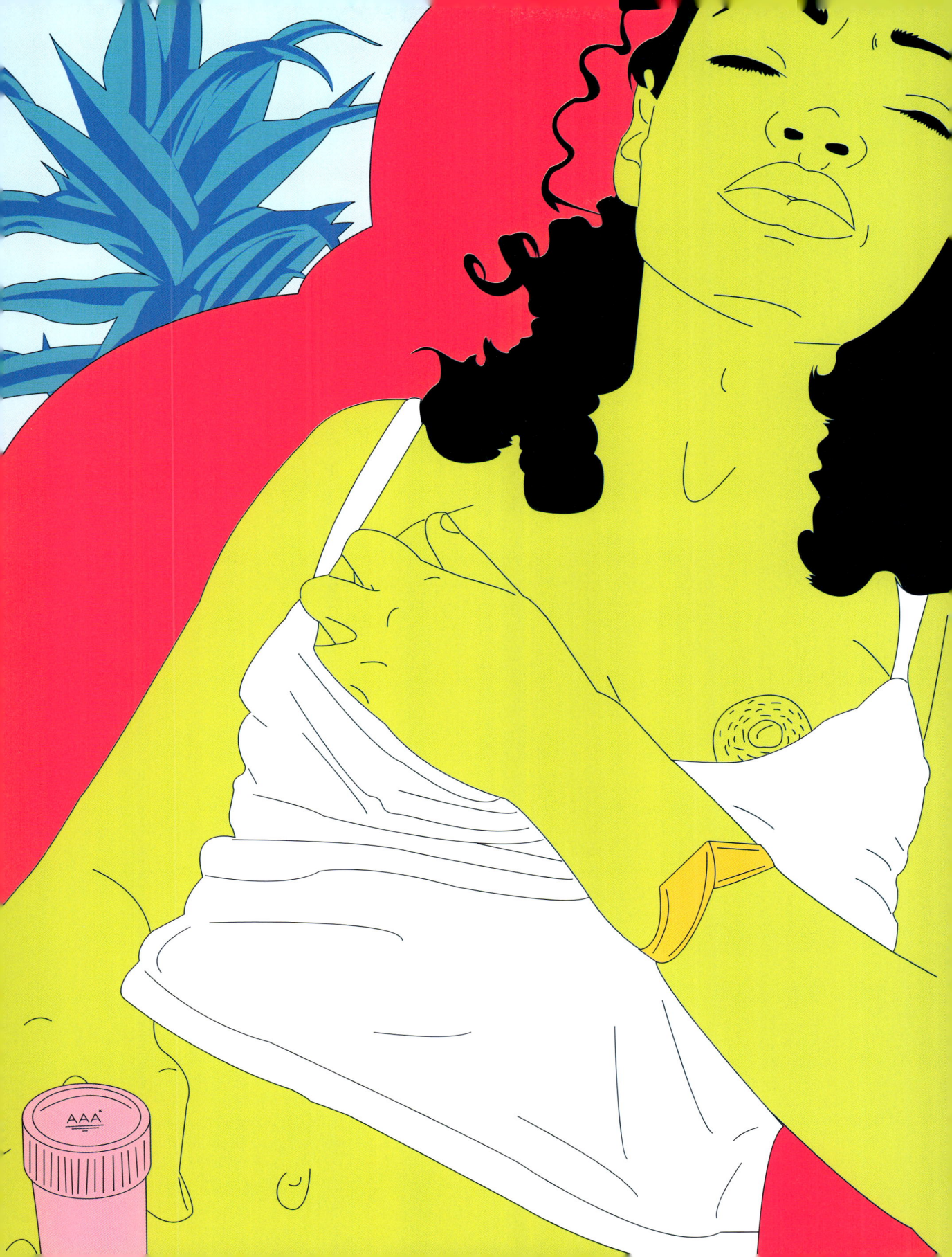

Sexercise

Supermuskel: 1952 stieß Dr. Arnold Kegel zufällig auf eine einfache Methode zur Kräftigung der Genitalien: das gezielte Training des Pubokokzygeus- oder PK-Muskels. Bei seinen Bemühungen, inkontinenten Patientinnen zu einer besseren Kontrolle ihrer Blase zu verhelfen, entdeckte er, daß seine Übungen zum Anhalten und Freigeben des Urinstrahls hohe therapeutische Effekte hatten, und zwar bei Frauen mit schwacher Blase oder mit erschlafften Beckenbodenmuskeln als Folge einer Schwangerschaft. Was Dr. Kegel nicht vorausahnte, war die hohe Zahl von Patientinnen, denen auffiel, daß seine Übungen die Scheidenmuskulatur stärkten und ein intensiveres Erleben des Geschlechtsverkehrs möglich machten. Heute bekommen Frauen vor und nach einer Geburt routinemäßig Beckenbodengymnastik (auch Kegel-Übungen oder Kegel) empfohlen, um sich untenrum quasi flitterwochenfit zu halten. Leider bekommen Männer von ihren Ärzten in der Regel keine Sextips, weshalb viele von ihnen gar nicht wissen, daß auch sie einen PK-Muskel haben und über gezieltes Training ihr »Stehvermögen« erhöhen und den Sex noch genußvoller machen könnten.

Superkraft: Wird ein Muskel nicht genutzt, verliert er seine Kraft. Das gilt auch für die Muskeln im Genitalbereich. Regelmäßiges PK-Training beugt nicht nur den Folgen unzureichender Beckenmuskelspannung vor – etwa Harninkontinenz oder schwachen Erektionen. Es kann Frauen und Männern auch bei solchen sexuellen Problemen helfen, die nach einer Unterleibsoperation oder als Folge von neurologischen Schäden, von Fettleibigkeit, Verstopfung oder mangelnder Fitneß auftreten. Kegel-Übungen kräftigen nicht nur die Muskulatur von Vagina und Penis, sondern verstärken auch die Reizempfindlichkeit und die Scheidenbefeuchtung, helfen, die Ejakulation hinauszuzögern, und intensivieren die Empfindungen beim Orgasmus. Obwohl der wissenschaftliche Beweis dafür noch fehlt, berichten viele Männer, daß kräftigere PK-Kontraktionen die Stimulation der durch diesen Muskel verlaufenden Prostata intensivieren.

PK-Training für Frauen: Der PK-Muskel liegt etwa 2 cm innerhalb der Vagina, fühlt sich leicht gerippt an und verläuft vom Steißbein nach vorn zum Schambein. Um ihn ausfindig zu machen, setzen Sie sich mit gespreizten Beinen auf die Klobrille und beginnen zu pinkeln. Dann unterbrechen Sie den Urinfluß. Die Muskelspannung, die Sie spüren, ist die des PK-Muskels. (Wenn Sie hören, daß die Frau in der Nachbarkabine im Stop-and-go-Verfahren pinkelt, ist klar, daß auch sie dieses Buch gelesen hat!) Diese Methode dient aber nur dem Ausfindigmachen des Muskels – als Trainingsübung taugt sie nicht, da sie zu einer Blasenentzündung führen könnte!

Uuuuund drücken! Haben Sie den PK-Muskel gefunden, stecken Sie sich einen Finger in die Vagina – und drücken, als wollten Sie den Urinfluß unterbrechen. Rings um den Finger müßten Sie die Kontraktionen des PK-Muskels spüren. Auch ein Vibrator kann zum Üben hilfreich sein: Stecken Sie ihn sich in die Vagina, spannen Sie den PK-Muskel an, und erzeugen Sie Druck auf Ihr »Übungsgerät«. Achten Sie darauf, daß Ihre übrige Muskulatur entspannt ist, und drücken Sie nicht im Bereich von Schenkeln, Rücken, Bauch oder Bauchmuskulatur. Atmen Sie ruhig und tief, damit Sie sich auf die Stelle konzentrieren können, von der das Gefühl ausgeht. Sind Sie sicher, daß Sie den richtigen Muskel nutzen, können Sie die Übung jederzeit und an jedem Ort wiederholen.

PK-Training für Männer: Prostata und Harnröhre verlaufen durch den PK-Muskel, der vom Steißbein bis zu der Stelle reicht, wo sich Penis und Schambein treffen. (Bei Tieren bringt der Pubokokzygeus den Schwanz zum Wedeln.) Da der PK-Muskel Vorderseite, Rückseite und die wichtigen Teile im Körperinneren verbindet, ist klar, daß seine Kräftigung zu mehr Einfluß auf den Genitalbereich verhilft – und damit zur Steigerung des Lustempfindens. Lokalisieren läßt sich der PK-Muskel am besten, wenn Sie den Urinstrahl mitten im Pinkeln stoppen. Dazu braucht es vielleicht ein wenig Übung, und auch die erneute Freigabe kann anfangs Probleme bereiten, aber nur der PK-Muskel macht dieses Kunststück möglich. Ein wiederholtes Anhalten des Urinstrahls könnte Ihnen jedoch eine Blasenentzündung bescheren, weshalb Sie mit den »Trockenübungen« beginnen sollten, sobald Sie das fragliche Gefühl identifiziert haben.

Uuuuund heben! Legen Sie sich bequem hin, und entspannen Sie die Bauchmuskeln sowie die Muskulatur in Schenkeln und Pobacken. Dann kneifen Sie den Anus zusammen (als wollten Sie einen Furz zurückhalten) und gleichzeitig die Harnröhre (als wollten Sie den Pinkelstrom unterbrechen). Es sollte sich anfühlen, als würden Sie Anus und Harnröhre anheben und im Körper zusammendrücken. Halten Sie die Spannung drei Sekunden lang, bevor Sie sie langsam ausklingen lassen. Machen Sie möglichst viele Wiederholungen. Die Anspannung soll kräftig, langsam und kontrolliert erfolgen.

Übungen für Frauen und Männer

Kurzer Kegel: Spannen Sie den PK-Muskel eine Sekunde lang kräftig an, bevor Sie rasch loslassen. (Bei Männern kann es vorkommen, daß der Penis dabei auf- und abwippt.) Machen Sie 20 Wiederholungen, geben Sie dem Muskel aber jedesmal Zeit, sich kurz zu entspannen. Je länger Sie die Spannung halten, um so stärker wird der Muskel. Es sollte ein Gefühl sein, als würden Sie Ihre Genitalien anheben und im Körper zusammendrücken. Atmen Sie synchron zur Muskelanspannung ein. Steigern Sie sich allmählich auf täglich zwei Trainingseinheiten mit je 20 Kontraktionen, und erhöhen Sie die Zahl Ihrer täglichen PK-Workouts binnen weniger Wochen auf sechs.

Langer Kegel: Ergänzen Sie Ihr Trainingsrepertoire um den Langen Kegel, sobald Sie mit dem Kurzen Kegel vertraut sind. Versuchen Sie, die Spannung nun vier und nicht nur eine Sekunde lang zu halten, bevor Sie wieder loslassen. Übertreiben Sie allerdings nicht, denn wie bei jedem anderen Muskel können Sie auch am Pubokokzygeus durch Überbeanspruchung einen Muskelkater bekommen.

Wie kräftig ist Ihre Vagina? Stecken Sie sich einen schmalen Vibrator in die Scheide, und probieren Sie aus, ob Sie ihn per Muskelkraft vor- und zurückbewegen können.

Wie kräftig ist Ihr Penis? Legen Sie sich ein Blatt Küchenrolle auf den erigierten Penis, und probieren Sie aus, ob Sie es bewußt heben und senken können. Haben Sie das Ganze auch mit einem Geschirrhandtuch geschafft, steigern Sie sich zu einem Waschlappen. Aber nur keinen falschen Ehrgeiz! Schon das Gewicht eines Badetuchs könnte zu einer Verletzung Ihres Penis führen.

Ich kenne die Kegel-Übungen, habe aber kein tägliches Trainingsprogramm daraus gemacht. Trotzdem glaube ich, daß sie die sexuelle Lust intensivieren können. Wenn ich mich beim Geschlechtsverkehr darauf konzentriere, meine Muskeln anzuspannen und sie dann wieder zu entspannen, steigere ich damit definitiv das Lustempfinden meines Partners.
Tracey, 28, USA

Nach der Geburt meines Sohnes habe ich die Kegel-Übungen regelmäßig gemacht. Heute mache ich sie noch immer, weil sie mir helfen, meine sexuellen Batterien aufzuladen. Außerdem kann man sie im Büro am Schreibtisch machen – und niemand bekommt etwas davon mit!
Macie, 35, USA
Lovenet

Je älter ich werde, desto mehr sorge ich mich um meine Potenz. Die Kegel-Übungen haben mir wieder Hoffnung gemacht – alles, was hilft, ist willkommen.
Eric, 34, UK

Warum werden wir Männer nicht über solche Sachen informiert? Ich bin jetzt Mitte 50 und leide an Blasenschwäche. Was kann ich dagegen tun?
Jon, 53, UK

Von den Kegel-Übungen werde ich immer ganz geil.
Lola, 25, Australien

Masturbation für Männer

Auch bekannt als:

onanieren
wichsen
sich einen runterholen
den Johannes polieren
sich einen abrubbeln
Einhandflöte spielen
sich einen von der Palme
schütteln
Taschenbillard

Viele Menschen schätzen Selbstbefriedigung als Ersatz für richtigen Sex ein oder als etwas, das man nur aus purer Verzweiflung tut. Wir von JackinWorld wollen diese Sichtweise ändern. Betrachtet man die Masturbation an und für sich, ist sie nämlich eine exzellente Möglichkeit, sich mit der eigenen Sexualität vertraut zu machen und die dem menschlichen Körper innewohnende Fähigkeit zum Empfinden von Lust zu genießen. Deshalb masturbieren auch so unheimlich viele Leute, die verheiratet sind oder in festen Beziehungen leben – meist im geheimen und nur unter Schuldgefühlen. Aber das muß nicht sein! Es gibt keinen Grund, sich schuldig, deprimiert oder minderwertig zu fühlen, wenn man masturbiert hat. Schließlich folgt man bloß der Stimme der Natur.
MJ Ecker, USA
JackinWorld

Der Kerl kann nichts dafür: Sexuelle Erregung bei Männern kann bewußt und unbewußt erfolgen. Die Erektionsfähigkeit ist für die meisten Männer eine automatische Funktion ähnlich dem Atmen oder dem Blinzeln. Doch obwohl die Erektion auf einem unbewußten Reflex beruht, läßt sie sich beeinflussen. Man kann zwar seinem Penis nicht befehlen, sich mit Blut zu füllen, kann sich aber in eine Stimmung oder eine Situation versetzen, die wahrscheinlich eine Erektion auslöst.

Der Kerl hat auch nicht alles unter Kontrolle: Männer haben in der REM-Phase des Schlafs drei bis fünf Erektionen. Ohne bewußte Erregung und ohne körperliche Stimulation führen diese nicht zum Orgasmus. Nur in der Pubertät können nächtliche Erektionen in einem spontanen Samenerguß gipfeln. Ejakulationen haben nämlich auch den Zweck, alte Spermien auszuscheiden und Platz zu schaffen für neue. Ist ein Mann sexuell nicht aktiv, geschieht das durch »feuchte Träume«. Sobald ein Heranwachsender masturbiert oder Sex hat, werden spontane Ergüsse seltener. Trotzdem werden junge Männer ab und zu von unbewußten Erektionen heimgesucht, und zwar in Situationen, wo ihnen das peinlich ist. (Die für öffentliche Verkehrsmittel typische Kombination aus Vibrationen, Augenfutter und Langeweile scheint äußerst fatal zu wirken.) Am besten ist es da, Ruhe zu bewahren und an etwas Unverfängliches zu denken, bis die Erektion abgeklungen ist.

Pornos: Viele Jungen masturbieren, bevor ihr Organismus in der Lage ist, Sperma zu produzieren. Obwohl sie einen Orgasmus empfinden, kommt es zu keiner Ejakulation. Jungen greifen beim Wichsen gern zu Pornos, und das Tauschen von Pornos unter Freunden ist heute durchaus üblich. Werden männliche Teenager mit Pornos ertappt, wird oft darüber hinweggesehen – was bei Mädchen ganz anders ist. Die statistische Wahrscheinlichkeit, mit sexuell explizitem Material in Kontakt gekommen zu sein, ist bei Männern viermal höher als bei Frauen, und die meisten, aber nicht alle Männer gehen mit Pornos entspannt um. Es schadet nicht, wenn Pornos bei der Masturbation als zusätzliche Stimulation dienen, solange man sich der Tatsache bewußt ist, daß sie nichts über wirklichen Sex aussagen. Pornobilder zielen auf visuelle Effekte ab und sind im besten Fall auf phantastische Art unrealistisch. Im schlimmsten Fall sind sie irreführend und abstoßend. Wie immer im Leben sollte man die Dinge ins rechte Lot rücken und mit dem gesunden Menschenverstand beurteilen. Die meisten Frauen werden, wollen oder können solche Sachen niemals machen!

Eine Sache von 60 Sekunden: Mit welcher Technik man sich zum Orgasmus bringt, ist egal, aber die Art des Masturbierens kann die Lust, die man mit einer Partnerin (oder einem Partner) erlebt, mindern oder einschränken. Viele Männer nutzen die Masturbation zur raschen sexuellen Erleichterung, und manche wenden beim Solosex recht ruppige Methoden an, um sich zum Orgasmus zu treiben. Der Sex zu zweit – sei es gegenseitige Masturbation oder Penetration – bietet meist keine vergleichbar heftige Stimulation, so daß es einem Mann dabei eventuell schwerer fällt, seine Erektion zu halten oder zum Orgasmus zu kommen. Durch die Selbstbefriedigung kann man sich mit verschiedenen Arten und Geschwindigkeiten der Stimulation vertraut machen. Nimmt man sich die Zeit, neue Techniken auszuprobieren, entdeckt man garantiert Wege, dem Sex noch mehr abzugewinnen, seine Erektion über einen längeren Zeitraum zu halten, die Ejakulation hinauszuzögern und einen intensiveren Orgasmus zu erleben.

Techniken

Ausprobieren und variieren: Wenn einen die Erregung übermannt und man nach seiner Erektion langt, kann man sich entscheiden, ob man schnell kommen will oder sich die Zeit nimmt und auch den Rest des Körpers einbezieht. Manchmal ist man nur auf einen Quickie scharf, und es fällt dann schwer, die genitale Hydraulik zu ignorieren, doch wenn man das Zwangsläufige eine Zeitlang hinauszögert, wird einem das in puncto Lustgewinn oft doppelt und dreifach vergolten: Streicheln Sie Ihre Oberarme einmal innen wie außen, dazu Achselhöhlen, Nacken und Brustwarzen. Setzen Sie Ober- und Unterseite der Finger ein, streicheln Sie die Schenkelinnenseiten von den Knien aufwärts, und nähern Sie sich allmählich Hodensack, Damm und Anus. Und wenn Sie es schon nicht mehr aushalten, nehmen Sie Ihren Penis in die Hand. Experimentieren Sie mit der Griffstärke, benutzen Sie mal die linke, mal die rechte Hand oder beide zusammen und dazu unterschiedliche Griffe. Auch wenn Sie das Tempo Ihrer Handbewegungen von schnell bis langsam variieren, werden Sie unterschiedliche Empfindungen spüren.

Der Vorhandgriff: Legen Sie die Finger so um den Penisschaft, daß sich der Daumen in Richtung Eichel reckt. Während Ihre Faust den Penis hinauf- und hinabgleitet, reizt der Daumen den Eichelkranz. Oder Sie halten den Penis wie einen Stift und reizen so mit den Fingern bei jeder Bewegung das Vorhautbändchen.

Der Rückhandgriff: Er ist die Umkehrung des Vorhandgriffs. Drehen Sie das Handgelenk um 180 Grad. Der Daumen liegt an der Peniswurzel, die Finger oben über der Eichel. Falls Sie immer mit der rechten Hand masturbieren, sollten Sie es zur Abwechslung einmal mit einem Rückhandgriff der linken Hand versuchen – was Ihnen ein völlig anderes Gefühl bescheren dürfte.

Die fremde Hand: Setzen Sie sich so lange auf die eigene Hand, bis sie sich völlig taub anfühlt, oder tauchen Sie die Hand so lange in kaltes Wasser, bis der gleiche

Zum Glück hat mir mein älterer Bruder gezeigt, wie's funktioniert. Mir war nämlich jahrelang nicht so recht klar, was ich da eigentlich tat, und meine Technik war nicht sehr ausgefeilt. Doch dann entdeckte ich eines Tages Vaseline – und flutschte ins Nirwana!
Simon, 27, UK

Als ich wegen einer In-vitro-Fertilisation eine Spermaprobe abliefern sollte, wichste ich zu einem Pornoheft. Die Phantasie leistet mir immer nützliche Dienste, wenn ich allein bin. Sie ist ein notwendiges Werkzeug und nichts, für das man sich schämen müßte. Die Frage nach politischer Korrektheit ist hier fehl am Platz.
David, 36, UK

Ich nehme immer Pariser, in die ich Eiscreme und manchmal auch kleingehackte Leber fülle. Das Gefühl ist irre – unheimlich sexy.
Justin, 32, UK

Ich bin ein junger Mann und habe durch Contergan fehlgebildete Arme. Ich masturbiere mit den Füßen – aber eins kann ich Ihnen sagen: Hände sind besser!
Bob, 29, UK

Ich wickle mir eine lange Kette aus Kunstperlen um den Schaft. Dann übe ich mit der Hand über die Perlen Druck auf meinen Penis aus und massiere ihn so von oben bis unten.
Jasper, 46, UK

Als ich einmal im Bett so vor mich hin döste, berührte ich mich zufällig auf eine mir bis dahin nicht vertraute Weise, die mich mächtig erregte. Das Gefühl war so schön, daß ich weitermachte – und plötzlich war die Bettwäsche eingesaut. Wie peinlich.
Scott, 27, USA

Wir hatten so einen Duschkopf, der das Wasser zu einem einzigen Strahl bündeln kann, und es dauerte nicht lange, bis ich herausfand, was passierte, wenn ich den Strahl genau auf meine Eichel richtete.
MJS, 23, UK

Der Trick mit der reifen Melone ist für mich persönlich das Größte. Am besten funktioniert er, wenn die Melonenzeit gekommen ist und die Dinger reif und weich sind.
Tim, 25, UK

Wichsen ist toll, solange man damit zugange ist, aber nichts, worauf man hinterher stolz ist. Wenn eine Frau dir einen runterholt, ist das gleich was völlig anderes!
Dennis H, USA
Moonlite Bunny Ranch

Seit ich 12 bin, habe ich das Masturbieren immer genossen, doch jetzt, nach 27 Jahren Ehe, wäre es mir am liebsten, meine Frau würde es mir abnehmen.
Jo, 48, USA
Tantra-sex

Effekt erreicht ist. Wenn Sie anschließend masturbieren, fühlt sich das an, als würde Ihnen jemand anderes (mit einer sehr kalten Hand) einen runterholen.

Wechselspiel: Schmieren Sie sich die Hand mit Gleitmittel ein, und legen Sie sie um den Penis. Fahren Sie mit der Faust langsam den Schaft hinauf bis zur Eichel. Wechseln Sie in den Rückhandgriff, ohne die Eichel loszulassen, und gleiten Sie mit der Faust den Schaft hinunter. Variieren Sie das Tempo, um zu sehen, was die intensivsten Gefühle auslöst. Oder nehmen Sie die Eichel zwischen die Finger und drehen sanft an ihr, als schraubten Sie den Deckel eines Glases auf und zu.

Fäustling: Stabilisieren Sie Ihren Penis mit der einen Hand an der Wurzel, und legen Sie die andere als Faust um die Eichel. Anschließend schieben Sie Ihren Penis mit kräftigen Beckenstößen so weit wie möglich in die ruhende Faust hinein, um das Erlebnis des Eindringens in eine Vagina nachzuempfinden. Je mehr Gleitmittel Sie nehmen, desto intensiver werden Ihre Empfindungen.

Beinstoß: Legen Sie sich auf die Seite, spreizen Sie die Beine, und ziehen Sie die Knie an den Körper. Lassen Sie ein Knie ruhen, und heben Sie das andere an, bis der Fuß flach auf der Unterlage steht. Umfassen Sie nun Ihre Eichel, und drücken Sie sie mit der flachen Hand gegen das ruhende Bein. Dann bewegen Sie das aufgerichtete Bein in Richtung des ruhenden und wieder zurück. Ihr Penis sollte dabei sanft und langsam in die Hand hinein- und wieder hinausgleiten. Je schneller Sie das Schwungbein bewegen, um so eher kommen Sie zum Orgasmus.

Reibereien: Legen Sie sich auf den Bauch, und reiben Sie Ihren Penis an der Matratze. Zur Abwechslung können Sie sich ein Kissen zwischen Bauch und Erektion klemmen und Ihren Penis dann unter dem Kissen am Bettlaken reiben. Es fühlt sich auch gut an, wenn Sie Ihren Penis in einen pelzgefütterten Handschuh oder sogar in eine Socke stecken. Oder Sie legen ein Stück Stoff über Ihre Eichel – Seide, Baumwolle, Satin oder auch einen Lederlappen –, und reiben dann mit der flachen Hand über das Material, während sie mit der anderen Ihren Penis festhalten. Aber Vorsicht: Bei zu heftigem Reiben kann es Hautabschürfungen geben!

Wasserspiele: Lassen Sie beim Masturbieren (nach der Fäustling-Methode) etwas warmes – auf keinen Fall heißes – Wasser über Ihren Penis perlen. Der Temperaturunterschied zwischen Wasser und Penis kann überaus anregend wirken.

Simultane Stimulation von Hoden, Damm und Anus: Beim Masturbieren können Sie auch den Hodensack und den Damm massieren, reiben oder streicheln. Umfassen Sie sanft Ihre Hoden und ziehen Sie daran. Sobald der Orgasmus naht,

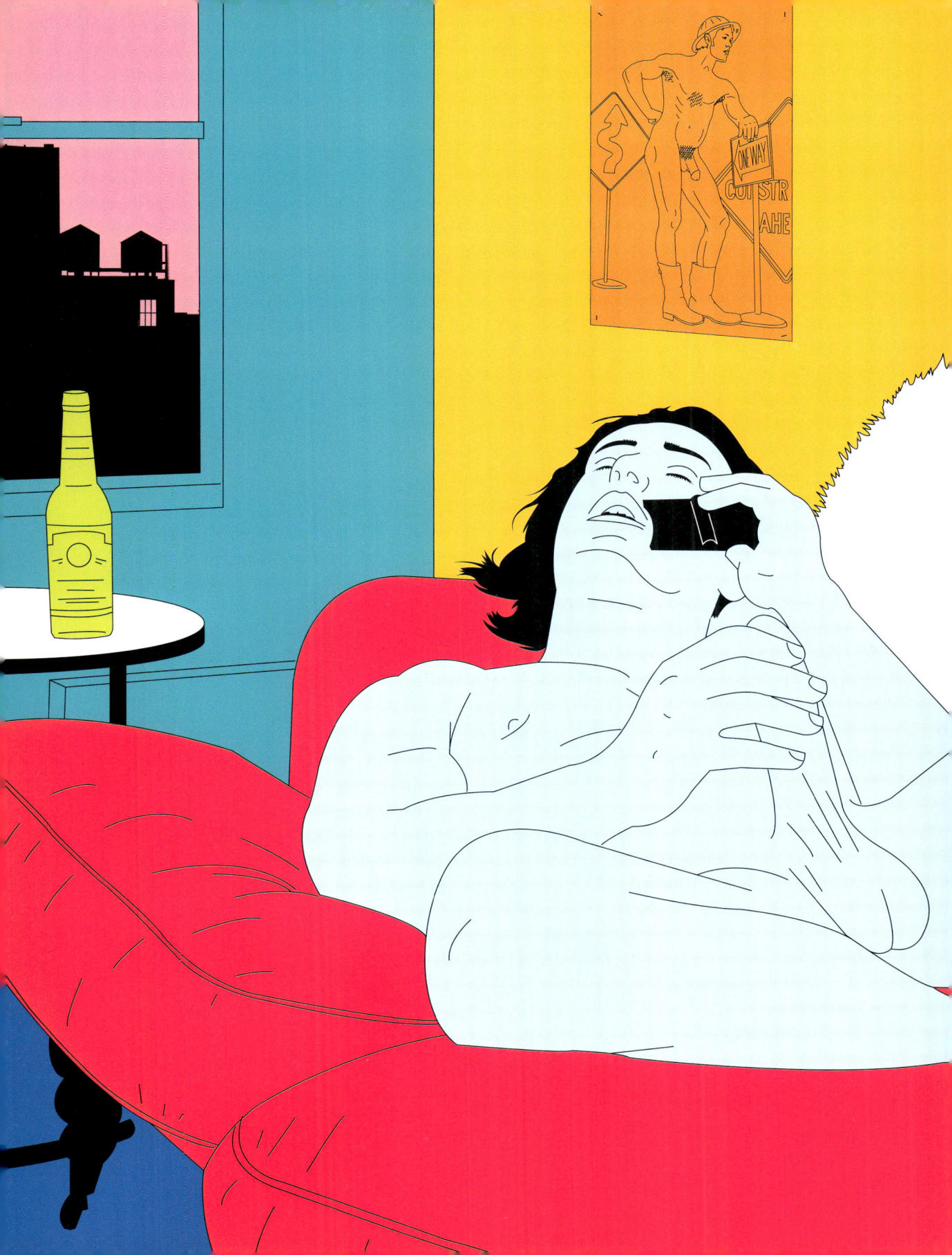

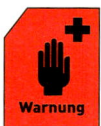

werden die Hoden härter. Und wie der Damm besitzt der Anus eine Vielzahl von Nervenendigungen, deren Stimulation die sexuelle Erregung steigern kann. Damit Sie Ihren Anus bequem erreichen, legen Sie sich auf die Seite und massieren ihn mit einem gut gleitfähig gemachten Finger. Möchten Sie auch die Prostata stimulieren, ist es unter Umständen einfacher, wenn Sie den Daumen benutzen.

Stimulation der Prostata: Haben Sie Ihre Prostata schon entdeckt? Suchen Sie beim Masturbieren nach ihr! Manche Männer bringt schon eine Prostatamassage zum Orgasmus. Sind Sie voll erregt, und steht der Orgasmus kurz bevor, stecken Sie sich den Daumen in den Anus. Tasten Sie nach etwas Weichem, Fleischigem, Geschwollenem, etwa Walnußgroßem. Drücken Sie auf dieses Etwas, kann es sich anfühlen, als würden Sie sich von innen masturbieren. Vor dem Orgasmus füllt sich die Prostata mit Sekret, und beim Orgasmus ziehen sich die Schließmuskeln des Anus um Ihren Daumen zusammen. Es ist eher mühsam, auf die Prostata zu drücken, während Sie gleichzeitig Ihren Penis bearbeiten, aber wenn Sie das Gefühl toll finden, sollten Sie sich ein Sex Toy zur Prostatamassage anschaffen.

Das eigene Sperma auffangen: Sie möchten wissen, wie es sich anfühlt, mit Sperma bespritzt zu werden? Simulieren Sie die Erfahrung, indem Sie im Schulterstand masturbieren. Legen Sie sich nahe an eine Wand, und klettern Sie mit den Füßen nach oben, bis Ihr Körper auf den Schultern ruht. Stimulieren Sie Ihren Penis mit einer Hand oder auch mit beiden. Spüren Sie den Orgasmus heranrollen, versuchen Sie, den Mund in die Schußbahn zu manövrieren. Spritzen Sie sich aber kein Sperma in die Augen, denn das kann ganz schön brennen!

Autofellatio: Wenn Sie sich allen Ernstes daran versuchen wollen, sollten Sie vorher Yoga lernen. Man schätzt, daß nur 3 von 1000 Männern körperlich in der Lage sind, sich selbst oral zu befriedigen. Es braucht dazu nicht nur einen überdurchschnittlich langen Penis, sondern auch ein sehr biegsames Rückgrat. Im Mund gibt es noch viel mehr Nervenendigungen als im erigierten Penis, weshalb es nicht verwundert, daß Männer das gleichzeitige Empfinden und Schmecken des eigenen Orgasmus als eine schier unglaubliche Erfahrung beschreiben. Trotzdem kann ein Versuch in Sachen Autofellatio sehr gefährlich sein, denn es besteht immer die Gefahr einer schweren Wirbelsäulenschädigung.

Verlängern der Erektion, Verzögern des Orgasmus

Drücken und loslassen: Sobald der Orgasmus naht, umfassen Sie Ihren Penis mit Daumen, Zeige- und Mittelfinger und klemmen ihn 30 Sekunden lang ab. Danach lassen Sie los und masturbieren weiter.

Stop and go: Sind Sie kurz vor dem Orgasmus, halten Sie ein und masturbieren erst weiter, wenn Ihre Erektion nachläßt. Wiederholen Sie diese Prozedur, bis Sie meinen, daß es an der Zeit ist zu kommen. Diese Technik erfordert Willenskraft, hilft aber gegen vorzeitigen Samenerguß und kann den Orgasmus intensivieren.

Die Verwendung von Sex Toys (Spielzeug)

Vibratoren sind nicht nur was für Frauen: Was für ein unvergleichliches Gefühl, mit einem Vibrator über den Schaft, die Eichel und den Eichelkranz des Penis zu gleiten oder damit Hoden, Damm und Anusrand zu reizen! Wickeln Sie ein Stück Seide oder Baumwolle um den Vibrator, um allzu heftige Vibrationen zu dämpfen. Drücken Sie den Vibrator beim beidhändigen Masturbieren fest gegen den Penis. Zur analen Stimulation pressen Sie den Vibrator gegen den Anusrand, oder Sie schieben ihn sich vorsichtig in den Anus. Machen Sie das aber nur bei einem Vibrator mit breiter Basis, denn sonst könnte Ihr Rektum ihn hineinsaugen!

Toys are us: Analkugeln sind wie Perlen auf eine Schnur aufgefädelt. Man führt sie in den Anus ein und zieht sie beim Orgasmus Kugel für Kugel heraus. (Aber langsam, denn Sie könnten sonst die Kontrolle über Ihren Darm verlieren!) Analstöpsel (Butt Plugs) füllen das Rektum aus und werden von den Afterschließmuskeln umfaßt. Fingerlinge stülpt man über einzelne Finger oder den Penis. Ihre Oberflächenstruktur variiert, so daß sie Abwechslung in die Masturbation bringen. Cockringe zieht man über Penis und Hoden. Sie verhindern, daß das Blut aus den Schwellkörpern abfließt, und sorgen für ein pralles Gefühl. (Benutzen Sie vorsichtshalber nur verstellbare Cockbänder mit Druckknöpfen!) Bei Gummi- und Plastikpuppen sind die Unterschiede in puncto Preis, Qualität und Ästhetik beträchtlich. Die raffiniertesten – und teuersten – sind sehr realistisch und mit Elektromotoren ausgestattet, die den Beckenbereich rotieren lassen. Aber auch Gummivaginas und Gummiani sind erhältlich. Das 21. Jahrhundert läßt grüßen!

Wo Aufklärung gutgetan hätte

Latexhandschuhe: Latexhandschuhe fühlen sich beim Masturbieren toll an, und das quasi medizinische Flair kann ziemlich sexy sein. Auch ein übergezogenes Kondom kann sich ähnlich gut anfühlen, und es hat den Vorteil, daß man sich daran gewöhnt, die Dinger überzustreifen und beim Sex zu tragen.

Feucht oder trocken, Sir? Künstliche Gleitmittel können die Masturbationserfahrung erheblich intensivieren, obwohl manche Männer (vor allem afrikanische) es lieber trocken mögen.

Manchmal ist es ziemlich schwer, ihn hochzukriegen, ohne daß er gleich wieder schlapp wird, und heute brauche ich stärkere Reize als früher, um richtig in Fahrt zu kommen. Man hat mir gesagt, ich müsse üben, damit sich meine Stimulationsphase verlängert – auf bis zu 30 Minuten ohne Ejakulation.
Eric, 52, USA

212

Sex Toys

Wenn man sich zu Hause einen netten Abend machen möchte, gibt es nichts Besseres als eine Runde Solosex. Neulich habe ich mit einem kleinen Vibrator experimentiert und meinen Schwanz damit bearbeitet, nachdem ich mir vorher noch einen Analstöpsel in den Hintern geschoben hatte. Es dauerte eine ganze Weile, bis ich das ganze Gefummel hinter mich gebracht hatte und mich entspannen konnte, aber der Orgasmus war dann hammermäßig.
Bill, 36, UK

78

Lubrikation

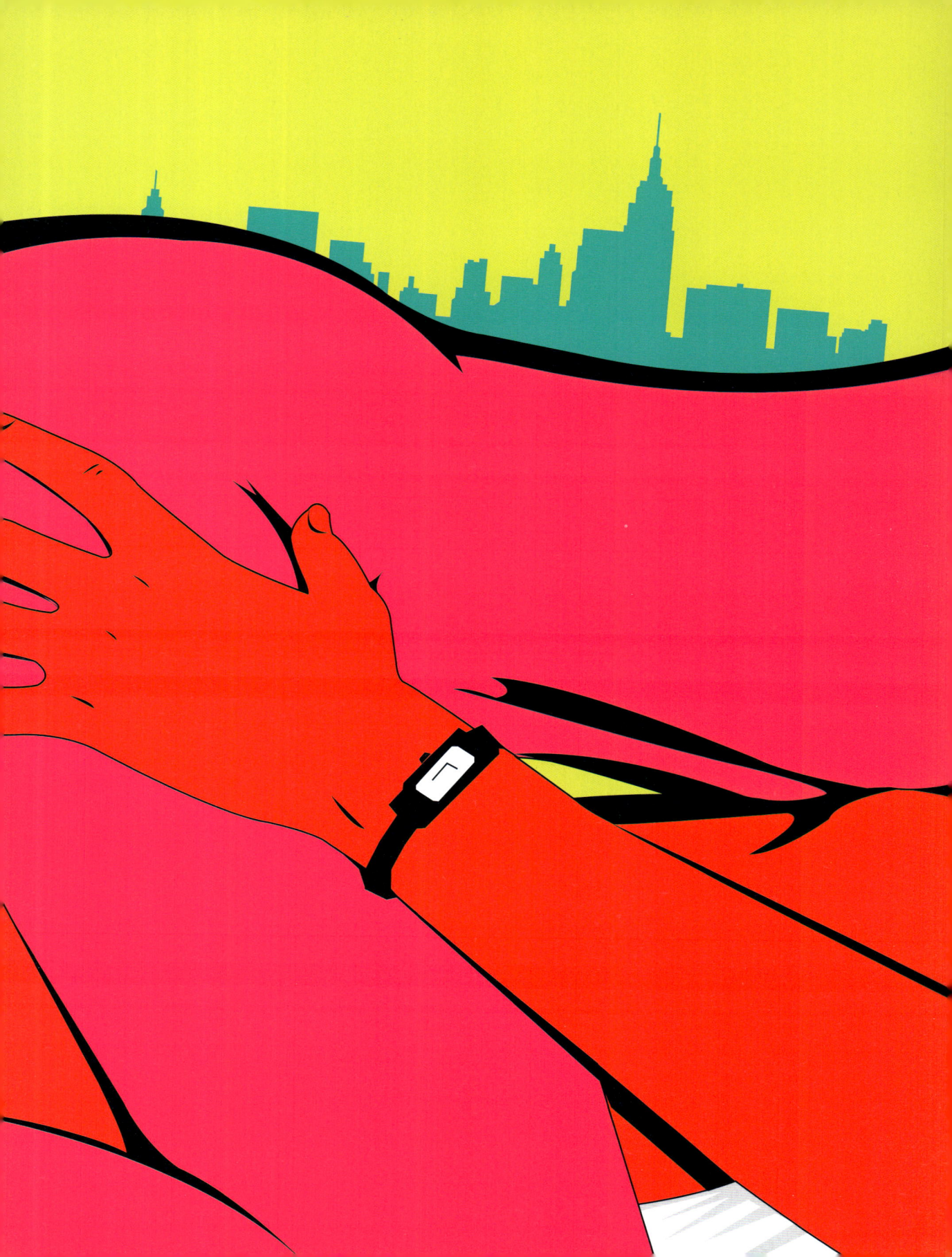

SEX

Auf den ersten Blick geht es beim Sex vor allem um die körperliche Lust. Verbindet sich die aber mit einer emotionalen Erfahrung, ist das wie der Schlag Sahne zur Torte. Und da Sex in mancher Hinsicht etwas schrecklich Peinliches und Befremdliches ist, findet man ihn durch eine Gefühlsbindung weniger beschämend.

Anya, 18, Kanada *Kuma 2*

Sex

Sex ohne Liebe ist nur ein Fick.
Kimberley, 40, USA
Kuma2

Will man phantastischen Sex haben, muß man alle damit verbundenen Gefühle und Empfindungen zulassen. Nur dann ist man mit dem ganzen Wesen dabei und nicht bloß mit den Genitalien.
Jade, USA
Pornodarstellerin

Techniken sind mir nicht so wichtig. Ich folge keinem Schema, sondern lasse mich einfach treiben und sehe, wohin das führt.
Lara, 42, UK

Der intimste Sex ist der ganz normale, traditionelle. Lustig, nicht? Läßt man alle Mätzchen sein, verschlägt es einem vor Ehrlichkeit und purer emotionaler Zweisamkeit buchstäblich den Atem.
Enola, 34, USA
Lovenet

Für mich ist Sex etwas, das man mit jemandem macht, den man nicht liebt.
Kasha, 22, UK
Rainbow Network

Ich hatte schon miesen Sex in tollster Umgebung und tollen Sex in miesen Absteigen. Es kommt drauf an, mit wem man zusammen ist, und wenn die Chemie nicht stimmt, sollte man's lieber lassen.
Lucy, 28, UK

Beim Thema Sex sollte man stets zwei Dinge im Auge behalten: Erstens gibt es keinerlei »Norm«, und zweitens beherrscht man ihn nicht »einfach so«. Übung hilft, Selbstvertrauen hilft noch mehr.

Sex ist etwas, das sich zwischen (meistens) zwei Menschen abspielt – eine intime und ausschließliche Erfahrung, die nichts mit den Maßstäben oder Erfahrungen anderer zu tun hat. Wir messen uns im Leben häufig an allgemeinen Maßstäben, doch beim Sex fängt jeder bei Null an. Es gibt kein »Ideal«, dem wir entsprechen müssen, und da wir meist nicht mitbekommen, wie andere es machen, können wir unmöglich wissen, ob wir in puncto Sex besser oder schlechter sind als sie.

Sex ist komplex: eine Mixtur aus Chemie, Mechanik, Stimmung und Gefühl. Er ist für jeden und mit jedem anders, weshalb es im Grunde unmöglich ist, in Sachen Sex Experte oder Expertin zu sein. Hat man Sex, kann einem bei jedem Mal eine völlig neue Erfahrung zuteil werden. Es gibt unzählige Methoden, sexuelle Lust zu schenken oder zu empfangen, doch Techniken, Stellungen und Kniffe sind nie so wichtig wie die Beteiligten. Der Sex, den man hat, wird immer davon bestimmt, wie man sich fühlt und welche Gefühle man für sein Gegenüber empfindet. Das gilt selbstredend auch für Ihren Partner oder Ihre Partnerin.

Sex muß nicht aufgeladen sein mit Bedeutung, obwohl er immer etwas bedeutet. Sex muß nichts mit Liebe zu tun haben, aber man sollte mit ganzem Herzen dabeisein und sich allein von Gefühlen leiten lassen. Also: »Ich blas dir einen, weil ich Lust dazu habe.« Es sollte nie so sein, daß eigene Handlungen die Gefühle leiten. Also nicht: »Ich blas dir einen, obwohl ich keine Lust dazu habe, und spätestens, wenn du einschläfst, ärgere ich mich grün und blau darüber.«

Es kann hilfreich sein, beim Thema Sex an einen Spiegel zu denken. Auf jede Handlung folgt die entsprechende Reaktion. Enthusiasmus ruft denselben hervor. Apathie und Desinteresse? Ach, mach's dir doch selber! Auch Hemmungen oder Unzulänglichkeitsgefühle finden häufig ihre Entsprechung – weshalb man keine Angst haben sollte, offen und ehrlich zu sein. Wenn man genug Selbstvertrauen und Humor besitzt, um die Unvollkommenheiten des Sex hinzunehmen, braucht man mit seinem Gegenüber keinen unnötigen Ballast mit ins Bett zu schleppen.

Je mehr man über Sex weiß, desto vielfältiger wird das eigene Erleben! Wenn man weiß, was einen antörnt, hat man garantiert besseren Sex. Und wenn man um die Risiken beim Sex weiß, entscheidet man sich viel bewußter für Safer Sex. Es geht bei gutem Sex nicht bloß um das Erlebnis, sondern auch darum, ob man ein gutes Gefühl hat, wenn man daran denkt, was und mit wem man etwas gemacht hat.

Küsse

Andere Länder, andere Küsse: In unterschiedlichen Kulturen gab es schon immer unterschiedliche Arten des Küssens. Der Kuß der Eskimos, die ihre Nasen zärtlich aneinanderreiben, stammt aus Island, und als Ursprungsland des Zungenkusses gilt Frankreich. Die Indianer Nordamerikas drücken die geschlossenen Lippen an die Wange des anderen, während in Indien und Saudi-Arabien viele Menschen die eigene Handfläche küssen und sie dann auf die Stirn ihres Gegenübers legen. Frühe chinesische Erotika bringen die Oberlippe einer Frau mit deren Klitoris in Verbindung und die Unterlippe eines Mannes mit dessen Penis.

Eine Art Sprache: Europäer küssen sich zur Begrüßung kurz auf beide Wangen. Gläubige küssen Devotionalien oder Statuen. Galante Herren geben Frauen einen Handkuß. Glamouröse Menschen geben sich einen Luftkuß ohne jeden Körperkontakt. Schulmädchen werfen Kußhände quer durchs Klassenzimmer. Ältere Verwandte geben Kindern sabberige Küsse und umarmen sie gar zu fest. Babys stecken jedem, der sie küßt, die Finger oder die ganze Hand in den Mund. Küssen sich befreundete Menschen als Zeichen der Zuneigung, überrascht sie manchmal ein sexuelles Prickeln. Liebespaare geben sich als Ausdruck ihrer emotionalen oder sexuellen Nähe Zungenküsse. Küsse können ebensoviele Gefühle und Absichten ausdrücken wie Worte. Sie können sanft, langsam, zärtlich oder hingebungsvoll sein, aber auch aggressiv, fordernd und drängend.

Das erste Mal: Ein Kuß ist meist die erste sexuelle Erfahrung und kann zu anderen Formen des sexuellen Kontakts überleiten (obwohl ein Kuß nicht bedeutet, daß man auf mehr aus ist). Der erste Kuß kann eine peinliche Erfahrung sein. Küßt man einen anderen als den gewohnten Partner, kann sich das recht seltsam anfühlen. Der perfekte Kuß (oder der perfekte Küsser) ist freilich ein Mythos, und es kann dauern, bis man oral miteinander vertraut ist. Gefällt einem der erste Kuß, kann er zum Wendepunkt einer Beziehung werden. Ein Kuß kann aber auch offenbaren, daß die Chemie nicht stimmt. Ein Mangel an Technik sowie Mundgeruch haben schon so manche erblühende sexuelle Liaison beendet – was mit etwas Selbstvertrauen und einer Zahnbürste zu verhindern gewesen wäre!

Der sechste Sinn: Wir merken intuitiv, wenn uns jemand küssen möchte, und am Kuß selbst sind alle Sinne beteiligt. Bahnt sich ein Kuß an, reagiert der Körper sofort. Die Lippen schwellen an, werden dunkler und füllen sich mit Blut – ähnlich wie die Genitalien. Die Nervenendingen der Lippen werden dadurch sensibler, das Küssen und der Lippenkontakt werden lustvoller. Wir lecken uns vor einem Kuß oft die Lippen, machen sie feucht und glänzend. Die Zunge ist weich, stark, feucht und beweglich, und sie erlaubt es uns, die weiche, feuchte Schleimhaut im Mund unseres Partners oder unserer Partnerin zu erkunden.

Auch bekannt als:
*knutschen
schnäbeln
Zungensalat
einen Schmatz geben
französischer Kuß
einander ablecken*

Den erotischsten Kuß meines Lebens habe ich auf einem nassen, matschigen Fußballplatz bekommen. Ich war dort nach meinem Siegestor kollabiert. Mit der Frau habe ich dann vier Jahre zusammengelebt. Ja, am Anfang stand wirklich ein Kuß.
Jayne, 30+, UK
Rainbow Network

Mein erster Kuß war ein einziger Alptraum. Ich war damals 11, er war 13. Er stierte mir mit leidenschaftlichem Blick in die Augen, sagte dann auf einmal: »Wart mal kurz!« und spuckte seine Zahnspange in die hohle Hand. Da klebten noch Essensreste dran! Ich hab ihn dann zwar geküßt, aber mir war kotzübel dabei.
Tally, 26, UK

Für mich ist das Küssen die intimste Sache am Sex. Meinen Freiern erlaube ich nie, mich weiter oben als am Hals zu küssen. Alles andere ist absolut tabu.
Lilla, 29, USA
Moonlite Bunny Ranch

Mein schlimmster Kuß war der, wo mir diese Frau voll in die Lippe gebissen hat.
Paul, 22, UK

Übung macht den Meister: Niemandem ist die Fähigkeit angeboren, einen betörenden Kuß zu geben, doch Sie können üben, indem Sie Ihren eigenen Arm, ein weiches Stück Obst oder Ihre Freunde küssen – falls letztere Sie lassen.

Grenzübertritt: Vermeiden Sie jede Peinlichkeit, indem Sie Ihre Zunge im Mund behalten, bis feststeht, daß sie im Mund Ihres Gegenübers willkommen ist. Eine Kollision der Nasen läßt sich durch seitliches Kippen des Kopfes vermeiden (die meisten Menschen drehen den Kopf instinktiv nach rechts). Sollte es trotzdem zu einem Nasen- oder Zahn-Crash kommen, lachen Sie einfach darüber.

Augen zu und durch: Blicken Sie Ihren Partner vor dem Kuß an. Erst wenn sich Ihre Lippen berühren, schließen Sie die Augen und konzentrieren sich auf Ihre Gefühle. Es könnte irritierend sein, wenn Sie in einer so intimen Situation ins Leere starren. Eine Brille kann beim Küssen beschlagen oder im Weg sein, aber nehmen Sie sie erst ab, wenn Sie sicher sind, daß es zum Kuß kommt – sonst könnten Sie als allzu fordernd dastehen.

Mundgeruch (Halitosis): Er wird meist von Bakterien verursacht, die sich auf der Zunge einnisten. Alkohol, Essensreste, Nikotin und einige Medikamente verstärken ihn. Um festzustellen, ob Sie Mundgeruch haben, lecken Sie sich über den Handrücken und riechen daran. Für frischen Atem sorgen regelmäßiges Zähneputzen und Zahnseide. Säubern Sie Ihre Zunge mit einem Zungenschaber oder mit der Zahnbürste – vor allem hinten –, und gurgeln Sie mit einem Mundwasser. Können Sie sich nach dem Essen nicht die Zähne putzen, sollten Sie einen Mundspray benutzen, oder Sie kauen zuckerfreien Kaugummi. Trinken Sie viel Wasser, denn das hält den Mund feucht und regt die Speichelproduktion an.

Zahnspangen: Die heutigen Zahnspangen sitzen ziemlich fest und dürften beim Küssen kaum stören, trotzdem genieren sich manche wegen des Fremdkörpers in ihrem Mund. Eine Zahnspange macht die Mundhygiene noch wichtiger. Man sollte seine Zähne häufiger putzen, um sicherzustellen, daß sich an den Bügeln keine Essensreste festsetzen. Bei zu aggressivem Küssen kann man sich die Zunge aufschrammen, aber es ist noch kein Fall bekannt geworden, wo sich zwei Spangen beim Küssen hoffnungslos ineinander verhakt hätten.

Falsche Zähne: Solange das künstliche Gebiß sauber ist und gut sitzt, unterscheidet sich ein Kuß mit falschen Zähnen nicht von einem mit echten. Gebißträger finden Küsse manchmal sogar toller, wenn sie ihre Dritten rausnehmen. Der Mund verwandelt sich dann in eine weiche, feuchte und angenehm glatte Höhle – was auch den Oralsex zu einem Erlebnis der besonderen Art machen kann.

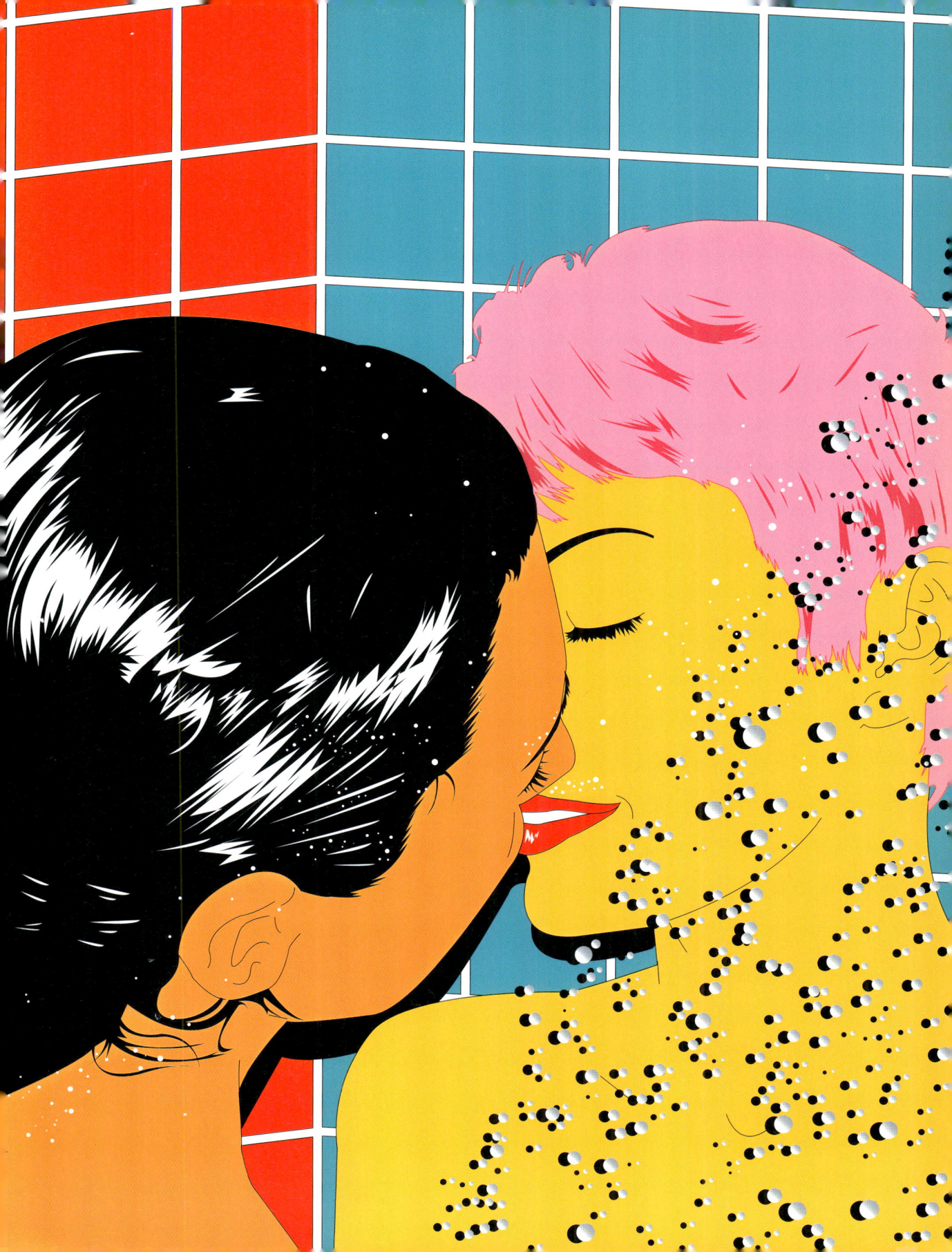

Techniken

Schmetterlingskuß: Läßt man die Wimpern über das Gesicht des anderen flattern, hat das den Reiz des Neuen, kann aber auch rasch auf die Nerven gehen.

Lippenstreifer: Streifen Sie mit leicht geöffnetem Mund sachte über die Lippen Ihres Gegenübers. Gleiten Sie mit der Zunge über die fremden Lippen, und saugen oder knabbern Sie zärtlich daran, mal an der Ober-, mal an der Unterlippe.

Küßchen: Liebevolle Küsse auf die Augenlider, die Ohren, den Nacken und das Schlüsselbein, manchmal verbunden mit sanftem Lecken oder dem Aneinanderreiben der Nasen. Diese Art Küsse empfindet fast jeder als besonders zärtlich. Sie sind aber noch schöner, wenn die Lippen trocken sind.

Zungenkuß: Drücken Sie mit der Zunge sanft gegen die Lippen Ihres Gegenübers. Öffnet sich der Mund, ist Ihre Zunge wohl willkommen. Suchen Sie die fremde Zungenspitze, und spielen Sie daran herum. Umkreisen Sie die Zungenspitze. Lutschen Sie daran wie an einem Eis. Erkunden Sie aber nicht nur die Unterseite der fremden Zunge, sondern auch das Zahnfleisch und die Zähne.

»Deep Tongue«: Formen Sie mit den Lippen einen Kreis, und saugen Sie die fremde Zunge bis in Ihren Rachen (fast Ihr ganzer Mund drängt sich dabei in den Ihres Partners). Lassen Sie die fremde Zunge los, und saugen Sie sie immer wieder an – nicht anders als beim Blasen. Wechseln Sie sich ab, damit jeder mal den passiven Part übernimmt.

Regenbogenkuß: Sich mit Periodenblut im Mund zu küssen dürfte Geschmackssache sein (und birgt das Risiko einer durch Blut übertragbaren Infektion!).

Schneeball: Ein Batzen Sperma, den man dem Partner nach dem Blasen in den Mund schiebt.

Kußspiele: Vorpubertäre Spiele wie das Flaschendrehen werden heute von Erwachsenen wiederentdeckt. Man sitzt dabei im Kreis auf dem Boden und läßt eine in der Mitte liegende leere Flasche um die eigene Achse rotieren. Wer die Flasche gedreht hat, muß die Person küssen, auf die der Flaschenhals am Ende zeigt.

Küsse mit Geschmack: Kombinieren Sie Küsse und verschiedene Geschmacksreize. Reiben Sie sich Salz auf die Lippen. Bestäuben Sie sie mit Puderzucker oder Kakaopulver. Reichen Sie Getränke oder kleine Leckereien von Mund zu Mund – Champagner, Eiswürfel, Erdbeeren, Eiscreme, Dosenpfirsiche, Zitronensorbet. Austern und Kaviar haben wie die Mundschleimhaut eine weiche, feuchte Oberfläche und sollen als Aphrodisiakum wirken. Knabbern Sie von beiden Enden an einer Spargelstange, bis sich Ihre Lippen zum Kuß treffen. Küssen Sie den Körper Ihres Gegenübers, und schmecken Sie die natürlichen Salze auf seiner Haut. Am leichtesten geht das in den Achselhöhlen.

Knutschflecken: Manche Jugendliche präsentieren ihre Knutschflecken wie eine Trophäe. Meist sitzen sie am Hals, aber auch an weniger sichtbaren Stellen, etwa am Po oder an den Brüsten. Um ein solches Zeichen zu setzen, drücken Sie den halbgeöffneten Mund auf die Haut Ihres Partners. Dann saugen Sie das darunterliegende Gewebe an und erzeugen ein Vakuum. Der Abdruck Ihres Munds bleibt auf der Haut zurück, da durch das Saugen Blut unter die Hautoberfläche tritt und für einen blauen Fleck sorgt. Knutschflecken verschwinden nach ein paar Tagen von allein. Vitamin-E-haltige Salben oder solche mit Arnika beschleunigen den Heilungsprozeß. Oder Sie nehmen einfach etwas Zahnpasta beziehungsweise eine Grundierungscreme und übertünchen die Knutschflecken damit.

Wo Aufklärung gutgetan hätte

Lippenherpes und Infektionen: Küssen Sie niemanden mit Lippenherpes – es sei denn, Sie wollen auch einen. Lippenherpes ist extrem ansteckend (45 Prozent aller Menschen haben bis zum 18. Lebensjahr schon einmal darunter gelitten). Obwohl Küssen eine recht ungefährliche sexuelle Spielart ist, können grippale Infekte, Hepatitis B, Candida-Mykosen (Soor) und andere Infektionskrankheiten über den Mund übertragen werden. Praktiziert jemand mit Lippenherpes Oralsex, können die Herpesviren übertragen werden und einen Genitalherpes an Vulva oder Penis verursachen.

Infektiöse Mononukleose: Diese Virusinfektion – auch »Kußkrankheit«, »Pfeiffersches Drüsenfieber« oder »Mono« genannt – wird meist über den Speichel, das heißt durch Küssen übertragen. Die Symptome ähneln denen der Grippe: Fieber, Rachenentzündung, Kopfschmerzen, weiße Flecken im Rachenraum, geschwollene Drüsen, Müdigkeit und Appetitlosigkeit. Die Symptome bilden sich in vier bis sieben Wochen heraus und halten dann etwa sieben Wochen lang an. Die Erkrankung, die per Bluttest diagnostiziert wird, ist eher eine virale als eine bakterielle Infektion, weshalb Antibiotika nicht helfen. Eine Mono verschwindet meist von selbst und sollte am besten auch wie eine Grippe behandelt werden: Ruhe, viel Flüssigkeit, Paracetamol, Gurgeln mit Salzwasser gegen die Rachenentzündung oder Halspastillen lutschen. Fast immer bekommt man eine Mono nur einmal im Leben, betroffen sind meist 15- bis 35jährige. Sollten die Symptome nicht verschwinden, gehen Sie zum Arzt, damit keine Komplikationen auftreten.

Mit dem Küssen läuten meine Freundin und ich unser Vorspiel ein. Ich knöpfe ihre Bluse auf, streichle und küsse ihre Brüste. Ich lutsche an den Brustwarzen oder puste auch mal darüber. Ich küsse ihre Arme, nuckle an ihrem Hals und fahre mit der Zunge bis zu ihren Schenkeln hinunter, und dann küsse ich diese gewisse Stelle – aber nie sehr lange.
Fanny, 26, USA

Ich höre immer, daß ich toll küsse. Das liegt wohl an meinen vollen, afrikanischnubischen Lippen.
Rebecca, 26, UK
Kuma2

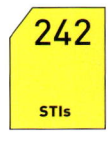 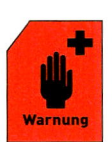

Küssen ist für mich ein echtes Problem. Es ist intimer als Sex, und so nah an einem anderen Gesicht fühle ich mich immer nackt.
Dave, 33, Irland

Ich finde, daß mir die Art des Kusses viel darüber verrät, wie weit eine Frau sexuell mit mir gehen will.
Jennifer, 32, UK

Ich hasse es, wenn Männer beim Küssen Geräusche machen. Wenn sie dabei stöhnen oder grunzen, törnt mich das total ab.
Fusspot, 28, USA

Berührungen

Aaah! Berührungen sind ein grundlegendes menschliches Bedürfnis, eine unbedingte Notwendigkeit von der Geburt bis zum Tod. Jeder braucht hin und wieder zärtliches und liebevolles Berührtwerden. Berührungen sind gefühlsbetonte, sinnliche Kommunikation. Sind Menschen emotional aufgewühlt, nehmen wir sie in den Arm oder halten ihnen die Hand. Ist jemand krank, streicheln wir ihm die Stirn, und sind wir glücklich oder aufgeregt, umarmen wir uns gegenseitig.

Autsch! Berührungen sind die einzigen Reize, die körperliche Reaktionen über einen Rückenmarkreflex auslösen, den nicht das Gehirn steuert. Solche Reflexe sichern das Überleben. Faßt man etwa eine heiße Herdplatte an, zuckt die Hand blitzartig zurück, was eine schlimme Verbrennung verhindert. Müßte man bewußt reagieren, gäbe es wohl eine ernstere Verletzung. Menschen, bei denen aufgrund einer Rückenmarkverletzung keine Impulse zum Gehirn gelangen, stellen immer wieder fest, daß ihr Körper Zeichen der Erregung zeigt (etwa eine Erektion oder Scheidenfeuchtigkeit), weil die Rückenmarkreflexe weiter funktionieren.

Gänsehaut: Körperkontakt ist einer der Funken, die sexuelles Feuer entfachen. Er besorgt den chemischen Kick, der einem Schauer über den Rücken jagt, die Brustwarzen steif werden läßt, die Sinne aktiviert und die sexuelle Vorfreude steigert. Liebespaare drücken, streicheln, kitzeln, kratzen und knuddeln einander, wenn sie sich mit der intimen Körpergeographie ihres Partners vertraut machen. Doch so wichtig gegenseitige Berührungen am Anfang einer Beziehung sind, später werden sie oft vernachlässigt. Je länger zwei Menschen zusammen sind, um so mehr vergessen sie, wie gut es sich anfühlt, wenn man den anderen berührt oder von ihm berührt wird. Händchenhalten, dem anderen den Nacken massieren oder ihm mit den Fingern durch die Haare fahren – all das sind kleine, alltägliche Gesten zur Bekräftigung der körperlichen Bindung zwischen zwei Menschen.

Höher, bitte! Knuddeln, streicheln, massieren oder den Rücken kratzen können sehr wirksame Mittel sein, um einem gestreßten, verkrampften Partner Entspannung zu verschaffen. Sie nehmen den unmittelbaren Druck, sexuell reagieren oder agieren zu müssen. Sexuell eher langsam erregbare Menschen relaxen und können ihr eigenes Tempo finden. Manche Hautpartien sind für Berührungen empfindlicher als andere – die erogenen Zonen des Körpers. Es gibt zwei Arten:

Unspezifische erogene Zonen: Damit sind die Schenkelinnenseiten, die Achselhöhlen, die Schultern, der Rücken, die Füße, die Ohren, der Nacken und die Halsseiten gemeint (die gesamte Haut mit Ausnahme von Genitalien, Anus, Brustwarzen, Lippen und Brüsten). Diese Körperregionen haben zwar nicht mehr Nervenendigungen und Haarfollikel als andere, können aber tolle Gefühle bereiten.

Gerade bei der Ganzkörpermassage sind Massageöl oder Feuchtigkeitscreme was Tolles. Benutzt man kein Öl, kann man den Körper auch mit Küssen reizen. Oder mit der Zunge Buchstaben oder Wörter auf den Rücken der Partnerin schreiben. Eine Massage des unteren Rückens kann Verkrampfungen lösen und regt den Kreislauf an. Ich sage beim Massieren auch gern schweinische Sachen. Es gibt mir einen Kick, wenn ich ihr zuflüstere, was ich gleich mit ihr anstellen werde, oder sie dazu animiere, solche Dinge selber auszusprechen. Hauptsache ist aber, daß man spielerisch rangeht und das Gefühl genießt, die Haut der Partnerin unter der eigenen zu spüren.
Helen, 21, UK
Gingerbeer

Nacken und Rücken sind bei mir hochsensibel, und ich flippe fast aus, wenn mein Freund mit den Fingernägeln mein Rückgrat entlangfährt. Je fester, je besser!
Anton, 33, UK

Berührungen sind das beste Vorspiel überhaupt. Ich entspanne mich dabei total und brauche sie, um in die richtige Stimmung für den Sex zu kommen. Ich spüre durch sie die Zuneigung meines Mannes – auf eine umfassende, den gesamten Körper einbeziehende Art.
Amy, 46, UK

Spezifische erogene Zonen: Dazu gehören Genitalbereich (Penis, Klitoris, Vulva, Damm), Lippen, Brüste und Pobacken. Überall dort gibt es sehr viel mehr Nervenendigungen, die noch dazu für eine Stimulation empfänglicher sind, da sie nahe an der Hautoberfläche liegen, was diesen Zonen ein höheres Erregungspotential beschert – ein Sachverhalt, den man in der Praxis leicht testen kann: Berührt man den Penis und die Hoden eines Mannes, bekommt er sehr wahrscheinlich eine Erektion. Macht man dasselbe mit den Schamlippen und der Klitoris einer Frau, gerät sie mit ziemlicher Sicherheit in Erregung.

Techniken

Kopfmassage: Wollen Sie Ihren Partner entspannen, drücken Sie Ihre Daumen beiderseits sanft gegen die leichte Einbuchtung des Hinterkopfbeins und streichen gleichzeitig mit den Fingern durch die Haare und über die Kopfhaut. Legen Sie die Hände danach seitlich an den Kopf, und fahren Sie mit den Daumen sanft vom Hinterkopf bis zu den Schulterblättern. Auch ein leichter Druck auf die Schläfen kann für Entspannung sorgen.

Ohren: Leckt man seinen Partner am oder im Ohr, kitzelt das, weil die Atemgeräusche im Gehörgang verstärkt werden. Setzen Sie Finger und Lippen ein, um Ohren und Ohrläppchen des anderen zu massieren oder daran zu zupfen.

Füße und Zehen: Sie bleiben häufig unbeachtet, obwohl eine Fußmassage oder Pediküre sehr erotisch sein kann. Sind die Füße gewaschen und gründlich abfrottiert, führen Sie die Daumen in kleinen, kreisenden Bewegungen von der Ferse bis zu den Zehen. Plazieren Sie die Daumen im Zentrum der Fußsohlen, und massieren Sie diese dann kräftig in Richtung Ballen. Der große Zeh ist hochsensibel, und die orale Stimulation sauberer Zehen kann eine sehr lustvolle Erfahrung sein.

Beine: Eine Massage der Kniekehlen und der Schenkelinnenseiten kann sexuell sehr erregend sein – und der Auftakt zu einer Genitalmassage.

Erotische Häppchen: Statt sich sofort auf den Penis oder die Vulva zu stürzen, sollte man das Ganze ruhiger angehen lassen und zum Beispiel Gleitmittel in den Damm, den Schamhügel, die Brustwarzen, die Peniswurzel oder die Pofalte massieren. Ältere Frauen mit weniger Scheidensekret sehen einer Penetration wohl entspannter entgegen, wenn ihre Genitalien gründlich massiert und »geschmiert« werden. Männer mit eher schwacher Erektion stellen vielleicht fest, daß ihr Penis nach einer Massage deutlich härter wird. Und eine Massage der Pobacken macht das Gegenüber vielleicht empfänglicher für Analspiele.

Versuchen Sie's mal, und reiben Sie sich von hinten am Körper Ihres Partners. Während Sie ihn mit den Händen massieren, genießt er noch den zusätzlichen Kick, daß Sie Ihre Brüste über seinen Rücken gleiten lassen.
Delia, UK
Pornodarstellerin

Es gibt eine direkte Verbindung zwischen Kniesehnen und Leistengegend. Massieren Sie kräftig die Rückseite seiner Beine, und arbeiten Sie sich allmählich höher bis zum Beckenbereich. Als Krönung streicheln Sie noch über seinen Damm.
Syren, USA
Pornodarstellerin

Gib mir ein Ohr, und ich bringe dir die Welt.
Jasper, 52, UK

Ich habe einen Mordsbusen und verpasse meinem Mann damit liebend gern eine Massage. Er ist ganz verrückt danach und sagt, daß sich meine Brüste anfühlen wie zwei große, warme Teigkugeln. Ich weiß also immer, was ich anstellen muß, damit er sich ganz entspannt.
Camilla, 46, UK

Wenn man mit den Händen über seine Haut fährt, sollte man ab und zu eine kleine Pause einlegen und seinen Körper kurz loslassen – das kann sehr erregend für ihn sein, denn er weiß ja nie, wo man als nächstes hinfaßt.
Janet, 66, UK

Brüste, Brustwarzen und »Perlenketten«

Auch bekannt als:
Busen
Titten
Melonen
Ballons
Dutteln
Zitzen
Holz vor der Hütte

Die Brüste sind für mich unheimlich erogene Zonen. Zupfen meine Partner mit den Lippen an meinen Nippeln, ziehen sie die Fingernägel an meinen Brüsten entlang, schauen sie mir tief in die Augen und küssen mich intensiv, gehe ich vor Lust an die Decke.
Karise, 21, USA
Lovenet

Meine Brustwarzen sehen klasse aus, wenn sie steif sind. Und ich finde es toll, wenn mein Lover sie mit Mund, Zunge und Händen umkreist, erst sanft und zärtlich, dann immer kräftiger. Er findet, ich stehe auf Tittenklemmen und heißes Wachs (und er liegt damit nicht ganz falsch).
Greenhoney, 27, USA
Lovenet

Berührungen am Busen bringen mich überhaupt nicht in Fahrt. Ich finde sie eher unangenehm.
DK, 42, USA
Lovenet

Ich habe diese Phantasie, daß ich mir die Nippel und die Klitoris piercen lasse und dann alles mit einer Kette verbinde.
Dreamer, 37, Schweden

Form und Funktion: Weibliche Menschen sind die einzigen Primaten, deren Brüste auch dann vorstehen, wenn sie nicht schwanger sind oder stillen. Zu Beginn der menschlichen Evolution galten große Brüste als Vorteil im Überlebenskampf. Obwohl ihre Größe keinen Einfluß auf die Menge der erzeugten Milch hat, wurden große Brüste womöglich als Fettspeicher gesehen, die es einer Frau auch bei Nahrungsknappheit erlaubten, ihr Kind satt zu bekommen.

Da die Brüste nicht nur Babynahrung produzieren, sondern auch für sexuelles Vergnügen stehen, geht von ihnen eine recht ambivalente Gefühlsbotschaft aus. In neuerer Zeit haben Mode, Politik und der Wunsch nach Stützvorrichtungen in westlichen Kulturen dafür gesorgt, daß in der Öffentlichkeit kaum noch nackte Brüste zu sehen sind – was sie anscheinend noch begehrenswerter macht. Bei Volksstämmen, deren Frauen die Brüste traditionell unverhüllt lassen, fehlt diesen jede sexuelle Symbolkraft, während es im Westen bereits für Schlagzeilen sorgt, wenn der BH eines Filmstars auch nur kurz aufblitzt.

Verpackung: Den Brauch, Brüste mit Stoff oder Tuch zu umhüllen, gibt es in der einen oder anderen Form seit circa 4000 Jahren, doch der »Büstenhalter« von heute wurde erst 1914 patentiert, als die Warner Brothers Corset Company das System der mit Buchstaben bezeichneten Körbchengrößen einführte. Für Uneingeweihte kann dieses System ein Mysterium sein – zum Beispiel klingt Größe 42AA enorm, doch in Wirklichkeit bezieht sich »42« auf das Rückenmaß einer Frau (= Large), während »AA« auf die Größe ihrer Brüste verweist (= Small).

Brustwarzenstimulation: Die Sensibilität der Brustwarzen ist bei Männern und Frauen verschieden hoch, doch beide Geschlechter lassen ihre »Nippel« beim erotischen Spiel eher außen vor. Bei manchen Menschen reagiert die eine Brustwarze stärker auf physische Reize als die andere, obwohl sich jede Körperregion durch Berührungen und Stimulation sensibilisieren läßt. Manche finden, daß die Stimulation der eigenen Brüste und Brustwarzen beim Solosex ihr Lustempfinden deutlich erhöht. Wie Penis und Vulva enthalten die Brustwarzen erektiles Gewebe, das bei Stimulation oder Erregung anschwillt. Dieses erektile Gewebe sitzt unter dem weichen Gewebe der Brust. Will man eine Brustwarze reizen, drückt man mit den Fingern einer Hand seitlich der Brustwarze sanft nach unten und streicht dann mit allen Fingern gleichzeitig sternförmig über die Brust nach außen.

Erdnußschmuggel: Da sich die Brustwarzen häufig unter der Kleidung abzeichnen, gilt ihr Steifwerden als Zeichen sexueller Erregung – obwohl es vielleicht nur heißt, daß man die Heizung aufdrehen sollte. Die Reizbarkeit der Brustwarzen variiert von Mensch zu Mensch, doch die meisten Männer und Frauen genießen es,

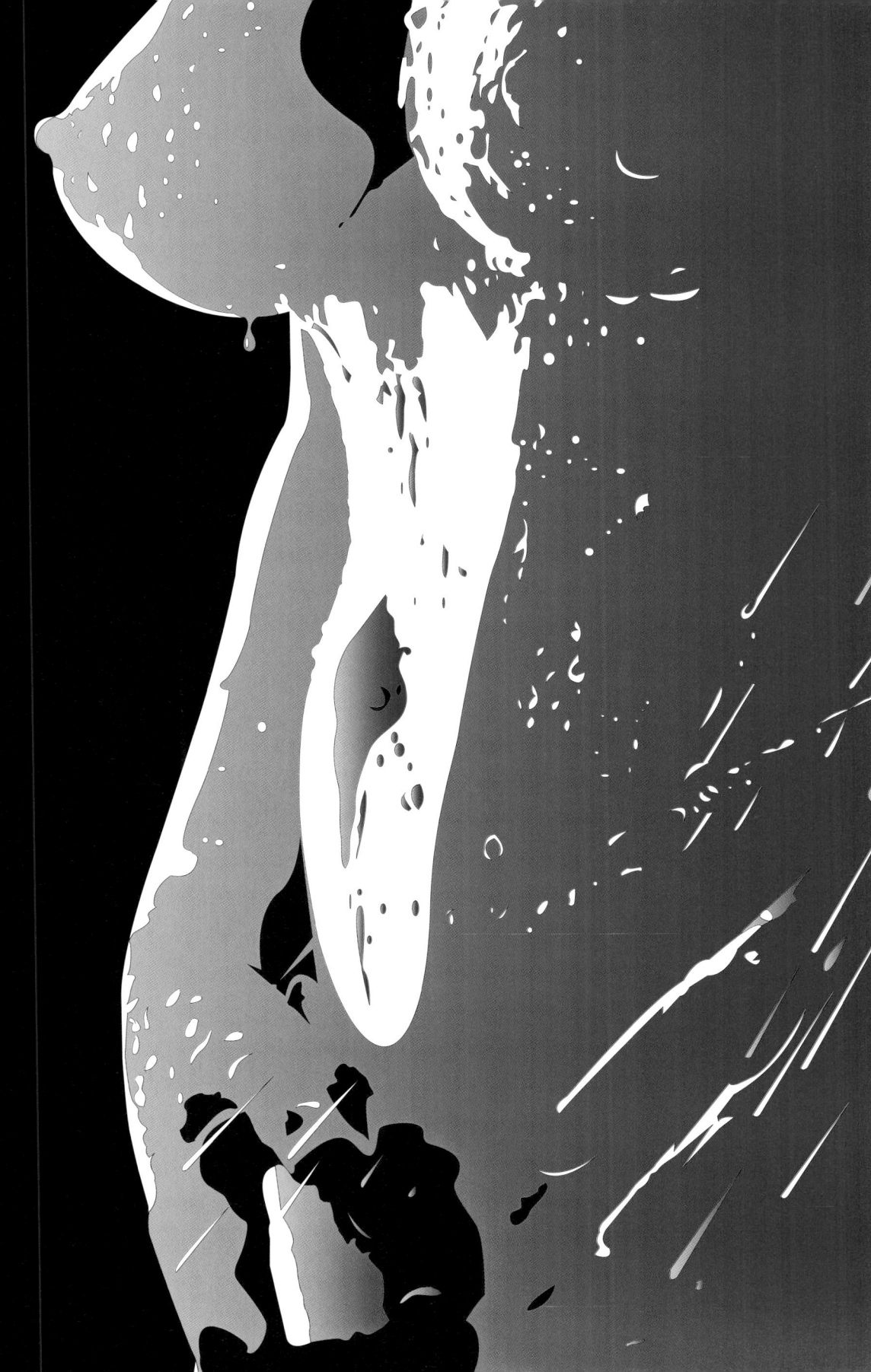

Ich mag es, wenn jemand mit der Zunge über meine Brustwarzen fährt. Heißer Atem ist auch was Schönes. Eine weiche Zunge kann den Hof der Brustwarze umspielen und daran herumsabbern, bis sie schön steif ist, und dann an der Warze lutschen und saugen, als wäre es das Köstlichste auf der Welt.
Rebecca, 26, USA
Kuma2

Bedecken Sie zuerst beide Nippel mit Küssen, bevor Sie sich auf einen konzentrieren und ihn mit der Zunge umkreisen. Fangen Sie am Warzenhof an, und arbeiten Sie sich langsam zum Nippel selbst vor. Sobald Sie ihn erreicht haben, nehmen Sie ihn vorsichtig zwischen die Zähne und streichen mit der Zungenspitze darüber hinweg – sanft, aber schnell. Dann wiederholen Sie das Ganze mit dem anderen Nippel. Sie können auch beide Brüste aneinanderdrücken und dann hin- und herwechseln.
Winnie, 32, USA
Kuma2

Ich fahr drauf ab, wenn man beim Vorspiel an meinen Nippeln lutscht oder mit Schmackes hineinbeißt. Das hat was mit der Lust-Schmerz-Grenze zu tun.
Dennis, 30, UK

Ich mag nur echte Frauen, keine mit Implantaten.
Aurora, 18, USA

wenn ihre Brüste und Brustwarzen beim Sex eine Rolle spielen – durch Betasten, Zwicken, Lutschen oder Streicheln. Ist man beim Sex zu zweit, ist die Stimulation mit dem Mund häufig intensiver als die mit der Hand. Speichel oder Gleitmittel machen die Reize sanfter und sinnlicher. Selbst wenn die Brustwarzen anfangs nicht reagieren, werden sie mit zunehmender Erregung wahrnehmbarer. Stimuliert man die Brustwarzen seines Partners kurz vor dem Orgasmus, dürfte das seine Erregung anheizen und seinen Höhepunkt deutlich intensiver machen.

Warzenhof: Die Hautpartie um die Brustwarze kann farblich von Schokoladenbraun bis Pink reichen (und wird mit der Schwangerschaft dunkler), strotzt vor Nervenendigungen und ist mit winzigen Haarfollikeln überzogen, was sie sehr reizempfindlich macht – mitunter noch sensibler als die Brustwarzen. Schwangere sollten weder Brustwarzen noch Warzenhöfe mit Seife waschen. Es könnte den kleinen, höckerigen Montgomery-Drüsen schaden, die in dieser Zeit aktiv werden und ein Sekret absondern, das die Haut befeuchtet und vor Infektionen schützt.

Bärte: Da die Haut an den Brustwarzen relativ zart und dünn ist, sollten sich Männer mit kräftigem Bartwuchs vor der oralen Stimulation rasieren. Bartstoppeln können die Haut wundscheuern, längere Bärte sind hingegen meist weicher.

Techniken

Tittentrimm: Fassen Sie die Brustwarze zwischen Daumen und Zeigefinger, und drehen Sie sie gefühlvoll ein Stück um ihre eigene Achse, dann in Gegenrichtung zurück, aber vermeiden Sie übermäßigen Zug. Die Brustwarzen sind dermaßen reizempfindlich, daß schon zarteste Berührungen die Erregung verstärken.

Rubbeln und Lutschen: Verteilen Sie Speichel oder ein Gleitmittel auf den Brüsten, und stimulieren Sie die Brustwarzen, indem Sie mit den Fingern zärtlich an ihnen rubbeln oder sie leicht zusammendrücken. Schieben Sie die Warzen sanft in die Brust hinein, und ziehen Sie sie behutsam wieder heraus. Vergraben Sie Ihr Gesicht zwischen den Brüsten Ihrer Partnerin. Drücken Sie sich die Brüste selber gegen das Gesicht, oder lecken und lutschen Sie an Busen und Brustwarzen.

Züngeln: Nehmen Sie eine Brust in den Mund, und befeuchten Sie die Brustwarze mit Speichel. Lutschen und lecken Sie sanft daran, oder hauchen Sie etwas Luft darüber. Umfassen Sie die Brüste dabei zur Stützung mit der Hand. Nehmen Sie die Brustwarze sachte zwischen die Zähne, und fahren Sie mit relativ schnellen Zungenbewegungen über die Warzenspitze. Halten Sie von Zeit zu Zeit inne, und beginnen Sie danach erneut, wobei Sie das Tempo kontinuierlich steigern.

Wechselbad: Streichen Sie mit einem Eiswürfel über die Brustwarzen, bis sie steif sind. Fühlen sie sich kalt an, drücken Sie Ihren warmen Mund darauf und lecken und lutschen an ihnen, bis sie wieder warm werden.

Perlenkette: Legen Sie den Penis zwischen die Brüste, drücken Sie diese fest aneinander, und massieren Sie dann gleichzeitig die Brüste sowie den Schaft und die Eichel des Penis. Die Spermaspritzer, die eine Frau um den Hals trägt, wenn ein Mann zwischen ihren Brüsten ejakuliert, werden auch »Perlenkette« genannt.

Campingbedarf: Schlangenbiß-Sets gibt es in Sexshops oder über das Internet. Sie enthalten unter anderem einen kleinen Saugnapf, mit dem man die Brustwarze hochziehen und deren Sensibilität gehörig steigern kann.

Toys: Brustwarzenklemmen mit Stellschrauben können zur Verstärkung von Lust oder Schmerz verschieden heftig angezogen werden. Sie sorgen für permanente Stimulation, und die Hände bleiben frei für anderes. Frauen mit Brustimplantaten oder Brustzysten sollten vor dem ersten Einsatz unbedingt ihren Arzt fragen.

Wo Aufklärung gutgetan hätte

Bombige Dinger: Durch eine chirurgische Vergrößerung oder Verkleinerung kann sich die Sensibilität von Brüsten und Brustwarzen ändern. Obwohl solche Operationen heute chirurgischer Standard sind, gibt es wie bei jeder Operation gewisse Risiken und Unwägbarkeiten. Es kann zu vorübergehender oder dauernder Taubheit des Gewebes kommen, vor allem, wenn versehentlich ein oder mehrere Nerven durchtrennt wurden. Eine Brustverkleinerung erfolgt meist, weil übergroße Brüste die Lebensqualität einer Frau beeinträchtigen. Die Gründe für eine Brustvergrößerung sind in der Regel kosmetischer Art. Brustimplantate erhöhen bei vielen Frauen das Selbstvertrauen sowie die Sensibilität der Brüste und damit die Freude am Sex. Ob Frauen ihre Brüste aus freien Stücken vergrößern lassen oder nur einem Schönheitsideal entsprechen wollen, sei dahingestellt. Bilder von perfekt geformten, üppigen Brüsten sind allgegenwärtig, obwohl die Oberweite der meisten Frauen keineswegs den Vorbildern entspricht. Die Medien machen wohl keinen Unterschied zwischen echt und falsch – Hauptsache, die Dinger sind groß. Angesichts der Bilder, mit denen Mädchen konfrontiert sind, verwundert es nicht, wenn 16jährige ihre Eltern anflehen, sie mögen ihnen das Geld für eine Brustvergrößerung geben. Große Brüste machen eine Frau reich (Anna Nicole Smith) oder berühmt (Jordan), bringen sie ins Parlament (La Cicciolina) oder in die Schlagzeilen (Britney Spears). Für ein junges Mädchen kann ein großer Busen den gleichen Stellenwert haben wie eine Eins im Abschlußzeugnis.

Knabbere und lutsche rund um die Brustwarzen von außen in Richtung Mitte, aber spar dir den Nippel für später auf. Nimm dir erst eine andere Körperpartie vor, und kehr erst nach einiger Zeit wieder zur Brust zurück. Wenn du dann endlich den Nippel stimulierst, flippt deine Partnerin vor Lust garantiert aus.
Julian, 27, UK

Ich mag es, wenn mein Lover mir sein Sperma auf den Busen spritzt. Ich ver-

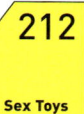

212

Sex Toys

reibe seinen Saft dann auf Brüsten und Brustwarzen.
Olga, 36, Holland

Ich steh total auf Brüste, und als die meiner Partnerin in der Schwangerschaft um zwei Körbchengrößen anschwollen, fühlte ich mich wie im Himmel!
Larry, 40, UK

Es hat schon seinen Reiz, einen Mann am Busen zu haben. Er wird wieder zum Kind, und die Macht, die man eine Zeitlang über ihn hat, ist richtig sexy.
Mercedes, 41, UK

Alle Welt spricht von der männlichen Fixierung auf den Busen der Frau, was irgendwie mit dem Stillen zusammenhängen soll. Ich finde diese Fixierung klasse.
Dan, 22, UK

Lubrikation (Gleitmittel)

Ich bin in der Menopause und habe kaum noch Scheidensekret. Also benutzen mein Mann und ich Astroglide. Es fühlt sich an wie echt, und ich reibe es ihm manchmal sogar auf den Penis, damit ich ihn länger wichsen kann. Haben wir Oralsex, nehmen wir Astroglide erst nach dem Lecken und Blasen. Bei einem Quickie schmiere ich mir etwas davon um die Scheidenöffnung – und ab die Post! Weil ich wirklich trocken bin und es sich nicht sehr angenehm anfühlt, wenn ich da unten berührt werde, tragen wir Astroglide meist gleich zu Beginn des Vorspiels auf. Wir nehmen es übrigens auch beim Analsex.
Alison, 48, USA
4 Freedoms

Ich würde den Glibber von einem Hühnerei nehmen – aber ich werde durch das Vorspiel immer feucht, und bin ich mal nicht feucht, mache ich eben keinen Sex.
Ora, 26, USA

Zum analen Sex nehme ich Babylotion. Für den vaginalen ist mein eigenes Scheidensekret noch immer das Effektivste und Billigste.
Coochter, 22, UK
Gingerbeer

Ich nehme Probe. Das hat die gleiche Konsistenz wie mein natürliches Scheidensekret – und der Sex wird dadurch viel intensiver.
Louise, 32, UK

Natürliche Lubrikation: Die Pornoindustrie hat so einige Mythen geschaffen. Darunter auch den, daß erregte Frauen stets feucht und penetrationsbereit sind und ihre Scheidensäfte nur so fließen. In Wahrheit gelangt selbst bei Frauen mit viel Scheidensekret dieses manchmal nicht durch den Vaginalkanal bis zur Vulva – sie brauchen ein Gleitmittel, um die Penetration zu erleichtern. Gleitmittel machen den Sex für Frauen wie Männer angenehmer und lustvoller, doch sollten Frauen sie nicht als Ersatz für eigene Erregung ansehen. Geringe Scheidenbefeuchtung kann bedeuten, daß die Frau eher von klitoraler Stimulation profitiert, heißt aber nicht, daß sie nicht erregt ist. Natürliches Vaginalsekret trocknet rasch ab. Was eben noch feucht war, kann gleich darauf trocken sein, vor allem nach dem Orgasmus. Dauert die Penetration längere Zeit, und trocknet das Vaginalsekret ab, kann das die Vaginalschleimhaut wundscheuern oder gar verletzen. Übermäßige Reibung ist nicht bloß unangenehm – sie kann eine Blasen- oder Scheidenentzündung verursachen und auch Kondome zum Reißen bringen!

Wieviel Scheidensekret eine Frau produziert, kann von der Phase ihres Menstruationszyklus oder vom Alter abhängen. Niedrigere Östrogenwerte in den Wechseljahren, nach einer Geburt oder in der Stillzeit können die natürliche Lubrikation verringern. Alkohol, Streß, Müdigkeit, Medikamente (etwa Antihistaminika) und Drogen wie Cannabis oder die Nutzung von Sex Toys und Kondomen können auch eine Rolle spielen.

Speichel ist ein natürliches Gleitmittel, trocknet jedoch an der Luft im Nu ab. Stellen Sie also stets alkoholfreie Getränke bereit, um sich den Mund anzufeuchten. Das vor dem Samenerguß aus dem Penis tröpfelnde Sekret ist das einzige natürliche Gleitmittel, das der männliche Organismus produziert. Der Anus produziert überhaupt keine Gleitflüssigkeit, deshalb ist für Analspiele ein künstliches Gleitmittel Pflicht!

Künstliche Lubrikation: Es gibt Gleitmittel auf Wasserbasis für Anal- und Vaginalspiele sowie für die Penetration, aromatisierte für Oralsex und sogar welche für Unterwassersex sowie für Menschen mit Allergien gegen bestimmte Stoffe. Die chemische Zusammensetzung dieser Mittel variiert, und alle haben ihre jeweiligen Vorzüge, über die der Beipackzettel Auskunft gibt. Manche Menschen benutzen Alltägliches – Feuchtigkeitscreme, Butter, Olivenöl, Vaseline. Doch Vorsicht: Flutschhilfen auf Ölbasis (gibt's auch zu kaufen) greifen das Material der Kondome an und machen diese damit unsicher! Neue Produkte lassen sich auf allergische Reaktionen testen, indem man sich etwas davon auf den Arm reibt, bevor man damit an die Geschlechtsteile geht. Ein kleines bißchen Gleitmittel im Kondom kann ein glatteres Rein- und Rausflutschen bewirken und bei manchen Männern das Lustempfinden steigern (bei allzu großzügigem Einsatz von Gleitmittel kann das Kondom allerdings vom Penis rutschen). Am besten sind Gleitmittel auf Wasser- oder Silikonbasis – es sei denn, man benutzt ein Kunststoffkondom für Frauen (Femidom). Ein Gleitmittel fühlt sich unter Umständen kalt an, wenn man es auf die Haut aufträgt, weshalb man gut daran tut, das Mittel kurz zwischen den Handflächen zu verreiben oder die Tube eine Zeitlang unter heißes Wasser zu halten.

Gleitmittel auf Wasserbasis: Entmineralisiertes Wasser und Glyzerin sind die Hauptbestandteile dieser Gleitmittel, die sich hervorragend für jede Art von Vorspiel oder penetrativem Sex eignen. Nur diese Gleitmittel sind bei der Verwendung von Kondomen sicher. Unparfümierte wasserlösliche Gleitmittel schmecken leicht süß, stören also nicht beim Oralsex. Sie werden leichter absorbiert, reizen das empfindliche Gewebe in und an den Genitalien weniger und lassen sich mit Wasser gut abspülen. Allerdings trocknen sie rasch und werden klebrig, aber mit Wasser lassen sie sich reaktivieren.

Gleitmittel auf Silikonbasis: Sie ähneln den Gleitmitteln auf Wasserbasis, sind jedoch wasserabweisend und nur schwer wegzuwaschen, bleiben dafür aber beim Sex länger gleitfähig. Sie sind sicher bei der Verwendung von Kondomen, Diaphragmen und anderen Latexbarrieren, zersetzen jedoch alle Sex Toys aus Silikon.

Gleitmittel auf Mineralölbasis: Sie sind problemlos erhältlich und eignen sich vorzüglich für die Selbstbefriedigung von Männern und das Analspiel. Ihre Wirkung hält länger an, doch man sollte sie niemals zusammen mit Latexprodukten (Kondome, Diaphragmen, Pessare, Sex Toys) verwenden, da ihre Inhaltsstoffe Latex zersetzen können. Außerdem sind sie nur schwer abzubekommen.

Gleitmittel auf Ölbasis: Sie sind meist aus Naturprodukten wie Butter oder Pflanzen- bzw. Nußöl hergestellt und eignen sich gut zum Einsatz von Dildos sowie zum Analverkehr, doch sie dürfen nie zusammen mit Latexprodukten wie Kondomen, Diaphragmen oder Pessaren benutzt werden, da Öl der natürliche Feind des Latex ist! Sie machen leicht Flecken und sind nur schwer von der Haut zu kriegen.

Aromatisierte Gleitmittel: Gleitmittel mit Geschmack, die Saccharose enthalten, sind für penetrativen Sex nicht geeignet, da diese Zuckerart Hefepilze sprießen lassen kann. Neuere Varianten mit Süßstoff sind vielleicht eher geeignet.

Benzocain: Manche Gleitmittel enthalten Benzocain, das eine örtliche Betäubung bewirkt. Sie finden in erster Linie beim Analsex Verwendung. Da Benzocain jedoch verhindert, daß man Schmerzsignale des eigenen Körpers wahrnimmt, besteht bei diesen Gleitmitteln ein erhöhtes Verletzungsrisiko. Außerdem kann der Betäubungseffekt das Lustempfinden beeinträchtigen.

Glyzerin: Dieser Stoff ist der häufigste Bestandteil von Gleitmitteln und in chemischer Hinsicht dem Zucker nahe verwandt. Ist man für Infektionen mit Hefepilzen anfällig, sollte man glyzerinfreie (und saccharosefreie) Gleitmittel versuchen.

Spermizide: Manche Gleitmittel enthalten Spermizide, die die Spermien abtöten, und gewähren somit einen zusätzlichen Schutz, wenn man mit Kondomen oder anderen technischen Barrieren verhütet.

Nonoxynol-9: Diese Substanz auf Reinigungsmittelbasis wird manchen Gleitmitteln als Kontrazeptivum beigefügt und soll zusätzlichen Schutz gegen STIs und HIV bieten. Neuere Untersuchungen haben jedoch erwiesen, daß Nonoxynol-9 weniger wirksam ist als bislang angenommen – außerdem kann es bei manchen Menschen schwere allergische Reaktionen verursachen (Entzündungen im Anal- und Vaginalbereich), die das Risiko einer Infektion mit HIV beträchtlich erhöhen.

Mir ist es peinlich, wenn ich einem neuen Partner vorschlage, ein Gleitmittel zu benutzen. Er könnte ja denken, ich hätte es in puncto Sex faustdick hinter den Ohren – was nicht stimmt.
Saskia, 20, UK

Mit Spucke läuft's wie geschmiert. Nur trinke ich vor dem Sex niemals Kakao oder andere milchhaltige Getränke, weil mein Mund davon austrocknet. Was bei Zigaretten und Alkohol ganz genauso ist.
Jim, 32, UK

Mein Ideal sind die Niagarafälle – die Säfte müssen nur so fließen.
Kerry, 19, UK

Für alle Spielarten zwischen Analsex, Fisten und olympiareifen Stundenlangbumsereien brauche ich unbedingt ein Gleitmittel, weil ich sonst schnell trocken werde, was die Sache öde und schmerzhaft macht.
Amanda, 39, UK

Dummerweise vergesse ich dauernd, mir ein richtiges Gleitmittel zu kaufen, so daß ich dann immer irgendwas aus dem Kühlschrank krame – mit wechselndem Erfolg für die Zeit nach dem Sex. Manchmal kriege ich eine Blasenentzündung, manchmal bloß verstärkten Ausfluß. Ich muß mir endlich was Richtiges besorgen, denn was ich jetzt mache, kann gar nicht gesund sein.
Jean, 25, UK

Hand anlegen (bei Frauen)

Nimm viel Gleitmittel und hab keine Angst vor neuen Bewegungen. Arbeite dich behutsam nach oben – und fingre nicht gleich drauflos wie eine Wilde.
Evianca, 26, USA
Lovenet

Jede Frau ist anders. Ist sie trocken, nehmen Sie Gleitmittel oder versuchen Sie, sie auf Touren zu bringen. Und schneiden Sie den Zeigefingernagel kurz! Fragen Sie, wie heftig sie berührt werden möchte. Klitoris wie Penis sind unterschiedlich empfindlich – manche sensibel wie ein Kinderpopo, andere strapazierfähig wie Leder. Und nach der Hand folgt die Zunge!
Anon, 26, USA
Lovenet

Man kann alles einsetzen – die Lippen, die Zunge – und auch mal sanft über bestimmte Stellen pusten. Wenn man sich Zeit läßt, heißt das nur, daß man herausfinden will, was am besten funktioniert. Ich glaube, Frauen schätzen es, wenn man sich so viel Mühe gibt – selbst wenn die Versuche nicht immer von Erfolg gekrönt sind!
Jim, 53, UK

Historisches: Noch im späten 19. Jahrhundert unterstrich so mancher Knigge für Frischvermählte die Bedeutung der Klitoris und empfahl dem Bräutigam, seiner Braut vor der Entjungferung ihren ersten Orgasmus zu verschaffen, indem er ihre Klitoris manuell stimulierte. Ein vernünftiger Tip. Zu Beginn des 20. Jahrhunderts postulierte Sigmund Freud jedoch, ein Herumspielen an der Klitoris zeuge von Unreife. Wirklich erwachsene Frauen müßten die »klitoridische Lust« aufgeben und die Fähigkeit zum vaginalen Orgasmus entwickeln. Ob diese Idee sich nun durchsetzte, weil die neuen psychoanalytischen Theorien so große Resonanz erfuhren oder weil sie für Männer schlicht bequemer war – die daraus abgeleitete und heute noch herrschende Vorstellung, das Rein und Raus des Penis in der Vagina sei der Gipfel sexueller Lust, hat viele Frauen in heillose Verwirrung gestürzt.

Kommunikation: Die Stimulation der Klitoris mit der Hand ist eine schnelle und einfache Methode, mit der Frauen zum Höhepunkt gelangen oder einen Orgasmus durch Penetration fördern können. Wie bei allem Sexuellen bleibt unklar, was jemand gut findet, wenn man nicht danach fragt und das Gegenüber nicht damit herausrückt. Viele Frauen sind anfangs zu gehemmt, um Anleitungen zu geben, schätzen aber die direkte oder indirekte Stimulation der Klitoris – die maßgeblich zur sexuellen Erregung der Frau beiträgt. Signalisieren Sie Ihrer Partnerin Lernwilligkeit, fördert das ihre Entspannung. Spürt eine Frau Zeitdruck, oder ist sie unsicher, ob Sie auch wirklich voll bei der Sache sind, wird sie kaum entspannt genug sein, um sich hemmungslos gehenzulassen. Sobald sie aber relaxt ist, lassen Sie sich von ihr demonstrieren, welche Art Berührung sie favorisiert, indem Sie sie ermutigen, in Ihrer Gegenwart zu masturbieren. Sie kann aber auch Ihre Hand und Ihre Finger dirigieren, bis Sie wissen, was Sie tun müssen – manuelle Stimulation wird eher »mit« jemandem praktiziert als »an« jemandem.

Abwechslung: Vor dem ersten Handanlegen schenkt ein gewisses Grundwissen Vertrauen, denn Schamlippen und Klitoris können dick sein, nach innen gekehrt, hervorquellend, herabhängend oder kaum vorhanden. Auch die Hautbeschaffenheit kann variieren: von seidig glatt bis eingefurcht und runzelig. Und in puncto Farbe reicht die Bandbreite von Pink über Rot und Malve zu Schokoladenbraun – was nach der Geburt eines Kindes alles etwas dunkler ausfallen kann.

Navigation: Jede Position, in der Sie die Genitalien Ihrer Partnerin berühren können, ist gut, und sie kann Ihnen sagen, welche ihr am besten gefällt. Legt sie sich mit gespreizten Beinen auf den Rücken, können Sie sich zwischen ihre Beine oder neben sie setzen. Sie können auch im Schneidersitz hinter ihr sitzen und nach vorn fassen, oder sie legt sich mit hochgestrecktem Po hin, und Sie stecken Ihre Finger in die Vagina und drücken auf den G-Punkt. Wenn Sie Ihr Handgelenk mit nach unten gerichteten Fingern auf ihr Schambein legen, gewinnen Sie Hebelkraft und verhindern Krämpfe in der Hand. Sie kopieren damit die Technik, mit der eine Frau sich selbst befriedigt – und können mit der zweiten Hand anderes machen.

Stürzen Sie sich nicht gleich auf die Klitoriseichel! Sie ist zwar Ihr eigentliches Ziel, doch ein paar kleine Umwege steigern die Vorfreude Ihrer Partnerin. Bearbeiten Sie die Ränder der Schamlippen – unter denen die Flügelenden der Klitoris verlaufen – und die Scheidenöffnung, bevor Sie die Klitoris ganz sanft mit den Fingerspitzen berühren. Die natürlichere Richtung ist die von der Klitoris zur Vagina und nicht umgekehrt. Plagt Sie Arthritis oder ein Ermüdungsschmerz-Syndrom, können Sie Ihre Hände kaum längere Zeit in Bewegung halten. Dann können Positionswechsel oder ein Vibrator hilfreich sein, obwohl Vibratoren die Ermüdungsschmerzen häufig sogar verstärken können.

Lubrikation: Das meiste natürliche Scheidensekret findet sich an der Scheidenöffnung, denn es tritt aus den Innenwänden der Vagina aus. Streichen Sie einen Fingervoll auf die Klitoris, oder nehmen Sie Speichel. (Durch die monatlichen Hormonschwankungen kann Ihre Partnerin zu bestimmten Zeiten trockener sein.) Jede Stimulation fühlt sich besser an, wenn die Klitoris feucht ist, und Speichel ist ein natürliches und allzeit verfügbares Gleitmittel. Unter den künstlichen Gleitmitteln empfiehlt sich wasserlösliches. (Testen Sie, ob Ihre Haut auf die gekauften Produkte allergisch reagiert!) Probieren Sie es auch einmal mit Gleitmittel auf einem Latexhandschuh – Ihre Berührungen werden angenehm flutschig, und zu einer Infektion durch schmutzige Fingernägel kann es gar nicht erst kommen.

Menstruation: Die Stimulation der Vulva während der Periode ist Geschmackssache. Hormonschwankungen, der Kontakt mit Menstruationsblut und die Angst vor Flecken können Frau wie Mann die Lust nehmen. Viele Frauen sind aber gerade zur Periode besonders lüstern, weshalb Sie diese Idee nicht gleich verwerfen sollten. Beugen Sie Flecken vor, indem Sie ein Handtuch unter Ihre Partnerin legen und ihr zum Anheben der Hüften ein Kissen unter den Po schieben. Außerdem ist der Blutfluß am Beginn und am Ende der Periode meist weniger stark.

Wo Aufklärung gutgetan hätte

Eins nach dem anderen: Dringen Sie mit den Fingern nie nacheinander in Vagina oder Anus ein, ohne sie zwischendurch gründlich zu waschen. Die Vagina ist sehr infektionsanfällig – für Keime, die unter Fingernägeln sitzen, oder Bakterien aus dem Anus. Schneiden Sie sich die Fingernägel kurz, und feilen Sie die Ränder glatt. Auch Hornhaut an den Fingern kann unangenehme Gefühle verursachen.

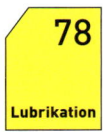

78
Lubrikation

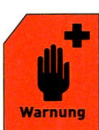

Warnung

Techniken

Allgemeine Erregung: Es kann für eine Frau sehr erregend sein, wenn sie anfangs überall berührt wird *außer* an den Geschlechtsteilen. Streicheln Sie über Nacken, Rücken, Arme, Bauch, Schenkelinnenseiten und Schamhügel – und massieren Sie zuletzt durch die Kleider hindurch die Vulva. Schieben Sie ihr behutsam einen Finger unter den Slip, und arbeiten Sie sich dann allmählich bis ans Ziel vor.

Genitalmassage: Fahren Sie mit den Fingern behutsam über Schenkelinnenseiten und Unterbauch Ihrer Partnerin, und streichen Sie immer wieder über Schambehaarung und Vulva. Benutzen Sie Speichel oder wasserlösliches Gleitmittel, denn die Stimulation trockener Genitalien bringt wahrlich keinen Spaß. Lassen Sie Ihre Finger über jede Hautfalte gleiten, über die großen und kleinen Schamlippen und über die Klitorisvorhaut. Massieren und streicheln Sie vor und zurück, und kneten Sie das weiche Fleisch dabei sanft durch. Setzen Sie mit dem Handballen knapp oberhalb der Schambehaarung an, und lassen Sie ihn von dort aus mit leichtem Druck vor- und zurückgleiten. Mit der anderen Hand können Sie parallel die Vulva und die Klitoris streicheln.

Massage des Damms: Legen Sie Ihr Handgelenk auf die Bikinilinie, und überwölben Sie die Scheide mit der flachen Hand. Massieren Sie mit den Fingerspitzen den Damm (die Region zwischen Scheide und Anus). Reiben Sie mit angefeuchteten Fingern in Richtung Anus und wieder zurück, und streichen Sie hin und wieder über die Scheidenöffnung und den Klitorisbereich.

Indirekte Stimulation der Klitoris: Nähern Sie sich der Klitoris anfangs unbedingt mit indirekten Berührungen, denn direkte sind für manche Frauen unangenehm oder sogar schmerzhaft, wenn sie noch nicht voll erregt sind. Legen Sie Ihr Handgelenk auf die Bikinilinie Ihrer Partnerin, und lassen Sie zwei gut geschmierte Finger beidseits der Klitoris über die Vulva nach unten gleiten. Lassen Sie Ihre Finger sanft kreisen, und versuchen Sie das Schambein unter dem Fleisch zu erspüren. Halten Sie die Finger feucht, und variieren Sie Druck und Tempo Ihrer Bewegungen. Wenn Sie die großen und kleinen Schamlippen leicht zwischen Daumen und Zeigefinger reiben, bewirkt der Zug an der Klitorisvorhaut eine sanfte Stimulation der Klitoriseichel.

Direkte Stimulation der Klitoris: Mit steigender Erregung fließt zusätzliches Blut in den Genitalbereich, und die Klitoris schwillt an, als habe sie eine kleine Erektion. Eine direkte Berührung der hochsensiblen Klitoriseichel kann schmerzhaft sein, wenn Ihre Partnerin noch nicht voll erregt ist, und sind Sie zu grob, zieht sich die Klitorisvorhaut zusammen und verhüllt die Eichel. Sanfte Berührungen sind am besten. Zur direkten Stimulation ziehen Sie die Klitorisvorhaut zurück und berühren die Eichel sanft mit einem Finger voller Gleitmittel. Streichen Sie mit kreisenden Bewegungen die Eichel und die Seiten entlang. Ziehen Sie mit der anderen Hand an den Schamlippen, was den Klitorisbereich leicht anspannt. Variieren Sie Tempo, Druck und Art Ihrer Berührungen. Manche Frauen mögen nicht an der Klitoris gestreichelt werden, sondern bevorzugen einen konstanten leichten Druck auf die oder um die Klitorisarterie, die ein wenig seitwärts der Eichel verläuft.

Kräftigere Stimulation: Fassen Sie die Klitoris sanft mit Daumen und Zeigefinger, und massieren Sie sie mit kreisenden Bewegungen. Versuchen Sie auch, die Schamlippen mit zwei Fingern weit zu spreizen und mit den anderen Fingern die Klitoris zu streicheln, zu reizen und vibrieren zu lassen (durch sanftes Antippen).

Sex Toys (Spielzeug)

Lassen Sie es brummen! Jede vernünftige Frau, die sich nicht überanstrengen möchte, benutzt heutzutage einen Vibrator. Dieses Spielzeug ermöglicht eine intensive und anhaltende Stimulation des gesamten Klitorisbereichs, aber auch der Vagina. Ein Vibrator kann sehr nützlich sein, wenn man als Frau nur schwer zum Orgasmus kommt – beschleunigt er den Vorgang doch ganz ungemein.

Peinlichkeiten: Manche Paare benutzen keine Sex Toys, weil Ihnen Ihre Lust darauf peinlich ist. Und oft haben sie Skrupel, in einen Sexshop zu gehen – was sich in den Zeiten des Online-Bestellens zusehends umgehen läßt. Etliche Frauen finden einen Vibrator zum Solosex toll, haben aber Hemmungen, sich von Ihrem Gegenüber damit beglücken zu lassen. Dabei ist der Gedanke daran wohl für die meisten Partner oder Partnerinnen aufregend, und da unser aller Ziel der Lustgewinn ist, müßte es unerheblich sein, wie oder womit wir dieses Ziel erreichen.

Mit Geduld und Spucke ...: Falls Ihre Partnerin sich gegen die Verwendung von Sex Toys sträubt, Sie jedoch überzeugt sind, daß diese ihr Sexualleben bereichern könnten, sollten Sie behutsam beginnen – mit einfachen Fingerlingen. Sie funktionieren ohne Batterien und erinnern an kleine Fingerpuppen. Es gibt sie mit höchst unterschiedlich strukturierten Oberflächen – glatt, rauh, genoppt, gerifelt, gewellt, etc. –, und sie können bei der manuellen Stimulation entschieden neue Gefühle hervorrufen. Oder Sie besorgen Ihrer Partnerin einen kleinen, unauffälligen Fingervibrator: So ein Gerät paßt auf einen Finger und funktioniert mit einer einzigen Batterie. Solche Minivibratoren haben entweder die Form einer kleinen Patrone mit separater Hülle, oder sie liegen wie ein Ring um den Finger. Findet Ihre Partnerin Geschmack an dieser zusätzlichen Stimulation, können Sie auf größere und kraftvollere Vibratoren umsteigen.

Der Daumen ist mein bestes Werkzeug. Ich schieb ihn mir tief rein und wackel damit rum. Irre ist es aber auch mit einem Daumen im Arsch und gleichzeitig 'nem Vibrator in der Möse.
Madeline, 20, UK

Ich lutsche an meinem Finger und umkreise dann ihre Klitoris. Je größer die wird, desto besser komme ich an ihre Eichel ran.
Roger, 52, USA

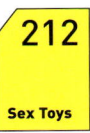

Vor kurzem habe ich die Sex Toys entdeckt. Es klingt paradox, aber während ich mit einem Typen nur schwer einen vaginalen Orgasmus kriege, komme ich ohne Probleme schon nach ein paar Minuten, wenn ich mir meinen großen Vibrator reinstecke. Keine Ahnung, warum das so ist. Vielleicht liegt's daran, daß der Vibrator so groß ist und im Gegensatz zu einem Penis nicht hin- und herbewegt wird und ich mir gleichzeitig auf die Klitoris drücken kann. Aber eigentlich ist mir das egal – Hauptsache, es funktioniert! Mein Freund will allerdings nicht, daß ich den Vibrator benutze. Er befürchtet, ich könnte mich an dessen Größe gewöhnen und seinen Schniedel eines Tages zu klein finden.
Lu, 30, UK

Der Gräfenberg-Punkt (G-Punkt)

Er existiert! Seit mehr als 50 Jahren sorgt der Gräfenberg-Punkt für nächtliches Bettgeraschel – und für lange Gesichter. In einem umstrittenen Aufsatz von 1950 bestimmte der deutsche Gynäkologe Ernest Gräfenberg nach »Forschungen« an seiner Frau und einigen Patientinnen einen Bereich in der Vagina, der theoretisch nicht bloß einen Orgasmus hervorrufen konnte, sondern auch so etwas wie eine weibliche Ejakulation. Diese Stelle hieß fortan G-Punkt, und der Name Gräfenberg wurde als Bezeichnung für ein vaginales Lustzentrum unsterblich.

Er existiert nicht! Binnen zehn Jahren standen Gräfenbergs Forschungen im Schatten gesteigerten akademischen und öffentlichen Interesses an einem anderen sensiblen Punkt von Frauen: der Klitoris. Dieses winzige Organ war der Inbegriff der sexuellen Befreiung für eine Generation von Feministinnen, die den Männern beizubringen versuchte, daß »freie Liebe« mehr bedeutete als nur vaginalen Sex (spielte ein Mann nicht erst eine Zeitlang am Türknauf, blieb ihm der Eintritt verwehrt). Manche Frauen hatten genug von der vaginalen Penetration, und Gräfenbergs Entdeckung eines Organs in der Vagina war kein Trost für jene 80 Prozent aller Frauen, die ohne klitorale Stimulation nicht zum Orgasmus gelangen konnten.

Alles klar? 1981 erschien das Buch *The G-Spot* von Whipple und Perry. Es sorgte für die Wiederaufnahme und Ausweitung der Gräfenbergschen Forschungen. Der G-Punkt war in Mode, und Frauenzeitschriften ließen ganze Regenwälder abholzen, um uns über ihn aufzuklären. Frauen und Männer mußten ihn nur noch finden – ein schwieriges Unterfangen. Die Forschungen wurden 20 Jahre lang betrieben und erst kürzlich eingestellt. Im August 2001 wies Prof. Dr. Terence Hines von der New Yorker Pace University darauf hin, daß der wissenschaftliche Beweis für die Existenz des G-Punkts auf der Untersuchung von lediglich einem Dutzend Frauen beruhte und daß es nur bei vier davon Anzeichen für eine G-Punkt-Sensibilität gab. »Die Frauen«, so Hines, »haben sich hinsichtlich eines wichtigen Teils ihrer Sexualität seit 20 Jahren in die Irre führen lassen. Manche von ihnen zweifeln womöglich an sich oder ihrer Sexualität, weil sie ihren G-Punkt nicht finden können – aber es gibt da nichts zu finden.«

Such noch ein bißchen weiter, Darling! Ob es wissenschaftliche Beweise für die Existenz des G-Punkts gibt oder nicht, spielt keine Rolle, solange die Stimulation dieser Stelle angenehme Gefühle auslöst – was bei vielen Frauen der Fall ist. Allerdings ist zu bedenken, daß die G-Punkt-Stimulation mit der Hand erfolgt und diese beim Vordringen in die Vagina zwangsläufig an der Klitoris reibt. Daß erregte Frauen einen Orgasmus erleben können, wenn ihre Genitalien von außen gestreichelt und von innen gedrückt werden, ist keine weltbewegende Neuigkeit – und Frau Gräfenberg war das wohl auch schon klar.

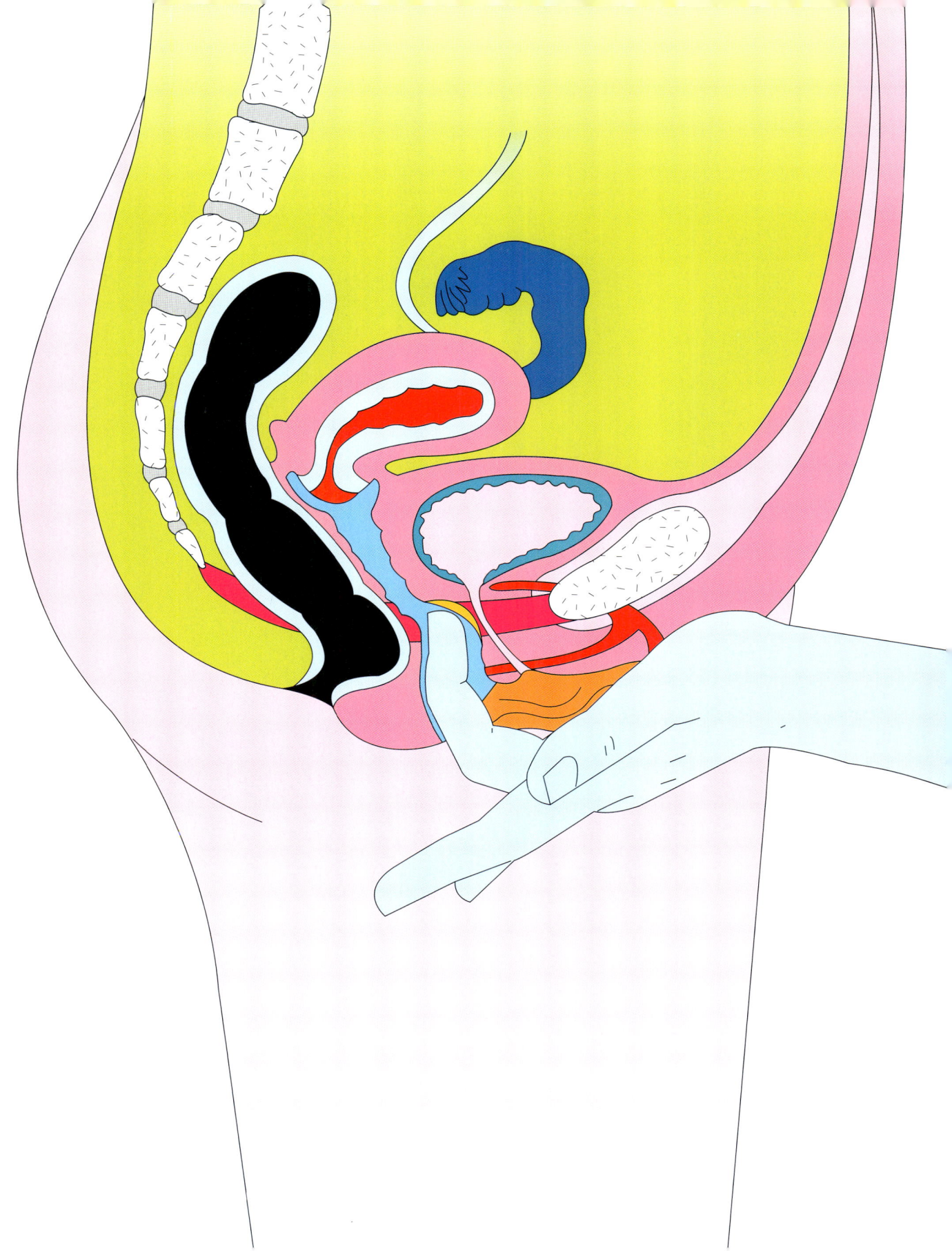

Techniken

Ein Stück höher, ein Stück nach links: Ob Sie den G-Punkt oder etwas in der Art nun je finden oder nicht, die Suche nach ihm kann eine Menge Spaß machen. Ist Ihre Partnerin erregt, schieben Sie Ihre Finger etwa 5 cm tief in die Vagina, biegen sie hinter dem Schambein nach oben und drücken dann in Höhe des Bauchnabels, als machten Sie mit den Fingern eine »Komm her!«-Geste. Drücken Sie gegen die Scheidenvorderwand, und erkunden Sie den Bereich vom Schambein bis hinauf zum Gebärmutterhals. Der G-Punkt fühlt sich unter Umständen leicht geschwollen und geriffelt an, doch das ist von Frau zu Frau anders. Drücken Sie mit Ihrer anderen Hand in Höhe der Bikinilinie auf den Bauch, oder pressen Sie Ihre Finger gegen die Harnröhrenöffnung. Die richtige Stelle ist nicht leicht zu finden, und Sie sind auf die Hilfe Ihrer Partnerin angewiesen. Hat sie das Gefühl, pinkeln zu müssen, ist das oft ein Zeichen, daß Sie die richtige Stelle erwischt haben – drücken Sie aber zu fest auf die falsche Stelle, fühlt es sich an, als quetschten Sie ihr die Blase. Sie haben zwar nur wenig Platz, experimentieren Sie aber trotzdem mit schaukelnden, massierenden und kreisenden Bewegungen. Drehen Sie Ihre Finger in der Vagina herum, und stoppen Sie auf dem G-Punkt. Lassen Sie Ihre Fingerspitzen kreisen, oder drücken Sie die Finger steiler nach oben, bevor Sie sie hin- und herwippen lassen. Spürt Ihre Partnerin nichts Außergewöhnliches, könnten Sie andere Positionen ausprobieren. Sie kann sich mit gespreizten Beinen auf den Bauch legen und mit einem Kissen die Hüften anheben. So drücken Sie nach unten, und das erhöht den Druck. Sie können sich auch entgegengesetzt unter Ihre Partnerin legen, die auf allen vieren über Ihnen kniet, obwohl Ihre Hand durch das ständige Nach-oben-Halten rasch ermüden kann. Ist das der Fall, kann sie sich rittlings auf Sie setzen, während Ihre Finger in der Vagina stecken – gegen die sie ihren Unterleib drücken kann. Der G-Punkt reagiert eher auf Druck als auf Berührung. Sollte Ihre Partnerin erwähnen, daß Sie eine besonders sensible Stelle berührt haben, drücken Sie kräftig dagegen. Steht sie kurz vor dem Orgasmus, wirken schnelle Pumpbewegungen am besten (und sind am anstrengendsten).

Sex Toys (Spielzeug)

Freunde und Helfer: Es sind etliche Dildos und Vibratoren auf dem Markt, die eigens für die G-Punkt-Stimulation entwickelt wurden. Man reicht damit tiefer als mit den Fingern, und sie sind am oberen Ende gebogen, damit sie um das Schambein herumreichen. Mit ihnen läßt sich festerer Druck ausüben, und ihr Einsatz strengt weniger an, als wenn man die Hände nimmt. Der Trick ist, den richtigen Winkel und die richtige Stelle zu finden, und da das Tastgefühl der Finger fehlt, sind Sie noch stärker auf die Anleitung durch Ihre Partnerin angewiesen, wenn Sie den richtigen Punkt finden wollen. Sie können das Gefühl intensivieren, indem Sie ihr auf den Bauch drücken, während Sie einen Dildo oder Vibator einsetzen.

Schieben Sie Ihre Finger nicht zu tief in die Vagina, und machen Sie damit eine Art »Komm her!«-Geste, indem Sie sie einrollen und wieder strecken. Ein, zwei Finger sind am besten.
Nick, 25, UK

Ich rate Ihnen, die Finger von hinten in die Scheide zu schieben, dann sanft nach unten zu stoßen und zu drücken. Bereiten Sie sich mit Kegel-Übungen vor. Ich nehme dazu Ben-Wa-Kugeln. Es gibt mehrere Größen, und sie bimmeln leise, wenn man sie bewegt. (Keine Angst: Das Bimmeln im Körper hört nur man selbst!). Zu kaufen sind sie als Gymnastikkugeln für die Finger.
Anon, 26, Australien
Lovenet

So drei bis fünf Zentimeter weit drin gibt es an der oberen Scheidenwand ein paar Einkerbungen, die hart werden, sobald meine Partnerin sehr erregt ist. Also sollte man diese Stelle in einem Winkel schräg nach oben in Richtung Schamhügel massieren.
Anon, 18, UK
Lovenet

212

Sex Toys

Weibliche Ejakulation

Die geheimnisvolle Anatomie der Frau: Ist der G-Punkt schon so etwas wie ein Geheimnis, ist die weibliche Ejakulation – der mit dem Orgasmus erfolgende Ausstoß eines Sekrets aus der Harnröhre – ein Buch mit sieben Siegeln. Nach Ansicht von Whittle und Perry hängt dieses Phänomen meist mit der Stimulation des G-Punkts zusammen, und manche Ärzte vermuten aufgrund des Flüssigkeitsausstoßes, daß der G-Punkt (so es ihn gibt) das weibliche Pendant zur Prostata ist. Da die G-Punkt-Sensibilität entlang der Harnröhre lokalisiert wird, sind andere Ärzte überzeugt, daß die Stimulation der fraglichen Stelle eine Lockerung der Muskeln am Blasenhals bewirkt, was zu einer Urin»Ejakulation« führt. Die Ejakulations-Verfechter bezweifeln das: Die ejakulierte Flüssigkeit habe eine andere chemische Zusammensetzung als Urin. Wie auch immer, es gibt nur wenige Frauen, die eine Ejakulation erleben, und die Menge ihres Ejakulats kann sehr unterschiedlich sein: Manche Frauen werden zum sprudelnden Quell, andere nehmen das Geschehen noch nicht einmal wahr. Es gibt die These, daß Frauen mit starker Beckenbodenmuskulatur eher ejakulieren. Frauen mit Ejakulations-Erfahrung beschreiben ihre Technik als eine Art Ausstoßung, zu der sie ihren PK-Muskel einsetzen, sobald der Orgasmus naht. Und da wir im Leben viel Zeit damit verbringen, körperliche Ausstoßungs-Mechanismen für Flüssigkeiten, Winde, Kot und dergleichen bewußt zu kontrollieren, braucht auch das Ejakulieren einige Übung.

Vaginalfisting

Puppentheater: Die Vagina ist darauf ausgelegt, sich bei der Geburt eines Kindes auszudehnen, doch dauert dieser Vorgang einige Zeit. Die Dehnbarkeit der Vagina erlaubt es, eine ganze Hand oder Faust (engl. fist) in ihr unterzubringen, doch muß das behutsam und sehr, sehr langsam geschehen. Natürlich hängt alles vom Größenverhältnis Hand–Vagina ab: Eher paßt eine kleine Frauenhand in eine große Vagina als eine große Männerhand in eine kleine. Fisten sollte man nur, wenn beide Beteiligten es wollen, wenn beide nüchtern sind und über viel Geduld, viel Zeit und viel Gleitmittel verfügen. Latexhandschuhe machen das Ganze sicherer und angenehmer. Beginnen Sie mit zwei Fingern, und ergänzen Sie diese nach und nach bis zur ganzen Hand. Verspürt Ihre Partnerin Schmerzen, hören Sie sofort auf, und haben Sie es geschafft, Ihre ganze Hand in die Vagina zu schieben, ziehen Sie sie nur sehr langsam wieder heraus. Nach dem Orgasmus können Muskelkrämpfe oder ein im Körper entstandenes Vakuum das Hinausziehen erschweren. Lassen Sie sich Zeit, und ziehen Sie Ihre Hand ganz behutsam heraus. Während der Schwangerschaft, kurz nach der Geburt oder nach einer Gebärmutterentfernung ist Vaginalfisting tabu. Frauen in den Wechseljahren sollten in Sachen »Faustfick« ebenfalls vorsichtig sein, denn die natürliche Befeuchtung und Elastizität der Scheide nimmt in dieser Zeit ab.

32
Körperflüssigkeiten

Ich ejakuliere nur nach einem ausgiebigen Vorspiel. Ich erkläre mir das so, daß ich mit der Zeit klitschnaß werde, und wenn sich meine Muskeln dann beim Orgasmus zusammenziehen, spritzt die ganze Feuchtigkeit aus mir raus. Mich stört das nicht – und mein Partner findet es total scharf. Er will immer, daß ich ihm das Gesicht vollspritze.
Anna, 28, UK

Vor kurzem habe ich zum erstenmal ejakuliert. Eine Freundin von mir hat mir gezeigt, wie es geht. Sie hat mich eine ganze Weile mit der Hand stimuliert, und als ich spürte, daß ich gleich zum Orgasmus kommen würde, sagte sie zu mir, ich solle loslassen. Ich kann nicht recht sagen, was dann passiert ist, aber es ist nur so aus mir rausgeschossen.
Belle, 35, UK

Kein anderes Erlebnis mit einer Frau war je intimer. So etwas hatte ich vorher noch nicht erlebt. Es kam mir so vor, als würde ich bis in ihre Seele hinauffassen.
Julian, 32, UK

114
Safer Sex

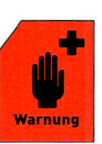

Warnung

Lecken

Auch bekannt als:

Oralsex
französisch verkehren
Zungengymnastik
am Brötchen knabbern
Muschi lecken
in den Keller gehen
Honig saugen

Ich persönlich würde meine Zeit nicht mit jemandem vergeuden, der mich nicht oral verwöhnen und zum Orgasmus bringen will.
Tracey, 28, USA

Achten Sie darauf, daß Sie Ihren Hals nicht über- anstrengen. Sonst gibt's am nächsten Morgen ein böses Erwachen!
De-Vona, 22, USA

Mit einem Mann hatte ich nie einen Orgasmus, beim Masturbieren allerdings schon. Als ich dann meinen jetzigen Partner kennen- lernte, leckte er mich, und davon bekam ich einen Orgasmus – meinen aller- ersten mit einem Mann!
Elizabeth, 52, UK

Meine Freundin schiebt mich immer ganz schnell wieder weg, so daß ich keine Chance habe, mal so richtig auf Entdeckungs- reise zu gehen. Ich denke, sie kann sich nicht gehen- lassen. Oder sie glaubt, daß es mir schnell lang- weilig wird. Dabei ist grade das Gegenteil der Fall! Ich will sie einfach richtig auf Touren bringen – egal, wo- mit das am besten klappt.
Charlie, 19, USA

Cunni*was*? Der korrekte Begriff für das Lecken ist Cunnilingus – ein Zungen- brecher erster Güte. Diese Ableitung aus den lateinischen Begriffen *cunnus* für die äußeren Geschlechtsteile und *lingere* für das Lecken meint den Vorgang des Leckens, Küssens oder Lutschens von Schamlippen, Klitoris und Vaginalbereich.

Wir stehn drauf …: Laut mehreren Umfragen (in Deutschland liegen verläßliche Zahlen auch über 50 Jahre nach dem ersten Kinsey-Report nicht vor) gehört der Cunnilingus für die meisten Frauen in Deutschland zu einer der häufigsten und mit Abstand beliebtesten Sexualpraktiken. Die amerikanische Sexualforscherin Shere Hite gelangte zu ähnlichen Resultaten und berichtet, daß 42 Prozent aller Frauen regelmäßig per Cunnilingus zum Orgasmus kommen.

… und haben schon immer drauf gestanden: Der Cunnilingus findet in vielen klas- sischen Texten Erwähnung, doch seine glühendste Verfechterin dürfte die chine- sische Kaiserin Wu Hu gewesen sein, die zwischen 683 und 705 n. Chr. regierte. Sie verfügte, daß Regierungsbeamte und ausländische Gesandte der Kaiserin ihre Hochachtung zu zollen hatten, indem sie sie leckten. Was für eine raffinierte Frau! Nach Ansicht der amerikanischen Sex-Kolumnistin Dr. Susan Block bekommt die Wendung »sich an den Adel heranschleimen« damit eine völlig neue Bedeutung.

Aber wir sprechen nicht darüber: Viele Menschen würden sich am liebsten selbst oral befriedigen, denn niemand weiß besser, was und wie man es mag. Geleckt werden fühlt sich toll an, ist aber ein äußerst intimer Akt, und viele Frauen genie- ren sich, ihr Gegenüber darum zu bitten. Wer andere gern oral verwöhnt, wird im- mer genug Sexualpartner finden, doch zu einem guten Cunnilingus gehören zwei. Bloßes Genuckel dürfte kaum reichen. Ihre Partnerin sollte präzise Hinweise ge- ben, was ihr gefällt – und Sie sollten sie beherzigen. Äußert sie Wünsche, ist das keine Herabwürdigung Ihres Könnens, sondern die Chance zu noch größerer Lust. Frauen finden es klasse, wenn sie ohne Zeitvorgabe oral verwöhnt werden, und sie würden nur zu gern glauben, daß von ihnen keine entsprechende Gegenleis- tung erwartet wird, doch kaum eine Frau macht sich da etwas vor. Der beste Tip? Machen Sie keinen auf »Pornozunge«! 30 Sekunden wie wild mit der Zunge her- umschlabbern, das Gesicht dabei aber meilenweit von der Vagina entfernt halten ist eine Technik, die höchstens der Kamera gefällt.

Stellungen: Ob Ihre Partnerin beim Cunnilingus auf dem Tisch liegt oder einen Schulterstand macht, ist egal. Hauptsache, Sie kommen mit der Zunge an ihre Vagina. Wer auf spielerische Unterwürfigkeit steht, befriedigt seine Partnerin auf den Knien, und wer einen Hauch Verruchtheit mag, leckt ihre Vagina unter dem Tisch, während sie ein Buch liest, eine Fluppe raucht oder so tut, als wären Sie

Luft für sie. Sie können athletischere Stellungen ausprobieren, aber wenn Sie längere Zeit lecken wollen, sollten Sie es sich bequem machen und die Position wechseln oder Kissen benutzen, sobald Sie merken, daß sich Ihr Nacken verspannt.

Ein Haar in der Suppe: Damit sich keine Schamhaare in Ihren Mund verirren, sollten Sie sich auf die feuchten kleinen Schamlippen und die Klitoris beschränken. Störende Schambehaarung streichen Sie mit einer Hand beiseite und spreizen mit der anderen die Schamlippen, damit Sie besseren Zugang haben. Vielleicht gefällt es Ihrer Partnerin auch, wenn Sie an den Schamhaaren zupfen oder mit den Fingern hindurchfahren. Ein besonderer Kick sind für manche getrimmte oder gänzlich abrasierte Schamhaare. Bartstoppeln können ein zusätzlicher Reiz sein, doch häufig scheuern sie die Haut wund und können sogar zu Ausschlag führen.

Kaktuszunge: Die Zunge wird außerhalb des Munds schnell trocken – halten Sie also zum Anfeuchten stets ein Getränk bereit. Schlagsahne, Eiscreme, Schokoladensoße oder Fruchtpüree kann den Genitalgeruch verändern oder kaschieren, doch hüten Sie sich vor Fetthaltigem, sofern Sie durch Latexbarrieren hindurch lecken. Probieren Sie es zur Abwechslung mal mit starken Pfefferminzpastillen, Brausepulver oder Eiswürfeln. Auch eßbare Gleitmittel gibt es in allen erdenklichen Geschmacksrichtungen. Manche enthalten Substanzen, die die Genitalien stimulieren sollen, doch unter Umständen wird die Klitoris davon nur taub.

Grünes Licht: Manche Frauen haben genug, sobald sich der Höhepunkt einstellt. Andere wollen, daß das Lecken und Lutschen über den Orgasmus hinaus weitergeht. Die fortgesetzte Stimulation beim und nach dem Höhepunkt verbessert die Chance auf einen multiplen Orgasmus – und die, daß Ihre Partnerin Sie auf ewig liebt, auch wenn Sie danach womöglich nie wieder sprechen können.

Techniken

Züngeln: Die Zunge ist weich, muskulös und äußerst beweglich. Durch ihre Oberfläche, ihre Feuchtigkeit und Wärme eignet sie sich zum Sondieren und Erkunden besser als die Hand, fühlt sie sich doch so ähnlich an wie das feuchte Genitalgewebe. Setzen Sie nicht nur Spitze und Oberseite der Zunge ein, sondern auch die wesentlich weichere Unterseite. Manche Frauen finden rasches Dauerzüngeln toll, andere langsames, sanftes Saugen. Die Zunge kann je nach Spannung für unterschiedlichste Empfindungen sorgen. Hängt sie schlaff, liebkost sie sanft. Ist sie weich und lappig, kann sie schlabbern und kreisend lecken. Ist sie steif und gespannt, reizt sie direkter und intensiver. Bleiben Sie mit der Zunge an einer Stelle, und probieren Sie unterschiedliche Bewegungen und Geschwindigkeiten aus.

Oraler Sex fühlt sich gut an, aber ich frage mich ständig, wie er den Geruch und den Geschmack findet. Weiß ich, ob ich wirklich sauber bin da unten? Er beschwert sich nie und sagt auch immer, daß er's gern tut. Für mich sieht es ein bißchen komisch aus, wenn ich ihn so zwischen meinen Beinen sehe.
Jayne, 43, UK

Ich bekomme immer eine wunde Zunge, wenn ich meine Freundin lecke. Sie kriegt nie genug, und mir ist nicht klar, ob sie ihren Orgasmus bloß hinauszögert oder ob sie wirklich ne halbe Ewigkeit braucht. Jedenfalls sieht sie immer schon 10 Minuten davor so aus, als wär's gleich soweit. Versuchen Sie mal, eine Möse 10, 15 Minuten lang nonstop zu lecken! Das ist Schwerstarbeit!
VV, 28, UK

Inzwischen mach ich's ab und zu, aber mein Körper reagiert sehr schlecht darauf. Meine Haut ist immer stark gereizt. Ich glaube, ich bin gegen Oralsex allergisch.
Mary, 46, UK

Wie wär es doch schön, wenn er länger dabeibleiben würde! Aber er geht da bloß ran, bis er mich ordentlich feucht gekriegt hat, und dann schiebt er mir auch schon seinen Schwanz rein. Wenn's nach mir ginge, bekäme ich weniger Schwanz und mehr Zunge.
Frances, 36, USA

Den Mund einsetzen: Der Mund bietet ein breites Spektrum an Oberflächen und Empfindungen. Nutzen Sie alle Teile Ihres Munds – Lippen, Zunge, Zähne und selbst den Atem –, ob nun einzeln oder gemeinsam. Bedecken Sie die Vulva mit dem ganzen, warmen Mund, ruft das ein schönes Gefühl des Umschlossenseins hervor. Küssen Sie das Geschlecht der Frau nicht anders als ihren Mund, und saugen Sie verschiedene Teile der Vulva sanft in den Ihren. Kombinieren Sie den zarten, feuchten Druck der Zunge mit einem sanften Schaben der Zähne, falls Ihrem Gegenüber das gefällt. Schon zartestes Knabbern könnte schmerzhaft sein – fragen Sie also vorher, und setzen Sie die Zähne nur mit äußerster Vorsicht ein.

Peu à peu: Die Klitoris ist maßgeblich für die sexuelle Erregung der Frau, denn ihr Gewebe ist das sexuell sensibelste des Organismus. Für manche Frauen ist die direkte Stimulation der Klitoris überwältigend, einige wenige möchten dort nicht einmal dann berührt werden, wenn sie voll erregt sind. Betreiben Sie die klitorale Stimulation deshalb schrittweise, bauen Sie Erwartung und Vorfreude auf. Steigern Sie Druck und Intensität Ihrer Zunge allmählich, indem Sie zuerst rings um die Eichel lecken – dort befindet sich der Klitorisnerv. Sobald Sie spüren, daß Ihre Partnerin erregt ist, nehmen Sie sich die Klitoris insgesamt vor.

Stimulation der Klitoris: Den Weg zur Klitoriseichel müssen Sie sich erst bahnen. Üben Sie mit Zeige- und Mittelfinger beider Hände Druck auf die Innenseiten der großen Schamlippen aus, und heben Sie den gesamten Bereich an, damit Ihr Mund auf eine gestraffte, geöffnete Zone trifft. Reizen Sie Schaft und Spitze der Klitoris ganz sanft, indem Sie mit der Zungenspitze knapp darunter von einer Seite zur anderen züngeln. Im Zustand höchster Erregung gefällt manchen Frauen ein zärtlicher Biß in die Klitoris – aber klären Sie das zuvor mit Ihrer Partnerin. Saugen Sie an der Klitoriseichel wie an einem Strohhalm. Lassen Sie die Zungenspitze sanft vor- und zurückschnellen – wobei Sie die Klitoris allenfalls kurz streifen –, während Sie mit gespitzten Lippen einen leichten Sog erzeugen.

Vaginale Stimulation: Umzüngeln Sie die Scheide, und küssen Sie die Schamlippen. Variieren Sie Druck und Tempo Ihrer Berührungen, und sondieren Sie die Vagina mit der Zungenspitze oder der gesamten Zunge, sobald das Genital feucht, offen und aufnahmebereit ist. Viele Frauen spüren gern einen oder mehrere Finger in der Scheide, während ihre Klitoris mit dem Mund stimuliert wird.

Schnelle, rhythmische Dauerstimulation: Steht Ihre Partnerin kurz vor dem Orgasmus, erreicht sie diesen am ehesten durch schnelles, fortgesetztes Züngeln. Lecken Sie ihre Partnerin auf jeden Fall auch während des Orgasmus weiter, denn das kann ihre Empfindungen beträchtlich intensivieren.

Pusten: Warme Atemstöße aus etwa 15 cm Entfernung bewirken ein angenehm kühles, kitzliges Gefühl, doch pusten Sie niemals direkt in die Vagina, denn das birgt die Gefahr, daß eine Luftblase in den Blutkreislauf Ihrer Partnerin gelangt.

Summen: Wenn Sie beim Lecken summen, können die in Ihrer Kehle erzeugten Vibrationen die Stimulation Ihrer Partnerin intensivieren.

Heißkalt: Streichen Sie mit einem Eiswürfel über die Klitoris oder die Vulva, gleich darauf mit Ihrem warmen Mund. Schieben Sie Erdbeeren, Eiscreme, Bananen oder Dosenpfirsiche – nicht zu tief! – in die Vagina, und lutschen Sie sie dann wieder heraus. Aufgepaßt: Alles, was reinkommt, muß auch wieder raus!

Sex Toys: Drücken Sie einen Vibrator an die Unterseite Ihrer Zunge, während Sie mit dieser die Klitoris tätscheln. Die Vibrationen übertragen sich und bescheren Ihrer Partnerin einen sanften, weichen und feuchten Kitzel. Schieben Sie einen Vibrator oder Dildo in die Vagina, während Sie Klitoris, Vulva und Damm mit Mund und Zunge erkunden. Streichen Sie mit einem Vibrator über die Schamlippen, und lutschen Sie gleichzeitig an der Klitoris.

Stop and go: Manche Frauen stehen darauf, andere wieder gar nicht, doch wenn Sie das Lecken öfters unterbrechen, kann ihr Orgasmus intensiver ausfallen. Kurz bevor die Lust ihrer Partnerin explodiert, widmen Sie sich einem anderen Körperteil oder einer anderen Technik. Und zwar so lange, bis sie förmlich darum bettelt, endlich kommen zu dürfen. Halten Sie den Erregungslevel hoch, damit sich Ihr Gegenüber ständig im Zustand gesteigerter sexueller Erwartung befindet.

Wo Aufklärung gutgetan hätte

Geschmack und Geruch: Sekrete und Geruch der Genitalien sind zumeist natürlich, gesund, feucht, warm. Manche finden das Ganze sehr erotisch, auf andere wirkt es eher abstoßend. Einige Frauen genieren sich wegen ihrer Sekrete und ihres natürlichen Genitalgeruchs, haben Angst, sie könnten schlecht riechen. Wenn Sie ein gemeinsames Bad in Ihr Vorspiel einbauen, dürfte das die Angst abbauen. Es garantiert aber auch, daß Ihr Partner oder Ihre Partnerin ebenfalls sauber ist (für den Fall, daß Sie sich als Frau später erkenntlich zeigen möchten).

Hygiene: Der Vaginalkanal ist wie die Augäpfel selbstreinigend, doch Sie können die Falten der Vulva behutsam mit warmem Wasser reinigen. Waschen Sie die Vagina nur selten mit Seife, denn die Haut trocknet dann aus und verliert ihren natürlichen Schutzmantel – und der Weg für eine bakterielle Vaginose (BV) ist frei.

Ich bin nur ein einziges Mal mit einem Cunnilingus »beglückt« worden, und ich glaube, ich kann auf diese Erfahrung verzichten. Diese Frau war ungeduldig und unerfahren, und das Ganze hat mich total abgetörnt!
Dissatisfied, 27, UK

Ich habe mich mit vielen lesbischen Freundinnen darüber unterhalten, und dabei hat sich eine Übereinstimmung herauskristallisiert: In ihrer ersten Beziehung haben sie sich beim Oralsex anfangs ziemlich unbehaglich gefühlt. Und das nur deshalb, weil in der Schule kaum darüber gesprochen wird, weil er als weniger »normal« gilt als andere sexuelle Aktivitäten und weil manche Frauen regelrecht paranoid sind, was ihre Girlie-Teile angeht.
Hannah, 17, UK
Gingerbeer

Ich muß bloß den Zeigefinger an ihre Scheidenöffnung legen und ganz sanft an ihrer Klitoris lutschen, schon kommt sie – das geht bei ihr wahnwitzig schnell und dauert grade mal drei Minuten.
Bez, 31, UK

Manchmal schmeckt sie ganz leicht nach Zucker. Sie meint, das hängt mit dem Eisprung zusammen.
Kevin, 23, UK

Bestimmt wasche ich mich zu häufig. Manchmal habe ich davon richtigen Juckreiz.
Paranoid, 17, USA

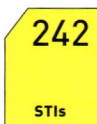

Natürliche Veränderungen: Geruch und Zusammensetzung des Scheidensekrets verändern sich mit dem Monatszyklus, können aber auch durch die Ernährung beeinflußt werden – vor allem durch stark gewürzte Speisen. Alkohol, Medikamente, Tabak und sogar Vitamintabletten können den Geruch und die Konsistenz ebenfalls verändern. Lassen Sie die Finger von Intimsprays, die Ihren natürlichen Geruch überdecken. Und tragen Sie atmungsaktive Baumwollunterwäsche, denn Gewebe aus Kunstfasern bewahren Feuchtigkeit und unangenehme Gerüche.

Die Beine geschlossen halten: Häufigste Ursache für störenden Scheidengeruch ist die bakterielle Vaginose (BV). Verzichten Sie auf den Cunnilingus, bis die Behandlung anschlägt (obwohl in der Zeit davor ohnehin niemand Schlange stehen wird, um sie zu lecken). Selten machen Frauen als Ursache für den unangenehmen Geruch, der aus ihrer Scheide dringt, auch einen vergessenen Tampon aus.

Sicherheit und Schutz: Im Juni 2000 veröffentlichte das britische Gesundheitsministerium eine »Untersuchung zur Wahrscheinlichkeit des Risikos einer HIV-Übertragung durch orale Sexpraktiken«. Diese listete nur zwei bekannte Fälle einer HIV-Übertragung durch Cunnilingus auf. Dieses eine Risiko ist wohl relativ gering, doch man kann sich andere Infektionskrankheiten holen: Hepatitis B, Gonorrhö, Syphilis, weichen Schanker, eine Candida-Mykose (Soor). Lippenherpes kann auf die Genitalien überspringen und ein Genitalherpes auf den Mund, selbst wenn die Infektion noch nicht akut ist. Kombinieren Sie niemals Anilingus und Cunnilingus, und benutzen Sie bei analem und genitalem Oralsex nie ein und dieselbe Latexbarriere, denn darüber könnten Bakterien vom Anus in die Vagina gelangen. Kondome für Frauen (Femidom), Dental Dams (»Lecktücher«) und Haushaltsfolie (aber nicht die mikrowellentaugliche!) können eine Übertragung von Krankheiten verhindern. Tragen Sie auf die den Genitalien zugewandte Seite ein wasserlösliches Gleitmittel auf, wenn Sie eine Barriere benutzen. Damit wird die durch den Latex oder den Kunststoff erfolgende Stimulation intensiver spürbar.

Menstruation: Es gibt keinen Grund, während der Periode auf Oralsex zu verzichten. Nur falls sich die Frau mit HIV oder einer sexuell übertragbaren Krankheit infiziert hat, ist das Ansteckungsrisiko höher, da Blut infektiöser ist als etwa Speichel. Hormonschwankungen, Angst vor Flecken in der Bettwäsche und das Menstruationsblut selbst können den Gedanken ans Lecken ohnehin wenig reizvoll erscheinen lassen, doch wer eine Latexbarriere (und eine Waschmaschine) hat, hat keinen Grund zur Sorge. Manche Frauen bluten nicht direkt nach einem heißen Bad, doch diese Wirkung ist zeitlich befristet und keineswegs garantiert. Wenn Sie sich hinlegen, tritt meist ebenfalls weniger Blut aus. Oder Sie heben Ihr Becken durch ein Kissen unter dem Po an – dann staut sich das Blut in der Vagina.

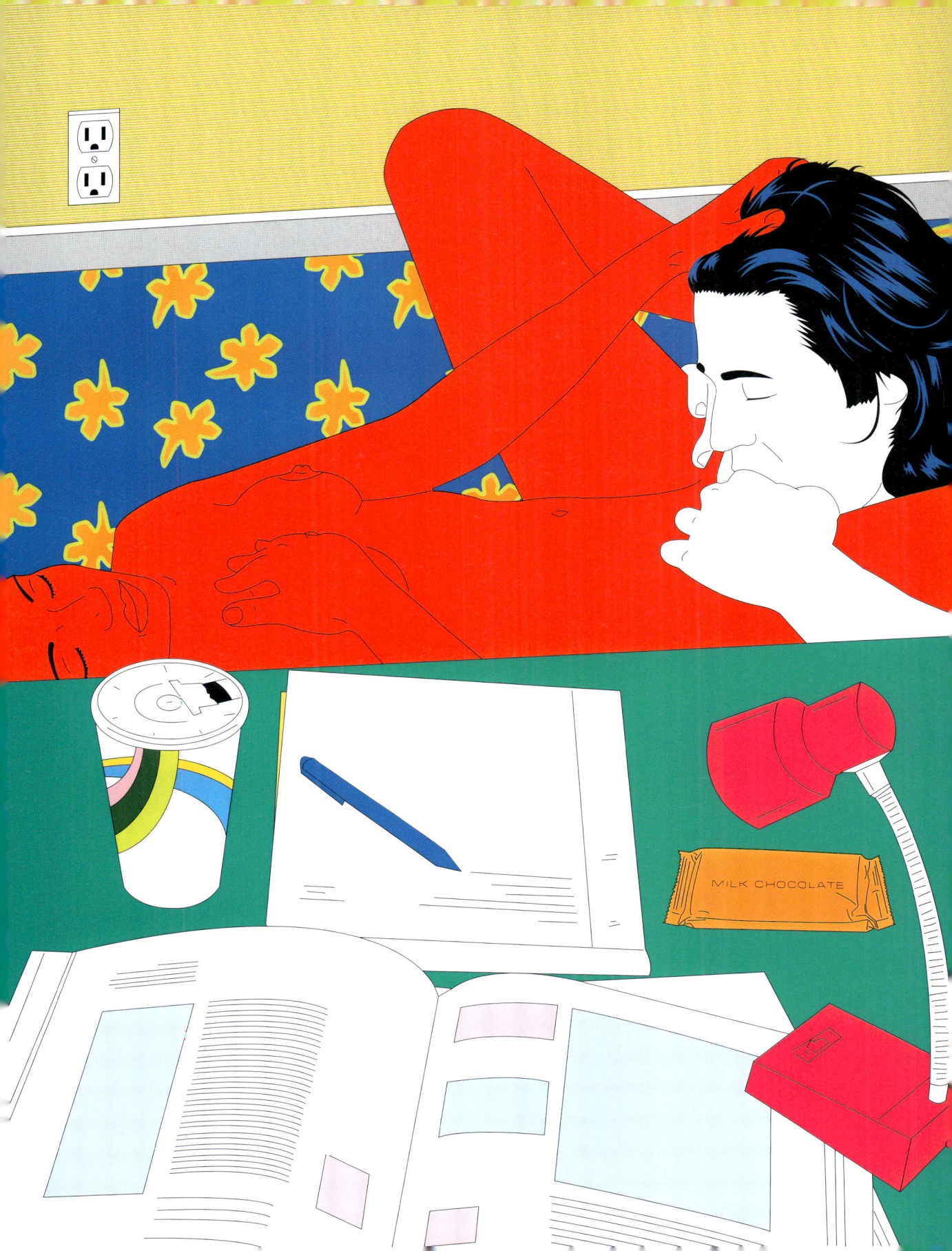

Hand anlegen (bei Männern)

Zusehen und lernen: Der schnellste Weg zur Lieblings-Wichstechnik eines Mannes führt übers Zusehen. Die meisten Männer betreiben Solosex als Kunsthandwerk und haben persönliche Vorlieben perfektioniert. Es hat keinen Sinn, mit Tempo und Druck selbst herumzuexperimentieren, wenn eine kurze Demonstration durch den Fachmann den Zweck besser erfüllt. Viele nutzen einen »Handjob« zur raschen sexuellen Entspannung des Partners, weil diese Technik ihnen nicht allzuviel abverlangt. Es gibt Klagen von Männern, daß ihr Gegenüber mittendrin aufhört oder plötzlich »die richtige Technik« demonstriert haben will und es ihnen dann selbst überlassen ist, die Sache zu Ende zu bringen. Männer, deren Gegenüber einen Handjob nicht ernstnimmt, können sich kaum entspannen, fürchten sie doch stets das vorzeitige Ende. Dabei braucht es nur etwas Muskelkraft, Begeisterungsfähigkeit und Phantasie, um aus einem lustlosen 08/15-Handjob einen Sex-Act zu machen, bei dem Ihrem Partner Hören und Sehen vergeht.

Den Johannes polieren: Jemanden gut zu wichsen ist schwieriger, als Sie sich vielleicht vorstellen, und falls Ihr Partner eine bestimmte Art der Stimulation gewöhnt ist, dauert es unter Umständen, bis er mit Ihrer Handarbeitsmethode klarkommt. Vielleicht ist seine Selbstbefriedigungstechnik ja recht robust, oder er masturbiert sehr schnell, und dann könnte es Ihnen schwerfallen, nachzuahmen, was er immer mit sich selbst anstellt. Trotzdem ist es meist sehr viel aufregender, von jemand anderem masturbiert zu werden, und das macht jedes Defizit wett, das es bei der körperlichen Stimulation geben mag. Die Handbewegungen sollten eher gleitend als ruckartig sein, und falls Sie die Hand oder die Position wechseln, sollten Sie darauf achten, daß Sie in Kontakt mit seinem Penis bleiben. Unbeschnittene Männer mögen es meist, wenn man ihnen die Vorhaut über die Eichel zieht, so daß sie eine Art Kragen bildet, durch den der Penis hindurchflutschen kann. Gehen Sie mit seinem steifen Penis nicht zu grob um, und hören Sie erst auf, wenn Ihr Partner das möchte (es sei denn, Sie mühen sich schon seit Tagen).

Positionen: Einen Handjob können Sie einem Mann in jeder Position und praktisch überall verpassen. Liegt er auf dem Rücken, können Sie sich rittlings auf seinen Bauch setzen und ihm den Rücken zukehren. Sie können sich aber auch zwischen seine Beine knien und ihn dabei ansehen. Liegen Sie neben ihm, strapaziert das vielleicht Ihr Handgelenk, und besorgen Sie es ihm im Stehen, nennt sich das »französische Politur« (eine Zofen- oder Butlerkluft ist aber nicht erforderlich!). Sitzen Sie sich im Bett aufrecht gegenüber, können Sie die Reaktionen ihres Partners genau mitverfolgen. Und wenn Sie sich hinter ihn setzen und ihm die Arme um die Taille legen, entspricht das in etwa seiner eigenen Position, wenn er sich einen runterholt. Oder Sie legen sich auf den Rücken, und Ihr Partner kniet sich über sie, so daß seine Hoden wie reife Früchte über Ihrem Mund baumeln.

Ich komme! Wenn Sie die Hoden Ihres Partners sanft umfassen, können Sie spüren, wie nahe er dem Orgasmus ist. Fühlen sich seine Hoden fest an, und drängen sie sich eng an den Penisschaft, kann es nicht mehr lange dauern. Um seinen Höhepunkt hinauszuzögern, können Sie Ihre Handhaltung ändern und den Penis einmal in umgekehrter Richtung bearbeiten. Der veränderte Druck verändert auch die Empfindungen Ihres Partners und schiebt seinen Höhepunkt hinaus. Manche Männer sehen sich gern selbst beim Ejakulieren zu – experimentieren Sie also mit unterschiedlichen Stellungen. Und hat ein Mann eine lange Vorhaut, kann er sie sich über die Eichel ziehen und das Sperma darin auffangen.

Techniken

Grundübung: Lassen Sie Ihre Hand von der Peniswurzel bis zur Spitze gleiten, und überwölben Sie die Eichel mit der ganzen Hand. Anschließend lassen Sie die Hand wieder nach unten gleiten und machen das Ganze noch mal.

Preßwurst: Formen Sie mit Daumen und Zeigefinger einen engen Ring um den Penis. Wenn der Eichelkranz durch diesen engen (und flutschigen) Ring drängt, ist das Gefühl einfach atemberaubend. Halten Sie Ihre Zunge über die Eichel, können Sie sanft daran knabbern und lutschen, während Ihre Hand in Aktion ist.

Interaktivstoß: Geben Sie Gleitmittel in die Handflächen, und umschließen Sie seinen Penis mit festem Griff. Bewegen Sie Ihre Hände allerdings nicht, sondern lassen Sie Ihren Partner hineinstoßen. So kann er das Tempo selbst bestimmen.

Kopfmassage: Machen Sie nur den Peniskopf flutschig, und massieren Sie ihn dann mit der ganzen Hand. Es ist ein Gefühl, als versuchten Sie, einen glitschigen Türknauf zu drehen – stabilisieren Sie die Peniswurzel deshalb mit der anderen Hand. Streicheln Sie mit der Handfläche sanft über das Vorhautbändchen und die angrenzenden Partien des Eichelkranzes – die wohl sensibelsten Stellen am Penis. Stülpen Sie eine flutschige Hand über die Eichel, fühlt sich das ähnlich an wie ein Mund oder eine Vagina.

Beidhändig: Verschränken Sie die Finger ineinander, legen Sie sie mit den Daumen nach oben um den Penis, und gleiten Sie rauf und runter. Anschließend lassen Sie die Hände nach oben gleiten, auch über die Eichel. Drücken Sie eine Hand flach auf die Schambehaarung Ihres Partners. Mit dem Daumen, der so das kürzere Stück eines »L« bildet, üben Sie gleichzeitig konstanten, festen Druck auf den Damm aus. Der Druck auf die Peniswurzel steigert das Gefühl und hält den Penis steif, während Sie mit der anderen Hand den Schaft reizen.

Je kleiner die eigenen Hände, desto besser!
Rod, 44, UK

Greifen Sie fest zu, und besorgen Sie's ihm, aber vergessen Sie auch nicht die übrigen Geschlechtsteile, etwa die Eier.
Fluffer, 30, USA
Lovenet

Achten Sie auf seine Atmung ... beobachten Sie, wie sein Körper sich anspannt, wenn Sie gewisse Stellen berühren ... und vernachlässigen Sie auf keinen Fall seine Eier ... immer das volle Programm! Mein Freund meint, ich sollte ein Buch darüber schreiben oder ein Lehrvideo produzieren. Ich schätze, viele Frauen könnten davon profitieren. Ein wesentlicher Aspekt der Technik ist übrigens der, daß man selbst Spaß dran haben sollte.
Greenhoney, 27, USA
Lovenet

Es gibt eine Vene, die seitlich am Penis entlangläuft. Folgen Sie dieser Vene bis an die Peniswurzel, und drücken Sie leicht darauf, um das Blut in die Eichel steigen zu lassen. Wiederholen Sie das Ganze mehrmals.
Vicky, 24, USA
Sexarbeiterin

Haben Sie keine Angst, fest zuzupacken! Die Hand sorgt für die nötige Reibung, der Mund für Feuchtigkeit und Wärme.
Raj, 22, UK

212

Sex Toys

Murmelspiele: Nehmen Sie die Hoden Ihres Partners in die hohle Hand, und schließen Sie Daumen und Zeigefinger oberhalb davon zu einem festen Ring. Leichtes Ziehen sorgt dafür, daß sich sein Penis aufrichtet und seine Hoden sich fest und glatt anfühlen – Sie lassen sich jetzt streicheln oder massieren. Auch eine Massage der Peniswurzel sowie des Damms schenkt wunderbare Gefühle.

Klatschen und Schlagen: Klatschen Sie den Penis zwischen Ihren Handflächen hin und her, schlagen Sie ihn gegen seinen Bauch oder gegen etwas anderes. Ist der Penis nur halb erigiert und schön flutschig, fühlt sich das besonders gut an.

Schlumpfen: Ihr Partner klatscht Ihnen seinen halbsteifen Penis ins Gesicht.

Französischer Verkehr: Die Stimulation des Penis zwischen den Brüsten.

Wasserspiele: Lenken Sie den Wasserstrahl des Duschkopfs den Penis entlang bis zur Eichel, und besprühen Sie diese ausgiebig mit Wasser. Haben Sie keinen regulierbaren Duschkopf, drücken Sie mit dem Finger auf die Sprühdüse, was den Wasserdruck erhöht (ein nadelspitzer Strahl kann jedoch unangenehm sein und auf Dauer sogar leicht betäubend wirken).

Simultane Prostatastimulation: Soll's mal etwas spektakulärer sein, kombinieren Sie die Masturbation mit einer Prostatamassage. Die Prostata kann von innen (durch den Anus) stimuliert werden, aber auch indirekt von außen, wenn Sie auf die Muskulatur des Damms zwischen Anus und Hodensack drücken. Sie fühlt sich ziemlich fest an, fast wie die Peniswurzel, und wenn Sie mit den Knöcheln oder Fingerspitzen kräftig kneten oder reiben, während Sie Ihren Partner mit der anderen Hand masturbieren, dürfte er ein viel intensiveres Lustgefühl verspüren.

Sex Toys: Mit verstellbaren Cockbändern, die die Dauer der Erektion verlängern, umschließt man die Peniswurzel und die Hoden. Mit einem Dildo oder einem Analstöpsel (verwenden Sie nur solche mit verbreiterter Basis!), den Sie in den Anus Ihres Partners einführen, lassen sich Anus und Prostata gleichzeitig stimulieren. Analkugeln in unterschiedlichen Größen, die an eine überdimensionale Perlenkette erinnern, lassen sich ebenfalls in den Anus einführen und werden Kugel für Kugel behutsam herausgezogen, sobald sich Ihr Partner dem Orgasmus nähert. Einen Vibrator können Sie den Penisschaft entlang und rund um die Eichel führen, oder Sie drücken ihn zwischen Hodensack und Anus gegen den Damm. Manche Männer genießen es, wenn man ihnen einen kleineren Vibrator in den Anus schiebt, während sie masturbiert werden. Verwenden Sie zu Sex Toys immer viel Gleitmittel – ganz besonders zu allem, was in den After eingeführt wird.

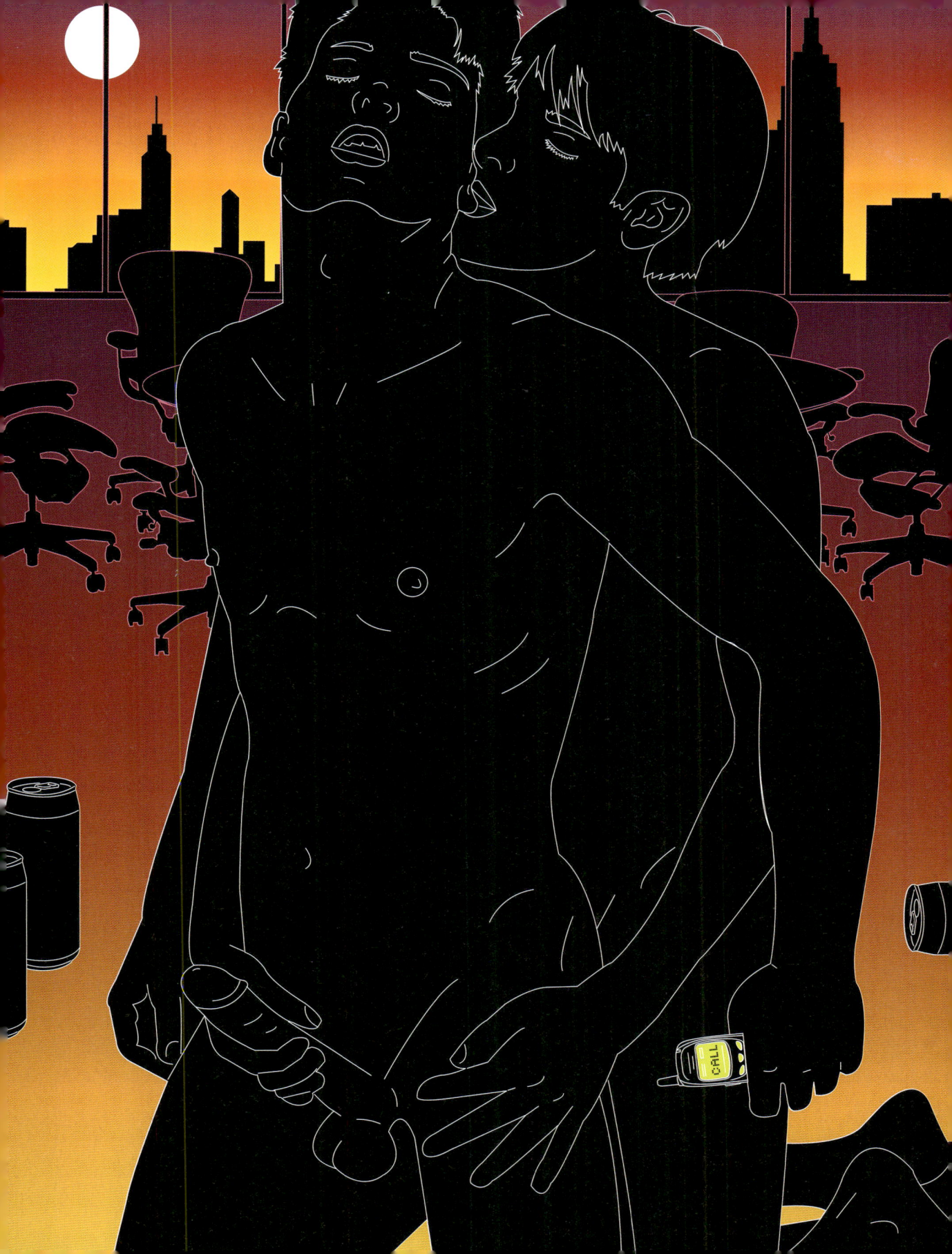

Blasen

Auch bekannt als:
Blowjob
Fellatio
den Schwanz lutschen
Maulfick
Zungengymnastik
die Nille kauen
den Gaumen kitzeln
es auf französisch machen

Ach, und rasieren Sie sich die Eier! Das fühlt sich für Ihre Partnerin viel schöner an, riecht weniger nach Schweiß – und läßt Ihren Penis größer aussehen.
PJ, 36, UK

Ich mag es gern, wenn der Schwanz meines Lovers noch schlapp ist und ich fühlen kann, wie er immer härter wird – und wie er nach dem Orgasmus wieder weich wird. Ein echter Beweis dafür, daß ich den Kerl antörnen kann.
Stavros, 45, Australien

Es macht einen gewaltigen Unterschied, ob man mit der ganzen Zunge oder nur mit der Zungenspitze am Schaft entlangleckt.
Felice, 31, USA
Sexarbeiterin

Ich bin körperbehindert, habe Erektionsprobleme und komme bei der vaginalen Penetration nie zum Orgasmus. Nur beim Oralsex mit meiner Partnerin kann es passieren, daß ich so eine Art Gehirnorgasmus kriege – das geilste Gefühl, das ich je erlebt habe. Junge, Junge!
Red, 36, USA

Mythos: Begeisterungsfähigkeit ist enorm wichtig, und manche Menschen gehen eben mit mehr Enthusiasmus zur Sache als andere. Kleopatra besaß wohl recht viel Enthusiasmus, denn es heißt, sie habe bei einer einzigen Abendgesellschaft 100 Männer oral bedient. Rufus Camphausen schreibt in seiner *Encyclopedia of Sacred Sexuality*, daß Kleopatras ägyptischer Spitzname »Die mit dem tiefen Schlund« lautete, und bei den Griechen sei sie als »Die große Schluckerin« bekannt gewesen. Vielleicht war das also gar keine Eselsmilch in ihrer Badewanne.

Realität: Die meisten Männer und Frauen haben keinen »tiefen Schlund«. Der Durchschnittspenis ist 15 cm lang, die durchschnittliche Entfernung zwischen Mund und Rachen liegt bei 9 cm – und nun rechnen Sie mal! Die meisten stimulieren beim Blasen die oberen 8 bis 10 cm des Penis, die zum Glück eine deutlich höhere Konzentration von Nervenendigungen aufweisen als der Rest des Penis.

Phantasie: Auf viele Männer wirkt schon der Gedanke, einen geblasen zu bekommen, unheimlich erregend. Da mit dem Oralsex überwältigende Empfindungen einhergehen, ist er die bei Männern beliebteste Methode der Penisstimulation. Der Mund ist eine warme, feuchte, weiche, saugende Höhle, und die bewegliche Zunge sorgt für zusätzliche Spezialeffekte. Lecken Sie über die Eichel, züngeln Sie über den Eichelkranz und das Vorhautbändchen. Masturbieren Sie mit flutschigen Händen den Penisschaft, und massieren Sie Hodensack und Damm.

Gelobt sei, was hart macht: Nehmen Sie den Penis in den Mund, und lutschen Sie sanft daran, bis er härter wird. Formen Sie Ihre Finger zum Ring, und legen Sie sie um die Peniswurzel. Der Penis wird davon steif, und gleichzeitig haben Sie die Kontrolle darüber, wie tief der Penis in Ihren Mund eindringen kann. Atmen Sie durch die Nase, und polstern Sie Ihre Zähne mit den Lippen ab. Halten Sie Ihren Mund unter Spannung, so erzeugen Sie eine Saugwirkung, während Sie an dem härter werdenden Penis auf- und abgleiten.

Stellungen: Manche setzen sich zur Fellatio rittlings auf ihren Partner, mit dem Gesicht zum Penis. Aber wenn Sie nicht gerade darauf abfahren, daß der Kerl Ihnen auf den Arsch stiert, während Sie ihm einen blasen, bringt es offen gesagt mehr, wenn Sie sich zwischen seine Beine knien. Sie haben dann alles schön vor sich, und die Hände sind frei für anderes. Sie können gleichzeitig den Penis, den Hodensack und den Damm stimulieren und, wenn Sie Lust dazu haben, eine kleine Prostatamassage oder ein Rimming (vgl. »Alles andere von A–Z«) einstreuen. Sie haben die freie Wahl! Sollte er auf allen vieren über Ihnen knien, kann er seinen Penis in Ihren Mund baumeln lassen, und Sie können beim Blasen seine Hoden streicheln oder am Hodensack ziehen.

Mmmmmh, Erdbeer! Auch wenn Oralsex nicht als 100prozentig sicher gilt, blasen wohl die wenigsten mit dem Mund voller Latex. Aromatisierte Kondome (Erdbeer, Schokolade, Banane, Vanille) können den Vorgang versüßen, aber halten Sie ein Getränk griffbereit, falls die Beschichtung des Kondoms komisch schmeckt. Verzichten Sie lieber auf ein Kondom, können Sie die Ansteckungsgefahr erheblich mindern, wenn Sie Ihren Partner nicht in Ihren Mund ejakulieren lassen.

Wie du mir, so ich dir: Wie der Cunnilingus ist die Fellatio bei der empfangenden Person oft beliebter als bei der gebenden. Haben Sie keine Lust, einem Kerl einen zu blasen, dann sagen Sie ihm das, und fühlen Sie sich nicht unter Druck! Wenn Sie sich aber darauf einlassen, dann machen Sie es richtig und mit Wonne. Männer klagen immer wieder über schlechte Blowjobs, doch meistens war ihr Gegenüber einfach gelangweilt, faul – oder hatte schlicht keine Lust. Statistisch gesehen wird häufiger geblasen als geleckt, so daß sich heterosexuelle Männer fragen sollten, ob die Reise in den Süden immer nur ohne Rückfahrkarte stattfinden muß – kein Wunder, wenn ihrer Partnerin irgendwann die Reiselust vergeht.

Techniken

Lippenbekenntnisse: Suchen Sie das Vorhautbändchen, die V-förmige Kerbe an der Unterseite der Eichel, und lutschen und nuckeln Sie daran. Züngeln Sie den Eichelkranz entlang. Polstern Sie Ihre Zähne mit den Lippen ab, wenn Sie mit dem Mund den Schaft hinuntergleiten. Saugen Sie sich einen Hoden in den Mund, und liebkosen Sie ihn dort mit der Zunge.

Eine helfende Hand: Legen Sie die Hand mit dem Daumen nach oben um den Penis. Die Hand folgt dem Mund, wenn Sie am Penis auf- und abgleiten.

Summen: Wenn Sie beim Schwanzlutschen summen, übertragen Sie die Vibrationen aus Ihrer Kehle auf den Penis. Versuchen Sie mal, die Tonhöhe zu variieren, denn damit lösen Sie ganz unterschiedliche Empfindungen aus.

Der unbeschnittene Penis: Drücken Sie die Vorhaut nach oben über die Eichel, und stecken Sie dann die Zunge in den Vorhautrüssel. Fahren Sie nun mit der Zungenspitze um die Eichel herum, und knabbern oder lutschen Sie ab und zu sanft an dem Hautzipfel. Halten Sie den Schaft fest, und schieben Sie die Vorhaut mit dem Mund zurück. Schieben Sie immer weiter, bis Sie den Großteil des Penis im Mund haben. Dann ziehen Sie den Mund wieder hoch und halten die Vorhaut mit den Fingern knapp unter dem Vorhautbändchen und dem Eichelkranz fest, damit sie an der nun freiliegenden Eichel von allen Seiten lutschen können.

78 Lubrikation **114** Safer Sex

Mir gefällt es, wenn eine Frau mir einen bläst, weil sie selber Spaß dran hat. Den Unterschied merkt man sofort!
James, 28, UK

Ich bestehe darauf, mich einer Frau erst eine Zeitlang zu widmen, bevor ich sie an meinen Körper heranlasse. Ich bringe Stunden damit zu, sie kennenzulernen und das Vertrauen aufzubauen, das ich nicht nur selbst spüren, sondern auch geben möchte. Ich demonstriere ihr die ganze Bandbreite möglicher Empfindungen, indem ich sie zuerst bei ihr auslöse. Und wenn dann ich an der Reihe bin ...
Charles, 46, UK

Ich find's toll, wenn er würgen muß. Vielleicht hört sich das ein bißchen gemein an, aber ich hab dann das Gefühl, daß mein Schwanz enorm groß ist.
Tom, 23, UK

Ich hocke mich hin, mit dem Rücken zur Wand. Er stützt sich mit den Händen an der Wand ab und fickt mich in den Mund – und ich muß darauf vertrauen, daß er nicht zu tief reinstößt. Ich darf ihn dabei nämlich nicht anfassen.
Leo, 19, Australien

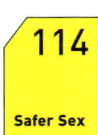

114

Safer Sex

Temperatur und Textur: Ein Eiswürfel im Mund löst bei Ihrem Partner ein Gefühl von Kälte oder sogar Taubheit aus. Nehmen Sie im Wechsel dazu ein heißes Getränk. Hatten Sie ihn gerade in Ihrem warmen Mund, pusten Sie gleich darauf kalte Luft über die Eichel. Ein starkes Pfefferminz vor dem Blowjob sorgt für ein kaltes, kribbelndes Gefühl. Auch Flüssiges im Mund ist einen Versuch wert – am besten Wasser, denn Alkohol kann auf der Haut brennen. Für ihn ist ein Mundvoll Milkshake vielleicht was Tolles, Ihnen wird aber unter Umständen schlecht davon.

Sex Toys: Streichen Sie Ihrem Partner beim Blasen mit einem Vibrator über den Penis, oder drücken Sie die Spitze des Vibrators unter Ihre Zunge oder Ihr Kinn. Über Ihren Mund sind dann zusätzliche Vibrationen spürbar. Ein verstellbares Cockband um die Peniswurzel kann den Druck im Penis steigern.

Wo Aufklärung gutgetan hätte

Wie man ein Kondom mit dem Mund überzieht: Manche Männer bringt das Überziehen eines Kondoms aus der Stimmung, und sie verlieren ihre Erektion. Da hilft ein Trick: Entrollen Sie das Kondom ein Stück, und drücken Sie die Luft aus dem Reservoir. Formen Sie mit dem Mund ein »O«, und legen Sie das Kondom so hinein, daß der Zipfel in Richtung Rachen weist. Greifen Sie sich den Penis, stülpen Sie den Mund über die Eichel, spannen Sie die Lippen an, und schieben Sie den Mund entschlossen nach unten, wodurch sich das Kondom über den Penis entrollt. Passen Sie aber auf, daß Sie es nicht mit den Zähnen einreißen!

Sex à la mode: Viele törnt der Geschmack, der Geruch und das Feuchte von Genitalien an, einige finden alles eher irritierend oder gar abstoßend. Oraler Sex ist sehr intim, und der Gedanke, an Körperpartien zu nuckeln oder zu lecken, die sonst mit dem Pinkeln assoziiert sind, kann eine zu hohe Hürde sein. Integriert man das Baden oder Duschen ins Vorspiel, sind beide garantiert sauber. Speichel verändert den Geschmack des Penis rasch, doch Bier, Cola oder Pfefferminztee eignen sich besser, da sie den Mund reinigen und den Geschmack überdecken. Die Ernährung beeinflußt den Geschmack von Sperma, durch Vanilleeis zum Beispiel wird es süßlich. Hatte ein Mann längere Zeit keinen Orgasmus, weist sein Sperma meist ein intensiveres Aroma und eine festere Konsistenz auf.

Nillenkäse: Der Penis produziert wie die Vagina ein eigenes Sekret, das Smegma. Frisches Smegma riecht und schmeckt mehr oder minder neutral. Sammelt es sich jedoch (mit altem Urin, Schmutz und Sperma) unter der Vorhaut, wird es schnell ranzig und stinkt. Zwar waschen sich die meisten Männer regelmäßig, doch nur die wenigsten trocknen Ihren Penis nach dem Pinkeln ab.

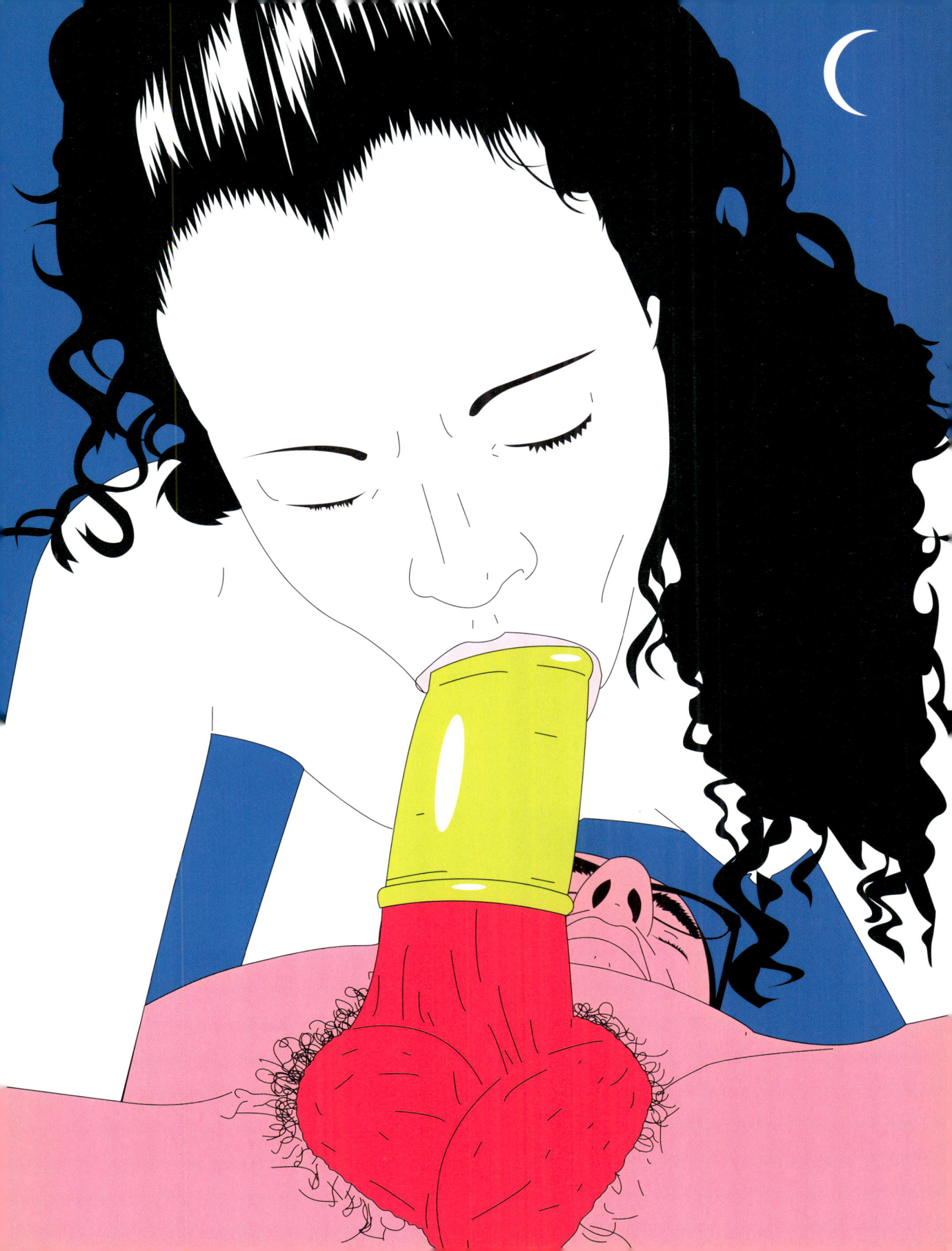

Brechreiz vermeiden

Laß meine Ohren los – ich weiß, was ich tu! Stößt er heftig zu, oder zerrt er Ihren Kopf auf seinen Penis, führt das fast zwangsläufig zu Brechreiz (aber ein so unsensibler Typ hat es auch verdient, wenn Sie ihn vollreihern). Beim Blasen sollten Sie stets das Gefühl haben, daß Sie es Ihrem Partner besorgen, nicht umgekehrt.

Hand an die Peniswurzel: Wenn Sie die Hand um die Peniswurzel legen oder sich in seiner Leiste abstützen, haben Sie es eher unter Kontrolle, wie tief er eindringt. Entspannen Sie die Muskeln von Nacken, Kiefer und Kehle, und dann lassen Sie den Penis so tief in Ihren Mund, wie es Ihnen angenehm ist.

Atmen nicht vergessen: Wenn Ihnen beim Blasen übel wird, hat das viel damit zu tun, daß Ihnen die Luft ausgeht. Atmen Sie bewußt durch die Nase ein – und brechen Sie den Blowjob ab, sobald Ihnen übel wird.

Mogelpackung: Wenn Sie seinen Penis nicht zu tief in Ihrem Mund vertragen, können Sie mogeln, indem Sie den Penisschaft mit den Händen umfassen und so eine Art verlängerten Mund schaffen. Sie können seinen Penis auch in Ihre Backentaschen bugsieren oder beide Techniken kombinieren. Sind Ihre Hände schön flutschig und warm, spürt er kaum einen Unterschied.

Schlucken oder nicht schlucken?

Niemals! Viele Männer und Frauen mögen weder den Geschmack noch die Konsistenz von Sperma, aber sie trauen sich nicht, das zuzugeben. Da die meisten Kerle jedoch sowieso darauf abfahren, sich bei der Ejakulation selber zu beobachten, brauchen Sie nicht davon auszugehen, daß Ihr Partner unbedingt von Ihnen erwartet, daß Sie sein Sperma schlucken.

Aber immer! Für manche bedeutet das Schlucken den Gipfel der Lust: He, nach der ganzen Anstrengung hat man sich schließlich einen kleinen Snack verdient – und das Zeug ist doch pures Protein, nicht?

Ich komme! Ich komme! Es ist nicht immer leicht zu erkennen, daß die Ejakulation kurz bevorsteht. (Ruft er allerdings schon »Ich komme!«, ist das ein relativ eindeutiges Signal.) Körperliche Anzeichen sind etwa die veränderte Muskelspannung, das Festerwerden der Hoden und eine Beschleunigung der Atmung. Blasen Sie gleichmäßig weiter, und ändern Sie ja nichts. Wenn Sie spüren, daß es bei ihm gleich soweit ist, bereiten Sie sich auf seine Ladung vor. Wollen Sie schlucken, aber nicht schmecken, schieben Sie sich die Schwanzspitze so tief in den Rachen wie nur möglich und schlucken kräftig, sobald er abspritzt.

Ich finde es geil, wenn ich im Stehen einen geblasen bekomme und die Frau vor mir kniet. Ich fühle mich dann in einer überlegenen Position, und außerdem kann sie ihre Hände überall an mir herumwandern lassen. Manche Frauen gehen ganz behutsam vor, aber mir gefällt es, wenn sie kräftig an meinem Ding saugen, als wollten sie mir die Eingeweide durch die Schwanzspitze aus dem Leib nuckeln.
Louis, 36, USA

Ein Blowjob ist ein extrem wirkungsvolles Mittel, um einen Penis nach dem Sex wiederzubeleben.
Jenny, 43, UK

Mich törnt es an, wenn eine Frau mich fragt, wie sie mir einen blasen soll. Selbst wenn sie weiß, was zu tun ist, und sie es auch noch gut kann, finde ich es trotzdem schön, wenn sie mich vorher danach fragt.
John, 48, UK

Ich habe immer wieder gesagt bekommen, daß meine Kombination aus Hand- und Blowjob einfach Spitze ist. Ich setze gleichzeitig Hand und Mund ein, zwirble mit lockerem Griff den Schwanz rauf und runter und über die Eichel, und mit meiner Spucke halte ich alles schön glitschig. Die Typen kommen alle nach ungefähr vier Minuten.
Louise, 37, UK

Falls Sie nicht schlucken wollen: Bitten Sie ihn um Vorwarnung. Ist es soweit, lassen Sie sein Sperma kurz im Mund und entsorgen es dann diskret (per Taschentuch oder Kissenhuster) – oder Sie beglücken ihn mit einem saftigen Schneeballkuß. Sie können aber auch einfach den Mund zur Seite drehen und mit einem bewundernden Seufzer zusehen, wie das Sperma aus seinem Penis schießt.

Schönheitspflege: Frisches Sperma soll als Feuchtigkeitscreme vorzüglich sein – ein gutes Argument, es lieber auf der Haut als im Mund haben zu wollen. Aber geben Sie auf Ihre Augen acht, denn Sperma kann heftig brennen.

Deep Throat

Mit vollem Mund spricht man nicht: Diese Technik wurde berühmt, als Linda Lovelace sich im gleichnamigen Hardcore-Porno von 1972 einen Penis bis zur Wurzel in den Schlund schob. Aber das ist Geschmackssache. Man schafft es kaum ohne Würgen, und weil der Mund voll ist, kann man auch den Schaft kaum stimulieren. Die meisten Männer wollen es probieren, haben aber häufig weniger davon als vom normalen Blasen. Um den natürlichen Würgereflex zu überwinden, der einsetzt, sobald der Penis in die Kehle stößt (der Körper versucht, den Penis zu verschlingen), müssen Sie lernen, dem Reflex zu widerstehen oder ihn zu ignorieren, indem Sie sich angewöhnen, mit weit aufgerissenem Mund zu schlucken.

Ein Zuckerschlecken? Wer hat das behauptet? Manche Stellungen sind für den Deep Throat besser als andere. Beugen Sie sich mit dem Gesicht Richtung Füße über seinem Penis, weiten sich Mund und Kehle, was dem Brechreiz entgegenarbeitet. Sperren Sie die Kiefer auf, und machen Sie die Kehle weit, als würden Sie gähnen. Saugen Sie an der Eichel, halten Sie die Kehle dabei aber weit offen. Schieben Sie sich den Penis tief in die Kehle, und versuchen Sie, darum herum Schluckbewegungen zu machen. Ihr Partner kann spüren, wie sich Ihre Kehle um die Eichel legt. Anspruchsvoller ist die Stellung, bei der Sie rücklings im Bett oder auf einem Tisch liegen und den Kopf über die Kante hängen lassen, während Ihr Partner Ihnen im Stehen den Penis in den Mund schiebt. Diese Stellung bringt Nacken und Kehle in eine Linie, aber die Verletzungsgefahr ist größer, falls Ihr Partner im Eifer des Gefechts die Kontrolle über sich verliert. Damit Sie ihn notfalls wegschubsen können, legen Sie Ihre Hände um die Peniswurzel oder gegen seinen Bauch.

Atmung: Die richtige Atemtechnik hilft gegen den Würgereiz, kann ihn aber nicht unterdrücken. Am besten atmen Sie aus, wenn Sie nach unten gleiten, und atmen ein, wenn Sie den Mund wieder nach oben ziehen. Oral besonders talentierten Menschen gelingt es, die Peniswurzel mit den Lippen zu massieren. Würg!

Ich finde Toys beim Blasen doof. Daß man ihm einen Vibrator in den Arsch schiebt, um diese Art G-Punkt da drin zu reizen – einverstanden. Aber warum sollte ich mir bei einem Blowjob auch noch selber einen in den Mund stecken? Ich krieg ja noch nicht mal seinen Schwanz ganz rein.
Stacey, 27, USA

Mein Geheimtip in Sachen Blowjob: Immer so tief rein, wie es nur geht! Am liebsten ist es mir, wenn sie vorher ein Pfefferminz gelutscht hat, so daß alles ein bißchen brennt und schön kalt ist – und wenn ich sie dann in den Mund ficken darf. Sie steht da total drauf, und sie bietet mir das immer an. Wir schieben ihr ein Kissen unter den Kopf, und dann legen wir los. Ich schau ihr gern in die Augen, während ich rein- und rausfahre, und wenn ich komme, halte ich ihren Kopf fest und schieb ihn ihr tief rein. Tja, ich bin ein richtiger Glückspilz.
Darren, 42, UK

Ich frage mich, wieso um diese Fellatio so viel Gewese gemacht wird. Das eine sage ich Ihnen: Hätte ich die Wahl zwischen richtigem Sex und dem, würde ich mich immer für den Sex entscheiden. Und wenn ich auswählen dürfte, ob sie mir einen bläst oder ich sie mit der Zunge verwöhne, würde ich mich immer fürs Lecken entscheiden.
Matthew, 20, USA

69

Ich finde 69 nicht so toll, denn beim Oralsex bin ich Egoistin. Ich möchte es genießen, wenn mein Partner mich leckt, und nicht darauf achten, daß auch ihm einer abgeht. Umgekehrt will ich mich aber auch ganz auf ihn konzentrieren, wenn ich ihm einen blase.
Trish, 28, USA

Als Lesbe nenne ich die 69er-Stellung lieber 88, denn es geht um zwei Menschen gleichen Geschlechts. Wie die 69 kann man auch die 88 auf den Kopf stellen, ohne daß sie sich verändert. Wichtiger ist aber, daß ich auf diese Stellung abfahre. Ich werde befriedigt, und gleichzeitig befriedige ich mein Mädchen. Und wenn wir Tempo und Timing zur Deckung bringen, habe ich immer dieses total erotische Gefühl, als würde ich meine eigene Möse lecken.
Leh, 19, USA
Kuma2

Das Problem ist, ich kriege keine Luft, wenn mein Gesicht in der Vagina meiner Partnerin verschwindet, weil sie mich mit den Beinen an sich zieht. Wie soll ich mich auf das konzentrieren können, was sie mit mir anstellt, wenn ich ständig ihr Geschlecht im Gesicht habe? Furchtbar!
Antonia, 22, UK

Ein verschwendeter Blowjob? 69 gilt vielen als die gerechteste Stellung, hat aber Vor- und Nachteile. Das Zusammenwirken von visuellen und körperlichen Reizen kann den gegenseitigen Oralsex erotisch aufladen. So manchen fällt es aber auch schwer, sich auf die eigene Lust und parallel dazu auf die des Partners zu konzentrieren – nicht anders, als wenn man sich gleichzeitig am Kopf kratzen und den Bauch streicheln möchte. Vielleicht ist 69 eine der Stellungen, die in der Theorie verlockend wirken, aber in der Praxis nicht immer halten, was sie versprechen.

Wo ist oben? Nähert man sich dem fremden Genital aus ungewohnter Richtung, kann 69 jeden Reiz verlieren. Bei einer Frau gelangt man schwerer an die Scheide, und die Klitoris wird quasi gegen den Strich gebürstet. Bei einem Mann arbeitet die Zunge an der unsensibleren Seite des Penis – das Vorhautbändchen bleibt außen vor. Und manche Menschen ekelt der Gedanke, daß ihre Nase zwischen die Pobacken ihres Gegenübers taucht. Sind die beiden verschieden groß, muß sich einer verrenken, damit Münder und Geschlechtsteile etwa auf einer Höhe liegen.

Und trotzdem! 69 kann eine äußerst lustvolle Form der gegenseitigen Stimulation sein. Die häufigste Stellung – zwei Menschen liegen sich mit dem Kopf an den Füßen des anderen gegenüber – ist sehr entspannend. Sie strapaziert Arme und Beine kaum und eignet sich bestens für eine ausgedehnte Stimulation. Die Beine können gestreckt, gespreizt oder dem Partner um Kopf, Hüften oder Schultern gelegt werden. Interessant ist die Alternative, daß eine Person auf dem Rücken liegt, während die andere über ihr kniet. Beide blicken so unmittelbar auf die Genitalien des anderen. Ist die kniende Person eine Frau, kann sie besser steuern, wie tief sie den Penis in ihren Mund läßt. Gleichzeitig kann sie ihre baumelnden Brüste und Brustwarzen liebkosen lassen. Wer unten liegt, braucht gegen Genickstarre ein Kissen unter dem Kopf. In gewisser Weise steigert der geringe Körperkontakt das Lustempfinden, da sich beide nur auf die Genitalien des anderen konzentrieren können. Wirklich Wagemutige versuchen etwas anderes: Der eine Partner sitzt mit dem Rücken zur Wand auf dem Bett. Der athletischere macht einen Kopfstand und stützt sich an der Wand sowie an den Schultern seines Gegenübers ab. Lassen Sie die Finger davon, falls Sie Probleme mit der Halswirbelsäule haben, denn die Übung strapaziert den Nacken und läßt sich nicht lange halten. Allerdings intensiviert das in den Kopf strömende Blut das Lustempfinden. Machen Sie diese Übung aber nur auf gepolsterten Flächen – für den Fall, daß Sie umkippen.

Nicht so schnell! Läßt Ihr Höhepunkt noch auf sich warten, während Sie den Eindruck haben, daß es bei Ihrem Gegenüber schon bald soweit ist, tun Sie nichts mehr, lassen sich aber selbst weiter stimulieren, bis Sie den Vorsprung aufgeholt haben. Das erhöht Ihre Chancen auf einen gemeinsamen Orgasmus.

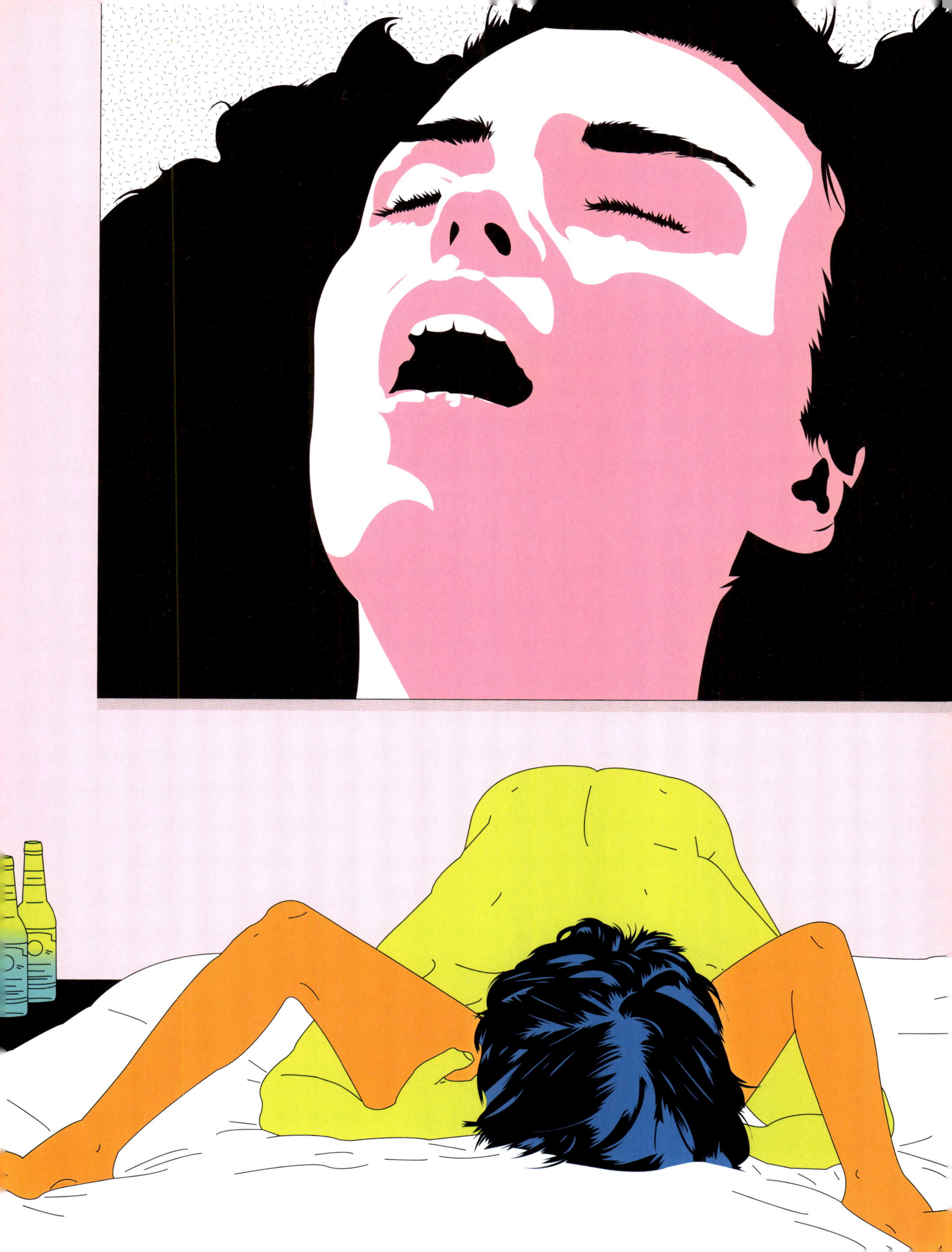

Hand anlegen (anal)

Es gibt eine erfundene, aber sehr amüsante Story über einen Kandidaten bei der TV-Show The Newlywed Game. *Auf die Frage nach dem sonderbarsten Ort für den Sex mit seiner Frau Sex antwortet er:* »Tja, Bob, das war wohl ihr Arsch.« *Das Ganze ist ausgedacht, hätte aber so passieren können. Und ob wahr oder nicht – Hauptsache, die Story ist gut!*

Christophe Pettus
Vorsitzender von Blowfish

Der Anus ist bei Männern eine hochsensible Stelle, und es törnt unheimlich an, einem Kerl dort Lust zu bereiten. Aus der Sicht eines Schwulen, der beim Sex gern den aktiven Part übernimmt, ist die Analmassage eine tolle Vorbereitung für Unerfahrene.

Steve, 32, UK

Ich streichel den Po meiner Freundin nur zu gern, und wenn sie mich ließe, würde ich sie da auch gerne vögeln. Ein, zwei Mal habe ich mich selber da hinten gestreichelt, im stillen Kämmerlein, aber ich würde nie zulassen, daß sie das bei mir macht, denn für mich ist das irgendwie schwul, und sie könnte es ja weitererzählen.

Jake, 19, UK

Der eigene Anus: Obwohl jeder Mensch einen Anus hat, betrachten viele Analspiele mit gemischten Gefühlen. Etliche Frauen und Männer behaupten, anale Stimulation nicht zu mögen – ohne sie je probiert zu haben. Wer das getan hat, sieht Analspiele meist als sexuelle Option unter vielen. Außerdem gibt es Abstufungen des Analspiels. Wenn Sie gern am Anusrand massiert werden, heißt das nicht, daß Sie bis zur Penetration gehen müssen. Und weh tut eine anale Penetration meist sowieso nur, wenn die Umstände nicht stimmen. Schmerzen beim Analverkehr sind häufig ein Zeichen dafür, daß Sie selbst nicht entspannt genug sind, nicht genug Gleitmittel benutzen oder das Geschehen unnötig forcieren.

Natürlich ist es Sex! Obwohl er kein Sexualorgan im direkten Sinn ist, bringt es die Nähe des Anus zu den Genitalien mit sich, daß er mit diesen etliches an Gewebe und Nervenendigungen gemein hat. Bei Frauen teilen sich Rektum und Vagina eine Wand. Drückt man von innen gegen das Rektum, wird das sensible vordere Drittel des Scheidenkanals indirekt gereizt. Der PK-Muskel der Frau, der sich beim Orgasmus zusammenzieht, ist nicht nur mit der Vagina verbunden, sondern auch mit dem Anus. Bei Männern ist die Prostata extrem sensibel, und sie kann nur durch den Anus stimuliert werden. Das Anspannen des Anus ermöglicht der PK-Muskel, der mit der Prostata wie mit der Peniswurzel verbunden ist. Männer empfinden rektale Stimulation wie eine innere Masturbation, da die Peniswurzel nahe am Anus liegt. Heteromänner fürchten oft, schwul zu sein, wenn sie anale Stimulation gut finden, aber das ist ein Irrglaube. Im männlichen Anus verbirgt sich nun mal ein wirkungsvolles Sexualorgan, und wenn ein Mann es nutzt, gehört er in keine Schublade – es zeigt einfach nur seine sexuelle Neugier.

Techniken

Selbstversuch: Die Erkundung des eigenen Anus bringt Aufschluß darüber, ob Sie dem Analspiel etwas abgewinnen können oder nicht. Stimulieren Sie zum Aufwärmen die Nervenendigungen in der Muskulatur des Damms durch sanfte, kreisende Streichelbewegungen mit den Ballen der Fingerspitzen, und drücken Sie leicht gegen den Anusrand (manche haben's gern auch etwas fester). Nach einer Weile sollten Sie spüren, wie sich die Schließmuskeln entspannen und der Anus sich leicht öffnet. Die schmalen und beweglichen Finger sind wie geschaffen für die anale Penetration. Wenn Sie sich einen flutschigen Finger etwa 1,5 cm in den Anus schieben, spüren Sie, wie sich die Schließmuskeln um den Finger zusammenziehen. Vielleicht fühlen Sie auch ein leichtes Brennen. Wie alle Muskeln können auch die Schließmuskeln ihre Spannung nicht ewig halten. Am Ende erschlaffen sie, das unangenehme Gefühl ist meist binnen 30 Sekunden verschwunden. Roher, schneller oder trockener Analverkehr tut fast immer weh.

Erkundungsfahrt: Entspannen und massieren Sie den Anus Ihres Partners mit den Fingern, bevor Sie einen flutschigen Finger behutsam in den Anus schieben. Kommt Ihr Partner damit klar, schieben Sie nach. Hinter den Schließmuskeln weitet sich das Rektum. Lassen Sie den Finger vor Ort, und streichen Sie über die Wände des Analkanals, falls Ihrem Partner das gefällt. Hat er sich an das Gefühl gewöhnt, kann er versuchen, Ihren Finger mit seinem PK-Muskel zu drücken.

Flinke Finger: Erfolgt die anale Stimulation bei Frauen zum richtigen Zeitpunkt während der klitoralen Stimulation oder der vaginalen Penetration, so kann sie einen zusätzlichen Kick bewirken, der die Frau geradewegs zum Orgasmus führt. Bei Männern führt der Wechsel von der Stimulation des Penis zu der des Anus unter Umständen zu einem vorübergehenden Verlust der Erektion, aber wenn ein Mann entspannt ist, führt dieses Umschalten häufig zu einem schnelleren Orgasmus. Ältere Männer, bei denen es länger dauern kann, bis sie den Höhepunkt erreichen, empfinden die anale Stimulation oftmals als einen Segen, da sie die ganze Angelegenheit um einiges zu beschleunigen vermag.

Wo Aufklärung gutgetan hätte

Gleitmittel: Sie sind für alle Arten des Analspiels ein Muß, denn der Anus produziert keine Gleitflüssigkeit. Und Sie brauchen eine Menge davon – es kann gar nicht zuviel sein. Schmieren Sie die Hand, das Handgelenk, den Anus und das Kondom gründlich mit Gleitmittel auf Silikon- oder Wasserbasis ein, und schmieren Sie regelmäßig nach. Gleitmittel erleichtern das Analspiel oder die anale Penetration deutlich, verringern die Gefahr von inneren Verletzungen, Aufschürfungen oder Blutungen und tragen dazu bei, daß Kondome oder Latexbarrieren nicht reißen.

Hygiene: Stecken Sie etwas, das bereits im Anus war, erst nach gründlichster Reinigung in die Vagina. Haben Sie einen Latexhandschuh oder ein Kondom benutzt, ersetzen Sie diese durch neue, bevor Sie die Vagina berühren.

Hoppla! Stecken sie sich nichts in den Anus, das an der Basis keine Verbreiterung besitzt. Die Schließmuskeln sind erstaunlich kräftig und saugen alles ins Rektum, was sie können. Die Ärzte in den Notaufnahmen opfern viel Zeit, um Shampooflaschen, Äpfel oder Haarbürsten aus dem Rektum unvorsichtiger Zeitgenossen zu holen. In einer medizinischen Fachzeitschrift aus den USA präsentierten zwei Ärzte 1986 eine Liste mit Gegenständen, die sie in jüngster Zeit ans Tageslicht geholt hatten: 32 Flaschen; 1 Flasche inklusive Schnur; 12 Trinkgläser bzw. Tassen; 7 Glühbirnen; 6 Tuben; 1 Apfel; 2 Bananen; 4 Mohrrüben; 3 Gurken; 1 Paradiesfeige (mit Kondom); 23 Vibratoren; 15 Dildos. Sind Sie nun im Bilde?

Bei einem One-night-Stand habe ich mir übers Rimming mal Warzen geholt. Ich war besoffen und hab nicht nachgedacht, wollte mich nur ein bißchen austoben. Die Warzen ließen sich behandeln – aber ich war ne Zeitlang weg vom Fenster.
Barney, 23, UK

Ich glaube, Schwule achten viel mehr auf Körperhygiene als Heteromänner. Die nehmen's damit nicht so genau. Deshalb kann ich auch gut verstehen, wenn ihr Mädels lieber zu Hause bleibt und es euch selber besorgt.
Nathan, 36, UK

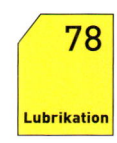 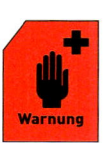

Gleitmittel, Gleitmittel und nochmals Gleitmittel! Und zwar bei jedem Zentimeter, den er tiefer in Sie eindringt. Er soll immer wieder ein Stück zurücksetzen und weiter Gleitmittel auftragen, denn wenn Ihr Kanal nicht ordentlich flutscht, kann es eine ziemlich schmerzhafte Angelegenheit werden.
Charlie, 36, UK

Ich habe einen Horror vor Kotresten – die Vorstellung, daß meine Freundin welche an den Fingern hat, ist ekelhaft! Gott sei Dank habe ich noch andere Löcher, denen sie sich widmen kann.
Jane, 24, UK

Analfisting

Zum Aufwärmen meines Partners verpasse ich ihm gern eine kleine Analmassage, da diese zarten Muskeln bei ihm immer mächtig verspannt sind. Das ist eine tolle Methode zur Entspannung von Körper und Geist.
John, 46, UK

Ich mache es zu gern anal, doch mein Freund ist leider einer der wenigen Typen, die damit nichts am Hut haben. Ich bitte ihn dauernd, mich in den Arsch zu vögeln, doch er macht's höchstens einmal im Monat. Ich glaube nicht, daß es ihn abtörnt, er ist einfach mehr auf meine Möse scharf.
Amanda, 33, UK

Ich hatte gerade die Faust dieses Typen im Arsch, als ich plötzlich einen heftigen Hustenreiz bekam. Daraus entwickelte sich ein regelrechter Hustenanfall, bei dem ihm meine Muskeln die Hand gequetscht haben müssen. Ich glaube, das hat richtig wehgetan, denn er schrie laut auf, und danach hatte er keinen Bock mehr weiterzumachen.
David, 40, UK

Ein Kamel durch ein Nadelöhr? Das auch »Faustfick« genannte Fisten ist eine Sexualpraktik, bei der die Hand samt Handgelenk ins Rektum und in den unteren Dickdarm geschoben wird. Da der Anus nicht ähnlich dehnbar ist wie die Vagina, ist das Fisten riskant. Doch es wird praktiziert, und die folgenden Hinweise sollen dafür sorgen, daß niemand zu Schaden kommt. Ein Fisting kann Stunden dauern und sollte nur von stocknüchternen, geduldigen Leuten praktiziert werden, die wissen, was sie tun, und die Latexhandschuhe und eimerweise Gleitmittel benutzen. Steigern Sie das anale Aufnahmevermögen Ihres Partners vor dem Fisten schrittweise mit verschieden großen, gut flutschigen Dildos (mit breitem unterem Ende!). Lassen Sie sich nie von einem Anfänger fisten, erst recht nicht, wenn Alkohol oder Drogen im Spiel sind. Das Rektum ist keine gerade Röhre. Es gibt darin mehrere Biegungen und nach etwa 20 cm eine scharfe Kurve, die von zu rauher Haut oder einer übereifrigen Faust ohne weiteres perforiert werden kann. Innere Blutungen sind von außen nicht erkennbar, und ohne ärztliche Behandlung kann es eine folgenschwere Blutvergiftung geben. Die Eingeweide besitzen keine Schmerzrezeptoren, weshalb nicht spürbar ist, welche inneren Verletzungen womöglich vorliegen, bis sich bestimmte Krankheitssymptome (Krämpfe, Schüttelfrost, Fieber) bemerkbar machen. Sollten Sie nach dem Fisten stechende Schmerzen empfinden, Fieber haben oder aus dem Anus bluten, müssen Sie unverzüglich zum Arzt. Häufiges Fisten kann sich negativ auf den Muskeltonus auswirken: Bei Leuten, die sich regelmäßig fisten lassen, erschlaffen die Afterschließmuskeln mitunter dermaßen, daß die Kontrolle über die Darmentleerung verlorengeht. Nach allen Warnungen sei aber auch erwähnt, daß vorsichtige und verantwortungsbewußte Fister diese Praktik als sexuell überaus erregend beschreiben, und für manche ist die nötige Entspannung und Konzentration fast schon eine spirituelle Erfahrung. Andere sind überzeugt, daß es beim Fisten vor allem um Macht und Kontrolle geht. Doch wie immer man das sehen mag, es braucht ein gehöriges Maß an Vertrauen – und sehr, sehr kurze, glattgefeilte Fingernägel.

Wo Aufklärung gutgetan hätte

Ich muß Pipi machen: Beim Fisten hat man häufig das Gefühl, pinkeln zu müssen, da die Hand des Partners von innen gegen die Blase drückt. Es empfiehlt sich, nach Möglichkeit vorher pinkeln zu gehen.

Und jetzt wasch dir die Hände! Unter den Fingernägeln können sich Bakterien einnisten, so daß leicht Infektionen übertragen werden. Benutzen Sie als Schutz Latexhandschuhe – am besten Entbindungshandschuhe, die reichen fast bis zum Ellbogen. Wenn Sie den Handschuh abziehen, halten Sie ihn fest, damit er nicht abrutscht und im Darm bleibt.

Prostatastimulation

Kannst du meine ... anfassen? Das Wort Prostata beschwört Bilder von inkontinenten älteren Herren herauf, doch die kleine Drüse ist in Wahrheit eine sexuelle Geheimwaffe. Allerdings ist es schwer, Männern die Wahrheit über die mit der Prostata verbundenen Lustgefühle zu entlocken – das Analtabu macht diese Lust zu einem wohlgehüteten Geheimnis. Viele Männer erleben sie nie, weil sie keinen blassen Schimmer von der Existenz der Prostata haben. Andere wiederum glauben, daß »anal« ein Synonym für »pervers« ist oder daß das Analspiel nur etwas für »Homos« ist. Ein klassischer Irrtum! Die Prostata ist ein ganz normales Sexualorgan, und es spricht nichts dagegen, daß Männer davon Gebrauch machen.

Die Prostata liegt etwa 4 cm innerhalb des Anus, an der oberen Wand des Rektums. Sie sondert das Prostatasekret ab, das zusammen mit den Spermien und der Flüssigkeit aus den Samenbläschen das Sperma bildet. Das kleine, weiche, etwa walnußgroße Organ enthält zahllose Nervenendigungen, die sehr berührungsempfindlich sind, doch vor Eintritt der vollen Erregung fühlt sich die Prostata kaum anders an als das umliegende Rektum.

Ist das nicht gefährlich? Manche Männer haben den Irrglauben, eine Stimulation ihrer Prostata mache sie anfälliger für Prostatakrebs oder Prostatitis (Prostataentzündung). Das stimmt nicht, obwohl Urologen die Prostata untersuchen, um Entzündungen, Infektionen oder einem Karzinom auf die Spur zu kommen. Dabei wird die Prostata massiert, bis das Prostatsekret aus dem Penis quillt (ohne Orgasmus) und zur Untersuchung in einem Kunststoffbecher aufgefangen wird.

Vorbehalte: Männer, die schon der Gedanke an eine Prostatauntersuchung erschreckt, werden nicht sehr begeistert sein von dem Vorschlag, das sexuelle Potential ihrer Prostata zu erkunden. Die Empfindungen bei einer ärztlichen Untersuchung sind jedoch weit entfernt von jenen, die eine Prostatastimulation bei echter sexueller Erregung auszulösen vermag – so wie es wohl auch keine sexuellen Empfindungen gibt, wenn ein Gynäkologe eine Scheidenuntersuchung vornimmt.

Selbstliebe? Obwohl es physisch möglich ist, daß ein Mann seine Prostata stimuliert, dürfte es recht mühsam sein, und der Anus ist bestimmt nicht die erste Körperstelle, die ein Mann anfaßt, will er seine »sichtbare« sexuelle Spannung abbauen. Meist geht die Prostatastimulation mit einer Masturbation des Penis einher, und ein Mann, der das Kunststück vollbringt, beides gleichzeitig zu betreiben, sollte für seine Koordinationsgabe einen Preis bekommen. Manche Männer (vor allem heterosexuelle) genieren sich, ihr Gegenüber um eine Prostatastimulation zu bitten, doch es ist wesentlich lustvoller und entspannender, sie von jemand anderem ausführen zu lassen, als die Do-it-yourself-Methode zu nutzen.

Wir legen den Vibrator ins Tiefkühlfach, damit das Teil schön kalt ist, wenn ich ihm die Prostata stimuliere. Manchmal bewirkt die Kälte, daß sein Anus quasi »einfriert«, und dann brauche ich viel Gleitmittel, um den Vibrator reinschieben zu können. Danach schmiere ich mir ordentlich Gleitmittel auf die Finger und masturbiere ihn mit der einen Hand, während ich mit dem Vibrator seine Prostata bearbeite. Es dauert immer, bis ich sie finde, da ich ohne Finger nichts fühlen kann, aber sobald ich die Prostata erwischt habe, geht er ab wie eine Rakete.
Wendy, 41, UK

Denken Sie an die richtige Atmung! Ich bin immer fix und fertig, wenn ich beim Prostatawichsen gekommen bin und vorher vergessen habe, meine Atmung zu kontrollieren. Das kommt wohl daher, daß das Gefühl dermaßen geil ist, daß man alles um sich herum vergißt und die ganze Zeit hechelt wie ein Hund – bis man zu hyperventilieren anfängt.
Andrew, 49, UK

Ich hatte mal ein gräßliches Erlebnis mit einem Typen, der wirklich überhaupt keine Ahnung hatte. Es tat mir höllisch weh, und ich glaube nicht, daß ich mir das noch mal antun werde. Als Bottom mußt du sicher sein, daß der Top genau weiß, was er tut.
Gerald, 30, UK

Techniken

Sex: Jeder Mann, dessen Prostata einmal richtig stimuliert wurde, vergißt die Erfahrung nicht mehr, doch manche Männer mögen es einfach nicht, wenn ihr Anus penetriert wird – fragen Sie Ihren Partner also lieber, bevor Sie zur Tat schreiten.

Fünf: Gewisse Vorkehrungen sind nötig. Da das Analgewebe sehr empfindlich ist, benötigen Sie viel Gleitmittel, und Sie sollten Operationshandschuhe tragen, damit nicht Bakterien von schmutzigen Fingernägeln oder eventuellen Stuhlresten übertragen werden. OP-Handschuhe gibt es in der Apotheke – viele kaufen sie, um Bräunungs- oder Haarfärbemittel aufzutragen. In der Apotheke wird man also nicht automatisch denken: »Aha, Rektaluntersuchung!« Kaufen Sie gleich eine Großpackung. Viele Leute werden von Latexhandschuhen dermaßen angetörnt, daß sie schon bei deren Anblick ganz aus dem Häuschen geraten.

Vier: Haben Sie alle Requisiten beisammen, legen Sie los. Er liegt auf dem Rücken Sie knien zwischen seinen Beinen – so können Sie beide seinen Penis stimulieren. Ist Ihr Partner erregt, bereiten Sie seinen Anus vor, indem Sie die Nervenendigungen auf dem Damm (der Hautpartie zwischen Sack und Anus) mit den Ballen Ihrer Fingerspitzen massieren. Wenn Sie diese Stelle mit sanften, aber festen kreisenden Bewegungen bearbeiten, dürfte das bereits die Prostata stimulieren.

Drei: Ist er sichtbar erregt, beginnen die Muskeln rings um den Anusrand (die Schließmuskeln) zu zucken, und wenn Sie mit einem behandschuhten und flutschigen Finger über den Anus streichen, können Sie ermessen, ob er für Ihren Finger bereit ist. Wenn Sie Ihren Finger dann einführen, ziehen sich die Afterschließmuskeln zusammen. Ihr Partner könnte das anfangs als unangenehm empfinden, doch wie jeder andere Muskel erschlafft auch dieser nach einiger Zeit, und nach etwa 30 Sekunden müßte sich sein Anus spürbar entspannt haben.

Zwei: Masturbieren Sie Ihren Partner, während Sie Ihren Finger tiefer in ihn hineinschieben. Sind Sie drin, machen Sie mit dem Finger eine »Komm her!«-Bewegung in Richtung Bauch. Der Druck auf die Prostata gibt ihm womöglich das Gefühl, pinkeln zu müssen, doch meist ist das eine Sinnestäuschung.

Eins: Die Reizempfindlichkeit der Prostata erhöht sich nur dann, wenn sie direkt stimuliert wird. Drücken Sie also auf ihr herum, oder lassen Sie Ihren Finger gegen sie pulsieren – fragen Sie Ihren Partner, was sich gut anfühlt (machen Sie es richtig, bringt er allerdings kaum einen ganzen Satz über die Lippen!). Nähert er sich dem Orgasmus, drücken seine Schließmuskeln Ihren Finger, und die Prostata schwillt an, da sich die Blutgefäße erweitern. Beim Orgasmus zieht sich die Prostata zusammen und entleert sich, und das Sperma spritzt aus dem Penis.

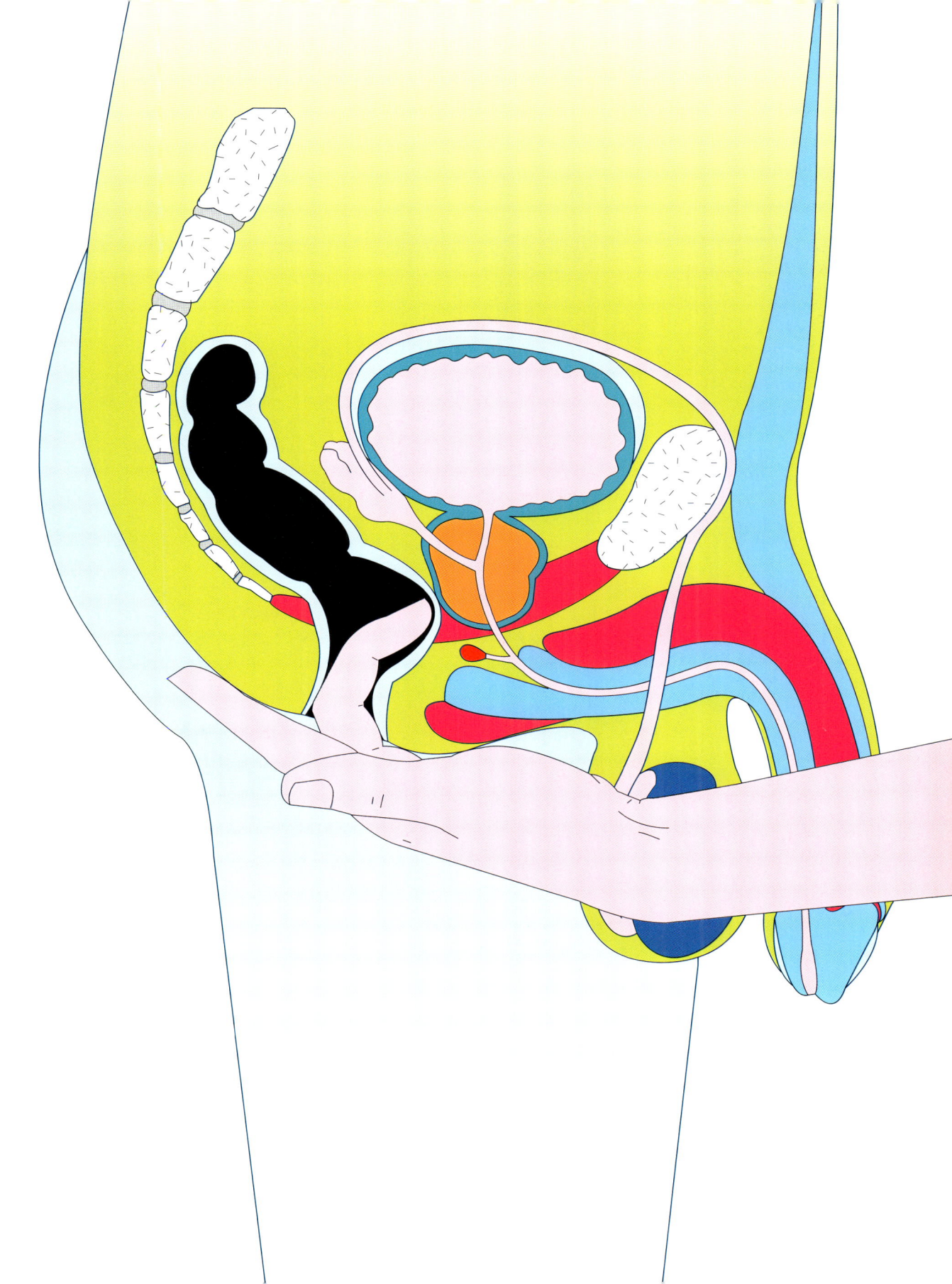

Lecken (anal)

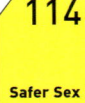 

Rimming: Der englische Begriff Rimming (nach »rim« = Rand) bezieht sich auf die orale Stimulation des Anusrands bzw. des gesamten Anusbereichs. Rimming ist eine sanfte Methode, sich anal stimulieren zu lassen, denn die Zunge ist agil und elastisch, und der Speichel macht den Vorgang angenehm glatt und flutschig. Wenn Sie sich darauf einlassen, kann es eine erregende und sehr sinnliche Erfahrung sein. Manche Leute praktizieren es lediglich, um den Anus für eine anale Penetration zu lockern, während es für andere eine eigenständige Sexualpraktik ist. Weil der Anus mit mehr gesellschaftlichen Tabus behaftet ist als jede andere Körperregion, empfinden manche Leute beim Rimming den prickelnden Kitzel des Verbotenen, während andere sich eher den Arm abhacken ließen – selbst wenn sie nichts gegen eine anale Stimulation mit der Hand oder dem Penis einzuwenden haben. Beim Rimming kann es immer passieren, daß Ihr Mund mit Fäzes in Berührung kommt, was gewisse Gesundheitsrisiken birgt: Sie können sich dabei eine Mundentzündung, eine Hepatitis A oder eine parasitäre Infektion einfangen.

Erregung: Das Arschlecken fühlt sich viel schöner an, wenn man bereits erregt ist. Fahren Sie mit Händen und Lippen über den Körper Ihres Gegenübers, und massieren Sie seine Popacken. Während Sie diese lecken, beknabbern und küssen, arbeiten Sie sich langsam die Kimme bis zum Anus hinunter. Spielen Sie mit den Genitalien des anderen, während sie seinen Anus mit der Zunge sondieren.

Kaktuszunge: Stellen Sie ein Getränk bereit für den Fall, daß Ihr Mund austrocknet. Eßbare Gleitmittel halten alles schön glitschig, und aromatisierte Flutschhilfen überdecken im Notfall Geschmack und Geruch Ihres Partners.

Techniken

Analkuß: Mit feuchter Zunge den Anus entlang- oder darum herumlecken, darüber hinwegstreichen oder tief in ihn hineinbohren, mit den Lippen daran knabbern oder ihn mit Küssen eindecken – alles löst eine Vielzahl von Empfindungen aus. Erhöhen Sie mit der Zungenspitze allmählich den Druck.

Kreiselkuß: Lecken Sie um den Anus herum, und lassen Sie die Kreise immer enger werden, während Sie mit der Zunge fühlen, welche Veränderungen der sich öffnende Anus und dessen Muskulatur durchlaufen.

Einmal um die ganze Welt: Lecken Sie von den Hoden bis zum Anus und zurück.

Stellungen: Der andere kann sich auf Ihr Gesicht setzen oder sich die Beine hinter die Arme klemmen, während Sie vor dem Bett knien.

Wo Aufklärung gutgetan hätte

Du bist, was du ißt: Ein Vorbehalt gegenüber dem Analspiel ist die Angst, mit fremden Fäzes in Berührung zu kommen oder jemanden mit den eigenen zu beschmutzen – besonders beim Rimming. Obwohl Rektum und Anus bloße Durchgangsstation für die Fäzes sind, können sich noch Stuhlreste finden. Seien Sie auf Begegnungen der unappetitlichen Art gefaßt. Ausgewogene, ballaststoffreiche Ernährung mit viel Obst, Gemüse und Getreideprodukten sorgt meist für eine optimale Konsistenz der Exkremente – gesunder Stuhl ist kompakt, mäßig feucht und wohlgeformt, etwa wie eine kleine Banane, und er wird sauberer ausgeschieden als weicher und ist außerdem noch geruchsärmer. Übertreiben Sie es jedoch nicht mit dem Obst und Gemüse: je mehr Ballaststoffe, um so weicher Ihr Stuhl.

Reinlichkeit kommt gleich nach Gottesfürchtigkeit: Sie können die Außenseite des Anus reinigen wie jede andere Körperpartie: behutsam und mit einem nassen Waschlappen. Seife läßt die Haut austrocknen, und häufiges Waschen kann die empfindliche Haut stressen – lassen Sie es also locker angehen, und beschränken Sie sich auf milde Seifen. Manche reinigen auch den inneren Analbereich, und zwar mit Klistieren oder Darmspülungen, doch werden diese nicht sachgemäß oder zu häufig eingesetzt, kann es zu einer Zersetzung der natürlichen Fette an den Wänden von Anus und Rektum kommen, zu einer Schleimhautreizung, zu Verstopfung, zu Hämorrhoiden oder zu anderen Gesundheitsproblemen.

Klistierspritzen: Diese sind in jeder Apotheke rezeptfrei erhältlich und bestehen aus einer dünnen Plastikkanüle, an der ein Gummiballon angebracht ist. Sie füllen den Gummiballon mit Wasser und spritzen es sich in den Anus, bis der sich voll anfühlt (am besten geht das in der Badewanne). Dann setzen Sie sich auf die Kloschüssel und warten darauf, daß das Wasser aus Ihnen herausplumpst. Da eventuell ein Rest Wasser im Darm verbleibt, kann es noch eine Weile sporadisch aus Ihnen herauströpfeln, weshalb es sich empfiehlt, die Prozedur bereits einige Zeit vor Beginn des Analspiels durchzuführen.

Klistieraufsätze für die Handdusche: Es gibt sie im Versandhandel, übers Internet oder in Sexshops. Sie funktionieren nach dem Prinzip der Klistierspritze und werden vorne am Duschschlauch befestigt. Intensität und Tempo des Wasserstrahls lassen sich regulieren. Achten Sie aber darauf, daß der Strahl nicht zu kräftig ist, denn sonst könnte die zarte Schleimhaut des Rektums verletzt werden.

Darmspülungen: Manche Leute schwören auf eine professionelle Darmspülung (die teurere Variante des Wasserklistiers) zur Entgiftung des gesamten Körpers – doch eine Schale mit kleiehaltigen Frühstücksflocken und ein Wannenbad dürften ehrlich gesagt billiger und wahrscheinlich ebenso wirkungsvoll sein.

Ein gesunder Körper ist die Voraussetzung für einen gesunden Geist und für ein gesundes Sexlife. Wenn mein Organismus mal wieder entgiftet werden muß, mache ich mir eine Darmspülung. Danach fühle ich mich sauberer – gesundheitlicher wie spirituell.
Megan, 30, UK

Das Getue um die Klistiere ist so überflüssig wie ein Kropf. Ich glaube, das haben sich Leute ausgedacht, die was gegen uns Schwule haben und die uns weismachen wollen, wir seien schmutzig. Man kann sich den Arsch doch genauso waschen wie den Schwanz. Wozu die ganze Aufregung?
Rob, 36, UK

Ich dusche gern mit meinem Freund, bevor wir zur Sache kommen. Dann müssen wir uns keine Gedanken machen, ob wir wirklich sauber sind, und können uns beim Sex hemmungslos hingeben. Ich kann das nur empfehlen!
Lisa, 29, UK

Ich gebe meiner Freundin gern ein Klistier, aber für mich selber wäre das nichts. Nicht, daß ich es schlimm fände – natürlich nicht, denn sonst würde ich das nicht mit ihr machen –, aber ich persönlich steh nun mal nicht darauf. Ich finde es allerdings klasse, wie sehr sie darauf abfährt, und es törnt mich ganz schön an, ihr dabei zuzusehen.
Kayla, 20, Neuseeland

Safer Sex

Safer Sex ist nichts Neues: So angenehm der Austausch von Körperflüssigkeiten auch sein mag, ungefährlich war er noch nie. Schon Ägypter und Römer benutzten Über-zieher, und im 17. Jahrhundert fabrizierte ein Dr. Conton Kondome aus Fischblasen und Schafsdärmen, um König Charles II. von England vor der Syphilis zu schützen. Seither hat sich kaum etwas verändert. Barrieremethoden wie Kondome sind nach wie vor das einfachste und zuverlässigste Mittel, um Infektionen vorzubeugen.

Was bedeutet »safer«? Spricht man die Krankheitsrisiken beim Sex an, steht man rasch im Ruch der Panikmache. Dabei beruht Safer Sex auf der Annahme, daß es sexu-ell übertragbare Krankheiten gibt und daß Vorsicht besser ist als Nachsicht. Natürlich gibt es viele monogame Paare, die seit Urzeiten zusammenleben und davon ausgehen können, infektionsfrei zu sein – solche Paare treffen beim Sex keine Vorsichtsmaßnah-men und brauchen wohl auch keine. Das eigentliche Problem ist, daß Krankheiten wie HIV jahrzehntelang im verborgenen schlummern und man die sexuelle Biographie der Beteiligten nie außer acht lassen darf. Womöglich können Sie Ihre eigene sexuelle Bio-graphie lückenlos zurückverfolgen, doch um 100prozentig sicher zu sein, daß Sie nicht mit HIV oder einer anderen STI infiziert sind, müssen Sie auch Ihren Partner ins Kalkül einbeziehen sowie alle Partner Ihres Partners und alle Partner der Partner Ihres Part-ners – eine Unmöglichkeit. Deshalb sollte Safer Sex für all jene fest zum Sex gehören, die ihre Partner wechseln oder nicht genau wissen, wie es um ihre eigene sexuelle Bio-graphie oder die ihres Partners bestellt ist. Wer fürchtet, sich infiziert zu haben, sollte sich unverzüglich testen lassen. Nach dem letzten ungeschützten Geschlechtsverkehr kann es bei manchen STIs drei Monate dauern, bis der Arzt wieder grünes Licht gibt, doch es ist der einzige Weg, um sicherzustellen, daß Sie infektionsfrei sind.

Mißverständnisse: Manche Teenager glauben, »sicherer Sex« bedeute, sich nicht von den Eltern erwischen zu lassen. Was Verhütung oder STIs betrifft, waren Jugend und Naivität seit jeher eine fatale Mischung, und die kürzlich vom britischen Gesundheits-ministerium veröffentlichten Zahlen zur Häufigkeit von STIs belegen das eindringlich: Derzeit leidet wohl jede zehnte junge Frau an einer genitalen Chlamydien-Infektion, bei den Fällen aus dem Vorjahr waren 34 Prozent 16 bis 19 Jahre alt; die Fälle von Gonorrhö (Tripper) stiegen im Vorjahr um 27 Prozent (eine Verdoppelung gegenüber 1995), und 40 Prozent betrafen Frauen unter 20 Jahren. Obwohl weltweit 3 Millionen Menschen an HIV gestorben sind, handelt es sich bei den neu diagnostizierten Aids-fällen häufig um Teenager, bei denen Warnungen offensichtlich auf taube Ohren stoßen. Und der Mythos, HIV sei eine »Schwulenkrankheit« hat die allgemeine Sorg-losigkeit erheblich gefördert. 2001 wurden im United Kingdom 3551 neue HIV-Fälle dia-gnostiziert (in Deutschland waren es im selben Zeitraum etwa 2000). Im United King-dom gingen 50 Prozent der neuen Fälle auf heterosexuellen Sex zurück – und nur 39 Prozent auf Sex unter Männern. In Deutschland weist die Statistik andere Zahlen aus. Von den etwa 2000 Neuinfektionen gingen 21 Prozent nachweislich auf hetero-sexuellen Verkehr zurück. 50 Prozent auf homosexuellen. Auch in Deutschland wird ein sprunghafter Anstieg von Gonorrhö- und Syphilis-Erkrankungen verzeichnet, ein eindringliches Indiz dafür, daß Safer Sex definitiv auf die Agenda gehört.

Können wir reden (bevor wir Sex haben)? Konkrete Vorsichtsmaßnahmen oder das Thema Safer Sex scheinen peinlicher zu sein, als mal eben mit jemandem ins Bett zu hüpfen. Leidenschaft, Schüchternheit oder Angst (einen Partner zu verlieren) können ein offenes Gespräch über Safer Sex verhindern, denn es setzt wohl größere emotionale Nähe voraus als die Einwilligung in sexuelle Intimitäten. Ist das bei Ihnen so, sollten Sie sich fragen, warum Sie mit jemandem Sex haben, vor dem Sie sich schon im Gespräch genieren. Die Hitze des Gefechts ist eine Ausrede, die Ihnen später übel aufstoßen kann. Halten Sie sich vor Augen, daß es bis zur Ejakulation keine fünf Minuten braucht, daß Sie aber bis ans Ende Ihrer Tage unter möglichen Folgen leiden könnten.

Aber sie sprach doch so gepflegt: Wie ein Mensch aussieht oder spricht, verrät nichts über seine Gesundheit: Viele STIs haben keine sichtbaren Symptome, weshalb Ihr Partner vielleicht nicht weiß, daß er infiziert ist. 70 Prozent aller Frauen zeigen keine Symptome, wenn sie sich eine Chlamydien-Infektion oder eine Gonorrhö zuziehen. Viele Fälle bleiben unerkannt – und vergessen Sie nie, daß auf jede infizierte Frau mindestens ein infizierter Partner kommt. In den frühen 80ern sorgten HIV und Aids weltweit für Schlagzeilen, und massive staatliche Aufklärungskampagnen bewirkten, daß sich die meisten der Gefahren bewußt waren. Heute ist zu fürchten, daß viele Jugendliche, die die damaligen Kampagnen nicht miterlebt haben, ohne die nötigen Informationen zu STIs, Empfängnisverhütung und HIV aufgewachsen sind. Daß STIs in der Altersgruppe der 35- bis 45jährigen (und darüber) auf dem Vormarsch sind, gibt Anlaß zur Sorge. Die steigende Zahl von Trennungen und Scheidungen bedeutet, daß viele Ältere nach langen monogamen Beziehungen plötzlich ein Singledasein führen, ohne sich der Gefährdung durch STIs oder HIV bewußt zu sein. Die Aufklärung über Safer-Sex-Maßnahmen hat sich bislang eher auf Teenager sowie Männer und Frauen bis 30 konzentriert. In Zukunft wird man auch andere Altersgruppen ansprechen müssen.

Der Begriff »Sexually Transmitted Infection« (STI) bzw. »sexuell übertragbare Krankheit«: Er bezieht sich auf keine spezifische Infektion, sondern umfaßt eine Vielzahl von Bakterien oder Viren: Gonorrhö, Feigwarzen, Chlamydien, Herpes, Hepatitis A und B sowie HIV. Werden solche Infektionen rasch diagnostiziert, können die meisten davon erfolgreich behandelt werden. Erfolgt keine Behandlung, kann es später zu gravierenden Gesundheitsproblemen kommen: Unfruchtbarkeit, Gebärmutterkrebs oder Aids.

Andere Sexualpraktiken, andere Gefährdungsstufen: Viele glauben, eine Übertragung von Krankheitserregern erfolge lediglich bei der Ejakulation, doch sie kann auch über den »Lusttropfen« (das vor dem Samenerguß aus dem Penis tropfende Sekret) geschehen, über Blut und im Prinzip über jeden Genitalkontakt. Küssen ist relativ ungefährlich, und obwohl bisher keine per Kuß übertragenen HIV-Infektionen bekannt sind, können dabei andere Krankheiten wie Mononukleose, Soor, Gesichtsherpes oder Hepatitis B weitergegeben werden, vor allem bei mangelnder Mundhygiene. Der gemeinsame Gebrauch von Sex Toys birgt ebenfalls ein Risiko, da sich in Ritzen oder in saugfähigem Material Körperflüssigkeiten oder Bakterien festsetzen und von einem auf den anderen übertragen werden können. Säubern Sie gemeinsam benutzte Sex Toys gründlich, oder streifen Sie ein Kondom darüber.

Bis vor kurzem wußte ich nicht, daß man sich beim Rimming eine Hepatitis A einfangen kann. Und weil das eine meiner liebsten Praktiken ist, war ich natürlich besorgt. Ich bin zwar sicher, daß ich mich dieser Gefahr nie ausgesetzt habe, weil ich es nie mit Typen mache, bei denen ich Bedenken wegen der Körperhygiene habe, aber seither nehme ich sicherheitshalber immer Frischhaltefolie mit Gleitmittel auf beiden Seiten. Jetzt habe ich gehört, daß man sich gegen Hep A impfen lassen kann. Der Onkel Doktor wartet schon!
Bobby, 22, UK

Ich weiß, daß Analsex nicht jedermanns Geschmack ist, und ich werde auch niemandem zureden, aber wer neugierig darauf ist, sollte unbedingt ein Kondom benutzen. Im Arsch hausen ne Menge fiese Bazillen, und wenn man kein Kondom nimmt, kann man sich alle möglichen Krankheiten einfangen.
Olivia, 20, UK

Im Suff habe ich einem Typen mal einen geblasen und dabei diese aromatisierten Kondome benutzt. Das mit Bananengeschmack hat wirklich schauderhaft geschmeckt, wie ein Milchshake von der billigsten Sorte. Das mit Pfefferminzgeschmack war wohl das beste, aber das Kondom konnte ich trotzdem noch durchschmecken.
Eric, 26, UK

Risiko

Oralsex: Diese Praktik ist erwiesenermaßen weniger gefährlich als Analsex – aber nur, wenn Sie oder Ihr Gegenüber nicht HIV-infiziert sind, keine unbehandelten STIs wie Herpes, Gonorrhö oder Feigwarzen mit sich herumschleppen und keine offenen Wunden oder Geschwüre im Mundraum haben. Menstruiert eine Frau gerade, erhöht der Oralsex mit ihr das Risiko, daß Sie sich mit HIV infizieren. Das gleiche gilt, wenn Sie einen Mann in Ihren Mund ejakulieren lassen.

Rimming: Da der Stuhl unter Umständen Parasiten, Bakterien, die Erreger von Hepatitis A und B sowie die von Feigwarzen enthält (auch wenn äußerlich keine Feigwarzen zu erkennen sind), können beim »Arschlecken« alle möglichen Infektionskrankheiten übertragen werden. Hepatitis A greift immer mehr um sich, doch es gibt eine Impfung.

Fisting: Eine Hand in die Vagina oder das Rektum einzuführen birgt ein beträchtliches Risiko, falls sich an Ihrer Hand frische Schnittverletzungen oder offene Wunden befinden. Das Fisting kann Risse in der Schleimhaut von Vagina und Rektum verursachen. Diese Risse können sich entzünden und die anschließenden sexuellen Aktivitäten gefährlicher machen. Latexhandschuhe verringern das Risiko.

Penetrativer Sex: Zu den durch penetrativen Sex übertragenen Krankheiten gehören Herpes, Feigwarzen, Chlamydien-Infektionen, Gonorrhö, HIV, Trichomonasis, Syphilis, weicher Schanker und Filzlausbefall. Haben Sie ungeschützen penetrativen Sex, wenn Sie oder Ihr Partner vielleicht gerade an einer STI leiden, können Sie die Infektion weiterverbreiten. Die HIV-Werte in der Scheidenflüssigkeit variieren: Sie dürften während Ihrer Periode am höchsten liegen, wenn die HIV-Trägerzellen zusammen mit dem Blut von der Gebärmutterschleimhaut abgestoßen werden. Die Wahrscheinlichkeit, daß eine Frau von einem Mann mit HIV infiziert wird, ist übrigens doppelt so hoch wie umgekehrt.

Analsex: Ohne Kondom birgt diese Praktik ein besonders hohes Risiko, sich mit HIV zu infizieren, weil die Wände des Rektums nur eine Zellschicht dünn sind und sehr leicht einreißen können. Wegen ihrer großen Bedeutung für das Immunsystem des Organismus gibt es im Blut des Analbereichs besonders viele T4-Zellen, und das sind genau die Zellen, auf die es die HI-Viren abgesehen haben. Kleinere Risse oder Kratzwunden mögen mit bloßem Auge nicht zu erkennen sein, können aber trotzdem infizierte Körperflüssigkeiten in den Blutkreislauf gelangen lassen.

Der Sex mit einem Menschen, der eine STI hat oder HIV-positiv ist: Haben Sie oder Ihr Gegenüber eine STI, sollten Sie so lange auf Sex verzichten, bis diese erfolgreich behandelt wurde und ausgeheilt ist. Die meisten STIs lassen sich heilen, aber manche Menschen schämen sich, Ihre Krankheit zu offenbaren, und stecken dann lieber ihre Partner an – und erneut auch sich selbst. Bestimmte STIs wie etwa Herpes können zurückkehren, und jemand kann ansteckend sein, ohne selbst äußere Krankheitssymptome aufzuweisen. Geraten Sie nicht gleich in Panik, wenn Sie mit jemandem ungeschützten Sex hatten, der HIV-positiv ist. Während Sie auf Ihre Untersuchungsergebnisse warten, sollten Sie unbedingt weiter Safer Sex praktizieren. Gehen Sie so schnell wie möglich (binnen 24 Stunden) zum Arzt, und lassen Sie sich testen – alles wird streng vertraulich behandelt. Wenn Sie und Ihr Arzt die Wahrscheinlichkeit einer Ansteckung als hoch einschätzen, wird er Ihnen wahrscheinlich eine Post-Exposure-Prophylaxe (PEP) verschreiben. Das ist eine Stoßtherapie mit speziellen Anti-HIV-Medikamenten. Da diese schwere Nebenwirkungen haben können und ihre Wirksamkeit noch immer umstritten ist, wird man Ihnen jedoch nur dann zu dieser Behandlung raten, wenn Sie als Hochrisikopatient gelten.

Prävention: Safer Sex zielt darauf ab, das Risiko einer Ansteckung mit sexuell übertragbaren Krankheiten so gering wie möglich zu halten. Der einfachste Weg, sich selbst wie sein Gegenüber vor einer Infektion durch Körperflüssigkeiten – Blut, Sperma, Scheidensekret, Eiter etc. – zu schützen, ist immer noch der, mit Kondomen oder anderen Barrieren vorzubeugen. Doch es gibt noch etliches andere zu beachten.

- Je gründlicher Sie informiert sind, desto besser können Sie das Risiko einer bestimmten sexuellen Aktivität einschätzen.
- Bringen Sie Ihrem Gegenüber das nötige Vertrauen entgegen, um über Risiken und Schutzmaßnahmen zu sprechen.
- Benutzen Sie bei penetrativem Vaginal- oder Analsex ein Kondom und Gleitmittel, und ziehen Sie über gemeinsam genutzte Sex Toys jedes Mal ein neues Kondom.
- Gute Körperpflege kann verhindern, daß sich bei Ihnen STIs wie Soor bilden. Schmutzige Fingernägel sind ein Nährboden für Bakterien, weshalb regelmäßige Maniküre ein Muß ist. Sind Ihre Fingernägel kurzgeschnitten und glattgefeilt, ersparen Sie Ihrem Gegenüber Kratz- oder Schürfwunden.
- Alkohol oder Drogen können Ihr Urteilsvermögen beeinträchtigen und Sie hindern, die nötigen Schutzmaßnahmen zu ergreifen. Ein, zwei Glas Wein machen entspannter und weniger schüchtern, doch Alkohol und Drogen können bewirken, daß man unnötige Risiken eingeht. Der »Sexual Behaviour World Survey 2001 Report« des Kondomherstellers Durex brachte zutage, daß mehr als ein Fünftel der britischen Teenager beim ersten Sex zu betrunken war, um an ein Kondom zu denken.
- Praktizieren Sie Oralsex, so sinkt das Risiko, wenn Sie Ihren Partner nicht in Ihren Mund ejakulieren lassen oder sein Sperma zumindest nicht schlucken. Ungeschützter Oralsex ist tabu, wenn Sie eine offene Wunde im Mund haben, wenn Sie spüren, daß bei Ihnen Herpes im Anmarsch ist, oder wenn eine Frau ihre Periode hat und Sie nicht ganz genau wissen, ob sie infektionsfrei ist.
- Stehen Sie auf aktives Rimming, sollten Sie sich gegen Hepatitis A impfen lassen oder Barrieren benutzen: etwa Haushaltsfolie (aber nicht die mikrowellentaugliche!), ein aufgeschnittenes Kondom oder ein »Lecktuch« (Dental Dam).
- Tragen Sie bei der Stimulation von G-Punkt und Prostata oder beim Fisten einen Latexhandschuh, und benutzen Sie viel Gleitcreme.
- Stecken Sie nichts, was schon in einem Anus war, in eine Scheide, ohne es zuvor gründlich gereinigt zu haben. Sie beugen damit bakteriellen Infektionen vor.
- Küssen Sie niemanden, der Mononukleose, Gesichtsherpes oder Soor hat.
- Verzichten Sie auf Sex, wenn Sie wunde Stellen, andere Entzündungsanzeichen oder akuten Herpes haben. Lassen Sie sich mindestens einmal pro Jahr auf Infektionskrankheiten untersuchen und sich richtig behandeln, falls Sie welche haben.

Das erste Gebot in Sachen HIV und Aids: Flippen Sie nicht aus, bevor Sie tatsächlich einen Grund dazu haben. Sie mögen etwas Riskantes gemacht haben, okay, aber alles, was Sie tun können, ist, sich testen zu lassen und nächstes Mal vorsichtiger zu sein.
Les, 55, UK

Ich war 20 Jahre verheiratet und danach 6 Jahre lang Single. Seit etwa drei Monaten bin ich mit diesem Kerl zusammen, und vor kurzem habe ich bei mir Genitalwarzen entdeckt. Ich fühlte mich schmutzig und ansteckend – und hätte fast Schluß gemacht, so sauer war ich auf ihn. Ich schämte mich, damit ins Krankenhaus zu gehen, doch die Ärztin entpuppte sich als wirklich erstaunliche Frau. Sie beruhigte mich, und es scherte sie kein bißchen, daß ich mit einem Mann zusammen bin. Sie sagte, das sei nichts Besonderes, und verschrieb mir was gegen die Warzen. Für sie war das reine Routine, aber mir plumpste wirklich ein Stein vom Herzen.
Jim, 47, UK

Vielen Frauen ist überhaupt nicht bewußt, was für ein Risiko wir eingehen. Dabei steht fest, daß wir uns viel eher was einfangen als die Typen. Frauen sollten also viel, viel vorsichtiger sein.
Rachel, 20, UK

Schutz (Kondome)

Lieber einfach als kompliziert! Zum Glück gibt es eine sehr einfache und wirkungsvolle Methode zur Vorbeugung gegen STIs, HIV und Schwangerschaften. Was es dazu braucht, ist klein, preiswert und praktisch überall zu bekommen. Schon vor Tausenden von Jahren erfunden, wurde das Kondom als Produkt immer raffinierter, und obwohl es meist als »Gummi« bezeichnet wird, schlug die Stunde des Latexkondoms erst 1843, als Goodyear mit der Vulkanisierung von Kautschuk begann. Obwohl wir inzwischen das 21. Jahrhundert schreiben, sind Kondome, so archaisch sie auch anmuten mögen, nach wie vor erste Wahl, wenn es um Safer Sex geht.

Woraus sind die eigentlich? Die meisten Kondome sind immer noch aus Latex. Sie dürfen nicht zusammen mit Gleitmitteln auf Ölbasis verwendet werden, da Fett das Latex zersetzt. Manche Menschen sind gegen Latex allergisch. Die gängigste und immer beliebtere Alternative sind Kondome aus dem Kunststoff Polyurethan: Da sie dünner und elastischer sind, empfinden viele sie als weniger einengend, und sie sind gefahrlos auch mit Gleitmitteln auf Ölbasis zu verwenden. Daß die Latexkondome noch auf dem Markt sind, liegt daran, daß die aus Kunststoff teurer sind und beim Sex Geräusche verursachen. Spezielle Sexualpraktiken erfordern vielleicht spezielle Kondome. Über Vibratoren oder Dildos sollten Kondome ohne Reservoir gestreift werden, und ein robusteres oder »extra starkes« Kondom sollte beim Analverkehr zum Einsatz kommen.

Pariser können die Übertragung von STIs verhindern: Kondome bilden eine Barriere gegen sämtliche Körperflüssigkeiten, die durch Penis, Vagina oder Anus austreten können, und gegen jede Übertragung von Infektionen aus offenen oder eiternden Wunden. Außerdem verhindern sie Schwangerschaften, indem sie dem Samen den Weg versperren, und solange sie richtig benutzt, rechtzeitig vor dem Genitalkontakt übergezogen und unmittelbar danach abgestreift werden, sind sie äußerst zuverlässig.

Zuverlässigkeit: Als Verhütungsmittel haben Kondome eine Versagensrate von circa 14 Prozent, die aber großteils auf Fehler der Anwender zurückgeht. Würden alle Kondome richtig benutzt, läge die Versagensrate ärztlichen Schätzungen zufolge bei circa 1 Prozent. Vertrauenswürdig ist ein Kondom, dessen Haltbarkeitsdatum nicht überschritten ist und das ein nationales (DIN etc.) oder europäisches (CE) Gütesiegel trägt. Sogenannte »Spaßkondome« sind meist weniger zuverlässig. Prüfen Sie immer das Haltbarkeitsdatum, und benutzen sie keine alten, beschädigten oder verklebten Kondome. Zwei Kondome übereinanderzustreifen reduziert die Zuverlässigkeit, da die entstehende Reibung beide reißen lassen kann. Die Wahl eines gutsitzenden Kondoms kann zur »Gefühlsechtheit« beitragen. Ist ein Kondom zu groß, rutscht es Ihnen unter Umständen vom Penis. Ein zu knappes Kondom könnte das Material über Gebühr strapazieren, aber da sich ein normal großes Kondom über die komplette Hand bis hinauf zum Ellbogen ziehen läßt, dürfte es für nahezu jeden Penis geeignet sein.

Gleitmittel: Kondome sind bereits mit einem Gleitmittel beschichtet, machen aber schönere Gefühle, wenn sie zusätzlich mit einem Gleitmittel auf Wasserbasis flutschig gemacht werden. Wasserlösliche Gleitmittel und Kondome von Markenherstellern sind in Apotheken und Sexshops erhältlich.

Der korrekte Umgang mit Männerkondomen

1. Schritt: Verpackung öffnen. Wollen Sie ein Kondom überziehen, muß der Penis steif sein, und wenn der Kontakt safe sein soll, müssen Sie das Kondom anlegen, bevor der Penis mit Mund, Anus oder Vagina in Kontakt kommt. Holen Sie das Kondom vorsichtig aus der Packung. Vermeiden Sie dabei Beschädigungen durch Fingernägel, Zähne oder Schmuck. Drücken Sie mit Daumen und Zeigefinger sachte die Luft aus dem Reservoir an der Spitze. Ist es ein Kondom ohne Reservoir, drücken Sie es oben ein wenig zusammen, damit oberhalb der Eichel etwas Raum für das Ejakulat bleibt.

2. Schritt: überziehen. Entrollen sie das Kondom ein wenig, um sicherzustellen, daß Sie es von der richtigen Seite überziehen – der zu entrollende Ring muß außen liegen. Halten Sie die Spitze des Kondoms fest, und rollen Sie es bis zur Wurzel des erigierten Penis. Bei einem unbeschnittenen Penis ziehen Sie zuerst die Vorhaut zurück. Läßt sich das Kondom nicht problemlos überstreifen, liegt die Rolle wahrscheinlich innen. Entdecken Sie, daß Sie das Kondom verkehrt herum übergezogen haben, nehmen Sie zur Sicherheit ein neues, denn in das alte könnte bereits Samenflüssigkeit gelangt sein.

3. Schritt: Gleitmittel auftragen. Kondome sind meist ab Fabrik mit Gleitmittel beschichtet. Doch es ist heute normal, das Kondom mit extra Gleitmittel flutschiger zu machen (vor allem vor dem Analsex). Solange Kondom und Gleitmittel chemisch kompatibel sind, intensiviert zusätzliches Gleitmittel das Lustempfinden und macht die Erfahrung für beide Partner noch angenehmer. Tragen Sie ein Gleitmittel auf Wasserbasis außen auf das Kondom auf, oder geben Sie ein paar Tropfen innen ins Reservoir.

4. Schritt: regelmäßig checken. Dauert der Sex einmal länger, prüfen Sie hin und wieder, ob das Kondom auch nicht abgerutscht ist. Seien Sie bei Stellungswechseln vorsichtig, da sich Kondome leicht verdrehen und dann unter Umständen reißen.

5. Schritt: abziehen. Entfernen Sie das Kondom direkt nach der Ejakulation. Halten Sie den Kondomrand mit Zeige- und Mittelfinger fest, und ziehen Sie den Penis samt übergestreiftem Kondom sachte aus dem Körper Ihres Gegenübers, damit kein Sperma über den Rand quellen kann. Überprüfen Sie das Kondom auf sichtbare Beschädigungen, etwa ein Loch, wickeln Sie es in ein Papiertuch, und entsorgen Sie es. Werfen Sie es allerdings nicht in die Toilette, denn Kondome sind nicht biologisch abbaubar.

6. Schritt (bei Bedarf). Haben Sie mehrmals hintereinander Oral-, Anal- oder Vaginalverkehr, streifen Sie vor jedem neuen Genitalkontakt ein frisches Kondom über, das Sie gleich nach der Ejakulation entsorgen.

O verdammt! Reißt ein Kondom während des Verkehrs, oder rutscht es ab, ziehen Sie den Penis heraus und machen erst nach dem Überstreifen eines neuen Kondoms weiter. Ist ein Kondom geplatzt, und Sie bemerken das erst nach der Ejakulation, brechen Sie nicht gleich in Panik aus. Sprechen Sie mit Ihrem Gegenüber, und klären Sie das Risiko einer Schwangerschaft oder einer Ansteckung mit einer STI. Wenn Sie beunruhigt sind, gehen Sie zum Arzt und lassen die nötigen Untersuchungen machen. Die sogenannte »Pille danach« kann eine Schwangerschaft verhindern, falls sie binnen 72 Stunden nach dem Kondom-Mißgeschick eingesetzt wird.

Nur Enthaltsamkeit ist wirklich sicher.
Josh, 18, UK

Männer haben einen Horror davor, daß ihnen die Erektion flöten geht, sobald sie sich das Kondom überziehen. Wenn die Frau diesen Job übernimmt und ihn auch noch mit dem Mund ausführt, schlafft er garantiert nicht ab.
Mistress May, UK

Ich hasse den Moment, wo man innehalten muß, um ein Kondom überzuziehen. Das wirkt immer so gewollt und eindeutig. Als sagte man: »Okay, jetzt möchte ich bitte gevögelt werden, wenn du bereit bist.« Weil aber andere Methoden nicht so sicher sind, muß man das wohl als notwendiges Übel in Kauf nehmen.
Fran, 38, UK

Manche Kondome lassen sich leichter überziehen als andere. Kunststoffkondome sind vielleicht etwas geräuschvoll, aber du weißt wenigstens, daß das Überziehen nicht so lange dauert, daß derweil dein Ständer in sich zusammensackt.
Merv, 43, UK

Kondome haben mich noch nie gestört. Es ist in jedem Fall besser, sie zu benutzen, als gar keinen Sex zu haben, denn das wäre für mich die einzige Alternative.
Dom, 25, UK

Schutz (Frauenkondome)

Femidoms: Das gebräuchlichste Kondom für Frauen ist das Femidom. Femidoms sind größer als ein Kondom, bestehen aus Polyurethan und erinnern an einen Plastikbeutel. Ein innerer Ring paßt in die Vagina und um den Gebärmutterhals, ein äußerer bedeckt Schamlippen und Vulva. Femidoms sind hypoallergen und damit eine gute Alternative für Latex- und Gummiallergikerinnen. Manche Frauen halten Femidoms für gefühlsechter als Männerkondome. Femidoms bieten viele Vorteile: Bei richtiger Anwendung verhindern sie nicht bloß Schwangerschaften, sondern auch die Ansteckung mit STIs. Frauen können sich häufig nicht darauf verlassen, daß ein Mann ein Kondom benutzt. Femidoms machen unabhängig. Da sie aus Kunststoff bestehen, können sie aber deutliche Geräusche verursachen, und manche Frauen empfinden es so, als hätten Sie beim Sex eine Plastiktüte in der Vagina. Femidoms dürfen nie zusammen mit Kondomen benutzt werden, da sie sonst aneinander festkleben, herausrutschen oder gar platzen können. Leider sind Femidoms relativ teuer.

Gebrauchsanweisung: Es erfordert einiges Geschick, sich ein Femidom in die Scheide einzuführen, denn sie sind sehr glitschig. Lassen Sie den Beutel mit der offenen Seite nach unten baumeln, drücken Sie den inneren Ring mit Daumen und Mittelfinger zu einem flachen Oval zusammen, um ihn besser einführen zu können, und spreizen Sie dann Ihre Schamlippen auseinander. Mit der anderen Hand drücken Sie den inneren Ring samt Beutel in die Scheidenöffnung und schieben dann beides mit dem Zeigefinger tief in die Vagina. Ist das Femidom richtig eingeführt, liegt der äußere Ring auf den großen Schamlippen. Das offene Ende des Femidoms lugt 2 bis 3 cm aus dem Körper heraus. Manche Frauen finden es toll, daß der äußere Ring indirekt ihre Klitoris stimuliert, während andere das eher unangenehm finden. Ist die Vagina ausreichend erregt, schwillt sie an, und etwaige Falten im Femidom verschwinden.

Penetration: Führen Sie sich einen Penis oder ein Sex Toy ein, dann achten Sie darauf, daß beides wirklich ins Femidom gleitet und nicht versehentlich zwischen Kunststoff und Haut gerät. Ohne ausreichende Lubrikation kann sich das Femidom in der Vagina verdrehen oder festsaugen und ein unangenehmes Zwicken verursachen. Wechseln Sie die Stellung, müssen Sie den äußeren Ring festhalten, damit das Femidom nicht in der Vagina oder im Anus verschwindet. Nach dem Geschlechtsverkehr entfernen Sie das Femidom, noch bevor Sie aufstehen. Zwirbeln Sie den äußeren Ring leicht zusammen, damit kein Sperma herausquellen kann, und ziehen Sie es dann behutsam aus der Scheide. Werfen Sie es nicht in die Toilette, und verwenden Sie es auch kein zweites Mal – Femidoms sind nur für den einmaligen Gebrauch bestimmt.

Anal: Manche Leute benutzen Femidoms zum Analverkehr, da sie strapazierfähiger als Latexkondome sind und weniger leicht reißen oder platzen können. Die einfachste und vermutlich auch sicherste Methode dürfte sein, das Femidom wie ein Kondom über den Penis oder das Sex Toy zu ziehen. Schmieren Sie die Außenseite üppig mit Gleitmittel ein, dann dringen Sie wie gewohnt in den Anus ein. Es empfiehlt sich, das offene Ende des Femidoms die ganze Zeit über mit einer Hand festzuhalten, damit es nicht abrutscht und im Anus verschwindet. Polyurethan nimmt durch Gleitmittel auf Ölbasis keinen Schaden und ist auch länger haltbar als Latex.

Oraler und manueller Sex

Latexhandschuhe: Orale und manuelle Liebesspiele und der Einsatz von Sex Toys sind weniger riskant als andere Sexpraktiken. Zu Ihrer Sicherheit sollten Sie dennoch Latexhandschuhe, Kondome oder andere Barrieren (»Lecktücher«) benutzen. OP-Handschuhe aus Latex (keine Spülhandschuhe!) sitzen hauteng und werden für das Anal- oder Vaginalspiel über die Hand gezogen. (Haben Sie eine Latexallergie, nehmen Sie Haushaltsfolie.) Berühren Sie mit demselben Handschuh immer nur die Genitalien einer einzigen Person (Sie zählen auch mit!). Wollen Sie zwischen analen und vaginalen Aktivitäten wechseln, streifen Sie zwei Handschuhe über und ziehen den ersten ab, wenn Sie sich der anderen Körperpartie widmen. Um sich einen Zungenschutz zu basteln, schnippeln Sie die vier Finger eines Latexhandschuhs ab. Schieben Sie die Zunge in den Daumen, und schon sind Sie bei oraler oder analer Stimulation geschützt.

Haushaltsfolie und Kondome: Diese billigen Alternativen lassen sich beliebig zurechtschneiden. Sie können sie wie ein Lendentuch um Ihr Gegenüber wickeln oder in kleinere Stücke schneiden – was bei Cunnilingus und Anilingus sehr nützlich sein kann. Gleitmittel, das Sie auf die Ihrem Partner zugewandte Seite der Barriere auftragen, kann dessen Lustempfinden ungemein intensivieren. Aber kaufen Sie keine mikrowellentaugliche Haushaltsfolie, denn die ist perforiert! Kondome ohne Gleitfilm lassen sich ebenfalls aufschneiden. So können Sie Vagina oder Anus beim Oral- oder Fingerspiel mit einer dünnen Latexschicht abdecken, die aber ziemlich klein ist. Latex und Polyurethan haben in ihrer reinen Form keinen Eigengeschmack, manche Kondome und Handschuhe sind aber mit einem (abwaschbaren) Puder bestäubt. Probieren Sie es mit aromatisierten Barrieren, oder schmieren Sie aromatisiertes, wasserlösliches Gleitmittel auf die Seite der Barriere, von der aus Sie Ihr Gegenüber lecken werden.

Barrieren der Zukunft

EZ-ON: Ein geräumiges Kondom, das so einfach überzuziehen ist wie eine Socke und sowohl links wie rechts herum getragen werden kann. Es soll eine intensivere Stimulation der Vagina ermöglichen und weniger einengend wirken. Mit einer Art Rüsche am unteren Ende sieht es ein bißchen merkwürdig aus, und es soll ziemlich geräuschintensiv sein. In den Niederlanden ist das EZ-ON bereits im Handel.

Janesway: Dabei handelt es sich um einen Damen-Baumwollslip, der beim Sex anbehalten wird. Der Zwickel besteht aus Latex und bedeckt nicht nur den gesamten Vaginalbereich, sondern enthält auch eine Art Frauenkondom, das sich in die Vagina einführen läßt. Zukünftige Modelle sollen mit einem austauschbaren Zwickel versehen sein, was die Slips wiederverwendbar machen würde. Einer der Vorteile könnte darin liegen, daß die Frau den Slip bereits vor dem Sex tragen kann und der Spaß nicht mittendrin unterbrochen werden muß. Die Testphase ist kürzlich angelaufen.

Unisex-Höschen: Eine japanische Firma hat einen Latexslip mit einer Art Kondom entwickelt, der von Männern wie Frauen getragen werden kann – das Kondom kommt entweder über den Penis oder in die Vagina. Der Slip ist für vaginalen wie analen Sex geeignet, doch muß ihn beim Analverkehr die Person tragen, die penetriert.

Ich bekam eine allergische Reaktion auf Nonoxynol-9, dieses spermizidhaltige Gel, das ich damals zusätzlich zu Kondomen benutzte. Ich hatte davon einen richtig schlimmen Hautausschlag.
Jlanekah, 36, USA
Kuma2

Als kerngesunder heterosexueller Mann habe ich mir noch nie Gedanken über irgendwelche Schutzvorkehrungen beim aktiven oder passiven Oralsex gemacht. Mich interessiert eher, ob die Körperhygiene meiner Partnerinnen tiptop ist, denn es gibt für mich nichts Schlimmeres als eine übelriechende Vagina.
Frocho, 32, UK
Gingerbeer

Bei einem One-night-Stand binde ich den Leuten nicht unbedingt auf Nase, daß ich mir eine HPV-Infektion [Genitalwarzen] zugezogen habe, aber sollte sich eines Tages was Ernsthaftes anbahnen, werde ich ihm oder ihr reinen Wein einschenken. Der Typ, dem ich die Warzen verdanke, hat's mir auch nicht erzählt, und ich habe es erst später im Krankenhaus erfahren. Bei einem One-night-Stand benutze ich immer ein Kondom. Im Moment mache ich mir noch keine Sorgen, denn ich bin ja erst 20 und habe noch alle Zeit der Welt, jemanden kennenzulernen.
Nikki, 20, USA

Eindringen (vaginal)

Sex: Für die meisten heterosexuellen Paare (und fürs Wörterbuch) ist Sex das Eindringen des Penis in die Vagina. Es ist weltweit die üblichste Sexualpraktik (95 Prozent der Männer in den USA und 97 Prozent der Frauen haben irgendwann einmal eine Nummer geschoben). Doch trotz seiner Beliebtheit ist der klassische Koitus eine wenig vollkommene Form des sexuellen Beisammenseins, da die Erregungskurven von Männern und Frauen dabei kaum je zur Deckung kommen.

Mehr Sex: Männer sind schneller erregt als Frauen. Ist ein Mann sexuell erregt und sein Penis steif, ist er auch bereit zum Verkehr. Bei Frauen dauert die Erre-gungsphase länger, und nur knapp ein Viertel der Frauen, die zum Orgasmus kom-men, erreichen ihn allein durch vaginale Penetration. Alle anderen brauchen die zusätzliche, und nicht zu knappe, Stimulation von Klitoris und Vulva. Eine Rolle spielt sicher auch, wie scharf eine Frau auf einen Mann ist, doch die unterschied-lichen Erregungskurven führen oft zu sexueller Frustration. Falls nicht beide Par-teien gewillt sind, aufeinander zu warten, oder der Sex anschließend noch weiter-geht, führt die Penetration am raschesten zum Ende der sexuellen Begegnung. Nacht für Nacht greifen überall auf der Welt Frauen zu Papiertüchern und zwei-feln an sich und ihrer Fähigkeit zum vaginalen Orgasmus. Es ist leicht, den Män-nern die Schuld zu geben, doch daß das sexuelle Timing von Männern und Frauen asynchron ist, ist einfach ein Versehen der Evolution, das hoffentlich irgendwann einmal korrigiert sein wird. Bis dahin müssen wir eine Art orgasmisches Gleich-gewicht zwischen den Geschlechtern herstellen. 75 Prozent aller Männer in einer Paarbeziehung kommen zum Orgasmus – aber nur 28,6 Prozent der Frauen.

Noch mehr Sex: Es herrscht noch immer die törichte Annahme, beim Sex gehe es um die Leistung des Mannes und um die Lust der Frau. Werden die Männer für die weibliche Lust verantwortlich gemacht, bedeutet das, daß manche Frauen einfach nur darauf warten, daß ihnen sexuelle Gefühle ohne eigenes Zutun beschert wer-den. Doch guter Sex erfordert Kommunikation und Selbstvertrauen. Es ist wenig überraschend, daß genau die Frauen, die genügend Selbstbewußtsein haben, um »etwas höher, ein Stück nach links, hmmmm, ja, genau da« zu sagen, auch die-jenigen sind, die ohne Probleme zum Orgasmus kommen. In Sachen vaginale Pe-netration steht außer Zweifel, daß Gott die Klitoris an der falschen Stelle ange-bracht hat, doch jede Frau, die per Masturbation zu Orgasmus kommt, sollte auch einen vaginalen Orgasmus erleben können. Frauen kommen mit ihren Partnern leichter zum Orgasmus, wenn sie manuell oder oral stimuliert werden. Ist das Ziel erst einmal erreicht, können Sie die Chance auf einen vaginalen Orgasmus mit Ihrem Partner beträchtlich erhöhen, wenn Sie die manuelle Stimulation ins Vorspiel integrieren und beim penetrativen Sex Stellungen wählen, die eine zusätzliche Stimulation der Klitoris erlauben.

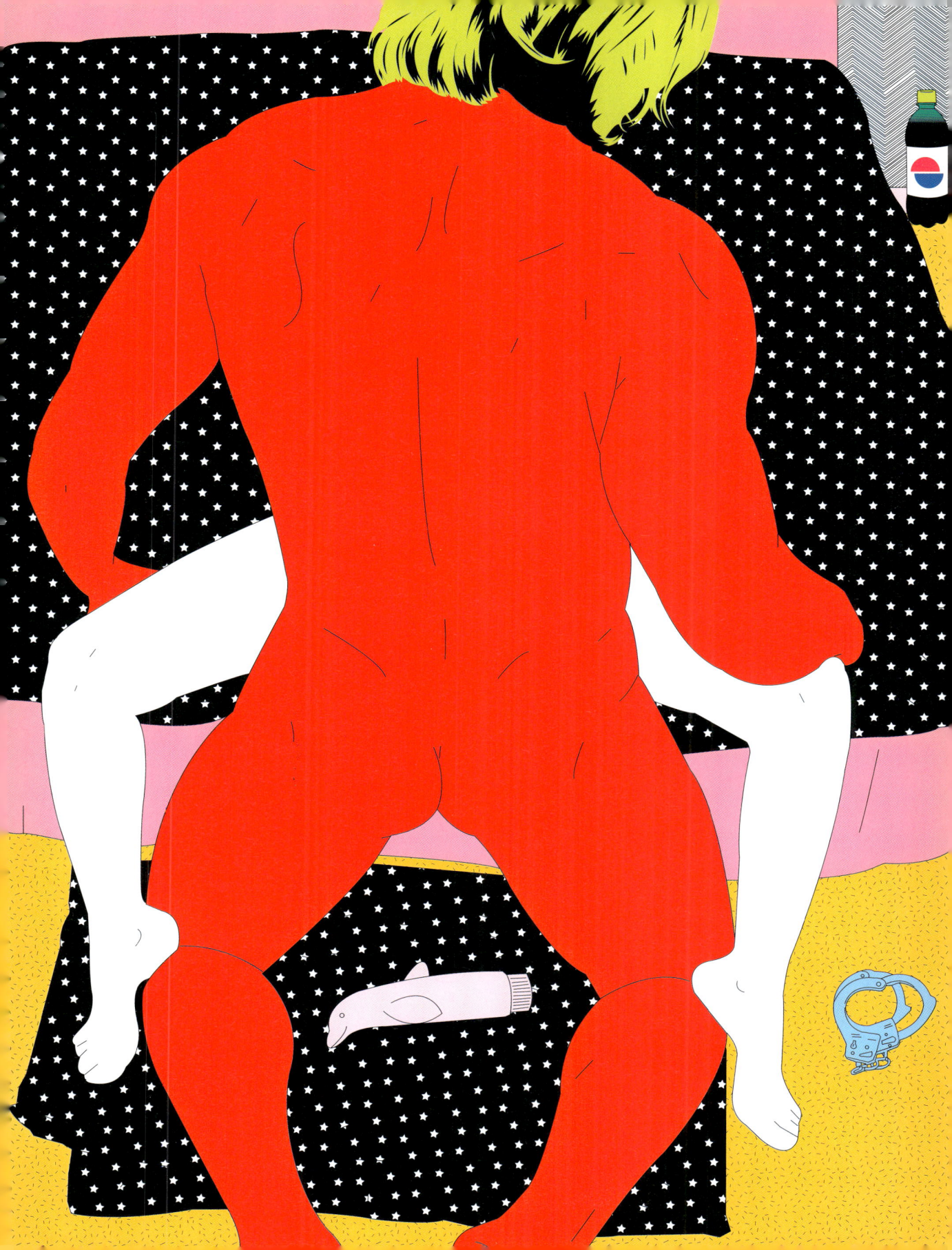

Eindringen (anal)

Es gibt nichts Tolleres, als wenn ich komme, während gleichzeitig mein Arsch stimuliert wird: mit der Zunge, mit einem Butt Plug, mit Analkugeln oder mit dem heißen Schwanz meines Lovers. Es ist ein irres Gefühl. Kein Wunder, denn diese Körperstelle ist ja hochsensibel. Die psychologische Hürde war für mich schwerer zu überwinden als alles andere.
Erica, 24, USA
CakeNYC

Ich kann's nur dann anal machen, wenn ich sturzbetrunken bin. Es tut dermaßen weh, daß ich ihn hinten wirklich nur reinlassen kann, wenn ich total entspannt bin – also praktisch bewußtlos.
Angela, 34, Irland

Er machte mir den »Dirty Sanchez« – fickte mich in den Arsch, wischte sich den Schwanz mit den Fingern ab und malte mir dann einen Schnurrbart aus Scheiße über die Oberlippe. Ich fühlte mich erniedrigt, ich fühlte mich gedemütigt, und ich fand es rattenscharf.
Karl, 20, USA
CakeNYC

Anreize: Je nach Epoche oder Kultur war Analverkehr akzeptiert oder geächtet. Obwohl 12 Prozent der heterosexuellen Männer und 11 Prozent der heterosexuellen Frauen im United Kingdom angeben, daß sie 2001 Analverkehr hatten, gilt er in vielen Ländern der Welt und in vielen Bundesstaaten der USA als Vergehen, auf das sogar Gefängnis stehen kann. Trotzdem beziffert der »Lauman-Report« den Anteil amerikanischer Männer und Frauen, die »im Vorjahr heterosexuellen Analverkehr hatten«, auf 9 Prozent. Etwa seit 1981 halten alle, für die Analverkehr moralisch verwerflich ist, das Schreckensbild HIV hoch. Der häufig nur mit schwulen Männern in Verbindung gebrachte Analverkehr wurde aber in vielen Kulturen nicht nur zur Bewahrung der weiblichen Jungfräulichkeit praktiziert, sondern auch als Verhütungsmethode und während der Menstruation als Alternative zum vaginalen Sex. Aber viele praktizieren ihn einfach, weil sie Spaß daran haben. Wegen ihrer sensiblen Prostata haben Männer vielleicht einen triftigeren Grund, sich anal penetrieren zu lassen. Bei Frauen könnte der Reiz darin liegen, daß sich Rektum und Vagina eine Wand teilen. Anale Penetration bewirkt im Rektum ein Gefühl des »Ausgefülltseins«, und Frauen können gleichzeitig klitoral stimuliert weden. Zum Teil erklärt sich der Reiz des Analverkehrs auch damit, daß er an ein Tabu rührt.

Sorgfalt: Wird die anale Penetration mit der nötigen Sorgfalt ausgeführt, ist sie meist völlig schmerzlos. Doch muß das Tempo niedrig sein, da die Afterschließmuskeln eher Kot nach außen pressen, als daß sie einen Penis oder Dildo einlassen. Außerdem ist Analverkehr etwas, das man wirklich wollen muß, denn sonst krampfen die Schließmuskeln, was jeden Penetrationsversuch zur Qual macht. Anus und Penis müssen gut »geschmiert« werden – am besten mit einem Gleitmittel auf Silikonbasis –, und bevor etwas in den Anus dringt, müssen die Schließmuskeln absolut entspannt sein, was am besten durch eine sanfte Analmassage gelingt. Ist der innere Schließmuskel entspannt, können Sie die Penetration beginnen. Deren Druck kann eine erneute Muskelkontraktion bewirken, die aber nach 30 bis 60 Sekunden abklingen müßte. Hat der Penis oder das Sex Toy den Schließmuskel passiert, und kommt es zu besagter Kontraktion, halten Sie inne, bis Ihr Partner sein Okay für ein tieferes Eindringen gibt. Erweist sich die Penetration als schwierig, stoßen sie besser nicht tiefer. Aber ziehen Sie sich auch nicht zu rasch zurück, denn die Schließmuskeln könnten erneut krampfen. Da kein Rektum in puncto Größe und Form wie das andere ist, ist es wichtig, den richtigen Winkel zu treffen, damit das Eindringen möglichst glatt und angenehm vonstatten geht.

Vertrauen: Die anale Penetration ist ein langsamer und kooperativer Vorgang. Sie erfordert Verantwortungsbewußtsein und Kommunikation. Das erhöhte Ansteckungsrisiko in bezug auf STIs und HIV bedeutet auch, daß ein angemessener Schutz bei dieser Praktik noch wichtiger ist als bei anderen sexuellen Spielarten.

Eindringen (mit Umschnall-Dildo)

Dildos: Beim Wort Sex denken fast alle an die vaginale oder anale Penetration per Penis, doch viele Paare greifen zu Vibratoren oder Dildos. Wer keinen Penis hat oder bloß einen, der nicht oder nur für kurze Zeit steif wird, kann mit Hilfe von Sex Toys vaginal oder anal penetrieren. Manche Frauen können das Gefühl, »Penetrator« zu sein, genießen, wenn sie sich zum vaginalen oder analen Verkehr einen Dildo umschnallen. Sie kommen dabei sexuell nicht unbedingt auf ihre Kosten, doch der psychologische Aspekt des Rollentauschs kann sehr erotisch sein.

Dildo-Geschirre: Sie heißen auch Harness. Einen solchen schnallt man sich um die Hüften und bestückt ihn in Höhe des Schambeins mit einem Dildo, um einen Partner mit einem simulierten Penis zu penetrieren. Es gibt zwei Grundmodelle:

Hüftgurt: Ein einzelner Gurt, von dessen Vorderseite ein Latz in Form eines kopfstehenden Dreiecks hängt. In dessen Mitte befindet sich ein Loch, durch das der Dildo gesteckt wird. Dieser ist an der Basis verbreitert, damit er nicht aus dem Loch rutschen kann. Anschließend wird der Gurt um die Hüften geschnallt. Von hinten wird ein schmaler Riemen zwischen den Pobacken hindurchgezogen und an der unteren Spitze des Dreiecks eingehakt.

Hüft- und Oberschenkelgurt: Der zweite Harness-Typ wurde speziell für Männer entwickelt. Er hat Gurte für die Hüften und die Oberschenkel, doch die den Dildo haltende Lasche ist etwas kürzer, damit der Hodensack nicht tangiert wird. Zusätzlich gibt es schmale Riemen, die durch den Schritt nach hinten gezogen und am Hüftgurt eingehakt werden. Ein Mann sollte sich das Geschirr so umschnallen, daß sich der Dildo oberhalb seines Gemächts befindet. Auf diese Art lassen sich Vagina und Anus simultan penetrieren, und zwar von vorn wie von hinten.

Material: Hochwertige Geschirre bestehen aus Leder oder Nylon und tragen Schnallen, Reiß- oder Klettverschlüsse, die für perfekte Paßform sorgen. Ein fester Dildo läßt sich besser »lenken« als ein wabbeliger. Benutzen Sie einen Dildo zur vaginalen Penetration, sollte dieser analog zur Scheide leicht gebogen sein. Greifen Sie zu längeren Dildos, denn der Harness verkürzt sie um etwa 1,5 Zentimeter.

Kontrolle: Dildos sind ziemlich schwer zu handhaben. Da Sie nicht fühlen können, was im Körper Ihres Gegenübers vorgeht, kann der Einsatz von Dildos zur Enttäuschung werden. Es braucht jedenfalls viel Einfühlungsvermögen und Phantasie. Sind Sie bei rhythmischen Stößen angelangt, achten Sie darauf, daß der Dildo nicht herausflutscht (vielleicht ohne daß Sie es merken), denn das erneute Einführen zerstört die Spannung. Führen Sie den Dildo lieber gleich vollständig ein, und reiben Sie dann anstelle der Stöße beide Ihr Becken gegen das des anderen.

Auch bekannt als:
*Stoßen
technisches Hilfswerk*

Dildos gibt's nicht nur im Sexshop. Ich nehm gern gepellte harte Eier und schiebe sie meinem Partner nach und nach rein. Ich beobachte sein Gesicht, während ich seinen Anus massiere, um zu checken, ob nicht noch ein weiteres Ei reinpaßt.
Hub, 33, UK

212

Sex Toys

Ein ehemaliger Freund fuhr total auf Dildos ab, und das gab mir ziemliche Macht. Aber ob mir das gefallen würde, so durch die Hintertür bedient zu werden? Ich müßte schon sehr, sehr entspannt sein und es auch wirklich wollen.
Monica, 25, USA
CakeNYC

Ich hab's noch nie gemacht, würde mir aber gern einen Dildo umschnallen und es meiner Freundin von hinten besorgen. Ich glaube nicht, daß sie das zulassen würde, und ich würde mich auch nie in einen Sexshop trauen, um mir einen Harness zu besorgen. Ich schätze, das ist nur eine dieser Phantasien, die einem durch den Kopf geistern, wenn einen die Geilheit packt.
Helen, 40, Australien

Stellungen

Optionen: Im Grunde gibt es nur fünf oder sechs Koituspositionen. Alle übrigen sind Variationen davon. Die Stellungen für die vaginale und anale Penetration sind mehr oder minder austauschbar. Am besten probieren Sie ein wenig herum, bis Sie die für Sie optimale gefunden haben.

Die Missionarsstellung: Sie ist weltweit der absolute Spitzenreiter unter den Koituspositionen – mit einer Vielzahl von Varianten. Ihr Name geht auf Missionare zurück, die anderen Gesellschaften überall auf der Welt einzureden versuchten, dies sei die »anerkannte« Methode des Liebesakts. Offensichtlich waren die Einheimischen zu phantasievoll, was die Wahl ihrer Stellungen betraf.

Rezeptiv »missionarisch«: Die Missionarsstellung ist relativ passiv, aber auch bequem, und ermöglicht neben tiefer Penetration auch Blickkontakt, Küsse und körperliche Nähe. Sie eignet sich für die anale und die Dildo-Penetration, doch dazu sollte man den Po mit einem Kissen anlupfen. Frauen bemängeln, daß der Penis nicht in dem Winkel eindringen kann, der für die Stimulation des G-Punkts oder der Klitoris ideal wäre. Auch können sich Frauen vom Gewicht ihres Partners erdrückt fühlen, und sie haben relativ wenig Spielraum für eigene Beckenbewegungen. Umfassen Sie und Ihr Partner einander an den Pobacken, können Sie quasi schaukeln und die Klitoris zusätzlich stimulieren. Ist Ihr Partner sehr schwer, oder sind Sie schwanger, verzichten Sie auf die Missionarsstellung. Sie könnten dabei gequetscht werden und haben auch keine Kontrolle über die Tiefe seiner Stöße.

Penetrativ »missionarisch«: Sie können die Tiefe der Penetration und das Tempo der Stöße kontrollieren. Biegen Sie den Rücken durch, dringen Sie noch tiefer ein. Liegen Sie aufeinander, haben Sie lustvollen Ganzkörperkontakt und als Frau eine intensivere klitorale Stimulation. Zugleich ist die Penetration weniger tief. Legen Sie ein Kissen unter den Po Ihrer Partnerin, drückt Ihr Schambein stärker gegen ihre Klitoris, und Sie haben bequemeren Zugang zum Anus. Es kann aber recht anstrengend sein, wenn Sie Ihr Körpergewicht längere Zeit stemmen müssen, und Sie haben in dieser Körperhaltung Ihre Ejakulation weniger gut unter Kontrolle.

Rezeptiv »obendrauf«: Haben Sie kräftige Oberschenkelmuskeln, können Sie in der Hocke den Penis rauf- und runtergleiten. Und sind Sie athletisch genug, um Ihre Bewegung zu steuern, können Sie oben ein paar Sekunden verharren, ehe Sie hinabgleiten. Das baut bei Ihrem Partner unglaubliche Erwartung auf. Aber Vorsicht: Dieser Trick kann in Windeseile zum Orgasmus führen! Da die Position sehr anstrengend ist, hält man sie meist nicht lange durch, es sei denn, Sie haben Muskeln aus Stahl. Sie können aufrecht auf Ihrem Partner sitzen oder auf ihm liegen und so das Gewicht gleichmäßig verteilen. Aufreitende Frauen können versuchen, hin- und herzuschaukeln, um unterschiedliche Regionen von Vagina oder Klitoris zu stimulieren. Das Aufreiten eignet sich gut für Frauen in späteren Schwangerschaftsstadien, denn dabei ist der Bauch nicht im Weg, und falls sie kräftige Oberschenkelmuskeln haben, können sie die Penetrationstiefe besser kontrollieren.

Penetrativ »obendrauf«: Bei den meisten Aufreit-Positionen liegen Sie flach auf dem Rücken. Ihr Gegenüber sitzt auf Ihnen, und Sie sehen sich an. Aufreit-Positionen sind gut geeignet zur vaginalen, analen und Dildo-Penetration, und sie empfehlen sich besonders, wenn die liegende Person schwerer oder nicht so sportlich ist. Falls Sie keinen Dildo benutzen, kann die mit dem Liegen verbundene Inaktivität zum Verlust der Erektion führen oder die Ejakulation erschweren, doch das hängt auch davon ab, wie agil Ihr Gegenüber ist. Neigen Sie zu schnellen Ejakulationen, kann diese Stellung verzögernd wirken.

Rezeptiv »von hinten«: Die auch »a tergo« genannten Positionen ermöglichen eine tiefere Penetration. Sie eignen sich zur vaginalen und Dildo-Penetration – und sind wohl die beliebtesten beim Analverkehr. Da sie aber kaum zu einer Stimulation der Klitoris führen, empfiehlt es sich, manuelle Stimulation ins Vorspiel einzubauen. Manche Frauen finden, daß sie bei diesen Positionen zuwenig Kontrolle haben und eher etwas »an« als »mit« ihnen gemacht wird. Auch können sexuell gehemmte, unsichere Frauen finden, ihr Partner wolle sie beim Sex nicht ansehen. Ist ein Paar aber locker und kommunikativ genug, kann gerade das Gefühl der Anonymität einen zusätzlichen Kick bewirken. Liegt eine Frau auf dem Bauch und hat Kissen unter dem Schambein, die ihren Po in die Höhe lupfen, kann sie mit einem kleinen Vibrator oder den Fingern an ihrer Klitoris spielen, während sie von hinten genommen wird. Frauen empfinden die vaginale Penetration a tergo mitunter als schmerzhaft, da der Penis so tief eindringen kann, daß er gegen den Gebärmutterhals stupst. Das hängt ab vom Erregungsgrad der Frau, der Größe ihrer Vagina, der Länge des Penis und der Tiefe der Stöße. Für schwangere Frauen ist diese Position bestens geeignet, da kein Druck auf den Bauch ausgeübt wird, und sie empfiehlt sich auch, falls einer der Partner spindeldürr sein sollte, denn dann sorgen die Pobacken des anderen für eine willkommene Polsterung.

Penetrativ »von hinten«: Für manche ist die Penetration a tergo die befriedigendste Form des »Deep Sex«, da sie intensivste Stoßgefühle beschert. Sie können Ihr Gegenüber an den Hüften fassen und sich im selben Takt bewegen oder die Hüften während Ihrer Stöße fixieren. Da sich die Vagina in dieser Stellung verkürzt, fühlt sich eine Frau auch von einem kleinen Penis eher »ausgefüllt«. Die natürliche Biegung der Vagina entspricht der Biegung des Penis. Tiefe Stöße werden beim Sex a tergo meist als angenehmer empfunden als bei anderen Positionen.

Als Bottom kommt's mir vor allem darauf an, daß sein Schwanz schön hart ist. Man kann's im Stehen tun, über den Küchentisch gebeugt, auf der Seite liegend, zusammengerollt oder im Sitzen. Ich laß es mir auch gern vor einem Spiegel kniend besorgen, weil ich dann beide Gesichter sehe. Und das ist total geil!
Brad, 32, Australien

Ich find's toll, wenn er mit dem Schwanz gegen den Gebärmutterhals stößt, und das geht eigentlich nur, wenn er von hinten kommt.
Lorena, 40, USA

Mein Freund und ich haben ein Rollenspiel, wo wir ein schwules Paar sind. Ich schnalle mir einen Dildo um, und dann ficke ich ihn damit durch, als wäre ich ein Kerl mit einem Mordsständer. Ich glaube nicht, daß viele Typen darauf abfahren würden, weil sie angst hätten, sie könnten schwul sein, doch mein Freund hat damit keine Probleme. Ganz im Gegenteil! Und ich Glückliche kann alle meine Phantasien ausleben.
Steph, 26, UK

Sie drückte mich nach vorn, um mich in den Arsch zu ficken, aber das tat höllisch weh. Ich dachte damals, das habe mit der Stellung zu tun, aber im nachhinein glaube ich eher, daß wir damals zu wenig Gleitmittel genommen haben.
Sharon, 19, UK

Stellungen mit gebremster Stoßkraft: Viele Paare genießen den Sex auf der Seite liegend – mit einander zugewandtem Gesicht oder von hinten. Diese Stellungen eignen sich besonders für unterschiedlich schwere Partner, für Schwangere, für Leute, die keine tiefen Stöße mögen, und für Ältere, die vielleicht an Arthritis leiden oder nicht mehr so fit sind wie früher, denn Muskeln und Gelenke werden nur wenig strapaziert. Es sind auch die besten Stellungen für jene, die Analverkehr versuchen wollen. Die Gewichtsverteilung ist ausgeglichen, da keiner auf dem anderen sitzt oder liegt. Und diese Stellungen sind intim und entspannt – da die Bewegungsfreiheit eingeschränkt ist, ist der Sex meist sanfter, ruhiger und relaxter. Manche vermissen Leidenschaft und Erregung, anderen hingegen gefällt gerade die Nähe, die Wärme und der fast unbegrenzte Körperkontakt. Da keiner das Gewicht des anderen zu tragen hat, ermöglichen diese Stellungen eine längere Penetration – und sogar ein gemütliches Nickerchen danach. Experimentieren Sie, aber denken Sie stets daran, daß Laokoon-artige Verschlingungen eher kraftraubend sind. Legt Ihr Partner seine Beine um Ihre Hüften, sollten sie unter der weichen Partie zwischen Ihren Hüftknochen und Ihrer untersten Rippe zu liegen kommen. Viele seitliche Positionen lassen sich mit Kissen oder anderen Stützen noch bequemer gestalten. Sollten Sie merken, daß sich Ihre Muskeln verspannen oder gar krampfen, wechseln Sie die Position wenigstens für einige Zeit.

Im Sitzen: Die meisten Stellungen im Sitzen eignen sich nicht für den kräftigen Stoßverkehr, doch sie können das Blut in der Beckenregion stauen und somit zu einer länger anhaltenden Erektion beitragen. Eine oben sitzende Frau kann ihr Becken vor- und zurückschaukeln lassen und so die klitorale Stimulation intensivieren. Stellungen im Sitzen sind ideal für unterschiedlich schwere Paare, solange der leichtere auf dem schwereren Partner sitzt. Sie eignen sich auch bestens für Schwangere, solange sie dabei richtig gestützt werden.

Im Stehen: Bei den Stellungen im Stehen stützt sich einer der Partner meist an einer Wand ab und penetriert den anderen von vorn oder von hinten. Diese Positionen eignen sich vor allem für Quickies in beengten Räumlichkeiten, einer Wäschekammer zum Beispiel oder einer Flugzeugtoilette. Sie funktionieren besser, wenn beide Partner etwa gleich groß sind. Einer der Partner steht mit gespreizten Beinen leicht vornübergebeugt da und hält das Gleichgewicht, indem er sich an der Tür, dem Handwaschbecken, dem Spiegel oder der Wand abstützt. Der andere penetriert ihn von hinten. Ist etwas mehr Platz vorhanden, beugt sich ein Partner weiter nach vorn und stützt sich an der Toilettenschüssel ab, während der andere ihn von hinten nimmt. Eine gelenkige Partnerin kann auch ein Bein auf den Fußboden und das andere auf den Toilettendeckel stellen, und dann können beide mit einander zugewandten Gesichtern Vaginalsex haben.

Körperkontakt

Körpersprache: Die körperliche Kommunikation ähnelt in vielem dem Reden und Zuhören: Man muß die Äußerungen anderer verstehen, um angemessen reagieren zu können – sei es einfühlsam oder kreativ. Der Vergleich mit dem Tanzen liegt nahe, denn man muß führen und folgen können, um zu erahnen, was als nächstes kommt, oder um Neues zu initiieren, ohne aus dem Rhythmus zu geraten.

Gebremste Stöße: Wenden Sie statt tiefer Penetrationsstöße kürzere an, kann sich die sexuelle Spannung erhöhen. Tasten Sie sich zentimeterweise in die Vagina oder den Anus hinein und wieder zurück, fiebert Ihr Gegenüber dem unausbleiblichen tiefen Stoß zusehends stärker entgegen. Da die Öffnung der Scheide und ihr erstes Drittel viel reizempfindlicher sind als ihr hinterer Bereich, sind für die Frau anfangs behutsame, kürzere Stöße erregender. Die Eichel ist meist breiter als der Penisschaft, so daß sie bei kürzeren Stößen das nervenhaltige Vaginalgewebe spreizt und gleichzeitig die Klitoris stimuliert. Da Eichel, Vorhautbändchen und Eichelkranz die sensibelsten Stellen des Penis sind, lassen kurze Stöße den Eichelkranz über das Schambein der Partnerin rubbeln – und das kommt gut!

Anale und Dildo-Penetration: Kürzere Stöße bedeuten, daß die Eichel fester umklammert wird, wenn sich die Schließmuskeln rings um den Schaft zusammenziehen. Ist Ihr Gegenüber nicht daran gewöhnt, kann das unangenehm sein, doch sanfte, kürzere Stöße können die Schließmuskeln entspannen. Kurze Stöße mit einem Umschnall-Dildo können diesen aus dem Anus flutschen lassen, wenn ihre Bewegungungen zu theatralisch oder zu hektisch sind. Wenden Sie diese Technik an, sollten Sie den Gummipenis mit einer Hand festhalten.

Langsame, tiefe Stöße: Sie können sanft, fließend und in engem Körperkontakt erfolgen. Ihr Partner kann auf der Seite liegen, die Beine um Sie schlingen und sich leicht an Sie drücken, während Sie tief eindringen, ohne sich wieder vollends zurückzuziehen. Sie können den anderen mit Ihrem Körper bedecken und beim Stoßen lediglich die Hüften bewegen, oder der andere legt sich auf Sie und preßt sein Schambein gegen Sie, wieder ohne daß Sie sich dabei nennenswert zurückbewegen. Bei Positionen wie diesen muß das Stoßen nicht das übliche Rein und Raus sein. Rotieren, Schaukeln oder sogar völliges Stillhalten können die Empfindungen beträchtlich variieren und die Erregung bei beiden Partnern steigern. Bei einer Frau können bestimmte Stellungen bewirken, daß Ihr Schambein in direkten Kontakt mit ihrer Klitoris kommt (animieren Sie Ihre Partnerin einmal dazu, daß sie sich auf Sie legt und mit beiden Beinen eines Ihrer Beine umklammert). Das Rein- und Rausgleiten des Penis zieht an den Schamlippen, was ebenfalls eine indirekte Stimulation der Klitoris bewirkt. Wenn Sie das Becken Ihrer Partnerin mit Kissen anheben, erleichtert das ein tiefes Rein- und Rausgleiten.

Am besten ist es, wenn er auf mir liegt und ich ihm die Beine über die Schultern lege. Und es gibt einen Haufen Variationen dazu. Manchmal hält er meine Füße vor seinem Gesicht fest und zieht meinen Hintern hoch, was mich unten rum schön eng macht. Bei diesen Stellungen kann er sehr tief in mich eindringen, aber wir sind sehr behutsam und schauen uns tief in die Augen, so daß er mitkriegt, falls es mir zuviel wird.
Simone, 30, Australien

Auf eine anale Penetration muß man sich peu à peu vorbereiten. Da kann man nicht einfach loslegen. Bei mir geht das nur mit jemandem, dem ich wirklich vertraue und bei dem ich mich völlig entspannt fühle, und selbst dann klappt's nur nach ausgiebigem Fingerspiel. Er muß so langsam sein, daß ich »Stop!« sagen kann, wenn es weh tut. Das klingt so, als würde ich zuviel verlangen, doch mein Freund findet, das ist genau die richtige Einstellung.
Jade, 24, UK

Letztlich hängt alles von der Stimmung ab. Manchmal hat man Lust auf einen Quickie, und manchmal möchte man es schön langsam und so richtig romantisch angehen lassen. Wie man nicht jeden Tag das gleiche essen will, will man auch nicht immer den gleichen Sex haben.
Mohammed, 44, USA

Langsame anale und Dildo-Penetration: Langsame Stöße sind sanft, ermöglichen engen Körperkontakt und helfen, den Orgasmus zu verzögern. Umschnall-Dildos bleiben bei langsamen, tiefen Stößen unter Kontrolle und flutschen selten heraus.

Schnelle, tiefe Stöße: Bei Männern sind rasche Stöße meist Orgasmus-Vorboten. Da sie recht anstrengend und nicht lange durchzuhalten sind, sollten sie mit weniger kraftraubenden Bewegungen kombiniert oder bis zu dem Punkt aufgespart werden, wo der Orgasmus unausweichlich ist. Schnelle, tiefe Stöße empfinden manche als unangenehm, besonders, wenn sie zu eng gebaut sind.

Pressen: Hat Ihr Gegenüber einen kräftigen vaginalen oder analen PK-Muskel, kann es damit Ihren Penis drücken (was ans Auspressen einer Zitrone erinnert). Ihrer beider Aufmerksamkeit wird auf die Mikroempfindungen in Ihren Genitalien gelenkt, und sollten Sie beide hochgradig erregt sein und kurz vor dem Orgasmus stehen, kann dieses Drücken sogar präorgasmische Spasmen auslösen.

Körperkontakt: Vollständiger Körperkontakt kann etwas sehr Sinnliches sein. Sie können sich gegenseitig umarmen, umklammern, durchkneten, kratzen, streicheln, küssen, befummeln, liebkosen, lecken und blasen, abwechselnd in den anderen eindringen und sich wieder aus ihm zurückziehen etc. Oder Sie beschränken sich bei der Penetration auf den Genitalkontakt – in dem Fall gibt es keine andere körperliche Berührung als die zwischen Ihren Geschlechtsteilen.

Winkel für die G-Punkt- und Prostata-Stimulation: Bei manchen Stellungen, etwa »von hinten« oder »obendrauf«, drücken Penis oder Dildo gegen die vordere Scheidenwand, die (Achtung: G-Punkt!) sensibler sein kann als die übrige Vagina. Der hintere Vaginaabschnitt ist oft druckempfindlich, besonders, wenn die Frau sich dem Orgasmus nähert. Für manche Frauen liegt hier der Schlüssel zum Orgasmus, während andere Berührungen an dieser Stelle als unangenehm oder gar schmerzhaft empfinden. Der richtige Winkel für die anale Penetration kann schwer zu finden sein, denn das Rektum weist etliche Biegungen auf. Bei der analen Penetration von Männern sollten Penis oder Dildo auf die Prostata zielen.

Beckenschwünge: Hierbei bleiben Sie und Ihr Partner in ständigem Genital- und Beckenkontakt. Ihre Becken liegen eng aneinander (es ist unerheblich, wer oben ist), und Sie sorgen für Reibung, indem Sie Ihre Becken kurz auseinanderbewegen und gleich wieder zusammenführen. Frauen erleben so zusätzliche klitorale Stimulation und manchmal sogar eine Stimulation des G-Punkts. Die Penetration kann tief sein, die Stöße können sanft oder kräftig erfolgen. Bewegungen dieser Art empfehlen sich besonders, wenn Frauen dem Orgasmus nahe sind.

Passivität: Ist ein Partner passiv, ist der andere für Intensität und Tempo der Bewegungen zuständig. Liegt oder sitzt eine Frau oben, kann sie am Penis des Partners oder am Dildo sachte auf und ab gleiten. Ist ein Mann oben, kann er rasche, tiefe Stöße ausführen. Ist ein Partner freilich die ganze Zeit passiv, signalisiert das entweder Desinteresse oder daß er dem aktiven Partner die Kontrolle einräumt. Daraus kann kein wirklich prickelnder Sex erwachsen – es sei denn, Sie leben bewußt eine Phantasie aus, und die Situation törnt Sie beide gleichermaßen an. Penetration erfordert Kooperation. Wer möchte schon Sex mit einem Kartoffelsack haben oder kein Wörtchen mitreden dürfen, was die Stellung oder das Tempo betrifft?

Die »Coital Alignment Technique« (CAT): Die »koitale Übereinstimmungstechnik« wurde in den 1990er Jahren von dem Psychotherapeuten Edward Eichel in den USA ersonnen. Im Prinzip handelt es sich um eine modifizierte Form der Missionarsstellung, bei der eher geschaukelt als gestoßen wird, um bei der Penetration rhythmisch Druck auf die Klitoris auszuüben. CAT war für heterosexuelle Paare gedacht, doch zwei Frauen mit Umschnall-Dildo können ebenfalls davon profitieren. Sie legen sich so auf Ihre Partnerin, daß Ihr Becken oberhalb von ihrem liegt. Nur der Kopf Ihres Penis oder des Dildos penetriert die Vagina Ihrer Partnerin. Der Schaft bleibt draußen und drückt gegen ihr Schambein. Sie legen Ihr gesamtes Körpergewicht auf Ihre Partnerin, wodurch Sie in Richtung ihrer Schultern und ihres Kopfs rutschen. Sie umschlingt Sie mit den Beinen. Ihre Fußgelenke ruhen auf Ihren Waden. Ihre Partnerin drückt zugleich nach oben und nach vorn, um Ihr Becken zurückzuschieben. Sie lassen zu, daß Ihr Becken zurückgleitet, drücken aber weiterhin gegen das Ihrer Partnerin. Bei der Aufwärtsbewegung verschwindet Ihr Penis oder der Dildo in der Vagina. Bei der Abwärtsbewegung schieben Sie ihr Becken zugleich zurück und nach unten, wodurch die Klitoris gegen die Basis Ihres Penis gedrückt wird. Bei der Abwärtsbewegung taucht der Schaft Ihres Penis oder der Dildo wieder aus der Vagina auf. Schaukeln Sie langsam, aber stetig eine Zeitlang vor und zurück ... und bingo!

Fürze: Die Penetrationsstöße können Luft in den hinteren Bereich von Vagina oder Anus pressen, die sich dort anstaut. Wird der Penis oder Dildo entfernt, entweicht diese Luft, und liegen die feuchten Wände von Vagina oder Anus aufeinander, erzeugt die Luft dabei furzähnliche Geräusche. Selbstverständlich sind das keine richtigen Fürze, doch viele schämen sich in Grund und Boden, weil sie die Unterstellung ihres Partners fürchten, sie hätten einen Wind abgehen lassen. Da dieses Malheur meist nur beim Zurückziehen von Penis oder Dildo passiert, können Sie sich mit einem Trick eine eventuell peinliche Situation ersparen: Führen Sie diskret einen Finger in die fragliche Öffnung ein, um einen Durchgang zu schaffen, durch den die angestaute Luft heimlich, still und leise entfleuchen kann.

Wenn ich richtig müde bin, kann ich manchmal die Passivität in Person sein. Ich dachte immer, daß man als Frau damit durchkommt, wenn man in der Missionarsstellung kräftig keucht und den Mann an den Schultern packt. Doch irgendwann meinte mein Mann, ich solle sagen, wenn ich zu müde sei, er würde sich dann lieber einen runterholen. Das heißt, ich bin aufgeflogen.
Petra, 44, UK

Ach, hätte ich doch eher von diesen Mösenfürzen gehört. Bis vor kurzem bin ich mit einem Mädchen gegangen, dem das zweimal passiert ist. Weil ich das für normale Fürze hielt, machte ich einen Witz darüber, doch sie fand das überhaupt nicht komisch und wurde puterrot. Was war ich doch für ein Blödmann!
Keith, 18, UK

Wenn wir's richtig toll getrieben haben und ich unten klitschnaß bin, fängt meine Muschi manchmal an zu pupsen. Das ist furchtbar peinlich, wenn man jemanden grade erst kennengelernt hat. Am liebsten möchte man sagen: »Das war kein richtiger Pups!« Aber damit käme man sich auch blöd vor. Ich bin seit einiger Zeit mit einem Typen zusammen, und ich glaube, dem gefällt das sogar – der findet das schön »ordinär und schlampenhaft«.
Jodie, 29, Australien

Missionarisches

Missionars-Stellung

Gut zur Vaginal- und Umschnall-Penetration. Eine sehr beliebte Stellung, die nahezu optimalen Körperkontakt ermöglicht. Das Gewicht ruht teilweise auf dem unten liegenden Partner. Kann bequem über längere Zeit durchgehalten werden. Ideale Position für Partner, die sich beim Sex küssen möchten.

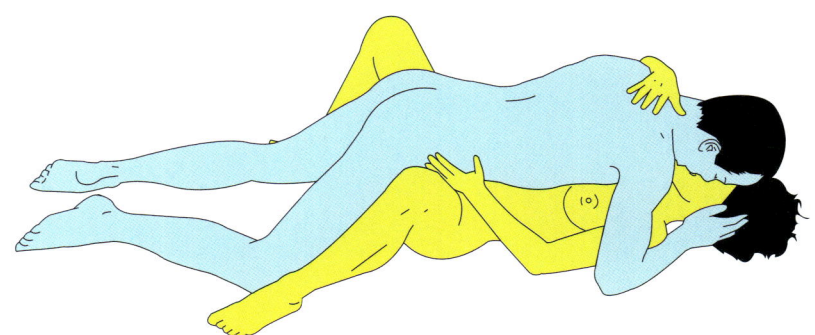

Beckenschräglage

Gut zur Vaginal-, Anal- und Umschnall-Penetration. Auch gut für die Stimulation von G-Punkt und Prostata, da das Becken schräg nach oben gestellt wird, so daß Penis oder Dildo beim Stoßen genau auf den magischen Punkt treffen. Bei Frauen wird die Vulva gegen das Schambein gedrückt, was eine Reibung an Klitoris, Harnröhrenöffnung und Schamlippen bewirkt. Experimentieren Sie mit unterschiedlichen Neigungswinkeln, um die Position von Penis oder Dildo in der Vagina zu verändern.

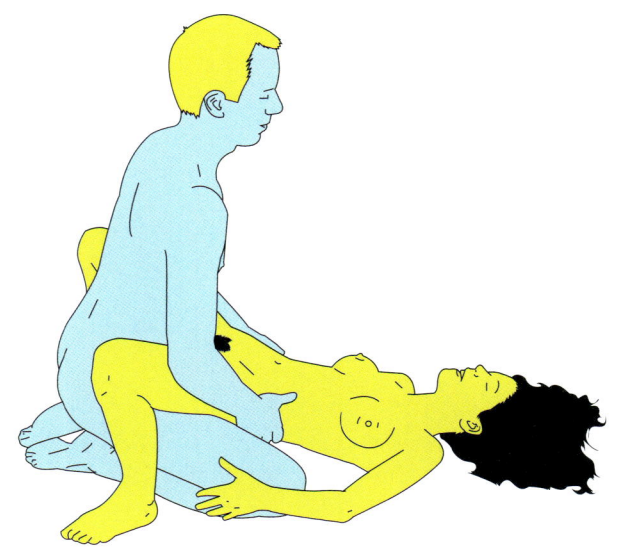

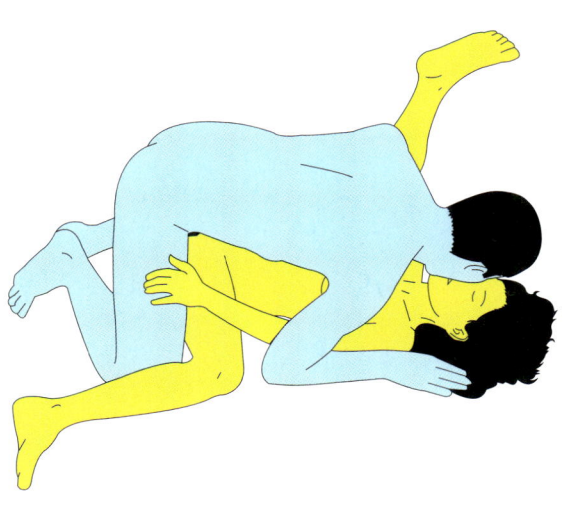

Spagat

Gut zur tiefen Vaginal-, Anal- und Umschnall-Penetration. Bei dieser Stellung läßt sich der Penetrationswinkel beliebig variieren, was eine Vielzahl von Körperempfindungen ermöglicht. Die Partner können einander ansehen, und bei bestimmten Variationen dieser Stellung kann die Frau ihre Klitoris gleichzeitig manuell stimulieren.

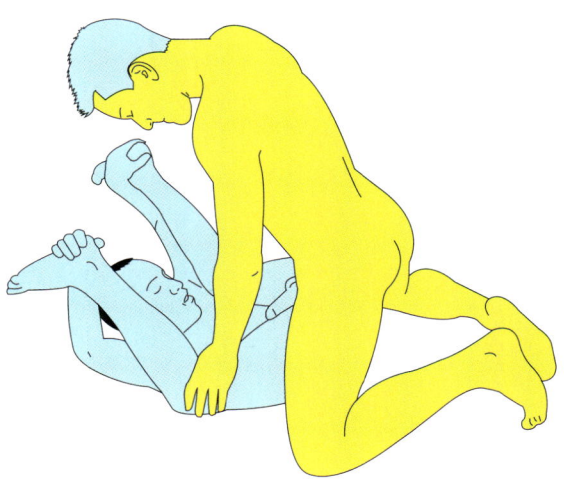

Knie auf Brusthöhe

Gut zur tiefen Vaginal-, Anal- und Umschnall-Penetration. Erfordert etwas Gelenkigkeit, ermöglicht aber tiefe Stöße. Je weiter die Knie nach hinten gezogen sind, um so tiefer ist die Penetration. Frauen können eine Hand auf ihren Bauch pressen, um die Form des Penis oder Dildos zu spüren, während dieser vor und zurück stößt. Das maximiert die G-Punkt-Stimulation. Drehen Sie auch mal beide Beine in eine Richtung, damit die Seitenwände von Vagina oder Anus massiert werden.

Aufgalopp

Hocke

Gut zur tiefen Vaginal-, Anal- und Umschnall-Penetration. Erfordert kräftige Oberschenkelmuskeln, denn sonst ist diese Stellung nicht lange durchzuhalten. Stoppen Sie auf dem Scheitelpunkt der Aufwärtsbewegung für ein paar Sekunden. Das sollte die freudige Erregung Ihres Partners ungemein steigern. Funktioniert gut, wenn der unten liegende Partner sehr schwer ist. Gut für schwangere Frauen, doch in einem fortgeschrittenen Stadium der Schwangerschaft können die Penetrationsstöße zu tief sein – es sei denn, Sie wollen Wehen auslösen.

Beckengleiten

Gut zur Vaginal- und Umschnall-Penetration. Ihre Partnerin rutscht mit ihrem Körper von oben nach unten und reibt ihre Klitoris gegen Ihr Schambein. Eine der besten Positionen, um der Frau einen penetrativen Orgasmus zu bescheren. Auch gut, wenn sich Ihre Partnerin in leichter Schräglage zwischen Ihren Beinen positioniert.

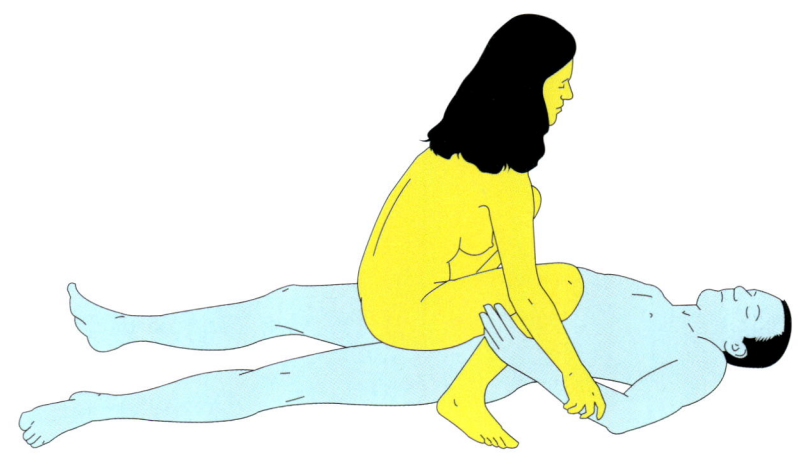

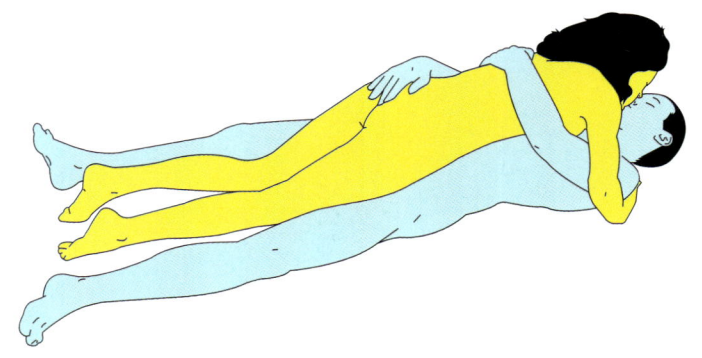

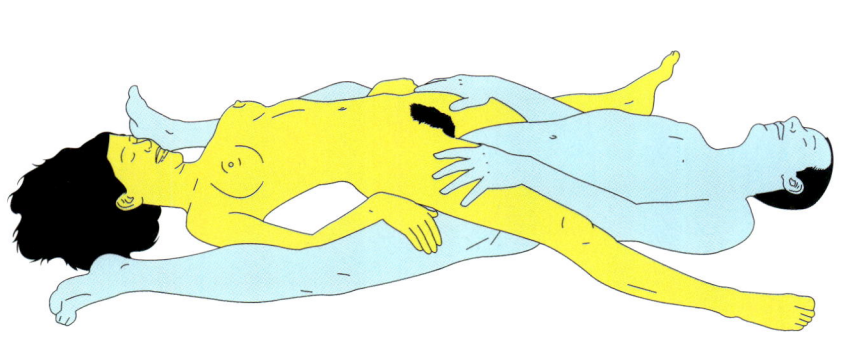

Die 70
Gut zur Vaginal-, Anal-
und Umschnall-Pene-
tration. Diese Position
erlaubt nur geringfügige
Bewegung, doch die kör-
perlichen Empfindungen
konzentrieren sich völlig
auf die Genitalien, und
der oben liegende Part-
ner kann darüber hinaus
noch manuell stimuliert
werden.

Ein schöner Rücken ...
Gut zur Vaginal-, Anal-
und Umschnall-Pene-
tration. Der aufsitzende
Partner kann sich nach
vorn beugen, um mit
dem Einführungswinkel
des Penis zu experimen-
tieren, oder sich nach
hinten legen, um sein
Gewicht gleichmäßiger
zu verteilen (und sich
Zärtlichkeiten ins Ohr
flüstern zu lassen).
Beide Partner können
ihre eigenen Genitalien
stimulieren und haben
bequemen Zugriff auf
die des anderen. Aber
seien Sie vorsichtig,
denn diese Stellung
biegt den Penis in einem
unnatürlichen Winkel
vom Körper weg, was
ein unangenehmes
Gefühl und mitunter
sogar eine Penisfraktur
verursachen kann!

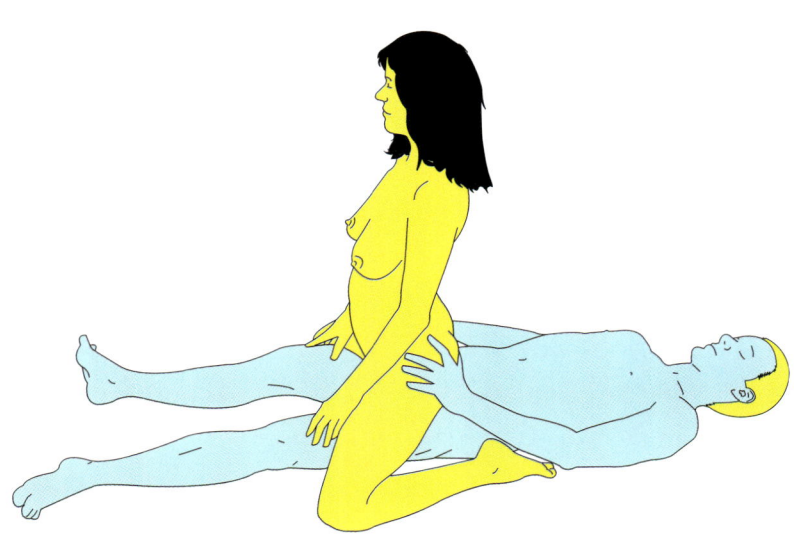

Von hinten

Hündchen-Stellung

Gut zur Vaginal-, Anal- und Umschnall-Penetration. Gebremste Stoßkraft. Gut für Übergewichtige, denn die Muskulatur wird nur gering belastet. Achten Sie auf eine weiche Unterlage! Halten Sie sich an den Hüften des anderen fest, um Ihr Gleichgewicht zu wahren. Auch gut für den kleineren Penis, da diese Stellung den Scheidenkanal verkürzt und die Penetration somit als tiefer empfunden wird. Der andere kann sich tiefer und weiter vorbeugen und sein Gesäß höher in die Luft strecken, was eine tiefere Penetration ermöglicht. Auch gut zur Stimulation von G-Punkt und Prostata.

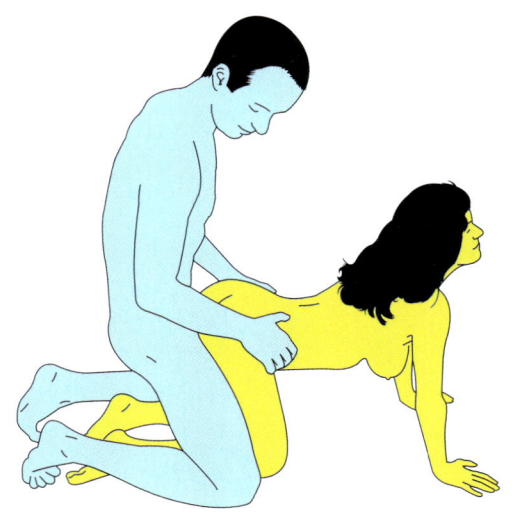

Schubkarre

Gut zur Vaginal- und Anal-Penetration, aber wohl zu instabil für eine Umschnall-Penetration. Eine sehr athletische Angelegenheit – und selbst mit gut trainiertem Bizeps und einem leichten Partner zu anstrengend für längerdauernden Verkehr. Ermöglicht jedoch sehr kraftvolle Stöße.

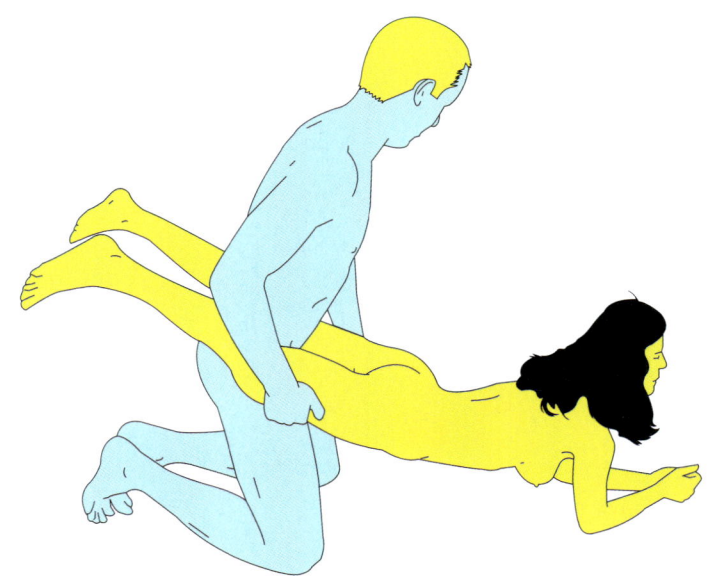

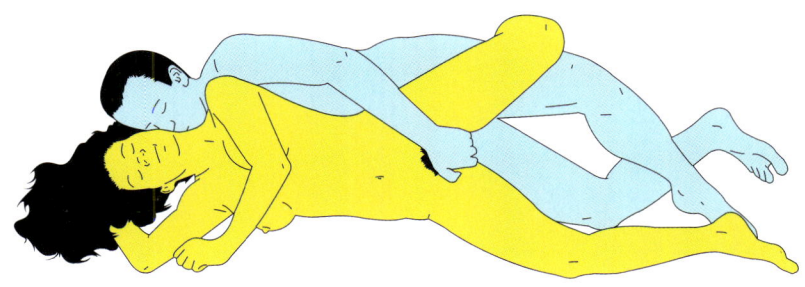

Löffelchen-Stellung

Gut zur Vaginal-, Anal- und Umschnall-Penetration. Eine sehr bequeme Stellung – und vermutlich die leichteste für Novizen in Sachen Analverkehr. Gestattet engen Körperkontakt, Umarmungen und die gegenseitige Stimulation der Geschlechtsteile. Beugen Sie Ihren Oberkörper vor, oder kugeln Sie sich zusammen, um noch tiefere Stöße zu ermöglichen. Auch gut für späte Stadien der Schwangerschaft.

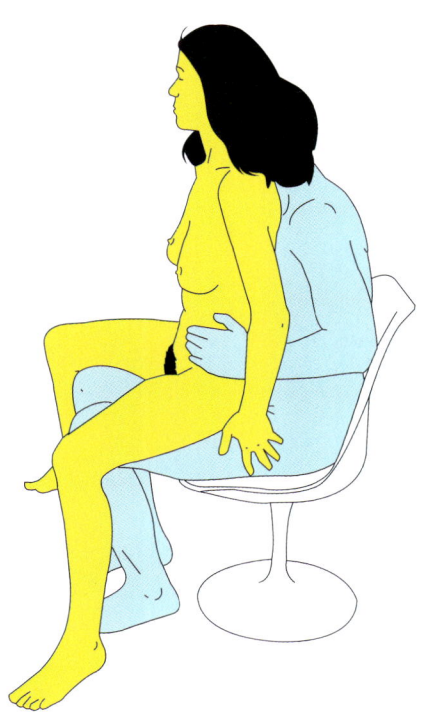

A tergo im Sitzen

Gut zur Vaginal-, Anal- und Umschnall-Penetration. Diese Stellung ist gut, solange der unten befindliche Partner der schwerere ist. Sie gestattet nur wenig Bewegung, aber die Person, die obenauf sitzt, kann in den zusätzlichen Genuß einer Stimulation ihrer Genitalien kommen.

Sex 137

Gebremste Stoßkraft

Umklammerung

Gut zur Vaginal- und Umschnall-Penetration. Das unter Ihrem Körper befindliche Bein sollte in der weichen, fleischigen Beuge zwischen Hüftknochen und unterster Rippe zu liegen kommen. Sehr enger Körperkontakt, gut für Küsse und Blickkontakt. Schonend für die Gelenke und sehr entspannend. Der Druck konzentriert sich auf die Berührungspunkte von Schultern und Hüften, doch wenn Sie auf einer weichen Matratze liegen, sollte das kaum stören. Sie können sich auch mit hinter den Rücken gestopften Kissen abstützen.

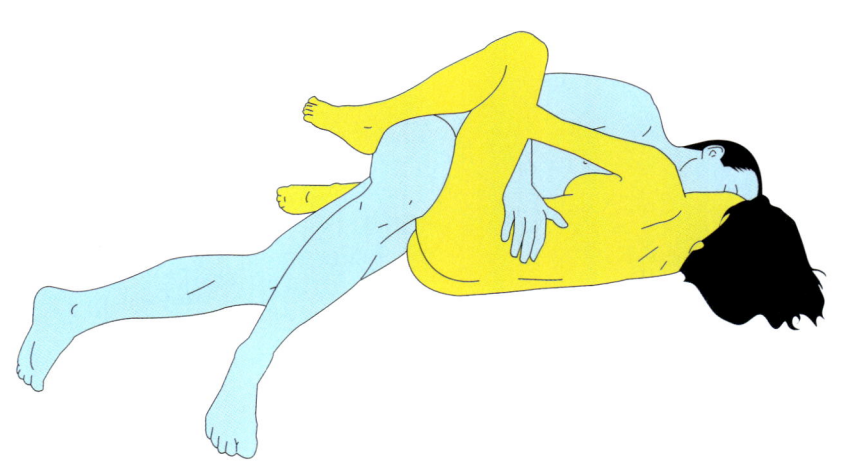

L-Platte

Gut zur Vaginal-, Anal- und Umschnall-Penetration. Ermöglicht Stöße mit minimaler Belastung der Gelenke. Die Hände sind frei, um die Genitalien des anderen zu erkunden und zu stimulieren. Manche Menschen bemängeln, sie seien dabei zu weit vom anderen entfernt.

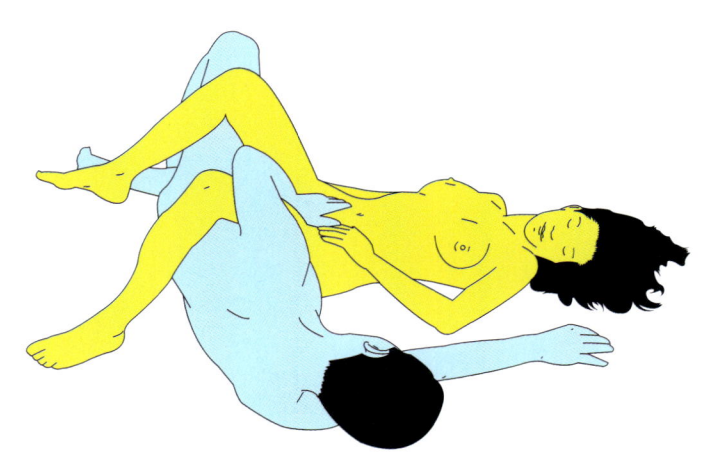

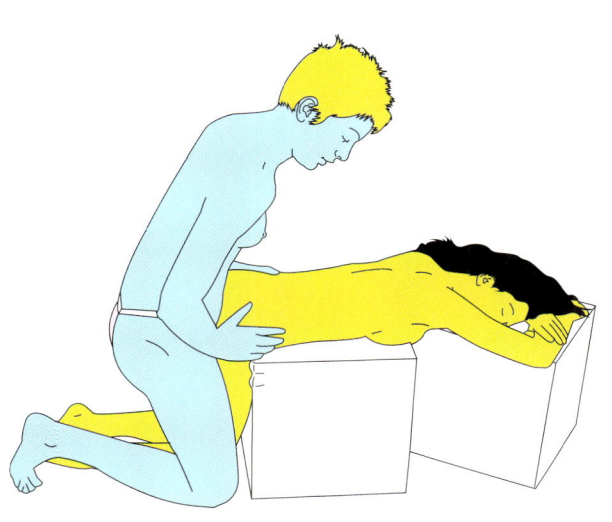

Auf den Knien

Gut zur Vaginal-, Anal- und Umschnall-Penetration. Ein Partner kniet vor dem Bett und lehnt sich so auf die Matratze, daß sein Gewicht auf den Ellbogen ruht und sein Oberkörper diagonal zur Matratze steht. Der andere dringt von hinten in ihn ein. Eine gute Stellung, um mit unterschiedlich tiefen Stößen zu experimentieren. Auch gut für die Stimulation von Prostata und G-Punkt.

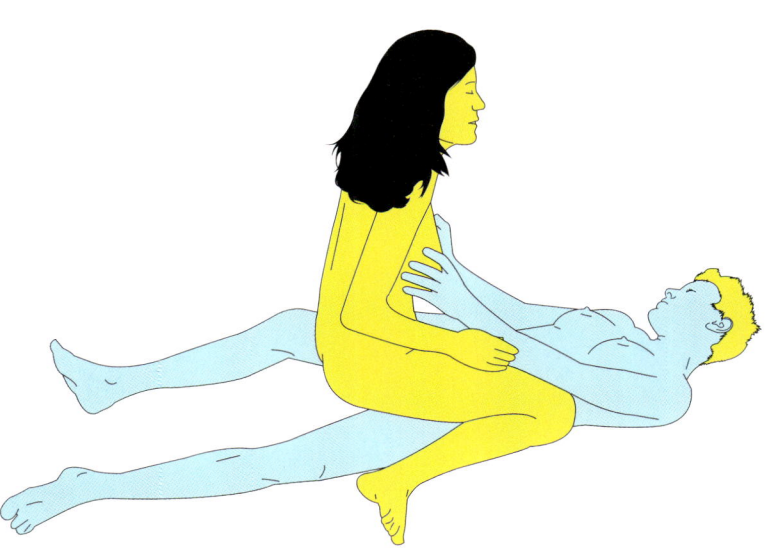

Schaukelstuhl

Gut zur Vaginal-, Anal- und Umschnall-Penetration. Wenn Sie als Frau rittlings auf Ihrem Partner sitzen und dabei vor und zurück schaukeln oder Ihr Becken kreisen lassen, ermöglicht das eine gute Stimulation Ihrer Klitoris. Der Penis wird weniger stark stimuliert, was die Ejakulation hinauszögern kann. Ermöglicht eine gute Penetration. Empfiehlt sich auch, wenn die körperliche Beweglichkeit des unten liegenden Partners eingeschränkt ist.

Im Sitzen

Kniend

Gut zur Vaginal- und Umschnall-Penetration, solange der Stuhl die richtige Höhe hat. Der kniende Partner kann die Stuhlkante benutzen, um eine zusätzliche Hebelwirkung zu erzeugen. Er kann die Hände über die Vorderseite seiner Partnerin wandern lassen, um ihre Klitoris zu stimulieren oder ihre Brüste zu streicheln. Der kniende Partner kontrolliert die Bewegungen.

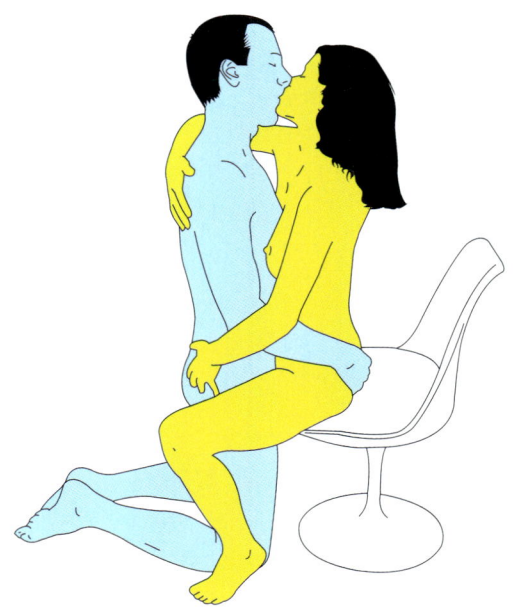

Sitzend

Gut zur Vaginal-, Anal- und Umschnall-Penetration. Die oben sitzende Person setzt die Zehen ein, um ihren Körper anzuheben oder auf und ab wippen zu lassen, doch auch der unten sitzende Partner kann nach oben stoßen. Gut für rotierende und reibende Bewegungen und zur Stimulation der Klitoris. Die Penetration ist nicht allzu tief, aber Sie können mit unterschiedlichen Penetrationswinkeln experimentieren. Gut für gleichzeitiges Schmusen, Küssen und vollen Körperkontakt.

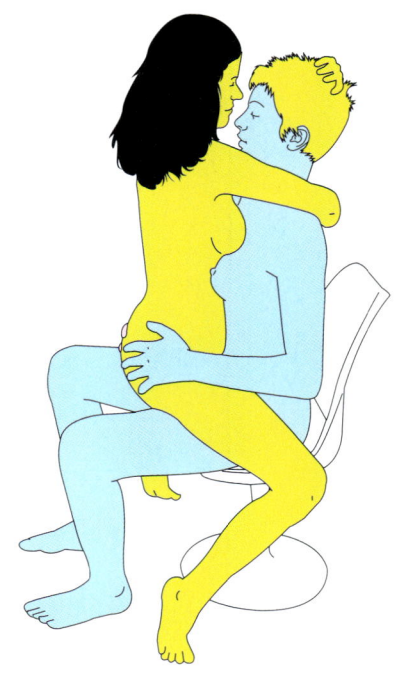

Im Stehen

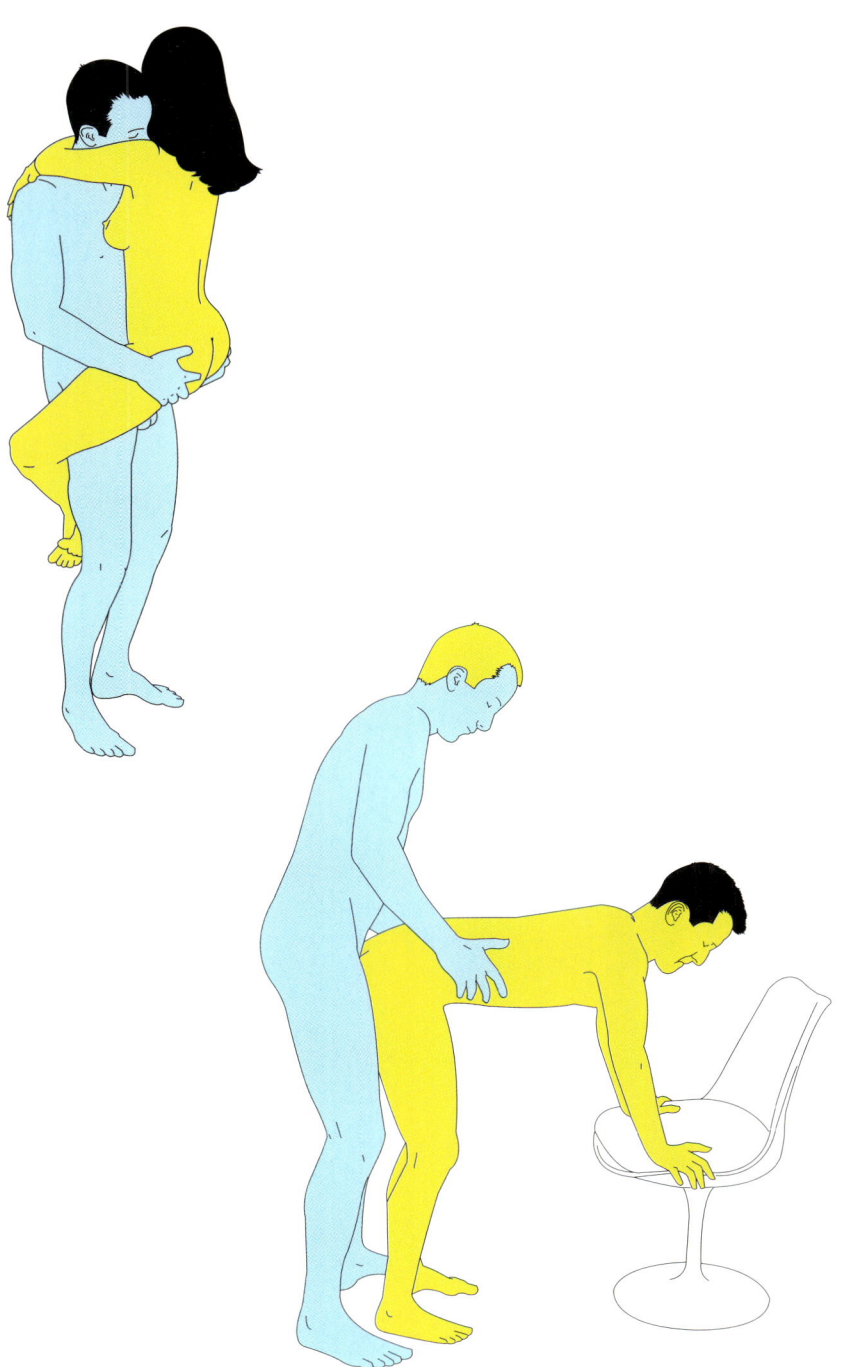

Heber
Gut zur vaginalen Penetration. Empfiehlt sich allerdings nur, wenn die penetrierte Person nicht allzu schwer ist. Diese Stellung wird einfacher, wenn die hochgehobene Person ihre Fußsohlen gegen eine Wand im Rücken ihres Trägers stemmt und derart das Gewicht minimiert. Ist der stehende Partner einigermaßen sportlich, kann er sein Gegenüber an den Pobacken festhalten und vor und zurück schwingen. Für kraftvolle Stöße eher ungeeignet und nicht besonders lange durchzuhalten.

A tergo im Stehen
Gut zur Vaginal-, Anal- und Umschnall-Penetration. Die ideale Position bei beengtem Raum. Eine Stellung mit eher gebremster Stoßkraft, die aber trotzdem eine tiefe und intensive Penetration sowie kraftvolle Stöße gestattet. Gut zur Stimulation von G-Punkt und Prostata.

Sexualpraktiken (United Kingdom)

*Die Heteros denken wohl,
daß alle Schwulen Anal-
verkehr haben. Was für ein
Unsinn! Natürlich prakti-
zieren Schwule Analsex,
aber doch nicht alle. Ich
habe nichts gegen Analsex
– mich stört nur, wenn
irgendwelche Leute so tun,
als wüßten sie automatisch
über mein Sexualleben
Bescheid, nur weil sie über
meine sexuelle Orientie-
rung Bescheid wissen.*
Oliver, 39, USA

*Ich komme fast immer zum
Orgasmus – es sei denn,
ich bin richtig betrunken.
Bei meiner Freundin
schätze ich, daß sie jedes
zweite Mal einen Orgas-
mus hat. Sie sagt, das
hängt davon ab, wie ent-
spannt sie sich fühlt.
Meistens kommt sie mit
einem Glas Wein in die richtige Stimmung.*
Joseph, 34, UK

Die folgenden Zahlen stammen aus dem 1990 veröffentlichten NatSAL (»The Natio-
nal Survey of Sexual Attitudes and Lifestyles«) von Kaye Wellings, Julia Field, Anne
M. Johnson und Jane Wadsworth sowie aus der aktualisierten Neuauflage von 2000.
Die Daten beruhen auf einer statistischen Zufallsstichprobe, bei der knapp 20 000
Briten und Britinnen von 16 bis 59 Jahren zu ihren Sexgewohnheiten befragt wurden.

Frauen

- 76,2 % der heterosexuellen Frauen hatten im Vormonat vaginalen Sex (2000).
- 60,2 % der heterosexuellen Frauen hatten im Vorjahr nichtvaginalen Sex (1990).
- 41,6 % der lesbischen Frauen hatten im Vorjahr nichtpenetrativen Sex (1990).
- 76,9 % der heterosexuellen Frauen hatten im Vorjahr oralen Sex (2000).
- 41,0 % der lesbischen Frauen hatten im Vorjahr passiven Oralsex (1990).
- 44,3 % der lesbischen Frauen hatten im Vorjahr aktiven Oralsex (1990).
- 11,3 % der heterosexuellen Frauen hatten im Vorjahr Analsex (2000).
- Zu Analsex mit Dildos bei lesbischen Frauen liegen keine Zahlen vor.

Männer

- 72,5 % der heterosexuellen Männer hatten im Vormonat vaginalen Sex (2000).
- 65,5 % der heterosexuellen Männer hatten im Vorjahr nichtpenetrativen Sex (1990).
- 54,3 % der schwulen Männer hatten im Vorjahr nichtpenetrativen Sex (1991).
- 78,1 % der heterosexuellen Männer hatten im Vorjahr Oralsex (2000).
- 56,0 % der schwulen Männer hatten im Vorjahr passiven Oralsex (1990).
- 61,4 % der schwulen Männer hatten im Vorjahr aktiven Oralsex (1990).
- 12,3 % der heterosexuellen Männer hatten im Vorjahr Analsex (2000).
- 33,8 % der schwulen Männer hatten im Vorjahr passiven Analsex (1990).
- 40,3 % der schwulen Männer hatten im Vorjahr aktiven Analsex (1990).

Die Zahlen für schwule und lesbische Aktivitäten erfassen Männer und Frauen, die
während der letzten fünf Jahre mindestens einen gleichgeschlechtlichen Sexualpartner hatten. Der Prozentsatz schwuler Männer, die penetrativen Analverkehr prakti-
zierten, liegt deutlich niedriger als der von Männern und Frauen, die vaginalen Sex
hatten. Diese Erkenntnis legt nahe, daß die Aufklärungsarbeit zu HIV ihr Augenmerk
verstärkt auf die HIV-Übertragung durch Vaginalsex richten sollte.

Zur Bedeutung des Orgasmus

- 48,7 % der Männer finden, zur Befriedigung des Mannes brauche es den
  Orgasmus.
- 43,3 % der Frauen finden, zur Befriedigung des Mannes brauche es den Orgasmus.
- 37,4 % der Männer finden, zur Befriedigung der Frau brauche es den Orgasmus.
- 28,0 % der Frauen finden, zu ihrer Befriedigung brauche es den Orgasmus.

Die Orgasmushäufigkeit bei Frauen und Männern (USA)

Die folgenden Zahlen stammen aus der von Edward O. Lauman, John H. Gagnon, Robert T. Michael und Stuart Michaels 1994 veröffentlichten Untersuchung »The Social Organisation of Sexuality«. Dieser sogenannte Lauman-Report gilt als die bislang umfassendste und repräsentativste Untersuchung zum Sexualverhalten erwachsener Amerikaner und Amerikanerinnen.

Masturbation und Orgasmus

- 58,3 % der Frauen masturbieren nie.
- 7,6 % der Frauen masturbieren einmal wöchentlich.
- 61,2 % der Frauen kommen beim Masturbieren (fast) immer zum Orgasmus.
- 36,0 % der Männer masturbieren nie.
- 26,7 % der Männer masturbieren einmal wöchentlich.
- 81,5 % der Männer kommen beim Masturbieren (fast) immer zum Orgasmus.

Diese Zahlen legen nahe, daß mit der Häufigkeit der Masturbation auch die Aussicht auf einen Orgasmus steigt, und zwar bei Männern wie bei Frauen.

Das Bildungsniveau spielt bei der Frage nach dem Erreichen eines Orgasmus eine große Rolle. Der Lauman-Report belegt, daß 95% der Männer und 87% der Frauen, die ein Studium (egal welcher Fachrichtung) absolviert haben, beim Masturbieren sehr wahrscheinlich zum Orgasmus gelangten.

Der Orgasmus bei fest liierten Sexualpartnern

Befragt wurden heterosexuelle Paare, die im Vorjahr einen festen Sexualpartner hatten.

- 75 % der fest liierten Männer kommen mit ihrer Partnerin immer zum Orgasmus.
- Der von den Frauen geschätzte Prozentsatz der Orgasmushäufigkeit ihrer Partner (78 %) entsprach in etwa der Zahl, die ihre Partner angegeben hatten.
- 28,6 % der fest liierten Frauen kommen mit ihrem Partner immer zum Orgasmus.
- Der von den Männern geschätzte Prozentsatz der Orgasmushäufigkeit ihrer Partnerinnen (44 %) lag im Durchschnitt um 15% höher als die tatsächlichen Zahlen.

Diese Zahlen legen nahe, daß der Sex für Männer und Frauen nicht immer mit einem Orgasmus endet. Die Diskrepanz bei der männlichen Schätzung der weiblichen Orgasmen deutet darauf hin, daß Männer entweder nicht erkennen können, wann ihre Partnerin einen Orgasmus hat, oder daß diese den Orgasmus lediglich vortäuschen. Die ins Auge springende Differenz zwischen der Orgasmushäufigkeit von Männern und Frauen legt nahe, daß den heterosexuellen Paaren noch viel Arbeit bevorsteht, wollen sie in puncto Sex und Orgasmus eine echte Gleichberechtigung erreichen.

Meinen ersten Orgasmus hatte ich mit 15, als ein Junge mich geleckt hat. Danach hatte ich zwei oder drei Jahre lang keinen mehr. Ich glaubte damals den Schwachsinn, daß Mädchen nicht masturbieren, und so kam es mir auch nie in den Sinn, bis ich mit 18 so ein pornographisches Buch in die Hände bekam. Das Buch brachte mich auf die Idee zu masturbieren, und es dauerte nicht lange, bis ich den Bogen raus hatte. Seitdem kann ich mir einen Orgasmus verschaffen, wann immer ich will.
Jackie, 30, UK

Die Frauen tun mir irgendwie leid, weil so viele nicht kommen können. Wir Typen schaffen es dagegen immer, wenn wir wollen!
Luke, 21, Australien

Ich habe noch nie jemanden kennengelernt, dem es wie mir geht. Ich kann nämlich beim Sex nicht kommen. Wenn ich mir selber einen runterhole, ist es kein Problem, aber wenn jemand anderes dabei ist, klappt es einfach nicht.
Adam, 24, Australien

Du kommst sexuell viel besser auf deine Kosten, wenn du's mit jemandem machst, der deinen Körper gut kennt und genau weiß, was dich antörnt. Das ist wohl die einzige Rechtfertigung für die Monogamie.
Beth, 36, USA

Na, wie war's für dich?

Orgasmus: Der Orgasmus wird vor allem in den Genitalien spürbar, ist aber im Grunde ein zerebraler Vorgang und wurde auch schon so beschrieben – als »Zu-stand, wo der Körper die Macht übernimmt und das Gehirn den Kontakt zur Wirk-lichkeit verliert«. Anfangs ähneln sich die körperlichen Empfindungen von Mann und Frau: Ein tiefes Wärme- oder Druckgefühl kündigt den Orgasmus an. Dann spüren Mann und Frau heftige, ungemein lustvolle und vor allem vom Pubokok-zygeus (PK)-Muskel ausgehende Kontraktionen in Genitalien, Damm, Anus und Afterschließmuskeln. Ein Orgasmus kann sich so anfühlen, als niese der gesamte Körper, bloß daß diese Art Niesanfall deutlich kräftiger und sehr viel angenehmer ausfällt. Orgasmen können je nach Person, Stimmung, Erregungsgrad etc. ver-schieden lang sein. Im Durchschnitt dauert der Orgasmus beim Mann nur 10 bis 13 Sekunden, doch diese kurze Dauer wird dadurch wettgemacht, daß Männer häufiger zum Orgasmus gelangen können. Frauen orgasmieren vielleicht weni-ger häufig als Männer, doch dafür hält das Gefühl bei ihnen wesentlich länger an (12 bis 107 Sekunden) – und Frauen können auch multiple Orgasmen erleben.

Ziele: In Sexratgebern steht häufig der Satz: »Sex sollte nicht zielorientiert sein.« Natürlich sollte sich der Sex nicht nur um den Orgasmus drehen, doch um einen Höhepunkt zu vermeiden oder hinauszuzögern, sollte man sicher sein, daß man überhaupt einen bekommen kann. Und auf jedes Buch, das »Ziellosigkeit« pro-pagiert, kommt eine Million Paare, für die der Orgasmus ein realistisches, erreich-bares Ziel sein könnte oder sollte ... wären sie nur in der Lage, ihr sexuelles Selbst-vertrauen zu steigern. Die meisten gesunden Menschen können einen Orgasmus erleben – falls sie sexuell erregt sind und die angemessene Stimulation genießen. Versagensängste oder eine Überbetonung des Orgasmus können das lustvolle Ge-fühl der Intimität, der Nähe oder des Sichkennenlernens unterminieren (und den Orgasmus verhindern). Vielen Untersuchungen zufolge sind körperliche Nähe und Zuneigung für die meisten Menschen ebenso wichtig wie der Orgasmus.

Eigene Ziele: Die Mehrzahl der Studien zu heterosexuellem Sex zeigen, daß Män-ner sich Zeit lassen sollten, damit die Frauen Schritt halten können. Homosexu-elle Paare könnten in puncto gemeinsamer Orgasmus einen Vorteil haben, denn ihre Erregungsuhren ticken nun mal synchron. Obwohl Frauen laut älteren Unter-suchungen dem Orgasmus keine allzugroße Bedeutung beimaßen, stellten C. K. Waterman und Emil J. Chiauzzi in ihrer Studie von 1982 fest, daß Frauen, die mit ihrem Partner zum Orgasmus gelangten, ihre sexuelle Befriedigung höher ein-schätzten als Frauen, auf die das nicht zutraf. Nachdem die beiden Sexologen 42 Paare hinsichtlich des Zusammenhangs zwischen Orgasmus und sexueller Lust befragt hatten, kamen sie zu dem Schluß, daß beide Geschlechter ihren Orgasmus gleichermaßen genossen. Was für eine bahnbrechende Erkenntnis!

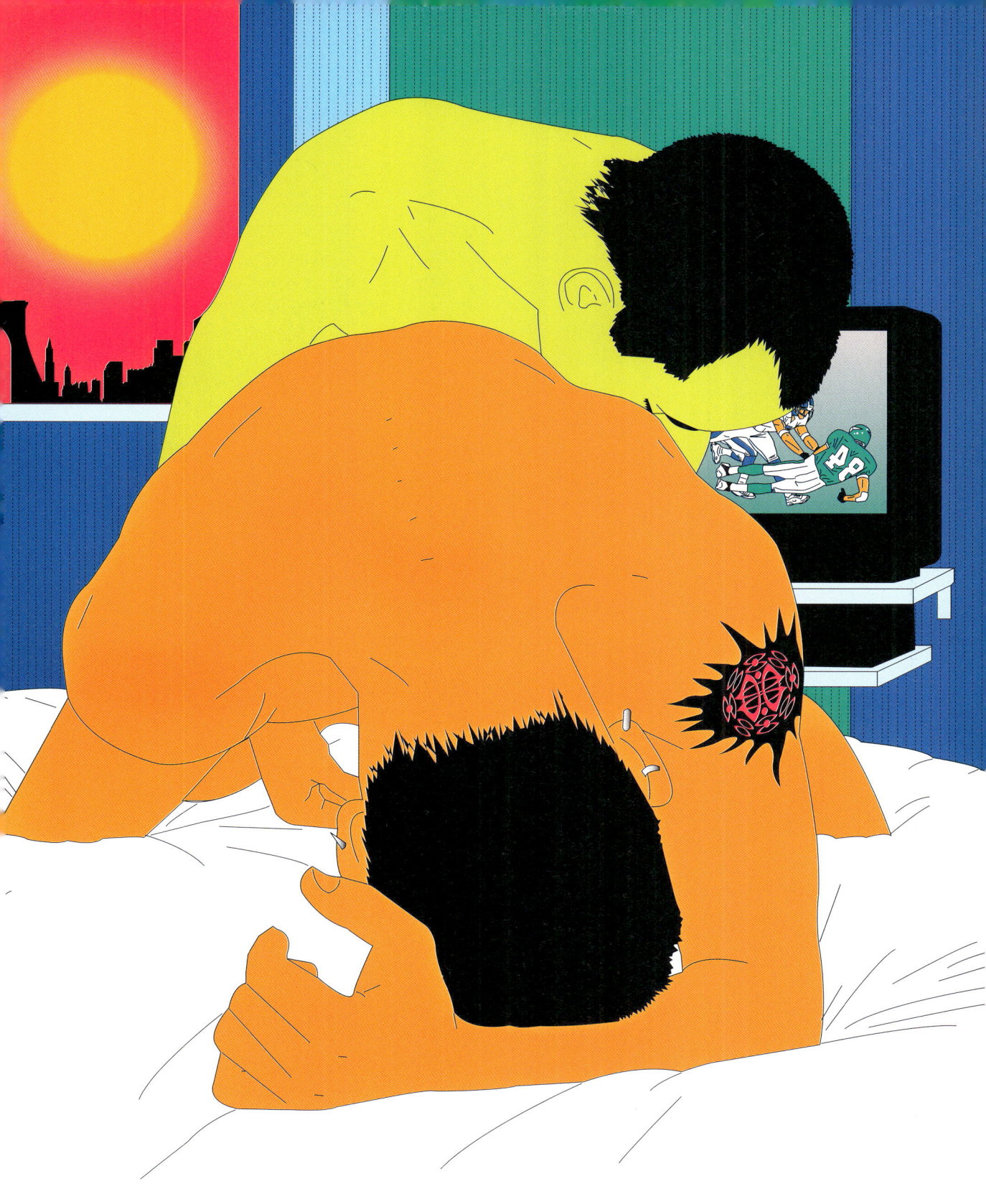

Der Orgasmus der Frau

Mein Mann und ich haben mit 17 geheiratet. Ich hatte noch nie einen Orgasmus, doch darüber kann ich mit ihm nicht reden. Am Ende fühlt er sich in seiner »Mannesehre« gekränkt, wenn er hört, daß er mich nicht befriedigt. Er hat einen großen Penis, und der Sex dauert meistens so um die 20 Minuten. Es hat wohl mehr damit zu tun, daß er mich nie streichelt.
Lynn, 40, USA

Ein Orgasmus ist was Tolles, aber ich bin nicht immer entspannt genug dafür, denn ich weiß genau, daß ich dabei die blödesten Grimassen ziehe, wie wild herumstöhne und krebsrot anlaufe. Und wenn man die ganze Zeit nur daran denkt, kommt man ja wohl kaum zum Höhepunkt.
Babs, 49, Australien

Ich mach's mir ehrlich gesagt lieber selbst, denn dann muß ich nicht mittendrin mein eigenes Vergnügen unterbrechen, nur um an das von jemand anderem zu denken.
Jill, 47, UK

Ich war mal mit einer Frau zusammen, die mich hinterher fragte, welche Art von Orgasmus ich gehabt hätte. Und ich wußte nicht, was sie meinte. Ich merke es natürlich, wenn ich einen Orgasmus habe, aber ich könnte nie sagen, wo genau der nun stattfindet.
Liza, 37, UK

Geschichte: Der Orgasmus der Frau hat eine bewegte Geschichte. Der griechische Mathematiker Hippokrates von Chios (470–410 v. Chr.) vertrat die Theorie, daß die Empfängnis Resultat der Vermischung von männlichem und weiblichem Samen sei und daß Frauen sexueller Lust bedürften, um die nötige Menge Samen liefern zu können. Leider befand später Aristoteles, daß allein männlicher Samen fruchtbar sei, womit die weibliche Lust ausgelöscht war. Im Mittelalter vertrat die männerdominierte Kirche im Einklang mit der Medizin die Ansicht, die weibliche Sexualität sei ein Werk des Teufels. Enthaltsamkeit und Keuschheit wurden propagiert, wenn auch nicht immer praktiziert. Im 17. Jahrhundert galt die sexuelle Erregung der Frau als Krankheit. Zu den »Symptomen« zählten chronische Erregung, anhaltende erotische Phantasien, vaginale Lubrikation, allgemeine Melancholie oder irrationales Verhalten. Schon im 18. Jahrhundert wurde der klitorale Orgasmus erkannt, doch in den 1920ern postulierte Sigmund Freud, »erwachsene« Frauen müßten sich auf einen vaginalen Orgasmus konzentrieren. In den 1960ern lenkte der in den USA erschienene »Kinsey-Report« das Interesse wieder auf die Klitoris. Die vaginale Penetration stand unter Beschuß, bis die Vagina 1981 durch das Auftauchen des G-Punkts auf die sexuelle Tagesordnung zurückkehrte. Seither wird debattiert, was denn nun den Orgasmus bei Frauen bewirke – nur hat das den Frauen keineswegs dazu verholfen, leichter einen zu bekommen.

Probleme: Einen Orgasmus zu erreichen ist für die meisten Frauen schwieriger als für die Männer, doch er gilt noch immer als das wesentliche Ziel des sexuellen Beisammenseins. Das erschwert es Frauen, offen zu sagen, daß sie nicht so oft oder so leicht zum Orgasmus kommen, wie sie es vielleicht gern hätten. Manche Frauen machen die Erfahrung, daß sie zwar an die Schwelle des Orgasmus gelangen, diese aber nie überwinden. Die Gründe dafür können sexuelle Hemmungen sein, die Angst, die Kontrolle zu verlieren, die falsche Art der Stimulation oder auch nur äußere Ablenkungen. Die meisten Sexualtherapeuten empfehlen Frauen, denen es schwerfällt, mit einem Partner zum Orgasmus zu gelangen, quasi »back to the roots« zu gehen, sich auf die Masturbation zu konzentrieren und so neues sexuelles Selbstvertrauen zu tanken – allein oder mit einem Partner.

Typen: Viele Debatten zur Erregung der Frau konzentrierten sich auf die Orgasmusarten, die Frauen erleben können: klitoral, vaginal, G-Punkt und uterin. Aufgeklärtere Sexologen meinen, der Versuch, den Orgasmus an einer spezifischen Körperstelle zu lokalisieren, reduziere sexuelle Lust auf die endlose Stimulation ein und derselben Körperpartie. Trotzdem sind Wissenschaftler regelrecht darauf versessen, penible Klassifikationen zu konstruieren, darunter den vulvalen, den uterinen und den kombinierten Orgasmus. Den meisten Frauen dürfte das ehrlich gesagt egal sein – Hauptsache, sie bekommen überhaupt einen.

Klitoraler Orgasmus

Bei 80 Prozent aller Frauen, die zum Orgasmus kommen, braucht es die Stimulation der Klitoris. Doch die Zahl der Frauen, die mit ihren Partnern regelmäßig zum Orgasmus kommen (28,6 %), legt nahe, daß dieser Umstand kaum beherzigt wird. Masturbierende Frauen sind sich sehr wohl bewußt, welche Rolle die Klitoris für ihre sexuelle Erregung spielt, unterschätzen aber häufig, welche Offenbarung das für ihre Partner sein kann. Bewußt mitzuerleben, wie die Klitoris ihrer Partnerin allmählich anschwillt und schließlich steif wird, ist für die meisten Männer Anreiz genug, die Stimulation der Klitoris zukünftig mit einzubeziehen.

Vaginaler Orgasmus

Die Haut der inneren Vagina ist nicht besonders sensibel. Nicht sehr viele Frauen kommen durch vaginale Penetration zum Orgasmus. Die meisten brauchen vorher noch eine Stimulation der Klitoris oder der Vulva. Zum vaginalen Orgasmus kommt es meist nur, wenn die Frau hochgradig erregt ist. Dann kann der Druck der Penisstöße den Orgasmus auslösen. Der vaginale Orgasmus betrifft nicht nur die Genitalien – das Gefühl kommt eher von innen und wird, zumindest von manchen Frauen, als intensiver empfunden. Für erste Erfahrungen mit vaginalen Orgasmen empfiehlt es sich, zunächst einen großen Vibrator zu benutzen (größer als der Penis Ihres Partners) und gleichzeitig zu masturbieren. So gewöhnen Sie sich an das Gefühl, wie sich Ihr PK-Muskel um einen Schaft zusammenzieht.

G-Punkt-Orgasmus

Orgasmen durch eine Stimulation des G-Punkts können sich anders anfühlen als klitorale – weniger auf den Vaginalbereich konzentriert und »fließender«. Die Gefühle sind weniger elektrisierend und »tiefer« als bei klitoralen Orgasmen: vermutlich, weil sie entlang des parasympathischen Nervensystems verlaufen, das mit der Gebärmutter verbunden ist, statt entlang des näher an der Haut liegenden, mit der Klitoris verbundenen Schamnervs. Naht der Orgasmus oder die Ejakulation der Frau, stellt sich meist auch das Gefühl ein, pinkeln zu müssen.

Der Orgasmatron-Orgasmus

Der US-Chirurg Dr. Stuart Melroy hat für Frauen, die nicht auf »natürliche« Art zum Orgasmus kommen, einen Titan-Generator erfunden, der unter die Haut der Gesäßbacken implantiert wird. Elektroden stimulieren den dritten Kreuznerv des Rückenmarks und rufen binnen kürzester Zeit einen Orgasmus hervor.

Es gibt nichts Schöneres, als eine Frau zum Höhepunkt zu bringen. Abgesehen davon, daß du dir deinen eigenen Pornofilm ansiehst (ihr Gesicht, ihren Körper), mit dir selbst als Hauptdarsteller, kann dich das ganz schön stolz machen – als wärst du eine Art Sexgott, weil du sie dermaßen auf Touren bringen kannst. Manchmal möchte ich viel lieber sie kommen lassen, als selber zu kommen – aber meistens haben wir dann doch die Zeit für beides.
Dale, 28, UK

Ich komme gern, wenn der Penis in mir steckt, denn man hat mir gesagt, daß ich in der Vagina sehr starke Muskeln habe, die sich fest zusammenziehen, wenn ich komme. Männer finden das sexy, und ich selber finde es auch sexy. Es klappt aber nur, wenn ich gleichzeitig vorne berührt werde. Ich habe gehört, daß dabei ein Vibrator wirklich gute Dienste leisten soll.
Marie, 29, UK

Ich komme nur so: Der Typ fickt mich mit zwei, drei Fingern (wenn ich gut drauf bin auch mit vier) und lutscht gleichzeitig zärtlich an meiner Klit. Ich halte seinen Kopf fest und stöhne dazu wie verrückt. Die meisten Männer tun einer Frau gern diesen kleinen Gefallen – solange sie unten sauber ist und er hinterher noch Sex von ihr bekommt.
Lou, 24, UK

Was für ein Theater!

Die Bremse ziehen: Viele Menschen und besonders Frauen erleben, daß sie zwar sehr erregt sein können, aber von sexuellen Hemmungen oder Ängsten daran gehindert werden, die Schwelle zum Orgasmus zu überschreiten. Menschen, die sich problemlos zum Höhepunkt masturbieren können, sind nicht selten unfähig, denselben mit einem Partner zu erreichen. Das erschwert die Dinge beträchtlich, denn ein Mensch mit Hemmungen dürfte sich kaum entspannt genug fühlen, um sexuelle Wünsche zu äußern oder seine Bedürfnisse klar zu artikulieren.

Ein Teufelskreis: Wegen der allgemeinen Orgasmusfixiertheit halten viele den Sex für mißlungen, wenn sie oder ihr Partner ohne Höhepunkt bleiben. Im »Journal of the American Medical Association« erschien eine Untersuchung der University of Chicaco, nach der 43 Prozent aller Frauen an einer sexuellen Dysfunktion leiden. Diese Frauen haben vermutlich nie einen Orgasmus erlebt, aber mit großer Wahrscheinlichkeit Orgasmen vorgetäuscht. Frauen (und Männer) spielen Theater, um ihrem Gegenüber ein gutes Gefühl zu bescheren, doch das zementiert Probleme nur. Glaubt Ihr Gegenüber – und viele glauben das gern –, daß Sie nach 5 Minuten Vaginalsex orgiastisches Glück spüren, können Sie später kaum erklären, daß Sie (wie fast alle Frauen) 20 Minuten manuelle Stimulation brauchen, um erregt zu sein. Männer spielen seltener Theater – sie könnten zwar kommen, haben aber einfach keine Lust mehr auf Sex oder wollen ihn rasch zu Ende bringen. Männer, die nach dem Kommen halbwegs steif bleiben, geraten womöglich in einen Teufelskreis. Da sie denken, sie seien zu schnell gekommen, verbergen sie ihren Orgasmus vor ihrer Partnerin und machen einfach weiter. Wenn sie dann Probleme haben, ein zweites Mal zu kommen, können sie es später nur vortäuschen.

Aus dem Teufelskreis ausbrechen: Das Problem beim Vortäuschen besteht darin, daß Ihr Partner vielleicht nie herausfindet, wie er Sie befriedigen kann, da ja alles blendend zu laufen scheint. Und Sie werden nie Ihr Entzücken zeigen können, sollten Sie einmal einen echten Orgasmus erleben. Das Tragische am Vortäuschen sind Ihre guten Absichten. Sie möchten, daß sich Ihr Partner wohlfühlt, und scheuen sich deshalb, ehrlich zu sein oder eigene Wünsche offen zu artikulieren. Weil Sie keinen Orgasmus bekommen können, befürchten Sie, zu versagen oder als sexuelle Niete dazustehen, doch das Vortäuschen führt zwangsläufig dazu, daß es beim Sex weniger um körperliche Nähe und Intimität geht, sondern nur noch um den Orgasmus – und am Ende sind Sie in einem eingeschliffenen Muster gefangen: Das Versagen wird zur sich selbst erfüllenden Prophezeiung. So gut gemeint Ihre Absichten auch sein mögen, das Vortäuschen von Orgasmen kann eine Beziehung nach und nach unterhöhlen – was sich nur schwer wieder in Ordnung bringen läßt. Sollten Sie im Gegensatz zu Ihrem Partner keine Orgasmen bekommen, schreit die Situation nach einem klärenden Gespräch.

Raus aus der Sackgasse

Nur keine Hemmungen: Die Orgasmus-Unfähigkeit ist meist eine Folge sexueller Hemmungen, und die lassen sich mit ein wenig Übung rasch aus der Welt schaffen. Am einfachsten läßt sich durch Masturbation herausfinden, was Sie zum Orgasmus bringt und welche Empfindungen damit verbunden sind. Je häufiger Frauen und Männer masturbieren, um so wahrscheinlicher ist es laut Statistik, daß sie den Orgasmus erreichen. Haben Sie eigene Solosex-Techniken entwickelt, sollten Sie diese in den gemeinsamen Sex integrieren. Das heißt aber, daß Sie Ihren Partner anleiten müssen. Unter Umständen ist es für beide nicht einfach, zu klären, was Sie beim Sex möchten oder erwarten, doch auch hier gilt: Ehrlich währt am längsten! Wenn Sie Ihre Bedürfnisse äußern, wird auch Ihr Partner entspannt genug sein, um eigene Wünsche zu artikulieren – und das führt zu einer intimeren, experimentierfreudigen und kreativen sexuellen Beziehung. Kommen Sie nicht (oder nicht mehr) zum Orgasmus, und könnten eine organische Krankheit oder psychische Probleme der Grund dafür sein, gehen Sie zum Arzt.

Phantasien und Sex Toys: Phantasien allein oder gemeinsam einzusetzen kann mitunter der nötige Auslöser für einen Orgasmus sein. Manche genieren sich, ihre Phantasien jemandem zu offenbaren, doch das heißt nicht, daß Phantasien sie nicht erregen. Untersuchungen haben bewiesen, daß Frauen nicht immer bewußt ist, wie sehr Pornos oder Phantasien sie antörnen. Frauen, denen man Pornofilme zeigte, bestritten zumeist sexuelle Erregung, doch zeitgleiche Messungen wiesen vaginale Lubrikation und ein Anschwellen des Scheidengewebes nach. Auch Sex Toys können die Stimulation steigern und zu einem Orgasmus beitragen. Ältere Männer mit mangelndem »Stehvermögen« entdecken vielleicht, daß Cockringe oder Analstöpsel ihnen zu einer dauerhaften Erektion verhelfen, ihre Erregung steigern und ihren Orgasmus beschleunigen. Natürlich müssen Paare auf die Gefühle oder den Geschmack des anderen Rücksicht nehmen – sollte der mit dem Ausleben von Phantasien oder mit der Verwendung von Sex Toys nichts am Hut haben, dürfte er eher abgeschreckt werden als angetörnt.

Ein fairer Kompromiß: Männer, die ihrer Meinung nach zu früh kommen, können auf die im Kapitel »Masturbation« dargestellten Techniken zurückgreifen, um ihre Ejakulation zu verzögern. Eine andere Methode ist die, mit Wissen und Einwilligung der Partnerin gleich anfangs zu kommen. Danach stimulieren Sie Ihre Partnerin konzentriert etwa 20 Minuten lang. In dieser Zeit steigt auch Ihre eigene Erregung. Erreicht Ihre Partnerin den Orgasmus, können Sie, falls Sie noch jung sind, zum zweitenmal kommen (ältere Männer brauchen eine längere Erholungsphase). Letztlich sollten zwei Menschen in einer sexuellen Beziehung ein orgasmisches Gleichgewicht anstreben. Vielleicht wollen nicht immer beide zum Orgasmus kommen, doch es ist immer schön, sich diese Option offenzuhalten.

Als ich Depressionen hatte, kam ich nur ab und an zum Höhepunkt. Meine Frau wußte das, aber ein, zwei Male habe ich einen Orgasmus vorgetäuscht, weil sie sich Sorgen machte. Schließlich brachte sie mich dazu, zum Arzt zu gehen. Der diagnostizierte eine Depression und erklärte mir, daß meine Orgasmusunfähigkeit ein Symptom dafür sei. Ich bin meiner Frau heute noch dankbar, daß sie mich zum Arzt geschickt hat.
Jed, 66, USA

212

Sex Toys

Würde ich herausfinden, daß sie nur Theater spielt, wäre ich echt beleidigt.
Helen, 40, Australien

Jahrelang hob mein »Orgasmusflugzeug« nicht ab. Das einzige sexuelle Vergnügen, das ich kannte, war das Gefühl, ihn befriedigt zu haben. Ich hatte nie masturbiert, doch als ich im Internet Pornos entdeckte, war ich sofort scharf. Zwar klappte es nicht gleich beim ersten Mal, und auch noch nicht beim zehnten Mal, aber irgendwann war der Wahnsinnsorgasmus da. Ich war so stolz! Jetzt versuche ich, meinem Partner beizubringen, was er tun muß, aber er hat den Bogen noch nicht ganz raus.
Liz, 23, USA

Der Orgasmus des Mannes

Geschichte: Im antiken Rom glaubte man, Ejakulationen raubten dem Mann die »Lebenssäfte«. Mitunter wollte man Erektionen und Ejakulationen per Infibulation verhindern – eine Operation, bei der die Vorhaut auf beiden Seiten durchstochen und oberhalb der Eichel zusammengebunden wurde. In manchen fernöstlichen Traditionen gilt der Samen als des Mannes kostbarster Besitz, der nicht verschwendet werden darf. Taoistische und tantrische Philosophien lehren, daß eine »Visualisierung sexueller Energie« und ein »Einziehen des Atems« dem Mann helfen können, seine Ejakulation zu kontrollieren – anderswo bevorzugen Männer eine »Visualisierung des Bankguthabens« und ein »Einziehen des Bierbauchs«.

Technisches: Der männliche Orgasmus ist eine Reaktion des Nervensystems, die Ejakulation eine des Fortpflanzungstriebs, und man kann das eine ohne das andere haben. Bereits 7jährige Jungen können durch Masturbation einen Orgasmus erreichen, ohne dabei zu ejakulieren. Der erste feuchte Traum zeigt an, daß der Fortpflanzungsapparat funktioniert und die Hoden Spermien produzieren.

Nicht nur Männer können es kaum erwarten: Alle männlichen Tiere haben von Natur aus den Drang, sich rasch zu vereinigen. Bliebe ein Männchen nach dem Einsetzen der Erektion länger als nötig bei einem Weibchen, wäre in einer feindlichen Umwelt das Risiko einer womöglich tödlichen Attacke zu groß. Schnelles Kommen liegt also vielleicht in der Natur des Mannes, doch auch Erziehung spielt eine Rolle. Jugendliche onanieren oft mit enormem Tempo, um nicht ertappt zu werden. Hat sich das als Muster eingeschliffen, ist dieses nur schwer wieder abzulegen. Doch sobald Männer fest liiert sind und ihr sexuelles Selbstvertrauen wächst, schaffen es viele, die Sache entspannter anzugehen.

Verzögerungstaktiken: Möchten Sie Ihren Orgasmus beim Sex (gerade mit einem neuen Partner) hinauszögern, masturbieren Sie vorher, um Ihre sexuelle Spannung abzubauen. So verhindern Sie, daß Sie beim Sex vorzeitig kommen, und Sie werden sich darauf konzentrieren können, den anderen zu befriedigen.

Wie es sich anfühlt: Das Gefühl des Orgasmus nehmen Männer vor allem im Penis und in den Hoden wahr. Doch manche Männer sind auch in der Lage, »Ganzkörperorgasmen« zu erleben, vor allem dann, wenn sie ihre Ejakulation hinausgezögert haben. Männer spüren ein Pumpen und, wenn das Sperma schließlich durch die Harnröhre flutscht und aus dem Penis hinausspritzt, einen warmen Flüssigkeitsstrom, so eine Art Abfeuern.

Nach der Ejakulation: Männer treten in eine auch Refraktärzeit genannte Erholungsphase ein – meistens nicken sie kurz ein. Bei manchen Männern ist der

Penis in dieser Phase vielleicht noch leicht steif, doch eine Ejakulation ist physiologisch unmöglich (vor allem, wenn der Mann schläft). Die Dauer der Refraktärzeit hängt vom Alter ab und natürlich auch vom Grad des sexuellen Interesses. Bei jungen Männern kann es eine Sache von Minuten sein, doch Männer über 60 müssen sich vielleicht mehrere Tage gedulden.

Kraft und Volumen: Je häufiger Sie ejakulieren, um so geringer werden Kraft und Volumen Ihrer Ejakulationen – Ihnen geht das Sperma aus. Die durchschnittliche Entfernung, über die ein Mann ejakulieren kann, beträgt 18 bis 25 cm, doch nach längerer Enthaltsamkeit dürften Sie weiter schießen können – nach drei Tagen können Sie Ihre Ladung unter Umständen bis zu 90 cm weit fliegen lassen.

Orgasmus ohne Ejakulation

Die meisten Männer versuchen sich nie an der Erfahrung eines Orgasmus jenseits Ihrer üblichen Reaktion. Obwohl ein Orgasmus ohne Ejakulation den Sinn der Übung zu konterkarieren scheint, glauben manche Sexualwissenschaftler, daß Männer dieses Kunststück erlernen und so unter Umständen multiple Orgasmen erleben können – die meisten Ärzte sind da jedoch skeptisch.

Die Theorie besagt, daß Orgasmus und Ejakulation zwei verschiedene Dinge sind. Der Orgasmus ist das Empfinden von sexueller Lust, die Ejakulation nur der physische Ausstoß von Sperma. Zuerst müssen Sie einen bärenstarken PK-Muskel entwickeln (was einige Wochen intensiver Kegel-Übungen erfordert). Stimulieren Sie sich bis kurz vor den Orgasmus, und halten Sie dann inne, indem Sie den PK-Muskel anspannen. Lockern Sie langsam die Becken- und Gesäßmuskulatur, bevor Sie Ihre Erregung erneut steigern, bis Sie wieder kurz vor dem Orgasmus stehen. Wiederholen Sie diese Prozedur mehrere Male, und spannen Sie, wenn Sie erneut kurz vor dem Kommen sind, Ihren PK-Muskel so fest an wie nur möglich, und halten Sie die Spannung, während Ihr Körper in den Orgasmus übergeht. Theoretisch sollten Sie dabei ein intensives sexuelles Lustgefühl empfinden, ohne zu ejakulieren, und die Prozedur gleich wieder von vorn beginnen können.

Ejakulation ohne Orgasmus

Normalerweise erfolgt die Stimulation der Prostata zeitgleich mit der Stimulation des Penis. Wird die Stimulation des Penis jedoch abgebrochen, bevor die Prostatamassage beginnt, kann es zu einer Ejakulation kommen, ohne daß Sie dabei das Gefühl des Orgasmus erleben. Wahrscheinlich ist es lohnender, davon schon mal gehört zu haben, als es auszuprobieren.

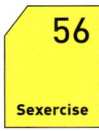

56
Sexercise

Morgasmen

Multipler Orgasmus

Gleichzeitiger Orgasmus? Auf jeden Fall die Ausnahme und nicht die Regel.
Eddie, 50, UK

Wenn ich mit meinem Partner gekommen bin, möchte ich am liebsten sofort wieder loslegen, weshalb ich zum Vibrator greife.
Eddie, 50, UK

Orgasmen hatte ich jede Menge. Ich weiß nicht mehr, welcher der schlechteste oder der beste war, sie waren irgendwie alle gut. Aber ich hatte auch ein paar multiple, und die waren nun wirklich was Besonderes. Nur muß ich voll bei der Sache sein, damit ich einen kriegen kann.
Gemma, 51, UK

Ein guter Rat von einer Frau: Bei uns dauert's meistens länger als bei den Kerlen, bis wir kommen. Vor allem dann, wenn die Klit nicht stimuliert wird. Aber es genügt auch nicht, so und so lang da dran rumzumachen. Tut ganz einfach das, was euch Spaß macht! Und es ist auch kein Problem, wenn ihr nicht allzu lang bei der Sache bleibt. Laßt euch ordentlich Zeit beim Vorspiel, und wenn euch einer abgeht, sorgt ihr eben auf andere Weise dafür, daß die Frau kommt. Oder ihr laßt sie schon vorher kommen. Es ist alles okay, solange ihr sie nur nicht hängen laßt!
Samantha, 24, UK

Männer können sich unter Umständen antrainieren, rasch hintereinander mehrmals zu kommen (wie auf Seite 151 beschrieben). Statistisch gesehen haben Frauen weniger häufig einen Orgasmus als Männer, doch das können sie wettmachen. Möchten Sie als Frau mit multiplen Orgasmen experimentieren, sollten Sie sich nach dem Orgasmus weiter stimulieren. Ihre Klitoris dürfte ziemlich empfindlich sein, doch Sie können deren unmittelbare Umgebung bearbeiten, bis die sich aufbauende Spannung in einem neuen Höhepunkt kulminiert. Manche Frauen empfinden die nachfolgenden Orgasmen als zusehends schwächer, während andere sie als immer intensiver erleben. Eine Frau, die mehrere Orgasmen hintereinander erleben kann, wenn sie sich selber masturbiert, macht vielleicht die Erfahrung, daß multiple Orgasmen schwerer zu erreichen sind, wenn sie sich von einem Partner stimulieren läßt. Es kann hilfreich sein, die eigenen Masturbationstechniken in den gemeinsamen Sex zu integrieren, und viele Menschen törnt es gewaltig an, wenn sie ihrem Partner beim Masturbieren zusehen dürfen. Leider gilt der multiple Orgasmus inzwischen als weiterer Pflichtbestandteil von angeblich gutem Sex. Doch auch hier verhält es sich wie mit allen anderen sexuellen Aktivitäten: Denken Sie nicht unentwegt an das mögliche Resultat, sondern genießen Sie das Spiel!

Analer Orgasmus

Manche Männer und Frauen kommen schon allein durch anale Stimulation zum Orgasmus, doch die meisten brauchen die gleichzeitige Stimulation der Genitalien. Der anale Orgasmus erfolgt meist in Verbindung mit »normalen« sexuellen Aktivitäten wie Masturbation oder Penetration. Die zusätzliche anale Stimulation intensiviert den Orgasmus lediglich. Da der PK-Muskel durch die Genitalien und den Anus verläuft, kann die anale Stimulation ein stärkeres Orgasmusgefühl bewirken. Der Anus teilt sich eine Wand mit der Vagina, und die Beckenbodenmuskulatur zieht ihn während des Orgasmus zusammen. Erleben Frauen einen analen Orgasmus, reagieren sie wohl auf die Stimulation sowohl der Vagina als auch des Anus. Bei Männern dürfte die Stimulation der Prostata der Auslöser sein.

Simultane Orgasmen

Das Leitbild des gemeinsamen Kommens wurde in den späten 1960ern populär. Seither ist es zu einem weiteren »Ziel« avanciert, das Menschen beim Sex vor Augen haben. Das Trachten nach dem simultanen Orgasmus hat bewirkt, daß Paare verzweifelt bemüht sind, ihre Erregung zu synchronisieren, ständig neue Stellungen ausprobieren und versuchen, den Höhepunkt zu erzwingen oder ihn so lange zurückzuhalten, bis auch der andere soweit ist. Diese Anstrengungen haben viele Paare von der emotionalen und spirituellen Vereinigung abgelenkt, die sie beim

Sex zu erreichen suchten. Den simultanen Orgasmus sollte man als etwas nehmen, das sich per Zufall ergibt. Daß er regelmäßig auftreten könnte, ist unrealistisch, doch man kann es ab und an versuchen, läßt sich so doch gewährleisten, daß auch der langsame Partner zum Orgasmus kommt. Gemeinsames Kommen ist kein Beweis für vollkommenen Sex, eher ein Anzeichen von reinem Glück und exzellentem Timing. In Wirklichkeit fahren viele Leute sogar darauf ab, ihr Gegenüber kommen zu sehen. Sich abwechselnd oder nacheinander zu stimulieren erhöht die Chance beträchtlich, daß beide Partner einen Orgasmus bekommen.

»Ganzkörper«- oder SM-Orgasmen

Zuerst wurden sie wohl von Dr. Wilhelm Reich beschrieben, einem radikalen Psychoanalytiker und jungen Zeitgenossen von Freud. Für Reich war der menschliche Körper eine einzige erogene Zone. Als er später behauptete, das Universum sei von »Orgonen« erfüllt, einer Art sexueller Lebensenergie, die nicht bloß Impotenz, sondern auch alle möglichen Krankheiten kurieren könne, nahm ihn kaum einer seiner Kollegen noch ernst. Viele haben seither die Ansicht vertreten, daß Ganzkörper-Orgasmen vor allem solche Menschen erleben, die in sexueller Hinsicht auf Ganzkörper-Erfahrungen gepolt sind. Meist werden sie mit SM-Praktiken assoziiert, bei denen, etwa durch Auspeitschen, Nervenendigungen am gesamten Körper stimuliert werden. Man glaubt, daß im Gehirn von Menschen, die Schmerzen erfahren, euphorisierende Substanzen freigesetzt werden, darunter Opiate. In manchen SM-Zirkeln begegnet man penetrativem Sex mit Stirnrunzeln, da er ausschließlich auf die genitale Lust konzentriert ist, während ein SM-Connaisseur danach trachtet, ein weites Spektrum körperlicher Empfindungen zu erkunden, oder gar einen »Ganzkörper-Orgasmus« anstrebt. SM-Praktiker beschreiben ihre Orgasmen als »Befindlichkeitsveränderung«, vergleichbar dem Gefühl, wenn man über eine nicht wahrgenommene Straßenerhebung fährt und dabei abhebt.

Orgasmus durch sensorische Verstärkung

Diese Technik nutzen zumeist Menschen, die wegen Wirbelsäulenverletzungen oder Lähmungen kein Gefühl in den Genitalien haben. Viele von ihnen haben entdeckt, daß sie mit einiger Übung zum Orgasmus kommen können, wenn sie Ihre Sensitivität mental auf funktionsfähige Körperpartien verlagern. Dahinter steckt die Vorstellung, daß die Betroffenen jede erotische Möglichkeit genießen können – Gedanken, optische Reize, Streicheln, Küssen, erotische Zuneigung –, wenn solche Hautpartien stimuliert werden, die von der Lähmung ausgenommen sind. Im Verlauf einiger Monate werden die fraglichen Hautpartien immer erregbarer, so daß schließlich sogar ein Orgasmus erlebt werden kann.

Wenn dich ein Mann fickt, werden deine Prostata, deine Schwanzwurzel und deine Schließmuskeln stimuliert. Dadurch bekommst du einen Orgasmus mit oder ohne Ejakulation oder auch einen analen Orgasmus. Ich verliere manchmal meine Erektion, wenn ich in den Arsch gefickt werde, aber durch die innere Stimulation bekomme ich trotzdem einen Orgasmus.
Greg, 28, USA

Der Orgasmus bedeutet für mich das extremste Gefühl von Lust und Schmerz, denn ich begebe mich dabei ganz und gar in die Hände meiner Gebieterin. Da ich angekettet bin, habe ich keinen Einfluß auf das, was mit mir und meinem Körper passiert. Mein Orgasmus ist eine unbewußte Reaktion darauf, daß ich von ihr dominiert werde.
Sub, 40, UK

Ich bin querschnittsgelähmt, und unterhalb der Gürtellinie empfinde ich so gut wie nichts. Doch das, was ich fühlen kann, und mein Tast-, Geschmacks- und Geruchssinn sind enorm wichtige Bestandteile meines Sexuallebens. Ich habe einen Orgasmus bekommen, als ich bei jemandem Oralsex machte, während ich gleichzeitig die Nägel in den Rücken gebohrt bekam. Körperbehinderte sind sexuell viel aktiver, als die meisten annehmen.
Ray, 40, UK

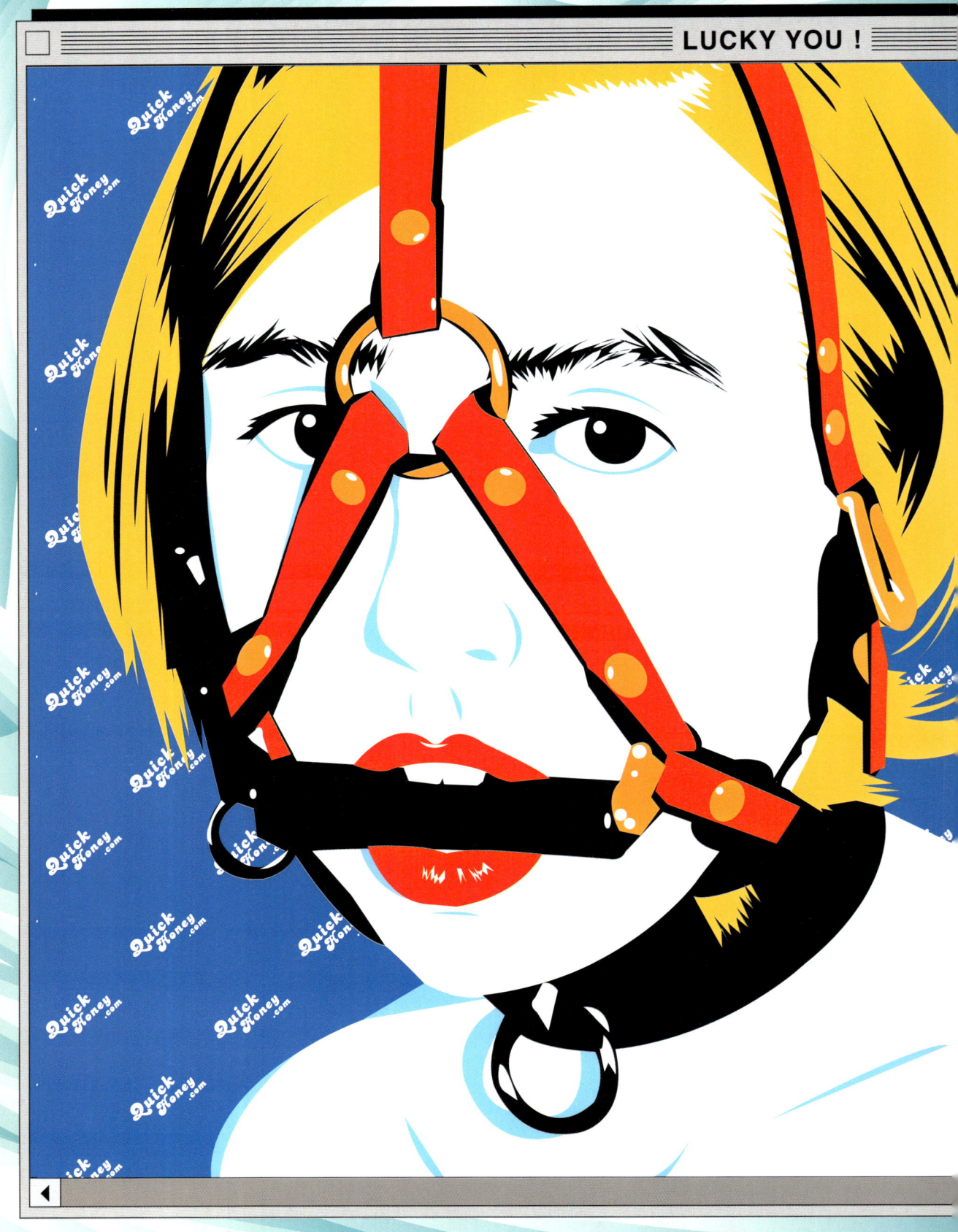

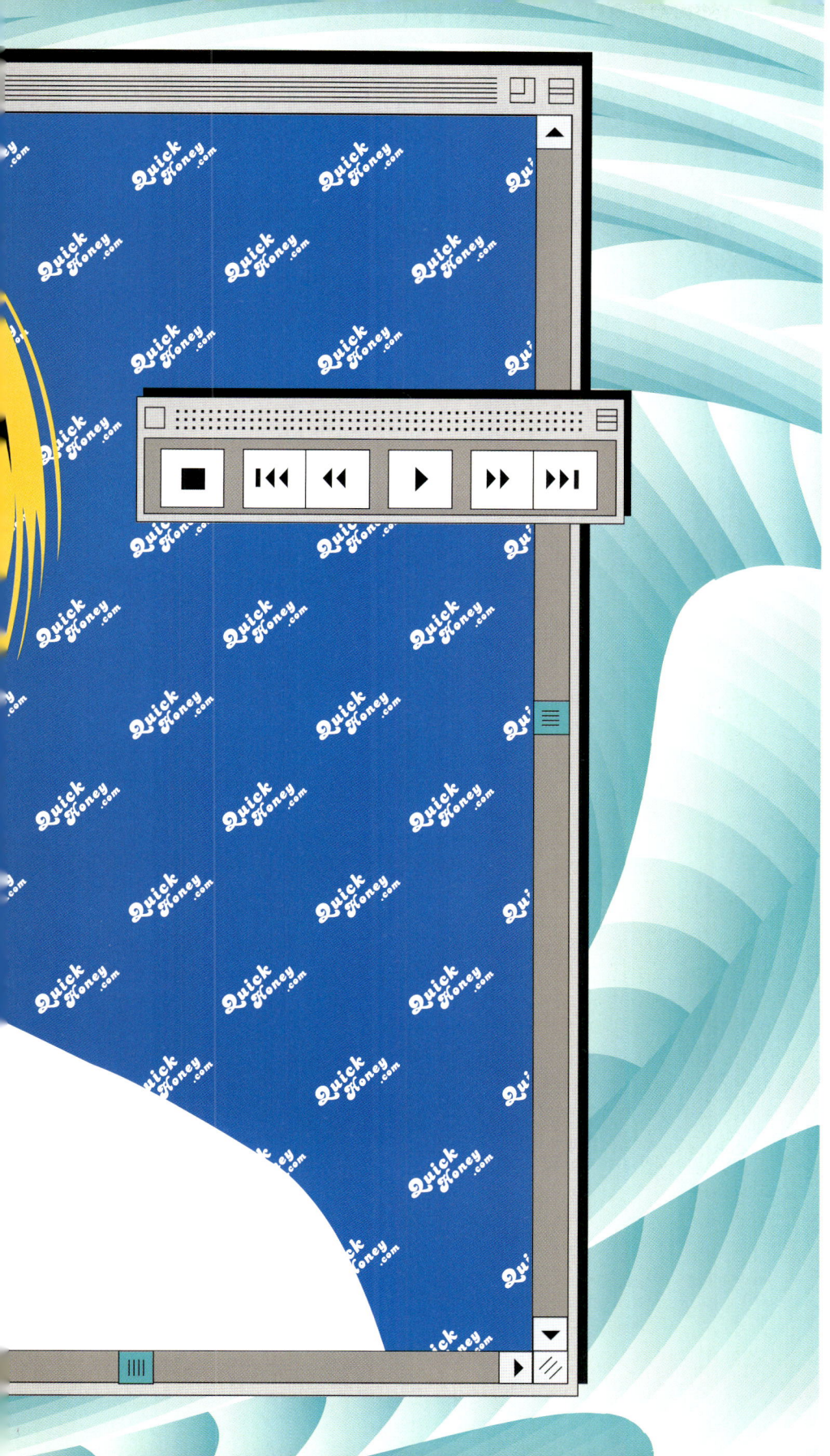

ANDERE SEXWELTEN

Mein Sklave läßt sich von mir gern als Fußschemel benutzen.
Er leckt mir die Füße sauber, lutscht zwischen meinen Zehen herum
und nagt die Hornhaut ab. Manchmal fessle ich ihn und stecke ihm
meinen Fuß in den Mund. Er soll ihn riechen und daran schnüffeln.
Mistress Troy

Andere Sexwelten

Warnung: Dieses Kapitel enthält drastische Formulierungen, es geht auch um Gewalt, und es tauchen plastische Beschreibungen manchmal verbotener sexueller Praktiken auf, die Sie wahrscheinlich nie ausprobieren werden. Für manche sind das zu viele Informationen über Dinge, von denen sie nichts wissen wollen. Für alle anderen ist es interessant – wenn nicht mehr.

Stimulanzien: Auch wenn die meisten Menschen davon Abstand nehmen, gibt es doch eine Vielzahl von Leuten, die regelmäßig Stimulanzien zu sich nehmen, sowohl legale als auch illegale, um ihr Sexualleben anzuheizen. Alkohol und Drogen wirken enthemmend und machen abenteuerlustig. Doch sie bringen einen auch dazu, daß man Risiken eingeht, die man sonst vermeiden würde. Drogen sind mit allen möglichen Gesundheitsrisiken verbunden, und Untersuchungen zeigen, daß sie auch eine negative Wirkung auf die Libido haben. Sie können die Scheidenfeuchtigkeit reduzieren und Erektionsstörungen hervorrufen.

Cannabis wird seit Jahrhunderten als Aphrodisiakum gebraucht, auch wenn indische Asketen damit »den sexuellen Drang abtöten«. Viele Leute behaupten, daß der Sexualakt länger andauert, wenn man high ist, aber in Wirklichkeit fühlt er sich wohl nur länger an, weil das Bewußtsein ein anderes ist. Eine geringe Dosis Speed (Amphetamin) erhöht vielleicht das sexuelle Verlangen, doch eine höhere Dosis verhindert den Orgasmus, bringt den Menstruationszyklus durcheinander und beeinträchtigt die Libido. Kokain kann offenbar die sinnliche Intensität erhöhen, wenn es in die Vagina, den Anus oder auf die Eichel gerieben wird – andere hingegen sagen, daß es ihre Genitalien nur taub macht. Manche Forschungen kamen zu dem Ergebnis, daß Kokain sich auf die Libido von Frauen negativer auswirkt als auf die von Männern. 36 Prozent der regelmäßigen Kokainkonsumenten berichten von Impotenz und Desinteresse an Sexualität. Poppers (Nitrite) ist bei Analsex beliebt, da seine muskelentspannende Wirkung die Penetration erleichtert – und manche sagen, daß Poppers ihre Gefühle verstärkt. Poppers bewirkt, daß sich die Blutgefäße ausdehnen, was die Erektion verstärkt, kann aber auch zu Blutdruckschwankungen führen und das Herz nachhaltig belasten. Über die Wirkung von LSD auf das sexuelle Empfinden gibt es nur wenig neuere Forschungen. Manche User berichten von einer Steigerung, aber starke Halluzinationen können den Sex unmöglich machen, und es besteht immer das Risiko eines »Horror-Trips«. Ecstasy (MDMA) steigert das sexuelle Verlangen nicht, aber es verstärkt die sinnliche Wahrnehmung. In einer Studie berichten 67 Prozent der User, daß Ecstasy ihre Hemmungen vermindert, während 45 Prozent berichten, daß es ebenso den Orgasmus verhindert. Heroinkonsumenten wiederum vergleichen einen Schuß Heroin mit einem Orgasmus, doch haben nur wenige Drogen eine verheerendere Wirkung auf die sexuelle Reaktionsfähigkeit.

Alkohol ist die schlimmste Droge, weil er am stärksten enthemmt und das Urteilsvermögen einschränkt. Die Leute finden sich irgendwann zusammen im Bett wieder, und am nächsten Morgen wundern sie sich. Wir trinken Alkohol, um freier über Sex reden zu können, aber das, was daraus folgt, geht am Ende oft daneben.
Lynn Haselup,
Notruf-Manager,
Release UK

Nachdem wir Fliegenpilztee getrunken hatten, legten wir uns hin, und ich fragte ihn, ob er auch sieht, was ich sehe. Wir hatten ein bißchen Sex, und viele Leute auf der Party sahen uns dabei zu, aber es war mir ziemlich egal. Ich konnte mich nicht richtig konzentrieren. Das Ganze war total verrückt.
Kas, 28, UK

Sex unter Ecstasy ist am Anfang geil, aber dann wird er eher langweilig. Wir hatten Ecstasy genommen, um Sex zu haben, aber am Ende waren wir so hinüber, daß wir eigentlich nur noch schlafen wollten – aber irgendwie fühlten wir uns zum Sex verpflichtet.
Minot, 25, UK

Phantasie und Porno

Los, sag was, Baby! Eine Untersuchung, die Harold Leitenberg und Kris Henning an der University of Vermont in den Vereinigten Staaten durchführten, kommt zu dem Ergebnis, daß die meisten erotischen Phantasien vom Sex mit einem ehemaligen, gegenwärtigen oder imaginierten Liebespartner handeln. Die zweithäufigste Phantasie dreht sich um sexuelle Überwältigung oder Unterwerfung. Sexualpartner geben sich beim Geschlechtsakt oft ihren eigenen Phantasien hin, viele Paare äußern aber auch gern, was ihnen in den Sinn kommt. Erzählungen über Sex oder eine explizite Sprache können die Erregung ins Unermeßliche steigern. Männer und Frauen, die Probleme mit dem Orgasmus haben, reagieren schnell auf die Beschreibung sexueller Handlungen. Manche Leute sprechen nur ungern beim Sex, hören aber gerne zu – oder umgekehrt. Es gibt Menschen, die sich eigens die Mühe machen, das Vokabular von Pornostars zu lernen, während andere einfach das beschreiben, was sie gerade tun, sehen und fühlen. Sagt man zu einem Partner zum ersten Mal etwas Schmutziges, ist es ratsam, vorsichtig zu beginnen und die Reaktion abzuwarten. Eine neue Freundin »Nutte« zu nennen kommt bei der vielleicht nicht allzu gut an.

Pornographie: Der Begriff stammt aus dem Altgriechischen und meinte ursprünglich »Schriften von Prostituierten«. Erotisches Material gibt es, seit Menschen Sex haben, und es existieren genug Marktnischen, in denen sich für jeden Geschmack etwas finden läßt. Sexuelle Abbildungen können unmittelbar erregend wirken, und Bilder oder Texte können die Phantasie zu einem späteren Zeitpunkt erneut anregen. Die meisten Menschen erinnern sich an ihre erste Begegnung mit Erotika. Es kann ein Buch aus dem Bücherschrank der Eltern gewesen sein oder ein Pornoheft, das in der Schulklasse die Runde machte. Manche benutzen nur ein oder zwei Bilder, um sich in Stimmung zu bringen: vielleicht etwas, das sie in der Jugend entdeckten und nun ihr Leben lang beibehalten. Andere brauchen keine Pornographie mehr, wenn sie erst einmal einen Partner gefunden haben, der ihnen alles live bietet, aber viele (besonders Männer) benutzen auch danach noch Pornohefte und Pornovideos zur sexuellen Befriedigung.

Die Debatte: Es wird heutzutage heftig darüber diskutiert, ob Pornographie sexistisch ist, und ein Hauptargument dabei lautet: In den meisten Pornos werden Frauen als bloße Objekte dargestellt, die nur das Ziel haben, den Wunsch der Männer nach unpersönlichem Sex zu befriedigen. Das gleiche ließe sich natürlich auch in bezug auf die jungen Männer in Schwulenpornos sagen. Aber zweifellos ist die pornographische Bilderflut im 21. Jahrhundert Geschmackssache, und zweifellos werden durch manche von ihnen Frauen und Männer erniedrigt, ausgebeutet und entmenschlicht. Doch abgesehen davon wurde in der Vergangenheit vieles auf den Index gesetzt, was heute zur Weltliteratur gehört.

Ich habe nur eine Phantasie. Ich setze sie immer ein, wenn ich gevögelt werde, damit ich auch zum Orgasmus komme. Ich stelle mir vor, daß ich noch Teenager bin und ein gemustertes Baumwollnachthemd trage. Ich habe nur das Bild vor Augen, wie mir das Nachthemd über den Hintern hochgeschoben wird, während ich gevögelt werde. Keine Ahnung, was das zu sagen hat, aber bei mir bringt's das voll.
Iris, 29, UK

Ich mag es gern, wenn mein Mann kurz vor mir kommt. Wenn ich soweit bin, sage ich ihm ein paar Sachen, und das genügt, um ihn zum Orgasmus zu bringen. Ich sage ihm zum Beispiel, wie naß meine Muschi ist oder wie unheimlich hart sich sein Schwanz anfühlt, und bums ist er gekommen.
Stacey, 28, USA

Es ist eine tolle Sache, wenn man sich nicht kennt. Du flüsterst der Braut ins Ohr: »Ich fick dich gleich wie die kleine Nutte, die du bist.« Manche flippen aus vor Lust, andere flippen nur aus.
Jack, 34, Australien

Wenn wir gestreßt sind oder nicht in Stimmung, liest er mir aus unserer Sammlung erotischer Phantasien vor. Und schon nach zehn Minuten stehen unsere Schwänze wie die Weihnachtskerzen! Das funktioniert immer.
Patrick, 41, Australien

Auf der Suche nach Liebe

Dating-Tips:

Treffen Sie sich immer an einem öffentlichen Ort, nie bei sich zu Hause.

Nehmen Sie immer ein Handy mit, und sagen Sie einer Freundin oder einem Freund, wohin Sie gehen.

Verabreden Sie sich beim ersten Mal zum Kaffee – auf die Art können Sie schnell aufbrechen, wenn es richtig unangenehm wird. Sie haben keinerlei Verpflichtungen, also gehen Sie, wenn es Ihnen keinen Spaß macht.

Sex mit jemand Fremden ist immer riskant. Stellen Sie klar, daß Sie nur eine sexuelle Begegnung suchen, und lassen Sie sich auf nichts ein, zu dem Sie keine Lust haben.

Mittlerweile weiß ich, daß alle, die wie ich einen Partner übers Internet suchen, Mangelware sein müssen.
Charlotte, 23, UK

Ich habe lauter unsinnige Anforderungen in meine Kleinanzeige geschrieben: »Muß groß sein, darf keine Glatze haben.« Ich bekam eine Menge Antworten, doch die lustigste war die von einem kleinen, glatzköpfigen Mann namens Richard, der mich wegen meiner diskriminierenden Anzeige aufzog. Ihn habe ich geheiratet.
Rebecca, 49, Australien

Chatrooms: Im Internet gibt es Tausende von Chatrooms, in denen über Erotisches geplaudert wird, und jeden Tag kommen 200 neue hinzu. Beziehungstherapeuten sehen darin ein wachsendes Problem, weil die Chatrooms zum Scheitern vieler Beziehungen beitragen. Sind Sie mit jemandem in einem Chatroom allein, denken Sie an die möglichen Fußangeln. Da die Leute in Chatrooms durch ihre Anonymität geschützt sind, äußern sie sich sexuell eindeutiger und offener als im wirklichen Leben. Das heißt, daß sich intensive sexuelle Beziehungen schneller entwickeln als im Normalfall. Wenn Sie gern in Chatrooms gehen möchten, besorgen Sie sich eine anonyme und kostenlose E-Mail-Adresse (bei Yahoo oder Hotmail), so daß Sie mögliche Schnüffler oder Spinner problemlos hinauswerfen können. Sowie Sie sich in einen zentralen Chatroom einloggen, wird man Sie fragen, ob Sie Telefonsex möchten, aber geben Sie nie Ihre Telefonnummer oder andere persönliche Informationen preis.

Internet-Dating: Die Suche nach Liebesabenteuern ist sehr viel einfacher geworden, seit es das Internet gibt. Sogenannte Dating-Sites erlauben es Benutzern, ein persönliches Profil und ein Foto von sich zu hinterlassen, so daß andere einen ersten Einblick gewinnen können. Diese Sites erheben meist eine Monatsgebühr, dafür können Sie per E-Mail mit anderen Kontakt aufnehmen. Manche Sites bieten auch einen Fotoservice an, mit dessen Hilfe Sie Ihr Konterfei verschönern können. Die meisten Leute finden Ihre Internetpartner enttäuschend, wenn sie ihnen real gegenüberstehen. Es scheint in Chatrooms keine Häßlichen, Dicken oder über 47jährigen zu geben, aber die Wirklichkeit ist ... eben die Wirklichkeit.

Dating-Agenturen: Dating-Agenturen verlangen eine Gebühr, um das für Ihre Wünsche und Eigenschaften passende Gegenüber zu finden. Das erste Date findet meistens in einem Restaurant statt, und Sie haben keinerlei Verpflichtung, die Person wiederzusehen, es sei denn, Sie möchten das gerne. Manche Agenturen veranstalten Partys, Ausflüge oder Kennenlern-Essen, bei denen sich größere Gruppen von Menschen begegnen können.

Kontaktanzeigen: Mehr Menschen, als Sie für möglich halten, lernen Ihre Partner durch Kontaktanzeigen kennen. Sie werden mit sehr viel größerer Wahrscheinlichkeit Erfolg haben, wenn Sie selbst eine Kontaktanzeige aufgeben, als wenn Sie auf eine antworten. Eine eigene Anzeige gibt Ihnen außerdem die Möglichkeit, klar zu sagen, was Sie interessiert und was Sie nicht wollen. Schreiben Sie, ob sie eine Affäre oder eine dauerhafte Beziehung wollen. Geben Sie in Ihrer Anzeige niemals Ihre Telefonnummer an. Bringen Sie Ihre Anzeige in einer Zeitung oder Zeitschrift unter, die Ihrem Lebensgefühl entspricht, denn das erhöht die Chance, daß Ihnen eine Person antwortet, die Ihren Vorstellungen entspricht.

Sex für Geld

Telefonsex: Die meisten Sex-Anschlüsse bieten nur Tonaufnahmen (jede Menge Stöhnen). Andere nehmen Zahlungen per Kreditkarte entgegen, und man kann mit jemandem reden. In beiden Fällen wird davon ausgegangen, daß der Anrufer bis zum Orgasmus masturbiert (normalerweise so schnell wie möglich, weil der Tarif so hoch ist). Spätestens mit der nächsten Telefonrechnung verliert Telefonsex dann meist doch an Charme.

Sexclubs: Sexclubs bieten etwas für jeden Geschmack. Striplokale sind am verbreitetsten, spezialisieren sich allerdings auch (Männer und Frauen, bi, hetero, schwul oder lesbisch). Manchmal sind die Akteure auf der Bühne gleichzeitig auch Prostituierte, aber nicht immer. »Lap dancers« (Schoßtänzerinnen und -tänzer) verlangen Geld, bevor sie ihren Körper direkt über dem Schoß der Kunden kreisen lassen. Kunden dürfen sie nicht berühren, auch wenn sie ihr Geld meistens in den BH oder in den Slip stecken können. Manche Clubs zeigen Live-Sexshows. Man kann dort alles sehen, von Gruppensex bis zu nackten Frauen, die ihre Brustmilch ins Publikum spritzen. Die meisten Sexclubs machen den größten Teil ihres Profits mit exorbitanten Getränkepreisen.

Begleitservice: Hostessen und ihre männlichen Kollegen begleiten eine Person gegen Geld zu einem wie auch immer gearteten Anlaß. Menschen ohne Partner oder Partnerin, die zu einem gesellschaftlichen Ereignis jemanden mitnehmen müssen, können per Internet oder Anzeige in der Presse eine Hosteß oder einen Begleiter bestellen. Die meisten Hostessen und Begleiter bieten gleichzeitig Sexdienste an. Wenn Sie keinen Sex wollen, achten Sie in der Anzeige auf »seriös«.

Prostituierte: Professionelle Sexarbeiterinnen und Sexarbeiter erfüllen fast alle Wünsche, darunter heterosexuellen, schwulen und lesbischen Sex. Es gibt Marktnischen, in denen besondere Sexpraktiken wie SM gepflegt werden. Neuere Statistiken in Großbritannien zeigen, daß einer von 23 Männern in den letzten fünf Jahren für Sex bezahlt hat, und in London liegt die Zahl sogar bei einem von 11 Männern. Die meisten Leute machen es, um etwas auszuprobieren, das ihre Partner ablehnen; um Sex zu haben, wenn ihnen der Partner fehlt; um mit ihrer Sexualität zu experimentieren; oder auch schlicht deswegen, weil der Gedanke an Sex mit Prostituierten sie antörnt. In vielen Teilen der Welt ist gewerblicher Sex illegal, auch wenn es natürlich Schlupflöcher gibt. In Deutschland wird die Prostitution offiziell geduldet. Über das Internet und über den Anzeigenteil (»Kontakte«) von Magazinen, regionalen Zeitungen und Stadtblättern kann der Kunde telefonisch Kontakt aufnehmen. Entweder besucht der Kunde die Frau (oder den Mann), die sexuelle Dienste anbietet, oder er vereinbart einen Hotel- beziehungsweise Hausbesuch (Hotel- und Hausbesuche sind in der Regel kostspieliger).

Tips für die Freier von Prostituierten:

Das Ganze ist ein Geschäft. Handeln Sie erst die Bedingungen aus. Es ist üblich, daß Sie im voraus bezahlen.

Duschen Sie sich vorher, und putzen Sie sich die Zähne. Sexarbeiterinnen stößt mangelnde Hygiene ebenso ab wie Sie.

Belästigen Sie Prostituierte nie, und bieten Sie auch nie mehr Geld an, um sie zu etwas zu bewegen, was sie schon abgelehnt haben.

Es liegt in der Verantwortung des Kunden, sicherzustellen, daß die Person, die sich prostituiert, volljährig ist. Ist dem nicht so, gilt der Kontakt als Kindesmißbrauch. Wenn Sie sich nicht sicher sind, lassen Sie die Finger davon.

Es ist nur normal, daß eine Sexarbeiterin auf der Verwendung von Kondomen besteht, und zwar sowohl für oralen als auch analen und vaginalen Sex. Die meisten Huren und Stricher sind nur zu Safer Sex bereit und lassen sich regelmäßig untersuchen. Und bedenken Sie eins: Wer zu ungeschütztem Sex bereit ist, hat diesen auch mit anderen Kunden. Das erhöht das Risiko dramatisch, sich mit STIs und HIV zu infizieren.

Rollenspiele

Machtspiele: Die meisten sexuellen Rollenspiele hängen mit dem freiwilligen Ungleichgewicht erotischer Macht zusammen, und in dieser Hinsicht überschneiden sich Rollenspiele oft mit Unterwerfung und Dominanz (engl. submission and domination; Sub/Dom). Die Paare entscheiden sich für eine stereotype Beziehung, in der eine Person Macht und Kontrolle über die andere hat. Beliebte Szenarien sind: Arzt und Patient; Dienstmädchen und Hausherr; Lehrer und Schüler; Priester oder Nonne und Sünder; Besitzer und Hund; im Grunde jede Beziehung, in der ein Partner Befehle zu befolgen hat und mitunter gezüchtigt werden muß.

Ort: Die Illusion, eine andere Person zu sein, läßt sich oft leichter beibehalten, wenn die Umgebung zum Szenario paßt. Oft ist schon die Auswahl des Orts sehr erregend. Arbeiten Sie im Büro, können Sie am Wochenende hingehen und in die gewünschten Rollen schlüpfen. Der Phantasie sind keine Grenzen gesetzt: Führen Sie Ihren menschlichen Hund im Kostüm spazieren, oder unternehmen Sie eine Fahrt aufs Land und lassen Ihren Partner als Anhalter zusteigen.

So realistisch wie möglich: Manche Paare experimentieren aus purem Spaß mit einem Rollenspiel, andere sind regelrecht besessen davon. Wirklich ernste Rollenspieler führen ihre Phantasien mit akribischer Detailgenauigkeit aus. Nicht aus der Rolle zu fallen ist absolut unerläßlich – ein leises Kichern genügt bereits, um die sexuelle Spannung auf Null zu bringen. Wenn Sie sich also für ein Rollenspiel entschieden haben, sorgen Sie dafür, daß Sie nicht gestört werden können. Wenn Sie im Büro spielen wollen, gehen Sie sicher, daß keiner Ihrer Kollegen plötzlich auftaucht. Wenn Sie die Illusion, daß Ihr Partner jemand anderes ist, verstärken wollen, kann die Benutzung einer Fremdsprache oder ein glaubwürdiger Akzent die Phantasie fördern. Manche Paare denken sich einfach in eine Rolle hinein und sagen ein oder zwei Sätze wie: »Bei Ihnen ist eine Untersuchung überfällig, ich muß jetzt Ihre Prostata abtasten.« Andere halten ihre Rolle einen ganzen Nachmittag lang durch.

Verkleidung: Ob es sich um Spitzen, Strapse oder einen Arztkittel handelt, die Veränderung des Aussehens kann Ihnen helfen, sich anders und besonders sexy zu fühlen. Im Rollenspiel werden Kostüme und Requisiten verwendet, um dominante oder unterwürfige Rollen zu symbolisieren. Zu den üblichen Verkleidungen gehören Schutzhelm und Werkzeuggürtel, Militäruniform oder medizinisches Outfit sowie Turnkleidung. Requisiten wie Gummihandschuhe, Bambusstöckchen, Schwerter oder Baseballschläger können benutzt werden, um die Spannung zu erhöhen. Radikalere Kostümierungen wie Fetischkleidung, Dienstmädchen- und religiöse Tracht etc. lassen sich im Kostümverleih mieten. Nur hinterher die Reinigung nicht vergessen!

Haare und Schönheit

Kurz und lockig: Das Färben der Schamhaare führt zu gemischten Ergebnissen. Wasserstoffperoxyd färbt das Schamhaar oft orange und kann zu starken Hautreizungen führen, auf empfindlicher Haut sogar zu regelrechten Verätzungen. Schwarz sieht meist am überzeugendsten aus, man sollte aber Haarfärbemittel für Bärte benutzen, weil sie für starkes Haar besser geeignet sind. Manche Schönheitssalons machen auch Schamhaarfrisuren. Bei Frauen am beliebtesten ist das »Brazilian Wax«, bei dem das Schamhaar zur Gänze entfernt wird. Die Chance auf einen Cunnilungus wird dadurch vielleicht erhöht, doch die Genitalien einer Erwachsenen bekommen ein kindliches Aussehen, und es juckt wie verrückt, wenn die Haare nachwachsen. Moderatere Stile sind »The Arrow«, bei dem die Schamhaare zu einem nach unten weisenden Pfeil getrimmt werden, »The Heart« und »The Runway«, bei dem nur ein schmaler Streifen in der Mitte bleibt. Der neueste Schrei ist die »Tiffany Box«. Hier wird alles wegrasiert bis auf ein kleines Viereck, das dann in einem bestimmten taubenblauen Farbton gefärbt wird. Wenn Ihnen eine drastische Veränderung Ihres Schamhaars zu riskant ist, versuchen Sie doch einfach mal, Ihr Haar mit einem Barttrimmer oder mit Kamm und Schere zu stutzen – aber passen Sie auf, daß Sie nur Ihr Haar schneiden.

Piercing: Viele Leute piercen sich mit sterilisierten Nadeln selbst die Ohren, doch ein Body-Piercing sollten nur qualifizierte und erfahrene Fachleute ausführen. Wenn die Nadeln nicht sterilisiert sind, können Sie sich mit HIV, Hepatitis B oder C anstecken, oder mit Hautinfektionen, die Narben hinterlassen und die Sensitivität vermindern. Body-Piercings gibt es in allen Formen. Das berühmteste männliche Genitalpiercing ist wohl der »Prince Albert«. Ein Ring führt durch die Harnröhrenöffnung (Urethraler Meatus) an der Spitze der Eichel und kommt unten, wo die Eichel mit dem Schaft verbunden ist, wieder heraus. Zum Piercen ist eine Betäubung notwendig, doch die Heilung geht schnell. Männer, die damit Erfahrung haben, berichten, daß der Prince Albert die Stimulation sowohl der weiblichen Klitoris bei vaginalem Sex als auch der Prostata bei analem Sex verstärkt. In arabischen Ländern sind »hafadas« (Hodensack-Piercings) beliebt. Das »Guiche«-Piercing führt zwischen Anus und Skrotum durch den Damm, während beim »Frenulum«-Piercing das Metall gleich unter dem Frenulum durchgesteckt wird. Weibliche Genitalpiercings laufen meist durch das untere Ende der Vaginaöffnung und den Damm, klitorale Piercings stoßen entweder vertikal oder horizontal durch das klitorale Häutchen. Beide Geschlechter können Brustwarzen-Piercings haben. Bauchnabelringe können durch Kettchen mit einem Klitoris- oder Cockring verbunden werden. Für empfindliche Zeitgenossen sind vielleicht Schmuckclips (ähnlich den Ohrclips) das Richtige. Klitorisclips werden an der Innenseite der Vaginawand befestigt. Cockringe werden über den Penis und die Hoden gestreift und dienen zur Vergrößerung und Verlängerung der Erektion.

Ein alter Freund rasierte mir die Pussi, und wahrscheinlich war der Akt des Rasierens erregender als das Ergebnis. Er meinte, es sei so leichter, mich richtig tief zu lecken, aber es erinnerte ihn auch an die Pussis, wie man sie in Pornos sieht.
Kayleigh, 22, USA

Ich liebe Mädchen, die nur einen schmalen Streifen haben, am tollsten ist es aber ganz ohne Haare. Die Typen achten bei sich nicht so auf die Details. Ich habe mir früher die Schamhaare wegrasiert, damit mein Schwanz größer aussieht, aber jetzt ist da unten wieder nur wildes Gestrüpp.
Edward, 19, UK
Thesite

Ich setze mir eine Nippelklemme auf die Klitoris und drücke sie dann gegen mein Piercing. Diese Art von Druck und Bewegung kann eine Frau ganz schön heiß machen.
Lo, 29, Australien

Man kann mit jeder Art von Piercing am Penis Kondome verwenden, und es ist sehr wichtig, daß man sie benutzt, solange das Piercing noch verheilt. Sofern man es nicht zu wild treibt, kann man auch während der Heilung Sex haben, es sei denn, es schmerzt zu sehr. Doch das Kondom schützt einen gegen die Ansteckung über Körperflüssigkeiten.
Ahmed Gencer
Professioneller Piercer

Fetische

Sexuelle Faszination: Das Wort Fetisch stammt aus dem mittelalterlichen Portugiesisch: »feitiço« bezieht sich auf religiöse Reliquien mit magischen Kräften. Im 19. Jahrhundert nahm der Begriff seine heutige Bedeutung an: ein bestimmter Körperteil oder Gegenstand, der eine sexuelle Faszination ausübt. Heutzutage nennt man jemanden einen Fetischisten, der von Gegenständen erregt wird, die normalerweise kein sexuelles Verlangen auslösen – zum Beispiel Fettleibigkeit, extreme Körperbehaarung oder Stiletto-Absätze. Fetischisten brauchen oft zunehmend intensiveren Kontakt zum Objekt ihrer Begierde, um zum Orgasmus zu kommen. Einem Schuhfetischisten genügt anfangs vielleicht der bloße Gedanke an Stiletto-Absätze, doch mit der Zeit erhöht sich für ihn der Druck, einen solchen Schuh zu sehen, zu berühren, zu riechen und zu lecken sowie in ihn hineinzumasturbieren. Untersuchungen legen den Schluß nahe, daß Männer eher zum Fetischismus neigen, doch andererseits wurden Frauen in die Untersuchungen kaum einbezogen. Also, wer weiß? Fetisch-Magazine und -Websites bieten Fetischisten ein Forum. Schmutzige Unterwäsche, Haare, Fotografien von Füßen und so weiter werden dort zum Kauf oder Tausch angeboten.

Unterwäsche: Unterwäsche wird aus einer Reihe von Gründen gesammelt und geschätzt. Manche behalten die Höschen nach einer sexuellen Eroberung als eine Art Trophäe, andere kaufen gebrauchte Slips, um beim Masturbieren an ihnen zu riechen. Damit läßt sich offenbar Geld machen. »Schmutzige« Unterwäsche wird für erstaunliche Preise online verkauft. »Superschmutzige« (also wohl mit Fäkalspuren) ist sogar noch teurer.

Gummi, Latex und Leder: Bei diesen Fetischen geht es hauptsächlich darum, wie sie sich auf der Haut anfühlen. Gummi- und Latexfetischisten kleiden sich zum Sex vollständig in Röcke, Anzüge, Kapuzen, Gasmasken und Schuhen aus ihrem bevorzugten, meist schwarzen Material. Die Kleidung liegt meist hauteng an, und es bedarf großen Geschicks, sie anzulegen, weil das Material haftet, wenn man sich nicht vorher mit Talkum einpudert. Der Hautkontakt mit und der Geruch von Leder gibt manchen Leuten das Gefühl von Macht. Einige Fetischisten sagen, sie hätten das Gefühl, die Identität eines Tiers anzunehmen, wenn sie Leder tragen.

Schuhe: Schuhfetischisten kann jede Art von Schuhen antörnen. Für manche muß der Schuh getragen worden sein, andere masturbieren lieber in neue. Hochhackige Stilettos sind wahrscheinlich die attraktivsten, und SM-Anhänger finden einen spitzen Absatz besonders erregend, weil er Schmerzen zufügen kann. Die Freudsche Theorie glaubt, daß sich der Schuhfetischismus daraus entwickelt hat, daß Babys auf dem Boden herumkrabbeln, wo die Schuhe der Erwachsenen ihnen auf Augenhöhe begegnen.

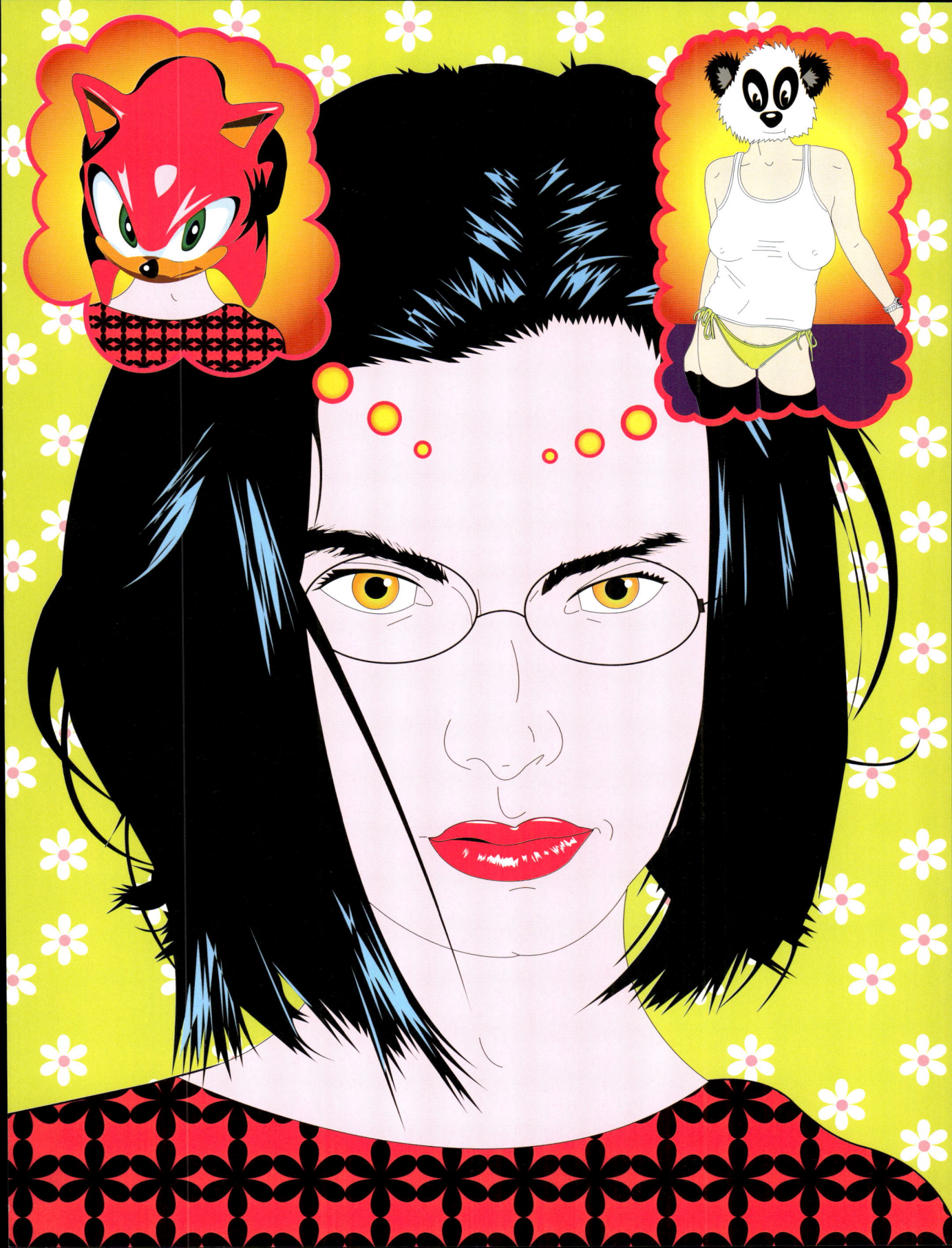

BD, SM und Sub/Dom

Bondage- und Dominanzspiele (BD): Wenn ein Mensch (der Top) beim Sex die Bewegungsfähigkeit seines Partners einschränkt, verleiht ihm das ein Gefühl von Macht und absoluter Kontrolle. Aber die Situation kann auch für die Person, die gefesselt wird (den Bottom), sehr sexy sein, weil sie sich vollkommen entspannen kann und sich nicht um die Erwiderung von Zärtlichkeiten kümmern muß. Die Entscheidung, wer der Top ist, kann schwierig sein, wenn Sie beide dominant sind. Vielleicht wollen Sie abwechseln, aber Frauen, die wie Cher aussehen, haben automatisch das Sagen. Bei den Bottoms kann das Gefühl des Ausgeliefertseins in Verbindung mit einem gewissen Maß an Schmerz einen fast meditativen Zustand hervorrufen. Andere erleben in der Situation des Opfers, das vergeblich gegen seine Ketten ankämpft, einen psychischen Kick. Viele Paare finden, daß Bondage ihr Sexualleben intensiver macht, weil es sie von ihren gewöhnlichen Hemmungen befreit. Bondage ist ebenso wie Rollenspiele oft mit SM-Praktiken verbunden. Seriöses Bondage erfordert eine strikte Befolgung der sexuellen Etikette. Der Top darf Bondage nicht einsetzen, um Dinge zu tun, die der Bottom nicht will. Aus Sicherheitsgründen sollten Sie sich einen Top suchen, den Sie gut kennen und dem Sie vertrauen können.

Fesseln: Stricke, Bänder, Ketten und Handschellen schränken die Bewegungen einer Person ein. Manche sind symbolisch (ein lose gebundenes Band), andere dagegen sind höchst real – wenn Sie zum Beispiel ihren Partner mit Handschellen ans Bett anschließen. Spreizbalken aus Metall lassen sich mit Ledermanschetten ebenso an Fuß- wie an Handgelenken anbringen, um die Beine oder Arme des Trägers zu spreizen. Die Kombination von Verwundbarkeit und körperlicher Beschränkung kann insbesondere für Exhibitionisten erregend sein. Achten Sie darauf, daß die Fesseln die Blutzirkulation nicht beeinträchtigen. Und achten Sie auch darauf, daß Sie oder Ihr Partner durch die verwendeten Knebel oder Kapuzen genug Luft bekommen – vor allem, wenn sie aus Gummi sind. Gummimasken, die nur Öffnungen für die Nasenlöcher haben, können verrutschen und ungewollt die Luftzufuhr abschneiden. Die meisten Paare benutzen Knebel nur für kurze Zeit, weil sie immer mit der Gefahr des Erstickens verbunden sind.

Sadomasochismus (SM): SM ist ein vereinbartes Sexspiel zwischen zwei Menschen. SM-Anhänger können heterosexuell, bisexuell, homosexuell, transsexuell oder intersexuell sein, doch immer führt den S-Part die Person aus, die den Schmerz oder die Bestrafung zufügt, während den M-Part die Person verkörpert, die sich Schmerz, Demütigung und Kontrolle unterwirft. Sexpartner vereinbaren gewöhnlich ein Erlösungswort, bevor das Spiel beginnt, so daß man etwas abbrechen kann, wenn man will. Wie Sub/Dom funktioniert SM nur nach vorheriger Absprache, weil es so wichtig ist, daß man seiner Rolle treu bleibt. In seiner sanftesten Form kann SM aus ein paar leichten Schlägen auf den Po bestehen. Schwerer SM kann Auspeitschen oder Betropfen mit heißem Wachs beinhalten. Extremer SM reicht bis zur Körperverletzung. Wenn Ihr Bottom den Höhepunkt erreicht hat, lassen Sie mit der Härte der Bestrafung nach. In der Aufbauphase zum Orgasmus erträgt der Körper mehr Schmerzen, weil das Hirn »Wohlfühl«-Stoffe produziert. Nach dem Höhepunkt wird der Körper sehr schmerzempfindlich.

Armband- und Hanky(Taschentuch)-Codes: Manche SM-Praktizierende benutzen eine Art von Armband- oder Taschentuchcode, um prospektiven Partnern ihre Neigungen zu signalisieren: linker Arm/hinten Gesäßtasche = Top; rechts = Bottom; schwarz = extremer SM; taubenblau = sanfter SM; lavendelfarben (blauviolett) = Gruppensex; hellbraun = steht auf Fäkalien; dunkelblau = mag es anal; grau = Bondage; hellblau = oral; gelb = Golden Showers; kastanienbraun = Vampirismus; purpur-rot = Piercings; Rot = Fisting; Grün = gegen Geld; weiß = neu in der Szene; weiße Spitze = Liebesabenteuer (aah); orange = alles.

Unterwerfung und Dominanz (Sub/Dom): Hierbei handelt es sich um ein Sexspiel, bei dem der dominante Partner Macht und Kontrolle über den unterwürfigen Partner ausübt. Das Sub/Dom-Spiel unterscheidet sich vom Sadomasochismus, auch wenn sie eng zusammenhängen. Subs und Doms üben gerne Kontrolle aus bzw. lassen sich gerne kontrollieren, während Sadomasochisten gerne Schmerzen zufügen und empfangen. Sub/Dom-Spiele beinhalten oft Fesseln und Demütigungen, kommen aber zuweilen ohne Penetration aus. Allgemein gesagt, geht es bei ihnen mehr um den psychischen Thrill der Machtausübung als um körperliche Stimulation. Eine Domina ist meistens eine Frau, manchmal aber auch ein Transvestit. Das typische Bild einer professionellen Domina ist eine große, attraktive Frau, die schwarze, oberschenkelhohe Stiefel mit spitzen Stiletto-Absätzen sowie Leder- oder Gummibekleidung trägt. Die berühmteste Domina der Geschichte war Theresa Berkley, die 1828 das Berkley-Pferd erfand (eine Streckleiter, an der ihr Kunde festgebunden war). Sie stand dahinter und peitschte seine Pobacken, während eine andere Frau vor ihm kniete und mit seinen Genitalien spielte. Sie besaß eine umfangreiche Kollektion von Flagellationsinstrumenten, darunter Peitschen, die mit Nadeln versehen waren, Stechpalmenzweige und körbeweise Brennnesselbündel.

Sensorische Deprivation: Augenbinden, Masken, Kapuzen und auch Knebel werden eingesetzt, um den Bottom stumm oder blind zu machen. Kapuzen können von Top oder Bottom benutzt werden, um den Sex zu entpersonalisieren. Der Sinnesentzug erhöht das Gefühl des Kontrollverlusts, und auch die Sensibilität für Berührungen ist höher, wenn man weder sehen noch sprechen, noch hören kann.

Ich war immer dominant, der Top, der Meister, der Aktive. In den letzten drei, vier Jahren war ich dann lieber der Bottom. Ich bin nicht auf eine Rolle festgelegt, und selbst als Sklave bin ich aggressiv. Passiv sein heißt für mich nicht, einfach nur gefickt zu werden. Ich habe es lieber, wenn ich mitbestimme. Ich bin ein aggressiver Sklave. Es macht mir Spaß, mit den Rollen und ihren Bedeutungen zu spielen.
Pedro, 30, UK

Es gibt nichts Geileres, als jemanden vollkommen in der Gewalt zu haben. Ich entscheide gern, ob ich's ihm mit der Hand oder mit dem Mund mache oder ob ich voll auf ihn eingehe. Es macht mir großen Spaß zu entscheiden, wann er kommt. Ich glaube, seit er sich mir ausliefert, fühlt er sich sicherer und außerdem intensiver geliebt.
Gloria, 36, USA

Wir benutzen seit etwa 18 Monaten Seile und Handschellen. Es fing damit an, daß ich sie gefesselt habe – zum Beispiel die Hände zusammengebunden habe –, aber vor kurzem habe ich sie richtig angebunden, an einen Tisch oder so. Ich glaube, ich mache das, weil ich weiß, daß sie studieren gehen will, und seither habe ich das Gefühl, daß sie nicht mehr wirklich mir gehört.
Geoff, 24, Australien

Flagellation

Passendes Zubehör:

Lederpeitschen sind im Gewicht mittelschwer bis schwer. Manche haben Gummischnüre, die intensiven Schmerz erzeugen.

Seiden- oder Satinschnüre vermitteln eine überaus leichte Empfindung. Manche tragen an den Enden kleine Gewichte, was sie sehr schmerzhaft macht.

Paddel und Klatschen sind meist aus Holz, manchmal auch aus Leder, und werden eingesetzt, um einen mittleren bis sehr intensiven Schmerz zu erzeugen.

Eine Reitpeitsche besteht aus einer steifen Gerte mit einem kurzen, beißenden Lederstreifen am Ende. Reitpeitschen verursachen mittlere Schmerzen, hinterlassen breite, tiefe Striemen und machen ein zischendes Geräusch.

Gerten und Rohrstöcke können aus Bambus oder Rattan hergestellt sein (in Sexshops sind sie meist aus Fiberglas oder Kunststoff). Sie erzeugen einen intensiven Schmerz und machen ein klatschendes Geräusch.

Birkenzweige sind beliebt, weil sie fast für den ganzen Körper verwendet werden können und die Wirkung nur äußerlich ist.

Spanking: Wenn man sein Gegenüber mit heruntergezogener Hose übers Knie legt und ihm den Hintern versohlt, kann das eine sehr erotische Erfahrung sein. Manche Leute verbinden sie gern mit Transvestismus oder lassen sich gern einen Dildo einführen, während sie gezüchtigt werden.

Peitschen: Die Erregung des Partners über das Peitschen ist eine uralte Praxis, und einige Religionen kennen die Selbstgeißelung als Form der Anbetung. Als Sexualpraktik wird es von Leuten ausgeübt, die Bondage, Dominanz, Sadismus und Masochismus (BDSM) bevorzugen. Zu den Peitschen gehören Geißeln, Reitgerten, Ziemer, Hundepeitschen und neunschwänzige Katzen. Es gibt sie in allen Formen, Größen und Materialien. Dünne Gerten machen ein schönes Pfeifgeräusch, und je dünner sie sind, desto schärfer ist der Schmerz. Paddel oder Klatschen machen ein dumpfes Geräusch, und die Wirkung ist diffuser. Die erotischste Stelle zum Peitschen ist der untere oder innere Teil der Pobacken. Männer sollten die Beine geschlossen halten, um ihre Zeugungskraft nicht aufs Spiel zu setzen.

Der Akt: Bevor sie mit einer Strafmaßnahme beginnen, sollten Sie die Pobacken vorbereiten, indem Sie sie massieren und sanft kneifen. Das stimuliert die Neurotransmitter im Gehirn, Endorphine freizusetzen, die ein euphorisches Gefühl hervorrufen und schmerzlindernd wirken. Die Schläge sollten so gezielt sein, daß sie auf der Mitte der Pobacken landen. Sie sollten fähig sein, saubere, rhythmische, kontrollierte und genaue Schläge zu setzen (üben Sie an einem Kissen) – aber seien Sie vorsichtig, denn wiederholte Schläge auf die gleiche Stelle können zu Verletzungen führen. Die meisten Menschen halten mehr Schmerzen aus, wenn sie sich dem Orgasmus nähern, und Flagellation kann zum Orgasmus führen, obgleich sie sich für Top und Bottom sehr verschieden anfühlt. Ein Bottom, der geschlagen wird, erlebt ein intensiviertes Empfinden am ganzen Körper. An einem gewissen Punkt genügt oft das bloße Ruckeln an einem Analstöpsel, um den Orgasmus auszulösen, während ein Top nach der Prozedur vielleicht noch eine Zeitlang braucht, um selbst zum Orgasmus zu kommen. Die Flagellation sollte abgebrochen werden, sowie der Bottom gekommen ist, weil das Gehirn fast unmittelbar danach die Produktion von Endorphinen einstellt.

Wo Aufklärung gutgetan hätte: Vereinbaren Sie immer zuerst ein Erlösungswort, und schlagen Sie nie aus Wut zu. Behandeln Sie Wunden unmittelbar nach dem Sexspiel, um Infektionen zu vermeiden, und bedenken Sie, daß Blut mit HIV infiziert sein kann. Schlagen Sie nie auf weiche Hautstellen wie auf den Unterleib oder den Nierenbereich. Säubern Sie die Peitschen mit Sattelseife oder warmem Seifenwasser, aber nehmen Sie kein Öl, sonst werden sie weicher und verlieren an Wirkung. Benutzen Sie nie die Peitsche einer Person für jemand anderen.

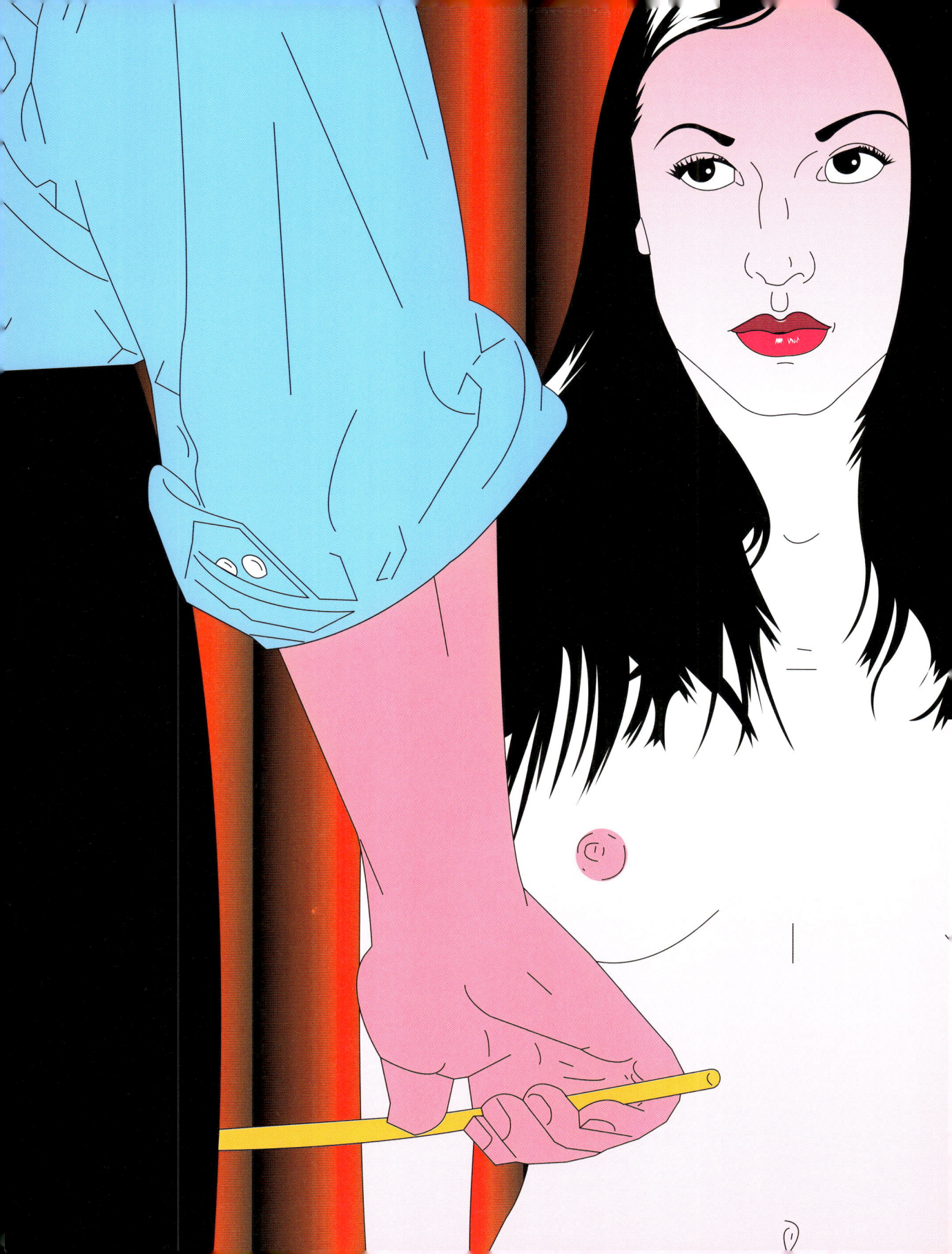

Gruppensex und Swinging

Mannschaftssport: Gruppensex bricht mit der alten Tradition, daß ein Liebespaar nur untereinander Sex haben darf, am besten allein und unter Ausschluß der Öffentlichkeit. Gruppensex bietet die Möglichkeit eines erregenden sexuellen Abenteuers, ohne sein Gegenüber belügen zu müssen, oder auch die einmalige Chance, eine Phantasie auszuleben. Er vermittelt eine gesteigerte sexuelle Erfahrung. Das Hören, Sehen, Berühren und Riechen anderer Menschen, die Sex haben, ist ein gewaltiger Antörner für diejenigen, die mutig genug sind, sich darauf einzulassen, doch Paare, die sich davon angezogen fühlen, sollten zunächst genau bedenken, welche Folgen das für ihre Beziehung hat. Sind Sie beide fähig, Sex mit jemand anderem zu haben, ohne emotional involviert zu werden? Wollen Sie wirklich beide swingen, oder macht einer der Partner nur mit, weil er sich dazu genötigt fühlt? Sind Sie sicher, daß Sie es ertragen, wenn Sie den Partner durch eine spanische Wand vor Lust stöhnen hören? Wenn Sie all diese Fragen mit ja beantworten können, müssen Sie nur noch die richtigen Leute finden. Websites, Einladungen und Kontaktanzeigen sind wahrscheinlich der beste Weg, um Partner zu finden, aber vergessen Sie nicht, Safer Sex zu praktizieren.

Partnertausch: Auch als »Swinging« oder »Swingen« bekannt. Dabei tauschen Paare ihre Partner. In den 60er Jahren waren die sogenannten »key parties« in den USA sehr beliebt. Alle Männer legten ihren Autoschlüssel in einen Korb, und die Frauen zogen einen beliebigen Schlüsselbund heraus und hatten Sex mit dem Besitzer. Swinger-Partys sind immer noch beliebt. Der North American Swing Club schätzt, daß es in den USA 5 Millionen aktive Swinger gibt. Heute werden Swinger-Partys meistens in Privathäusern veranstaltet. Wenn die sexuellen Paarungen festgelegt sind, findet der Sex gewöhnlich in einem Extrazimmer statt. Swinger benutzen manchmal Codewörter, um Gleichgesinnten gewisse Vorlieben mitzuteilen. Zum Beispiel: »Vorliebe für englische Kultur« = mag Spanking; »Vorliebe für römische Kultur« = mag Orgien; »Vorliebe für französische Kultur« = mag oralen Sex; »Vorliebe für schwedische Kultur« = mag gegenseitige Masturbation; »Lehrer« = verabreicht gern Spanking; »sanfte Person« = mag keinen penetrativen Sex; »die Tür ist immer offen« = von den Paaren wird erwartet, daß sie alle im gleichen Raum Sex haben; »großzügige Person« = ist bereit, für Sex zu zahlen; »vielseitig« = bisexuell. Es ist anerkannte, gute Swinger-Sitte, daß beide Partner ein sexuelles Interesse am Swingen haben – eine Frau, die eine Swinger-Party besucht, um ihrem Mann zur Einladung zu verhelfen, wird »Ticket« genannt und ist nicht gern gesehen. Swinger-Clubs sind Etablissements, in denen sich Paare treffen und ihre sexuellen Vorlieben aufeinander abstimmen können, bevor sie sich in ein Hotelzimmer zurückziehen. Einige Swinger-Clubs bieten eigene Zimmer und spezielle Aktivitäten bzw. Lokalitäten an wie Pool-Partys, Kreuzfahrt-Ausflüge und Fetisch-Clubs.

Ménage à trois: Schwule, lesbische oder heterosexuelle Paare, die in ihre sexuellen Begegnungen eine dritte Person integrieren möchten, können das über Freunde, Anzeigen oder das Internet versuchen, sie können allerdings auch auf professionelle Dienste zurückgreifen. Ein kurzer Blick auf die einschlägigen Kontaktanzeigen zeigt, daß die meisten Heteropaare sich als dritten Sexpartner eine Frau wünschen, also sind bisexuelle Frauen, die nach Heteropaaren suchen, heißbegehrt. Ein Dreier mit einem Mann und zwei Frauen ist weniger befriedigend, wenn die Frauen nicht bisexuell sind, denn wenn der Mann einmal ejakuliert hat, kann es bis zur nächsten Erektion eine Weile dauern, und eine Heterofrau, die sich vor allem wegen ihres Partners auf Gruppensex eingelassen hat, ist am Ende möglicherweise verärgert. Manchmal hält die Wirklichkeit nicht, was die Phantasie verspricht.

Orgien: Orgien hat es wahrscheinlich immer schon gegeben, nur bezeichnet man sie heute eher als Gruppensex. Es gibt schwule, lesbische und bisexuelle Orgien, die – oft im Zusammenhang mit reichlich Drogen und Alkohol – etwas Wildes und Geiles haben, das sie vom Sittenkodex der Swinger-Partys unterscheidet. Wenn Sie Glück haben, kann eine ausgelassene Hausparty in diese Richtung gehen, aber in der Regel werden Gruppensex-Events durch Einladungen und Anzeigen organisiert. Veranstalter von Heteroorgien machen oft zur Bedingung, daß jede Frau einen männlichen Freund mitbringt (oder umgekehrt), um sicherzustellen, daß für die nötige Abwechslung gesorgt ist. Auf einer Gruppensex-Party kann es zu sexuellem Kontakt zwischen zweien in einem Raum voller Leute kommen oder zwischen mehreren Partnern, und meistens ist die einzige Regel die, daß man fragt, bevor man sich einmischt. Solche Partys sind besonders unter Voyeuren beliebt, die es genießen, anderen Leuten beim Sexspiel zuzuschauen, ebenso unter Exhibitionisten, die einen Kick bekommen, wenn jemand sie beobachtet. Wenn Sie noch nicht in einer Szene sind, suchen Sie im Internet unter dem Stichwort Gruppensex und dem Namen der nächstgelegenen Großstadt.

Gang-Bang: Ein auf freiwilliger Basis durchgeführter Gang-Bang ist ein – meist vorher organisierter – sexueller Event, bei dem mehrere Leute Schlange stehen und darauf warten, mit einer Person (gewöhnlich einer Frau) Sex zu haben, bis sie befriedigt sind. Auf diesem Gebiet beanspruchen verschiedene Menschen den Weltrekord, aber kürzlich wurde eine Frau namens Annabel Chong bei einem Gang-Bang gefilmt, bei dem 251 Männer ordentlich Schlange standen und die Frau nacheinander penetrierten. Vorbereitete Gang-Bangs haben manchmal spezielle Themen, so zum Beispiel »Nikolaus« oder »Männer in Windeln«. Für die penetrierende Person besteht die Pflicht zum Safer Sex. Wenn ein Kondom während des Gang-Bangs reißt, wird der Sexualakt beendet.

Wir zwei Frauen sind beide heterosexuell und haben nicht so viel miteinander gemacht, sondern uns ganz um ihn gekümmert. Wir nutzten seinen Schwanz, um uns Blowjob-Tricks zu zeigen. Ich glaube, wir waren einfach jung und wollten ein Abenteuer erleben, aber er fühlte sich wie der glücklichste Mann der Welt und fragte uns, ob wir zu ihm ziehen wollten!
Verna, 22, UK

Ich bin ein stark sexuell orientierter Mensch. Ich glaube, jeder, der ein Gefühl für seine Bedürfnisse hat, ist genauso. Das liegt daran, dass wir alle Tiere sind und unseren Samen so weit wie möglich verbreiten müssen. Ich war erst auf drei Sexpartys, aber ich hatte das Gefühl, mich überhaupt nicht verstellen zu müssen. Ich konnte eine Frau lecken und mir dann von einem Mann einen blasen lassen. Jeder ist schön, und ich könnte alle Welt ficken. Sexpartys sind befreiend.
Dan, 28, UK

Wir gingen mit ein paar Freunden auf diese Sexparty. Ich machte vor allem mit, weil mein Kerl hinwollte. Irgendwann wurde ich richtig high, und er und sein bester Freund fickten mich gleichzeitig. Es war so offensichtlich, daß alles im voraus geplant war, und ich fühlte mich wie ein Stück Fleisch.
Ruby, 19, USA

Extremsport

Etwa vom 12. Lebensjahr an hatte ich den Drang, mich selbst naß- oder voll-zumachen. In Unterhosen, in Windeln oder im Bett auf einer Plastikunterlage, aber meistens im Bad oder in der Dusche, wo das Säu-bern leichter ging. Manch-mal ging es nur um diese »Akte« selbst, manchmal waren sie ein Vorspiel zur Masturbation.

Tony, 43, USA

Jahrelang dachte ich, daß nur mir so etwas passiert, aber jetzt habe ich Zugang zum Internet und weiß, daß sich da draußen eine ganze Welt um Pisse dreht. Für mich gibt es nichts Erotischeres als einen nassen Fleck im Schritt einer Mädchenjeans.

Bob, 53, Australien

Ich brauche es, daß meine Frau mir ihre heiße Pisse in den Mund spritzt. Wenn die Kinder zur Schule ge-gangen sind, bitte ich sie, das mit mir zu machen, aber sie gibt nur etwa ein-mal in der Woche nach. Es macht mich fertig, wenn ich an all die Pisse denke, die sie im Klo vergeudet.

Jim, 55, UK

Zu meinen Teenagerzeiten bin ich mal mit einem Pro-vinzstar im Hotelzimmer gelandet. Wir gingen ins Badezimmer, er stellte sich über mich und pißt mir den ganzen Bauch voll.

Lee, 24, USA

Klogenüsse: Über Sexspiele mit Fäkalien, Urin, Muttermilch oder Erbrochenem wird selten gesprochen oder geschrieben. Doch Pornovideos, die solche Leiden-schaften festhalten, werden zu Tausenden verkauft, Chatrooms im Internet sind voller anonymer Bekenntnisse, und es gibt mittlerweile sogar ganze Gruppen, die von Dingen fasziniert sind, die andere achtlos im Klo hinunterspülen.

Nummer eins: Die Begriffe »Golden Shower« und »Wassersport« bedeuten, daß man jemand anderen vollpinkelt oder selber vollgepinkelt wird. Jeder Körperteil kann eine »Goldene Dusche« abbekommen, doch die bevorzugten Teile sind das Gesicht, der Mund, die Brüste, die Pobacken und die Genitalien. Die meisten Leute, die auf Golden Shower stehen, mögen den Geruch von Urin. Manchmal sind Golden Showers auch Teil von Demütigungsspielen, doch viele Liebhaber sehen darin eine warme, intime, sexy und vollkommen gleichberechtigte Erfah-rung. Manche Leute verbinden Wassersport mit Masturbation, indem sie auf sich selbst pinkeln (insbesondere auf ihre Hände) und dann masturbieren. Das Bade-zimmer dürfte der beste Ort für sie sein. Wer so wagemutig ist, im Schlafzimmer zu spielen, kann in gewissen Schwangerschaftsläden wasserdichte Matratzen erstehen. Es besteht die Möglichkeit, daß durch Urin Salmonellen, Gonorrhö und Chlamydien übertragen werden, doch es bedarf noch der Forschung, um dies zu beweisen oder zu widerlegen. Wenn man die Dusche unterhalb des Halses auf unverletzte Haut abregnet, minimiert das sicher das Risiko. Passen Sie aber auf, daß der Urin nicht in Mund, Vagina oder Anus kommt.

Nummer zwei: Skatologie oder Koprophilie bezeichnet die sexuelle Erregung durch den Gedanken an oder den direkten Kontakt mit Fäzes. Eine der berühm-testen koprophilen Praktiken ist es, masturbierend unter einem Glastisch zu lie-gen, während eine andere Person ihren Darm auf die Glasfläche entleert, doch in Wirklichkeit geschieht es wohl häufiger, daß die Partner gegenseitig aufeinander defäkieren. Wie bei vielen Fetischisten sind Skatologen gewöhnlich nur am Exkre-ment jener Menschen interessiert, von denen sie sich angezogen fühlen. Ein Problem für Paare, die Kot sexy finden, ist die Verstopfung. Wenn Sie Stuhlgang auf Kommando haben wollen, dann sorgen Sie dafür, daß Ihre Nahrung genug Ballaststoffe enthält, oder versuchen Sie, den Sex auf jene Tageszeit zu verlegen, zu der Sie ohnehin meist aufs Klo gehen. Durch Kot können zahlreiche Infektio-nen weitergegeben werden, darunter Salmonellen, Fadenwürmer, Chlamydien, Gonorrhö und Hepatitis A. Das Infektionsrisiko ist deutlich größer, wenn Fäzes in den Mund, in die Vagina oder in den Anus einer anderen Person gelangen.

Infantilismus: Dabei handelt es sich um eine Art Fetischismus, bei dem Men-schen durch Objekte oder Handlungen sexuell erregt werden, die mit der Kindheit zu tun haben. Infantilismus beinhaltet gewöhnlich Rollenspiele und Verkleidung – es gibt zahlreiche Internet-Sites, auf denen Windeln, Nuckelflaschen und Spielanzüge in Erwachsenengröße angeboten werden. Manche Infantilisten spielen allein – sie masturbieren zum Beispiel in voller Kostümierung vor dem Spiegel und machen Fotos von sich für spätere Selbstbefriedigungszwecke, oder sie machen während der Masturbation ins Bett oder in die Windeln. Andere Infantilisten finden willige Partner. Es gibt Paare, die sich als Kinder verkleiden und »Doktor und Krankenschwester« spielen oder »Du zeigst mir deins, ich zeig dir meins«. Gelegentlich kommen SM-Elemente hinzu. Zum Beispiel gibt es bei manchen SM-Spielen die Rolle des wütenden Vaters bzw. der wütenden Mutter, und einige Männer lassen transvestitische Elemente einfließen und spielen ein unschuldiges kleines Mädchen. In extremen Szenen können SM-Partner eine Kindesmißhandlung spielen. Viele professionelle Dominas bieten Erziehungsspiele an. Für Infantilisten bedeuten Babyspiele oft, daß sie dem Streß und den Pflichten ihres Erwachsenenlebens entfliehen können. Es heißt aber auch, daß sie Liebe, Aufmerksamkeit und Fürsorge bekommen.

Zoophilie: Über die moralischen Aspekte der Zoophilie wird heftig diskutiert. Tierschützer sehen den Sex zwischen Mensch und Tier als grausam an, und in manchen Ländern ist er gesetzlich verboten. Zoophile argumentieren hingegen, daß sie die Tiere nicht zu ihrer sexuellen Befriedigung mißbrauchen (eine Praxis, die als »Bestiality« bezeichnet wird), sondern Liebesbeziehungen mit ihnen eingehen. Davon abgesehen braucht man immer noch ein Glas Erdnußbutter oder Nutella, um Hasso zum Lecken zu bringen. Zoophilie ist keineswegs auf Männer beschränkt, auch wenn im 17. Jahrhundert der Sex zwischen jungen Männern und Nutztieren so überhand nahm, daß die katholische Kirche gegen männliche Hirten einzuschreiten versuchte. Es ist kaum zu glauben, aber der Kinsey-Report aus den 40er und 50er Jahren des 20. Jahrhunderts kam zu dem Ergebnis, daß 8 Prozent der amerikanischen Männer und 4 Prozent der amerikanischen Frauen, die an der Umfrage beteiligt waren, sexuellen Kontakt zu einem Tier gehabt hatten. Er berichtete auch, daß Menschen, die auf Bauernhöfen lebten oder Haustiere besaßen, mit sehr viel größerer Wahrscheinlichkeit sexuell mit ihnen experimentiert hatten. Manche Zoophile masturbieren einfach ihre Tiere und sich selbst oder bedecken ihre Genitalien mit der Lieblingsnahrung ihrer Tiere, um sie zum oralen Sex zu bewegen (bekannt als Zoolinktion). Andere haben vollen penetrativen Sex mit Tieren – Schweine sprechen darauf offenbar mehr an als Schafe. Von Tieren kann man sich zahlreiche Infektionen (Zoonosen) holen, manche davon sind gefährlich, wie beispielsweise die Toxoplasmose, die zur Erblindung führen kann. Und Krankenhausärzte berichten davon, daß sie bei Zoophilen immer wieder schwere Biß- und Kratzwunden sowie Prellungen behandeln müssen.

Ich spiele in der Regel die Erwachsene, meistens bin ich seine Mama. Insgesamt ist er ein gutes Kind, er verbringt eine Menge Zeit mit Brustnuckeln, aber manchmal macht er sich voll. Dann muß ich mit ihm schimpfen und nenne ihn ein großes Baby. Manchmal braucht er auch einen tüchtigen Klaps.
Alison, 39, USA

Alles, was einem Tier wehtut, es beunruhigt oder verwirrt, aufregt oder erniedrigt, verbietet sich von selbst. Wenn sexuelle Handlungen mit oder an Kindern verwerflich sind, so gilt das gleiche für Handlungen mit oder an Lebewesen einer anderen Spezies. Tiere sind kein Sexspielzeug. Laßt die Finger davon!
Dawn Carr
People for the Ethical Treatment of Animals, UK

Wenn du erst mal akzeptiert hast, daß du ein Zoophiler bist, mußt du aufpassen: Es gibt eine Menge Vorurteile da draußen. Und glaube nicht, daß andere Zoophile dich mit ihren Tieren spielen lassen. Sie hüten ihre Partner sehr eifersüchtig.
Anon

Alles andere von A–Z

Akrotomophile/r: Ein Mensch, der sich von Amputierten sexuell angezogen fühlt und beim Gedanken an Sex mit jemandem, dem ein Körperteil amputiert wurde, besonders erregt wird. Manchmal fordern Akrotomophile ihre Partner auf, ein Bein oder einen Fuß zu bandagieren. Wer sich von Amputierten angezogen fühlt, ist im Englischen ein »Devotee«; wer gern selbst amputiert sein möchten, ist ein »Wannabee«, auch wenn es unwahrscheinlich ist, daß die Spice Girls das wußten, als sie ihren ersten Hit schrieben.

Altokalziphilie: Fetischistische Neigung zu hohen Absätzen.

Amaurophilie: Vorliebe für blinde Sexpartner oder solche mit verbundenen Augen.

Aufblasbare Puppen: Plastikpuppen, die zur genitalen oder oralen Penetration dienen.

Autoasphyxie: Eine selbst herbeigeführte partielle Strangulierung oder Erstickung während der Masturbation. Asphyxation erzeugt einen euphorischen Zustand, weil der Körper bei Sauerstoffmangel Adrenalin produziert. Erstickungsnahe Zustände rufen auch Schwindelgefühle hervor, die manche Leute erregend finden. Menschen, die Autoasphyxie betreiben, behalten es meist für sich. Manchmal sterben sie auch dabei. Paare, die zusammen Autoasphyxie treiben, haben nach landläufiger Ansicht größere Chancen zu überleben, weil sie gegenseitig auf sich aufpassen können.

Autofellatio: Die ungewöhnliche Fähigkeit eines Mannes, seinen Penis in den eigenen Mund zu manövrieren (nur 3 von 1000 können das).

Autopäderastie: Ein Mann, der seinen Penis in seinen eigenen Anus einführt. Das erfordert eine außerordentliche Biegsamkeit und einen ausreichend langen Penis. Diejenigen, die über beides verfügen und Spaß daran haben, bestreichen den Anus mit Gleitmittel, schieben die Hoden beiseite, drücken ihren halb erigierten Penis nach hinten und führen ihn ein. Es wird angenommen, daß auf diese Weise keine Ejakulation zustande kommt. Auch bekannt als »Hole in One«.

Avisodomie: Eine altertümliche und grausame Sexpraktik, bei der ein Vogel mit dem Penis penetriert wird. Kurz vor dem Orgasmus bricht der Mann dem Vogel den Hals, so daß jener zu zucken beginnt. Während der Vogel stirbt, stimulieren seine Kontraktionen den Penis – was offensichtlich die Klimax intensiviert.

Baby Gravy (engl.): Slangwort für Sperma.

Ballooning (engl.): Die Injektion einer Salzwasserlösung in den Hodensack des Mannes, so daß jener wie ein Ballon anschwillt. Wenn die Lösung sich duch den Penis ausfiltert, nimmt dieser mindestens um das Doppelte seiner normalen Größe zu (sonderbar, aber eindrucksvoll). Es handelt sich um ein riskantes Unternehmen, das erheblicher medizinischer Vorkenntnisse bedarf.

Bell Dancing (engl.): Eine ritualistische Selbstflagellation, in der ein Tänzer Glöckchen, Kugeln oder Früchte in Form eines Halsbands auf seine Haut aufnäht und dann zu Musik tanzt. Eine nur geringfügig weniger schmerzhafte Version ist es, den Schmuck mit Piercings zu verbinden. Der Tanz läßt die Teile gegen den Körper schlagen und zieht an der gepiercten bzw. eingenähten Haut.

Candaulismus: Wenn zwei Leute Sex haben, während ein anderer ihnen zusieht.

Chezolagnie: Masturbieren während des Defäkierens.

Chubby Chasers (engl.): Leute, die von der Fettleibigkeit ihres Partners erregt werden.

Cruising (engl.): Wenn schwule Männer auf der Suche nach Sex mit Fremden an einschlägig bekannte Orte (Parks, öffentliche Toiletten) gehen.

Daisy Chain (engl.): Gruppensex im Kreis, bei dem man sich zu einer Seite wendet und an den Genitalien des jeweiligen Gegenübers lutscht, sie leckt und/oder sie masturbiert.

Demütigung: Oft Bestandteil von Sub/Dom-Sex, sind verbale Demütigungen oder Beleidigungen für manche sehr erregend. Beschimpfungen sollen noch erregender wirken, wenn eine Person dabei gezwungen wird, etwas Erniedrigendes oder Unterwürfiges zu tun, wie z. B. den Boden zu schrubben oder jemandes Stiefel zu lecken. Kenner empfehlen, daß man nach dem Akt der Demütigung mit dem »Empfänger« noch eine Weile zusammenbleiben soll, um ihm oder ihr zu versichern, daß man es nicht wirklich so gemeint hat.

Docking (engl.): Wenn ein unbeschnittener Mann seine Vorhaut über den Penis eines anderen Mannes zieht.

Dogging (engl.): Der Begriff »Dogging« kommt von der Angewohnheit gewisser Zeitgenossen, spätnachts ihren Hund spazierenzuführen, um Paare beim Sex in geparkten Autos zu beobachten. In manchen dafür bekannten Gegenden zeigen Paare durch das Brennenlassen des Lichts im Auto an, daß sie nichts dagegen haben. Die Dogger stehen dann im Kreis rund ums Auto, während das Paar darin seine Show abzieht.

Einäugige Hosenschlange: Phantasievoller Name für den Penis.

Einhorn: Eine Person bindet sich einen Dildo auf die Stirn.

Emetophilie: Wenn eine Person durch Erbrochenes oder Erbrechen sexuell erregt wird. Auch als »Römische Dusche« bekannt. Emetophile trinken gewöhnlich Wein oder Urin, um auf ihr Gegenüber zu erbrechen. Manchmal bewegen sie auch ihr Gegenüber dazu, sich zu überessen oder zu übertrinken, um während der Fellatio bei ihm oder ihr den nötigen Würgereflex auszulösen.

Englische Kultur: Ein Slangbegriff für Flagellation oder sadomasochistische Praktiken.

Eproktophilie: Sexuelle Erregung aufgrund von Blähungen.

Erotische Bälle: Es gibt etliche berühmte erotische Bälle, die alljährlich stattfinden. Der vielleicht berühmteste im United Kingdom ist der Sex Maniac's Ball in London, der zugunsten von behinderten Menschen veranstaltet wird. Auf diesem und ähnlichen Bällen, wie dem Exotic Erotic Ball in San Francisco, nehmen Tausende von Leuten in erotischer Kostümierung teil, tanzen, machen Fotos und haben, wenn sie Glück haben, auch Sex.

Exhibitionismus: Wenn Menschen sexuell dadurch erregt werden, daß andere sie oder zumindest den entscheidenden Körperteil entblößt betrachten. In seiner mildesten Form ist Exhibitionismus die Erwartung, daß man vielleicht von einem Fremden kurz gesehen wird. Zu den extremeren Varianten gehören Sex in der Öffentlichkeit oder Masturbieren in einem Sexclub.

Facial (engl.): Wenn ein Mann einer Person ins Gesicht ejakuliert.
Felching (engl.): Das Heraussaugen von Sperma aus der Vagina oder dem Anus, häufig mit Strohhalm.
Fluffer (engl.): Die Person, die dafür zu sorgen hat, daß der Darsteller am Pornoset sexuell in Laune kommt. Manchmal gibt es in Bordells Fluffer, die einen Kunden pünktlich vor seiner Verabredung hart machen.
Formicophilie: Das Anlocken kleiner Insekten wie Ameisen oder Fliegen, indem man Marmelade o. ä. auf die erogenen Zonen streicht.
Freak (engl.): Ein Kunde, der von einem/einer Prostituierten ungewöhnliche oder gefährliche Dienste bekommen möchte.
Frottage (franz.): Das Reiben der Genitalien am Körper von jemand anderem, um erregt zu werden, ohne zu penetrieren. Die Praktik ist während der Rush-hour in öffentlichen Verkehrsmitteln beliebt.

Game Room (engl.): Die Folterkammer beim SM-Spiel, auch Kerker genannt.
Glory Hole (engl.): Das Loch in einer Trennwand, durch das hindurch Sex getrieben wird. Häufig Teil des »Cruising«. Durch ein Loch in der Wand (z. B. einer öffentlichen Toilette) läßt sich eine Hand oder ein Penis zur anderen Seite durchschieben. Manche Leute tun das, weil sie anonym bleiben wollen, insbesondere dann, wenn sie sich wegen ihrer sexuellen Orientierung schämen. Andere tun es, weil sie den sexuellen Kontakt mit Fremden erregend finden.
Glutäalsex: Wenn ein Mann seinen Penis zwischen den Pobacken bewegt, ohne den Anus zu penetrieren. Kann zum Orgasmus führen.
Granny Porn (engl.): Bilder, die ältere Frauen beim Sex zeigen.
Gynonudomanie: Ein Zwang, anderen Menschen die Kleidung vom Leib zu reißen.

Hermaphrodit: Eine Person, die mit weiblichen und männlichen Genitalien geboren wird.

Impaling (engl.): Es gibt verschiedene Arten, wie Menschen ihre (hoffentlich einverstandenen) Geliebten durchbohren. Manchmal wird eine rostfreie Nadel durch das Gewebe zwischen den Fingern gestoßen, oder ein Teil der Genitalien oder Brüste wird auf einen Holzblock genagelt. Man glaubt, daß die psychische Wirkung des Impaling sexuell erregender ist als der Schmerz, der unweigerlich dabei entsteht. Offensichtlich keine Praxis, auf die der Name Safer Sex paßt.
Inkubus: Ein mythischer Geist, der auf Frauen liegt und mit ihnen Sex treibt, während sie schlafen.
Inzest: Der Begriff für Sex zwischen Menschen, die miteinander verwandt sind. Inzest ist strafbar, und dafür gibt es eine Reihe von Gründen. Die praktische Erklärung ist, daß ein Kind aus einer solchen Beziehung mit höherer Wahrscheinlichkeit einen Geburtsfehler oder genetische Anomalien aufweist. Die Soziologie erklärt den Ursprung des Inzesttabus damit, daß frühe Stammesgesellschaften zur eigenen Sicherheit starke Verflechtungen mit anderen Stämmen aufbauen mußten. Wenn Frauen aus einem Stamm zur Hochzeit in das Dorf eines anderen Stamms überwechselten – statt ihre Brüder zu heiraten –, wurde dadurch eine Verbindung zwischen den Dörfern geschaffen, die danach wahrscheinlich eher Handel miteinander trieben als gegeneinander Krieg führten.

Jailbait (engl.): Minderjähriges Mädchen, mit dem Sex strafbar ist, das aber älter und »sexy« aussieht, auch »Lolita« genannt.
Jaktation: Sexuelle Erregung, während man anderen von eigenen Sexerlebnissen erzählt.
Jemima Suit (engl.): Leder- oder Gummibekleidung mit Aussparungen über den erogenen Zonen.

Kabazza: Eine Form von tantrischem Sex, bei der der Mann passiv ist und die Frau nur die Kontraktionen ihrer Abdominal- und Vaginalmuskeln benutzt, um seinen Penis zu melken.
Kamasutra: Wahrscheinlich das berühmteste Buch über Sex, das es je gegeben hat. Die Originalversion wurde in Indien von Vatsyayana geschrieben – der im 4. und 3. Jahrhundert v. Chr. lebte – und 1883 von dem berühmten englischen Forschungsreisenden Richard Burton übersetzt. »Kama« ist der Hindu-Gott der Liebe, und »Sutra« meint eine Sammlung knapper, einprägsam formulierter Lehrsätze. Die sexuellen Stellungen, die in den meisten Ausgaben beschrieben werden, sind nur ein Teil aus einem Kapitel des Originalwerks, das 35 Kapitel enthält. Sie gehen auf die Lustbedürfnisse sowohl von Männern wie von Frauen ein, sind aber aus männlicher Perspektive geschrieben.
Kastration: Die chirurgische Entfernung des Skrotums, der Hoden oder des Penis.
Klismaphilie: Sexuelle Erregung durch Einläufe.
Kokigami: Nach einer japanischen Tradition aus dem 8. Jahrhundert bekommt der Penis eine Origami-Maske aus Papier oder Pappe. Wie niedlich!
Koprophagie: Verzehr von Fäzes zur sexuellen Erregung. Bon appétit!

Laktaphilie: Sexuelle Erregung durch laktierende (Milch gebende) Brüste.
Liebe: Es ist noch nicht geklärt, ob es sich dabei um einen chemischen, psychischen oder imaginierten Zustand

handelt, aber die Symptome sind sehr real. Tritt gewöhnlich zwischen zwei Menschen ein, die einander sehr mögen und wunderbar finden. Zu den Begleiterscheinungen gehören Leidenschaft, Obsession, Freigebigkeit und Glück. In den frühen Stadien zeigen die Menschen oft Appetitmangel und Konzentrationsstörungen. Liebe kann zum Zusammenleben und oft auch zur Fortpflanzung führen. Unter ungünstigen Bedingungen kann sie teuflisch wehtun.

Lippenstift-Lesbe: Eine lesbische Frau, die sich wie eine »traditionelle« Frau anzieht und verhält.

Lucky Hole (engl.): *siehe* Glory Hole.

Merkin (engl.): Ein Schamtoupet, das manchmal von Leuten, die transsexuell oder transgender sind, eingesetzt wird, damit die Vagina überzeugender aussieht. Sie werden auch von Theaterschauspielen als Feigenblatt in Nacktszenen benutzt.

Money Shot (engl.): Der »Cum Shot« in einem Pornofilm, in dem der Mann (eimerweise) Samen ejakuliert, bevorzugt auf den Körper oder ins Gesicht der Partnerin.

Mukophagie: Der Verzehr von Nasenschleim (Rotz) und Teil des »Nasilingus« – letzterer meint die Praxis des Naseleckens und -saugens. Dies erfordert die vollkommene Akzeptanz gegenüber den Körperflüssigkeiten des Partners bzw. der Partnerin.

Mysophilie: Wenn jemand von getragenen Slips oder beschmutzten Einlagen sexuell erregt wird.

Nekrophilie: Erotisches Angezogensein durch Leichen. Einen Partner zu finden ist für Nekrophile wahrscheinlich das größte Problem, aber es geht das Gerücht, daß es zwei Kategorien von Nekrophilen gibt: Leichenschauhaus-Nekrophile (LN) und Friedhofs-Nekrophile (FN). Die LN haben der Vermutung nach Zugang zu einem Leichenschauhaus und damit auch zu kürzlich Gestorbenen. FN treiben sich auf der Suche nach frischen Gräbern auf einsamen Friedhöfen herum. Es gibt keine Statistik über die Häufigkeit solcher Vorgänge.

Niddah (hebr.): In der jüdischen Orthodoxie das Gebot für Ehepaare, vom ersten Anzeichen des menstruellen Bluts bis eine Woche nach der Menstruation jeglicher Berührung zu entsagen. Viele Paare glauben, daß durch die Abstinenz die Sehnsucht zunimmt und die Vereinigung reizvoller wird.

Nymphomanie: Das unbeherrschbare Verlangen einer Frau nach Sex.

Ophidizismus: Das Einführen von Aal- oder Schlangenschwänzen in die Vagina und das Masturbieren, während die Tiere sich darin winden. Es erscheint empfehlenswert, eine ungiftige Schlangenart zu nehmen und den Kopf festzuhalten.

Okulingus: Das Lecken des Augapfels des Partners zur sexuellen Erregung. Kann Herpes übertragen.

Osmolagnie: Stimulation durch Düfte und Gerüche.

Pädophilie: Sexuelle Handlungen mit Kindern, auch die sexuelle Erregung beim Gedanken daran. In fast allen Teilen der Welt strafbar. Die meisten Menschen sehen in Sex mit Minderjährigen die moralisch verwerflichste Sexualhandlung, die sich denken läßt. Pädophile, die keinen Sex mit Kindern haben, aber pornographische Bilder von Kindern aus dem Internet herunterladen und dabei erwischt werden, können von der Polizei verfolgt werden.

Penile Ligation: Abbinden des Penis. Manchmal binden auch zwei Männer ihre Vorhäute mit einer Schnur zusammen.

Penisvergrößerung: Es gibt zwei operative Eingriffe. Erstens werden zur Verlängerung des Penis innere Ligamente (Bänder) durchschnitten, wodurch ermöglicht wird, daß ein Teil des Penis aus dem Inneren des Körpers nach außen tritt (etwa die Hälfte der Penislänge befindet sich innerhalb des Körpers). Zweitens wird der Umfang des Penis vergrößert, indem man Fettgewebe transplantiert, so daß der Penis dicker wird.

Piston Shot (engl.): Begriff aus der Pornoindustrie. Er meint die Nahaufnahme einer kräftigen Penetration.

Priapismus: Der medizinische Begriff für eine Erektion, die nicht mehr nachläßt. Kann sehr schmerzhaft sein und sollte ärztlich behandelt werden.

Pyrophilie: Die sexuelle Vorliebe für Brandempfindungen. In ihrer sanften Form wird Chilipuder in die Brustwarzen oder Genitalien gerieben, um ein brennendes Gefühl hervorzurufen. Sexspiele beinhalten den Gebrauch von Chemikalien, das »Fritieren« von Genitalien mit heißem Öl, heißes Wachs, Okyu, Peau flambé, Feuertanz, auf glühenden Kohlen gehen, Zigarettenverbrennungen, das Schnippen von Streichhölzern aufs Schamhaar und Flagellation mit Fackeln.

Queening (engl.): Eine Frau, die auf dem Kopf eines Mannes wie auf einem Thron sitzt. Dabei geht es nicht um die Erleichterung des Cunnilingus, sondern um Dominanz und darum, den Atem des Mannes einzuschränken. Leute, die auf Queening stehen, glauben, daß der »Lebensatem« des Mannes (sein Leben) durch die Fortpflanzungsorgane der Frau kontrolliert wird – ihm wird das Leben geschenkt, das Weiterleben und die Fortpflanzung werden ihm nach Maßgabe der Queen erlaubt.

Reißverschluß-Sex: *siehe* Zipper Sex.

Renifleur (franz.): Eine Person, die durch den Geruch von Urin oder das Schnüffeln an Unterwäsche sexuell erregt wird.

Reverse Cowgirl (engl.): Penetrationsform, bei der sich die Frau auf den Schoß des Mannes setzt und ihm den Rücken zukehrt.

Rimming (engl.): Auch als Anilingus bekannt. Zur sexuellen Stimulation wird der Anus des Partners geleckt und geküßt. Manche bevorzugen den Anus gewaschen, anderen mögen ihn im Naturzustand.

Rodeo: Das ist die eher unfreundliche Praxis, etwas Schockierendes zu sagen (häufig den Namen eines Expartners), während man seinen Partner von hinten penetriert. Ihr Partner wird wahrscheinlich die Muskeln kontrahieren und versuchen, Sie »abzuwerfen«. Erwarten Sie nicht, daß Ihr Partner die Sache von der komischen Seite nimmt. Da können Sie lange warten.

Sakrofrikose: Wenn man sich ein Loch in die Hosentasche schneidet, um in der Öffentlichkeit, aber heimlich zu masturbieren.

Shrimping (engl.): An Zehen saugen, um sich gegenseitig zu erregen.

Sitophilie: Die Benutzung von Nahrungsmitteln zu sexuellen Zwecken. Verbreitete Masturbationshilfen sind Gurken, Bananen, warme Melonen, Leber und Honig. Manche stopfen sich gern Weintrauben, Tomaten oder gekochte Eier in den Anus, während andere lieber das Essen auf ihrem Körper verschmieren lassen, damit es von dort abgeschleckt werden kann. Dazu gehören auch Pubertäts-Spiele wie »Soggy Biscuit«, bei dem eine Gruppe von Jungen auf einen Keks masturbiert und der, der als letzter kommt, ihn essen muß.

Sniffer's Row (engl.): Die erste, der Bühne am nächsten gelegene Sitzreihe im Stripclub.

Stunt Dick (engl.): Ein Mann, der bei einem Pornofilm für Penetrationen oder den Money Shot zuständig ist.

Summen: Summen läßt den Mund vibrieren, so daß in Verbindung mit einem Blowjob recht erfreuliche Empfindungen ausgelöst werden können. Summen in beliebiger Tonhöhe soll erregender sein als eine Fellatio, die von »Kein schöner Land ...« oder »Das Wandern ist des Müllers Lust« begleitet wird.

Sybian (engl.): Ein vibrierender Dildo, der auf einer Art Sattel befestigt ist.

Tantra: Eine spirituelle und kulturelle Bewegung, die im 3. und 4. Jahrhundert n. Chr. in Indien entstand und seither in verschiedenen Formen fortwirkt. In neuester Zeit fand Tantra in mehreren westlichen Gesellschaften Anhänger. Die Grundlagen dieser Philosophie sind komplex, aber die damit verbundenen sexuellen Praktiken haben mit ritualisiertem, langsamem und nichtorgasmischem Sex zu tun.

Taoismus: Eine alte Philosophie, die viele Gemeinsamkeiten mit Tantra aufweist und wie dieses in einigen westlichen Kulturen populär geworden ist. Die sexuelle Praxis, die vom Orgasmus absieht, gehört danach zum sexuellen Reifeprozeß. Der Grundsatz lautet etwa, daß das Individuum seine sexuelle Energie bewußt lenken und beherrschen sollte, statt sich von ihr beherrschen zu lassen.

Taphophilie: Begriff für die Neigung jener, die es erregend finden, sich lebendig begraben zu lassen. Gilt als ziemlich selten. Vergessen Sie Ihr Handy nicht!

Tribadismus: Eine vor allem lesbische Form des Sexspiels, bei der zwei Personen aufeinanderliegen und ihre Körper aneinander reiben, um sich sexuell zu stimulieren.

Trichophilie: Schamhaar-Fetischismus oder manchmal auch schlicht Kopfhaar-Fetischismus. Menschen, die trichophil sind, können heimlich in der Nacht die Haare ihres Gegenübers abschneiden und sie als Trophäe mit nach Hause nehmen.

Urtikation: Die Verwendung von Brennnesseln, um Haut oder Genitalien zu stimulieren – manchmal, indem man sich vor dem Sex liebevoll verprügeln läßt, oder indem man vor dem Überziehen des Kondoms auf seinen eigenen Penis eindrischt, um die geringere Empfindung zu kompensieren. Die Urtikation kann allergische Reaktionen hervorrufen. Vergessen Sie die Brandsalbe nicht!

Vaginalstraffung: Ein chirurgischer Eingriff, der die Größe der Vagina verringert. Sie kann kosmetische Gründe haben, aber meist wird sie durchgeführt, wenn die Vagina durch Geburten nachhaltig gedehnt wurde. Der überdehnte Muskel hinten in der Vagina wird zusammengezogen und gekürzt, die überflüssige Haut entfernt. Die Veränderung ist bleibend, außer die Frau bekommt erneut ein Baby. Der Eingriff hat keinerlei negativen Einfluß auf eine Schwangerschaft.

Vampirismus: Das Trinken von Blut zum Zweck der sexuellen Erregung. Dazu gehören auch Cunnilingus während der Menstruation, das Saugen an Schnittwunden und die Blutentnahme mittels einer Spritze, um das Blut später zu trinken. In Zeiten von HIV und Aids ist dies die unsicherste Form von Sex, die es gibt.

Vanilla (engl.): Völlig normaler, »traditioneller« Sex, gewöhnlich zwischen Mann und Frau.

Voyeurismus: Das Beobachten von anderen Menschen – beim Ausziehen oder beim Sex –, um sich selbst sexuell zu erregen. Voyeure können sehr »unbeliebt« sein, wenn sie zu Sexpartys gehen, um Leuten beim Sex zuzusehen, oder sie sind heimliche »Peeping Toms« – Spanner, die um Häuser herumschleichen und durch Fenster spähen. Die erotische Erregung wird durch solche Elemente wie Heimlichkeit und Risiko erhöht. Es ist aber ein Problem für Leute, die eine Sucht danach entwickeln und schließlich von der Polizei abgeführt werden.

Xenophilie: Die sexuelle Vorliebe für Fremde. Xenophile werden angetörnt, wenn sie neue Menschen kennenlernen, doch nachdem sie sie auf die Matte gelegt haben, nimmt die Faszination ab. Xenophile lieben Sex mit Menschen anderer Ethnien und Nationalitäten. Folglich haben sie Spaß am Reisen – eine Menge Spaß.

Yoni Mudra (ind.): Eine tantrische Technik, bei der die ausführende Person mit der rechten Ferse gegen den Anus und mit der Zunge gegen den Gaumen drückt und gleichzeitig auf die Nasenspitze starrt. Das Ergebnis ist laut Berichten ein angenehmes Gefühl, das vom Ende des Rückgrats bis in den Schädel hinaufstrahlt.

Zelophilie: Wenn man durch Eifersucht sexuell erregt wird. Zelophile sind abhängig von Adrenalin, das ihr Körper infolge von Wut oder Angst (den Partner zu verlieren) produziert. Zelophile führen absichtlich Situationen herbei, in denen ihr Partner bzw. ihre Partnerin die sexuelle Aufmerksamkeit von Rivalen auf sich zieht.

Zipper Sex (engl.): Sehr schneller Sex, bei dem man sich noch nicht einmal auszieht. Auf deutsch heißt das Ganze Reißverschluß-Sex.

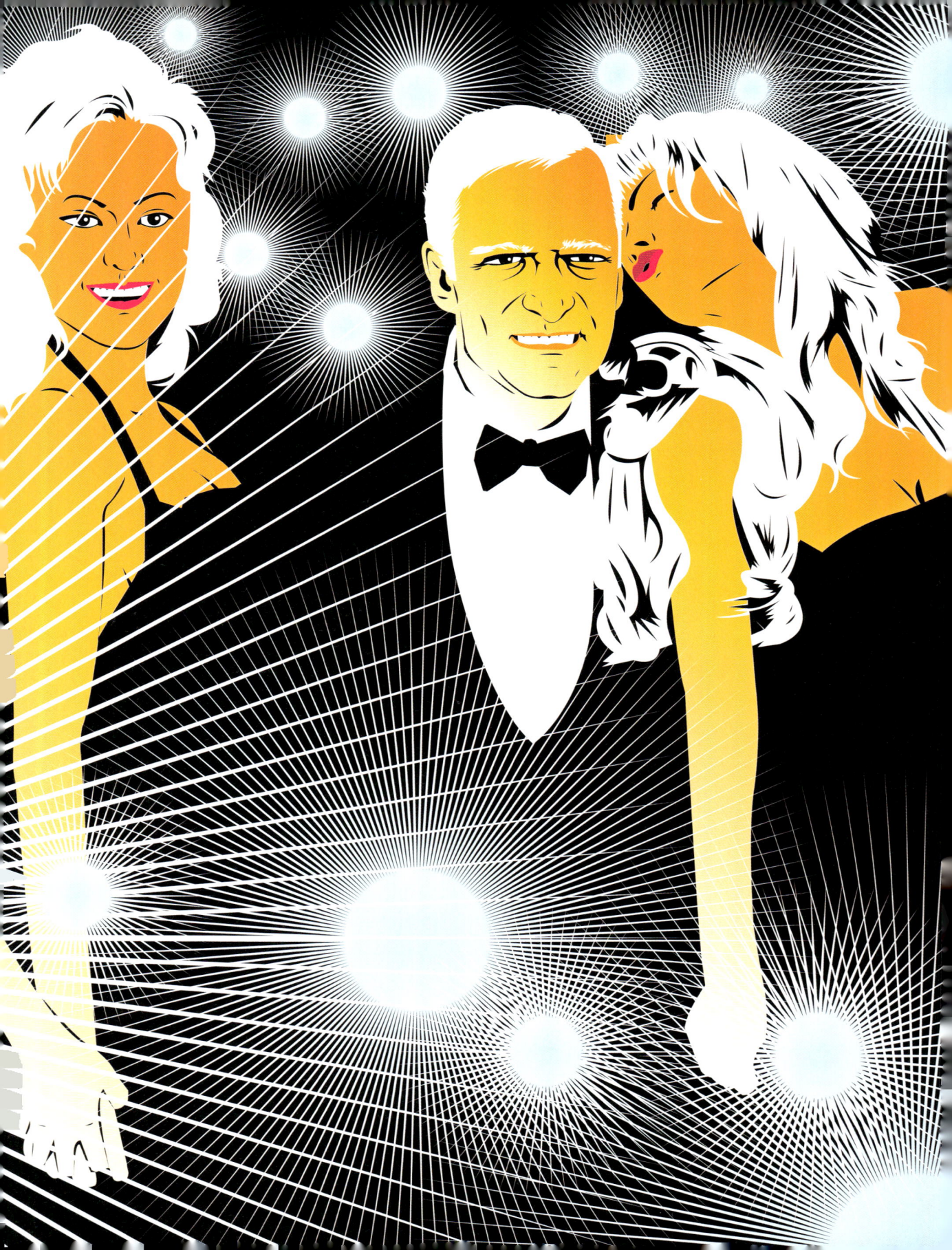

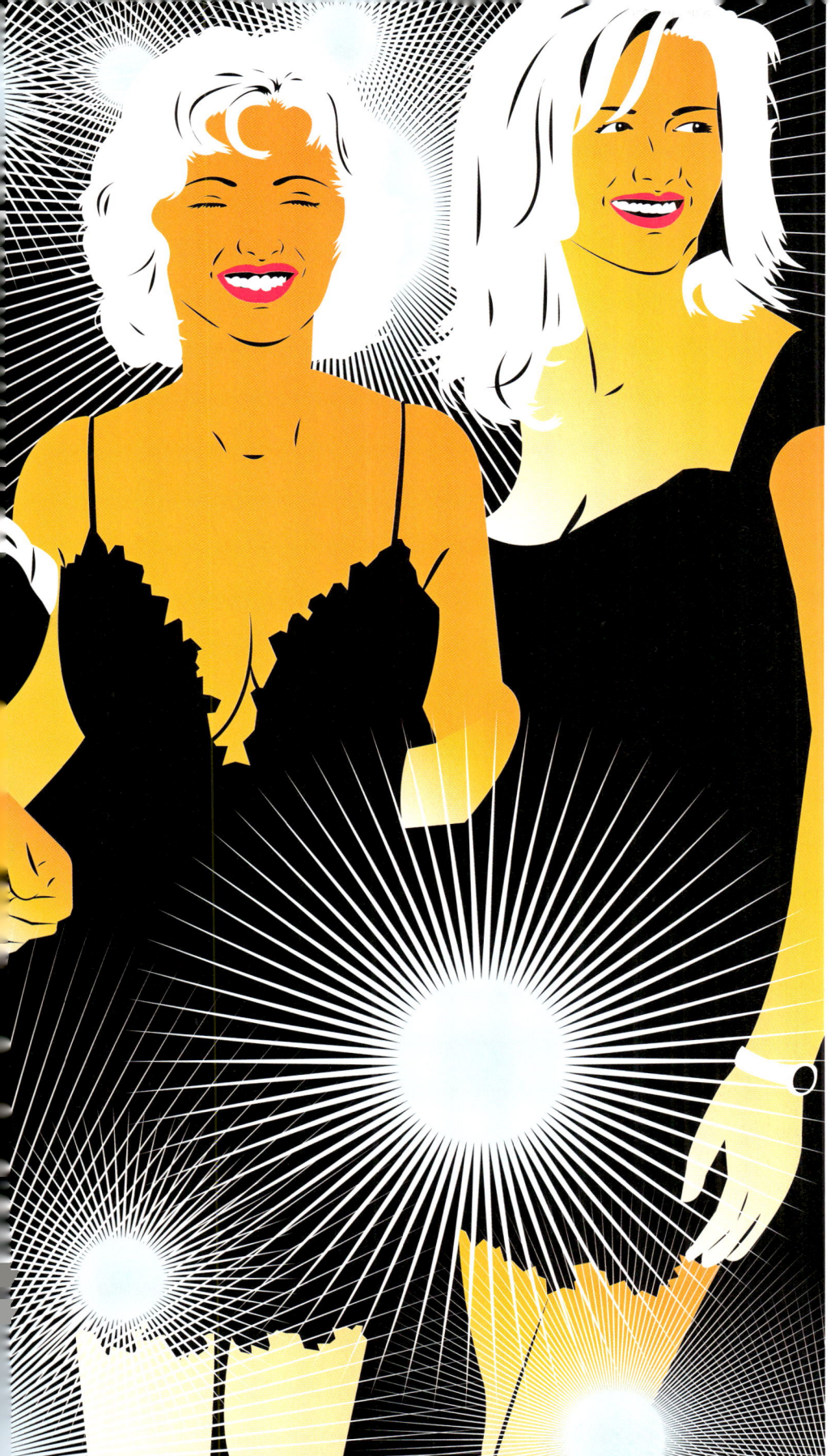

Ich bin 72, mein Mann ist 78. Er weiß mehr über meinen Körper als ich selbst, und er sagt, er liebt Ihn so, wie er ist. Unser Sexleben hatte Höhen und Tiefen, aber wir wußten, daß es eine Frage von »use it or lose it« ist, also haben wir beide etwas dafür getan.
Bernadette, 72, Irland

Sex im Verlauf des Lebens

Ich hatte mit 11 schon gro-
ße Brüste, und meine erste
Periode hatte ich vor mei-
nem 10. Geburtstag. Es
war ziemlich unangenehm,
weil die anderen Kinder an-
scheinend glauben, daß
man sich mit Absicht ent-
wickelt hat. Und alle den-
ken, weil man Brüste hat,
will man auch, daß Leute
sie anfassen und darüber
reden. Ich bin mit dieser
Aufmerksamkeit nicht gut
klargekommen, und jetzt
habe ich krumme Schul-
tern von all den Jahren, in
denen ich versuchte, mei-
nen Körper zu verbergen.
Auch schmutzige Kom-
mentare vom Onkel wie:
»Na, du hast dich aber
entwickelt!« sind wirklich
daneben und können einen
jungen Menschen verletzen.
Tania, 20, UK

Mit 60 Jahren blicke ich
heute auf meine Jugend
zurück und wäre froh,
wenn ich sexuell aktiver
gewesen wäre. All die Erek-
tionen, die ich in der rech-
ten Hand vergeudet habe.
Ich glaube nicht, daß ich
besonders gut ausgesehen
habe, aber im Rückblick
denke ich doch, daß ich
ganz präsentabel war.
John, 60, UK

Ich glaube nicht, daß du
mit ein und derselben Per-
son über 20 Jahre guten Sex
haben kannst. Keiner von
meinen Freunden hat mehr
als einmal im Monat Sex,
und die sind noch gut dran.
Tom, 52, UK

In den meisten westlichen Kulturen geht man davon aus, daß Kinder keine Sexualität haben. Doch von der Geburt an haben Kinder beiderlei Geschlechts Spaß daran, ihre Genitalien zu berühren. Anatomisch sind die kindlichen Genitalien mit einer Unmenge von Nervenendigungen ausgestattet, und wenngleich es tatsächlich nichts mit Sex zu tun hat, wenn ein Kind seine Genitalien berührt, fühlt es sich trotzdem schön an. Das kann Eltern vor ein gewisses Dilemma stellen, denn es ist schwierig, einem Vierjährigen komplizierte soziale Verhaltensregeln zu erklären. Der einzige Ausweg ist vielleicht der, anzuerkennen, daß es sich schön anfühlt, aber zu fordern, daß das Kind es bitte nicht vor der Großmutter tut.

Die Pubertät geht mit beträchtlichen körperlichen und emotionalen Veränderungen einher, so daß diese Zeit entsetzlich verwirrend sein kann. Im allgemeinen wollen sich Heranwachsende nicht von anderen aus ihrer Altersgruppe unterscheiden, was besonders für solche Teenager schwierig ist, die mit ihrer sexuellen Orientierung kämpfen. Aufklärung tut not, aber die meisten Teens sind zu stolz oder zu schüchtern, um sich Rat zu holen. Für Eltern kann es außerordentlich frustrierend sein zu sehen, wie die geliebten Kinder erst durch leidvolle Erfahrungen lernen, aber es gibt keinen kürzeren Weg zu Einsicht und Erkenntnis. Irgendwann werden sie erwachsen und fähig, die Sache selbst zu klären. Nach der Pubertät gibt es Sex entweder im Überfluß, oder er ist Mangelware. Gelegenheitssex, kurze Liebesabenteuer oder eine erste Dauerbeziehung können die Zeit ab 18 zur emotionalen Achterbahnfahrt machen. Die soziale Bezugsgruppe entscheidet maßgeblich, wohin die Reise geht. Statistisch gesehen neigen schwule Männer dazu, sich Optionen offenzuhalten, während lesbische Frauen eher stabile Beziehungen bevorzugen. Wenn Frauen auf die 30 zugehen, beginnt die biologische Uhr zu ticken – zuerst gedämpft, dann immer lauter und unüberhörbar mit Mitte Dreißig. An die Eigenschaften eines Langzeitpartners muß man oft grundlegend andere Ansprüche stellen als an jemanden, mit dem man eine Affäre hat.

Mit dem Alter kommen Beständigkeit, feste Beziehungen und – mit etwas Glück – regelmäßiger Sex. Doch regelmäßiger Sex tendiert nun einmal dazu, regelmäßig zu sein. Um durch die Klippen von Monogamie und Monotonie zu steuern, braucht es Phantasie und Engagement. Mit Blick auf die Statistik läßt sich sagen, daß Männer und Frauen weltweit glücklicher und gesünder sind, wenn sie eine enge körperliche und sexuelle Beziehung ausleben können. Das Alter kann auch sexuelle Unsicherheit mit sich bringen – Gewichtszunahme, Erektionsstörungen. Ein Mangel an Selbstvertrauen und festgefahrene Verhaltensmuster können bedeuten, daß Sex zur Nebensache wird, aber es verstößt gegen ein grundlegendes menschliches Bedürfnis, ihn zu ignorieren. Sie spüren zwar nicht, wie sich die Erde dreht, aber es ist ein gutes Gefühl, zu wissen, daß sie nicht stehenbleibt.

Like a virgin

Ich will mein Geld zurück: Früher war es so, daß Jungen ihre Jungfräulichkeit so schnell wie möglich loswerden wollten, während Mädchen so lange wie möglich an ihr festhielten. Bevor es Kondome und andere Verhütungsmethoden gab, war dies durch die Angst vor einer Schwangerschaft begründet – und dadurch, daß es bei Männern keine Entsprechung für das Hymen (Jungfernhäutchen) gibt. Jahrhunderte hindurch war das Hymen das Symbol der Jungfräulichkeit. Wenn eine schamhaft errötende Braut zum ersten Mal penetriert wurde, riß das Hymen und zeigte unübersehbar an, daß vor ihrem Mann kein anderer sie dort berührt hatte. Heute wissen wir, daß 50 Prozent der Frauen bei diesem Vorgang nicht bluten, doch in alten Zeiten mußten Eltern, wenn die junge Braut keinen Fleck auf dem Laken hinterließ, dem Mann für ihren geminderten Wert Entschädigung zahlen.

Jungfrauen-Recycling: Im England der viktorianischen Ära war man anscheinend der Auffassung, daß sich Geschlechtskrankheiten durch Sex mit einer Jungfrau heilen ließen. Ein bestimmtes englisches Bordell machte sich diesen Umstand zunutze, indem es sogenannte Jungfrauen anbot, die ein ärztliches Zertifikat vorweisen konnten. Vor dem Sex mit einem neuen Kunden führte die »Jungfrau« ein blutgetränktes Schwämmchen in die Vagina ein. Der Druck, der während der Penetration auf den Schwamm ausgeübt wurde, erbrachte dann den erwünschten Beweis. Die Bedeutung der Jungfräulichkeit hielt sich bis in die 1950er Jahre. Ärzte in den USA nahmen damals regelmäßig kleine operative Eingriffe vor, die »Lover's knot« genannt wurden. Dabei wurden jungen Frauen, die bereits entjungfert waren, die Schamlippen mit ein paar Stichen enger genäht.

Ich bin vielleicht noch Jungfrau, aber meine Blowjobs sind allererste Sahne: Das Hymen war nie ein verläßlicher Indikator für Jungfräulichkeit, aber heute, wo junge Mädchen oft schon ab dem Auftreten ihrer ersten Periode Tampons benutzen, ist es noch unwichtiger geworden. Und was heißt Jungfräulichkeit überhaupt? Das Wörterbuch definiert eine Jungfrau so: »Eine Person (bes. eine Frau), die noch keinen Sexualverkehr hatte«. Es definiert Sexualverkehr als »das Eindringen des erigierten männlichen Penis in die Vagina einer Frau«. Heißt das etwa, daß eine Frau noch Jungfrau ist, wenn sie nur oralen Sex gehabt hat? Ist ein Mann noch Jungfrau, wenn er zwar penetrativen Analsex hatte, aber seinen Penis nie in eine Vagina gesteckt hat? Die Hervorhebung der vaginalen Penetration als den einen und einzigen sexuellen Akt ist überholt und, offen gesagt, reichlich naiv. Immer mehr Teenager haben oralen Sex, weil viele junge Leute diese Praxis für risikofrei halten, obwohl das nicht der Wirklichkeit entspricht. Was aber noch beunruhigender ist: Da die Mythen über die Bedeutung der Penetration nicht totzukriegen sind, sehen Heranwachsende im Lecken und Blasen ihrer Genitalien gar keinen intimen Akt mehr, der die gleiche Achtung verdient wie der Koitus.

Wir müssen miteinander reden

Generationensex: Die Medien zeichnen ein recht düsteres Bild von der nächsten Generation, aber Teenager sein war noch nie einfach, und vielleicht ist es heute schwerer denn je. Mit den Hormonen fertigzuwerden und Beziehungen zum anderen Geschlecht zu entwickeln ist schon hart genug, doch Teenager des 21. Jahrhunderts werden unablässig mit der Botschaft bombardiert, Sex sei alles. Zwar ist Sex omnipräsent, doch fehlt Eltern häufig der Mut, mit ihren Kindern über die Demütigungen und Gefahren von frühem Sex zu reden. Nur ein kleiner Prozentsatz der Teenager spricht von sich aus mit den Eltern über Sex. Sie beziehen ihr Wissen von Freunden, aus der Schule oder indem sie einfach probieren.

Sex ist unvermeidlich: Ob es einem gefällt oder nicht, als Vater oder Mutter hat man die Pflicht, seine Kinder gut zu informieren. Das ist leichter gesagt als getan. Mütter von Teenagern entwickeln mitunter ein gewisses Verständnis für Tiere, die ihre Jungen auffressen, und es gibt Teenager, die sich lieber die Zunge abbeißen würden, als mit ihren Eltern über etwas so Peinliches wie Sex zu reden. Man kann sich natürlich dafür entscheiden, mit seinen Kindern nicht über Sex zu sprechen, aber das wird sie nicht daran hindern, Sex zu haben. Junge Erwachsene müssen sich irgendwo informieren, also sollten Sie dafür sorgen, daß diese Informationen auch verläßlich sind. Verschaffen Sie Ihren Kindern den richtigen Einstieg, so daß sie wissen, wovon sie reden. Jungen erhalten meist weniger sexuelle Aufklärung. Ihre körperliche Entwicklung ist nicht so augenfällig wie die der Mädchen, und Mütter (laut Statistik der Elternteil, der hauptsächlich für die Aufklärung zuständig ist) kennen sich häufig in der männlichen Entwicklung nicht so gut aus. Die Gefahr einer Schwangerschaft läßt die Aufklärung von Mädchen zweifellos dringlicher erscheinen, doch im gegenwärtigen Klima brauchen Jungen ebensoviel Hilfe wie Mädchen.

Eine heikle Aufgabe: Wenn Sie mit Ihren Kindern über Sex reden, heißt das nicht, daß Sie sie zum Sex ermutigen, doch wenn Sie nicht offen sind, ist es für die Kinder schwierig, mit Ihnen über ihre Ängste bezüglich Sex und Beziehungen zu sprechen. Vielleicht müssen Sie erst einmal Ihre eigenen Vorstellungen vom Sex überprüfen, bevor Sie beginnen. Statt ihnen etwas vorzumachen, gestehen Sie Ihren Kindern ruhig, das Sie sich etwas verlegen und unsicher fühlen. Sex ist ein so schwieriges Thema, weil es mit den eigenen Gefühlen und mit Selbstvertrauen verwoben ist, aber ein gewisser Schuß Humor kann helfen, den Schleier zu lüften. Ungezwungene Gespräche, die sich auf etwas im Fernsehen oder in der Zeitung beziehen, sind für Ihr Kind leichter verdaulich. Das Thema bleibt »lebendig«, wenn es immer mal wieder in Gesprächen auftaucht. Ein langes »klärendes« Gespräch kann abschreckend wirken, und ein Kind bezieht sich dann eventuell nie wieder darauf.

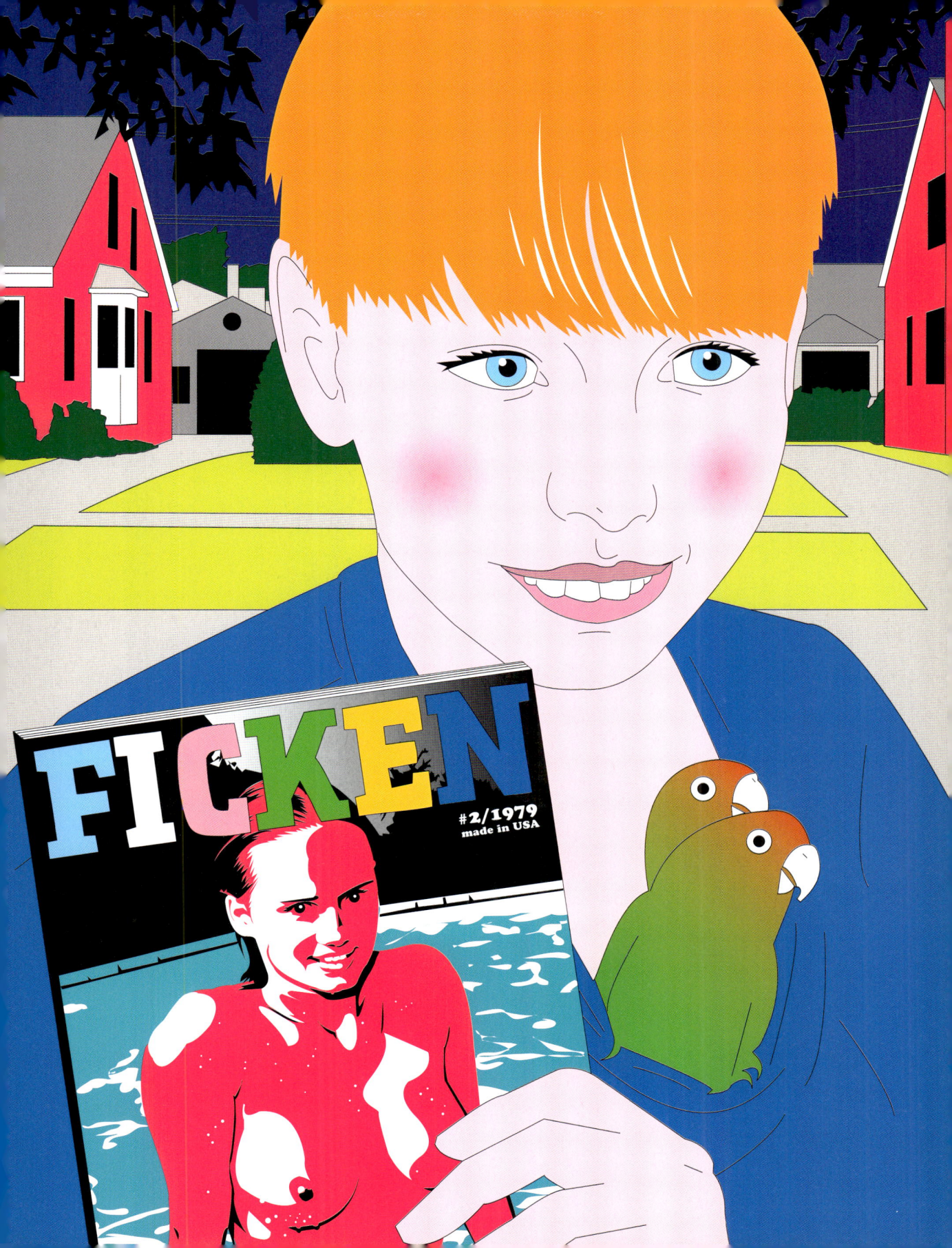

Ich nehme meine Aufgabe als Lehrer für Sexual- und Beziehungskunde sehr ernst. Ich weiß, daß das Thema manche Lehrer einfach verlegen macht. Vor allem, wenn die Kinder zu kichern anfangen. Ich sehe es aber so, daß Sexualkunde eines der wenigen Fächer ist, wo man sicher sein kann, daß die Klasse großes Interesse hat. Die Schüler haben dieses Interesse, weil sie das Wissen brauchen. Man muß das Beste daraus machen.
Mike, 57, USA

Ich habe meinen Kindern immer gesagt, was sie wissen wollten. Alle drei haben einfach die Fragen gestellt, die sich ihnen selbst gerade stellten. Wenn man mit kleinen Kindern offen und entspannt umgeht, ist es auch keine so große Sache, wenn sie Teenager sind.
Maggie, 47, USA

Ich bin 18, weiblich und wahrscheinlich die älteste Jungfrau der Welt. Ich erinnere mich, wie ich unbedingt meine Unschuld verlieren wollte, als ich 15 war, aber jetzt bin ich froh, daß ich gewartet habe. Ich finde nicht, daß man sich schämen muß, wenn man Jungfrau ist. Sex sollte zwischen zwei Menschen stattfinden, die sich lieben.
Chocoholic, 18, UK
Thesite

Beginnen Sie früh: In einer idealen Welt wären Eltern mutig genug, ihren Kindern gegenüber von Anfang an offen und ehrlich aufzutreten und ihnen reinen Wein einzuschenken. Kinder stellen alle möglichen Fragen, bevor sie in die Pubertät kommen. Die Art der Antworten, die sie darauf bekommen, bestimmt in hohem Maß ihr Verständnis von Sexualität. »Mama, warum fühlt es sich so schön an, wenn ich mich an dieser Stelle berühre?« – »Was ist das für ein Ding, das da zwischen deinen Beinen hängt?« – »Wie kommen Babys in deinen Bauch?« In der akuten Situation mag Ihnen der Storch kurzfristig aus der Klemme helfen, doch auf lange Sicht ist eine klare Antwort sicher von größerem Wert. Und formulieren Sie Ihre Antwort möglichst einfach – die Kinder können jederzeit nachfragen, wenn ihnen die Information, die sie erhalten haben, nicht genügt. Jedes Kind ist anders, und Sie müssen abschätzen, was für seine spezifische Entwicklungsstufe angemessen ist. Es mag sich vielleicht schockierend anhören, wenn jemand einem aufgeweckten Kind auf die Frage, wie Babys gemacht werden, erklärt, daß zu diesem Zweck ein Penis in eine Vagina eindringt, doch die Tatsache, daß Kinder diese Frage stellen, bedeutet tatsächlich, daß sie die Antwort wissen wollen. Es ist für Eltern nur natürlich, wenn sie die Unschuld ihrer Kinder bewahren und die Kleinen vor der großen bösen Welt beschützen wollen, aber wenn Sie die Wahrheit über Sexualität langsam und mit Bedacht im Lauf mehrerer Jahre einfließen lassen, werden Ihre Kinder einen Begriff davon haben, was sie erwartet, wenn sie in die Pubertät kommen.

Ähm, naja, äh, weißt du, es ist so: Viele Eltern können sich einfach nicht überwinden, über die praktischen Aspekte des Sex zu sprechen – oraler Sex und Masturbation sind zwei Themen, die Eltern eher nicht ansprechen. Wenn Sie als Jugendlicher das sexuelle Puzzle selbst mühsam zusammensetzen mußten, dann leuchtet Ihnen sicher ein, wie hilfreich ein offenes Gespräch sein kann. Die Sexualkunde in der Schule konzentriert sich auf Fortpflanzung, Verhütung und Schutz vor HIV, so daß Teenager die Grundlagen kennenlernen, aber vermutlich werden sie von den wesentlichen Feinheiten des sexuellen Glücks und des sexuellen Vertrauens kaum etwas wissen.

Selbsthilfe: Manche Teenager wollen einfach nicht über Sex reden, und dann braucht man ihnen auch nichts aufzuzwingen. Das Beste, was Sie tun können: Unterstützen Sie sie dabei, sich selbst zu informieren. Geben Sie ihnen ein gutes Buch über das Thema, legen Sie Informationsblätter an gut sichtbare Orte oder empfehlen Sie gute Websites. Wenn Sie das Gefühl haben, daß Ihre Tochter oder Ihr Sohn bereits sexuell aktiv ist, lassen Sie eine Schachtel mit Kondomen im Badezimmer stehen, und versichern Sie sich, daß er oder sie über Safer Sex und Verhütung gut Bescheid weiß.

Lieber beiße ich mir die Zunge ab!

Aber natürlich hatten eure Eltern Sex miteinander: Die Vorstellung, mit Erwachsenen über Sex zu sprechen, mag euch außerordentlich peinlich vorkommen, aber ihr solltet euch klarmachen, daß sie in ihrem Leben mit hoher Wahrscheinlichkeit – O Gott, was für ein Gedanke! – schon sehr viel öfter Sex hatten als ihr. Ein Vorteil des Redens mit Eltern oder Erziehungsberechtigten ist, daß ihr ihnen nicht vormachen müßt, ihr wüßtet schon alles. Es wird sie wahrscheinlich sogar beruhigen, wenn ihr nicht schon über alles Bescheid wißt.

Stellt Fragen! Wenn ihr etwas wissen wollt, dann fragt. Euren Eltern ist es unter Umständen ebenso peinlich wie euch, das Thema anzusprechen, doch genügt manchmal eine einzige Frage, um das Eis zu brechen. Wenn ihr Furcht habt, eure Frage könnte als Zeichen dafür aufgefaßt werden, daß ihr sexuell aktiv seid, liegt ihr bis zu einem gewissen Grad wohl richtig. Wenn ihr eure Mutter plötzlich nach Blowjobs fragt, wird sie davon ausgehen, daß ihr Sex habt oder bald welchen haben werdet. Erklärt ihr, daß Theorie nicht unbedingt Praxis bedeuten muß, auch wenn letztere sich schließlich nicht vermeiden läßt. Wenn eure Eltern nicht auf euch eingehen oder ihre religiösen oder kulturellen Ansichten den euren widersprechen, dann redet mit jemandem, dem ihr vertrauen könnt. Ihr könnt auch ins Internet oder in die Bücherei gehen, um Genaueres zu erfahren. Nichts kann euch vollständig auf eure erste sexuelle Erfahrung vorbereiten, doch es gibt Selbstvertrauen, wenn man weiß, was einen erwartet und wie man damit umgeht.

Er war circa 30 Zentimeter lang: Jungen wie Mädchen sprechen über persönliche Dinge lieber mit ihren Freunden oder Freundinnen. Das Problem ist nur, daß die meisten Gleichaltrigen keine nennenswerten sexuellen Erfahrungen haben und demnach keine sprudelnde Informationsquelle sind. Viele Jugendliche geben vor, sexuell erfahrener zu sein, als sie sind, weil sie Angst davor haben, sich selbst als Jungfrauen zu outen. Diskussionen finden oft im Freundeskreis statt, und der Vergleichsdruck mit den anderen kann es sehr schwer machen, Furcht, Gefühle und fehlende sexuelle Erfahrung einzugestehen.

Sozialisierung: Untersuchungen zeigen, daß Mädchen eher die emotionalen Aspekte von Beziehungen diskutieren, während Jungen mehr an den technischen Fragen interessiert sind. Das hat zum Teil mit ihrer Sozialisation zu tun. Jungen und Mädchen glauben, daß sie sich auf eine bestimmte Weise verhalten müssen, um die an sie gerichteten Erwartungen zu erfüllen. Was auch immer die Gründe dafür sind – Jungen im Teenageralter werden kaum je zugeben, daß sie emotionale Unterstützung brauchen, und gleichaltrige Mädchen werden ebensowenig zugeben, daß sie einfach nur wilden Sex wollen – obwohl beide Geschlechter wahrscheinlich ein bißchen von beidem wollen und brauchen.

Das erste Mal mit einem neuen Typen finde ich schrecklich. Wie kannst du ihm klarmachen, daß du gern noch etwas warten willst? Ich frage mich, wie Leute es jahrelang ohne Sex schaffen.
Sad&pathetic, USA

Sex ohne Liebe ist okay, wenn sich alle Beteiligten über diese Spielregel einig sind. Manchmal ist sexuelle Befriedigung für Menschen notwendig. Ich persönlich würde keinen Sex ohne tiefere Gefühlsbeteiligung haben wollen, aber es besteht wohl kaum ein Zweifel, daß manche Leute guten Sex ohne Liebe haben.
Anya, 18, Kanada
Kuma 2

Ich glaube, daß Eltern das Gefühl haben, selbst nicht genug über Sex zu wissen, und das läßt sie davor zurückschrecken, mit ihren Kindern darüber zu sprechen. Sie hoffen einfach, daß die Schule das für sie erledigt. Aber man muß kein Biologielehrer sein, um zu wissen, wie die Sache vonstatten geht, und alles, was man nicht weiß, kann man in Büchern nachschlagen.
James, 42, UK

Aufklärung

Sexualerziehung: In Deutschland sind alle staatlichen Schulen zu sexuellem Aufklärungsunterricht verpflichtet. Wenngleich die festgelegten Aufgaben und Ziele einer umfassenden Sexualerziehung im großen und ganzen ähnlich definiert sind, variieren sie von Bundesland zu Bundesland. In ländlichen und traditionell katholisch geprägten Gebieten wird man den Unterricht anders gestalten als etwa in großen Städten wie Berlin oder Hamburg. Fächerübergreifend sollen Schüler mit den biologischen, ethischen, religiösen, kulturellen und sozialen Aspekten menschlicher Sexualität vertraut gemacht werden. Neueste Untersuchungen zeigen aber, daß sich die Mehrheit der Jugendlichen in Deutschland nur unzureichend informiert fühlt. Sie beklagen, daß zu selten auf ihre Bedürfnisse eingegangen wird und daß viele wichtige Fragen der Sexualität im Unterricht gar nicht erst angesprochen werden.

Der Schwerpunkt: In der Praxis handelt Sexualkunde-Unterricht in der Schule hauptsächlich immer noch von Biologie: die Hauptstadien des menschlichen Lebenszyklus; die körperlichen und emotionalen Veränderungen, die in der Pubertät stattfinden; das menschliche Fortpflanzungssystem; die Fortpflanzung als Quelle genetischer Variation; und wie das Geschlecht bei Menschen zustande kommt. Durch die Nachdrücklichkeit, mit der im Sexualkunde-Unterricht die Fortpflanzung behandelt wird, läßt sich der Verdacht nicht von der Hand weisen, daß er sich hauptsächlich an Mädchen wenden soll. Auch daß überwiegend Frauen diesen Bereich unterrichten, schafft für Jungen weitere Distanz. Vielleicht ist eine auf Computerprogramme gestützte Aufklärung – wie die von der Bundeszentrale für gesundheitliche Aufklärung herausgegebene multimediale CD-ROM (loveline) – eine gute Chance für junge Leute, sich ohne äußeren Druck zu informieren.

Natürlich haben Behinderte Sex: Vielen Menschen kommt die Verbindung von Sex und Körperbehinderung merkwürdig vor, aber behinderte Menschen haben dieselben Sehnsüchte, Hoffnungen, Phantasien und Ängste wie andere Menschen auch. Weil sie besonderen Beschränkungen unterliegen – etwa mangelnde Unabhängigkeit oder mangelnde Gelegenheit –, müssen Lehrer und Eltern von behinderten Kindern einen Weg finden, mit ihnen über ihre Behinderung und deren möglichen Einfluß auf ihre Sexualität zu sprechen. Die meisten Menschen leiden vor allem unter sozialen und psychologischen Benachteiligungen, nicht so sehr unter der körperlichen Behinderung selbst. Es ist wichtig, daß behinderte junge Menschen wissen, wie sie Hilfe erhalten können, zum Beispiel, um geführt oder über Stufen gehoben zu werden, und wann es angemessen ist, um Hilfe zu bitten. Jeder Behinderte hat ein Recht auf umfassende sexuelle Aufklärung und auf die Würde einer anerkannten sexuellen Identität. Jeder Behinderte muß die Möglichkeit haben, frei gewählte Beziehungen einzugehen.

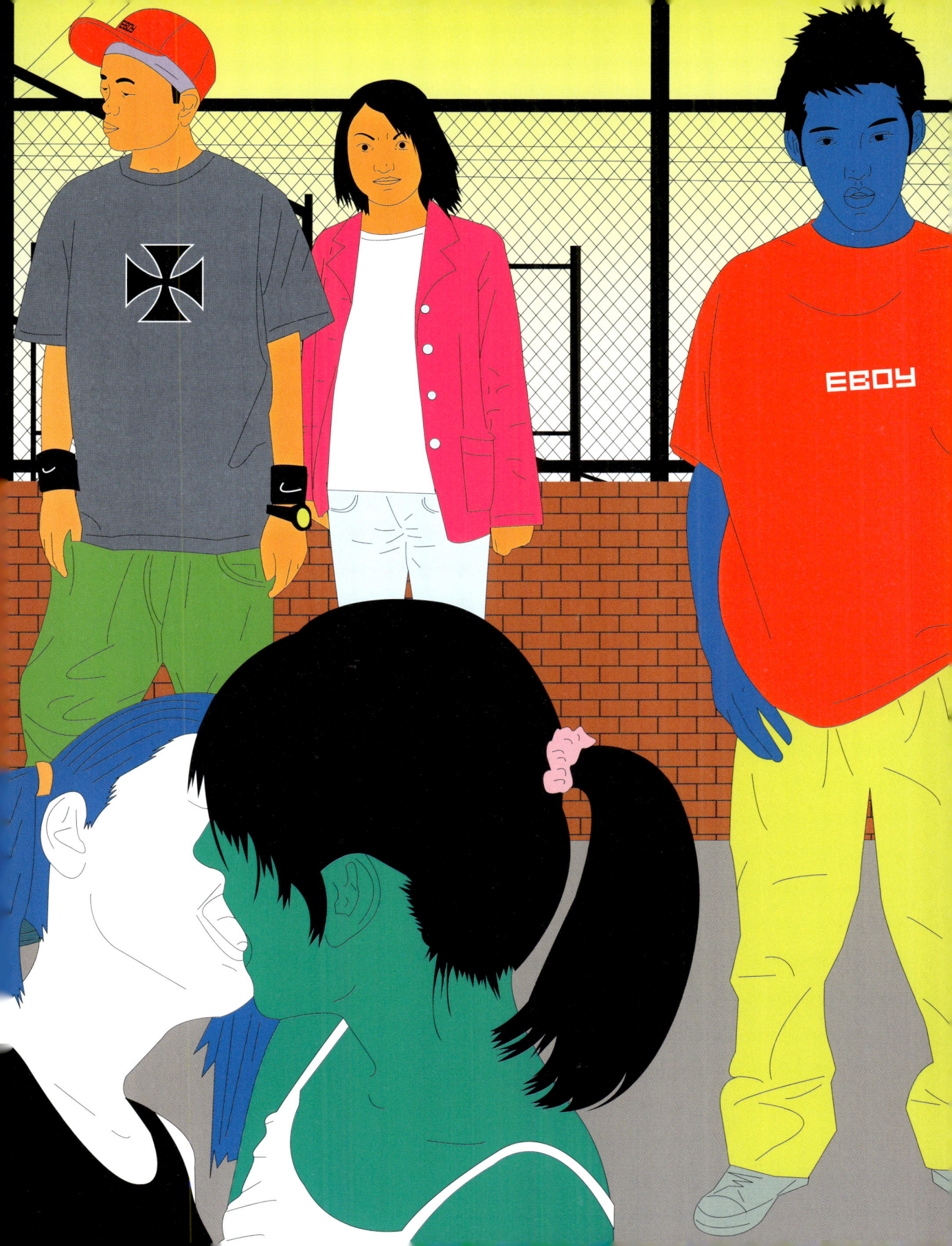

Das erste Mal

Die Kirche sagt: »Nicht, bevor ihr verheiratet seid.« Die Medien sagen: »Nicht, bevor ihr euch wirklich liebt.« Und in der Szene, der ich angehöre, der Schwulen-, Lesben- und Lederszene, heißt es: »Tu's, wenn du das Gefühl hast, es ist richtig für dich.«
Karise, 25, USA
Lovenet

Ich bin 16 und sehne mich danach, meine Unschuld zu verlieren – aber nur mit dem richtigen Mann. Ich würde liebend gern bis zur Hochzeitsnacht warten, aber ich bezweifle sehr, daß ich bis dahin durchhalte!
Star, 16, UK
Thesite

Seien wir doch ehrlich. Die meisten Jungs tun zwischen 13 und 20 alles, um ihre Unschuld zu verlieren. Und die meisten Mädchen tun alles, um sie zu behalten.
Slayer, 15, USA

Mein Freund bettelte mich an. Er brauche es ganz dringend, mit mir zu schlafen. Ich bin sicher, daß es so war, aber ich finde, das Ganze lag mehr in seinem als in meinem Interesse.
Catherine, 16, Irland

Einige wenige werden zum Sex regelrecht genötigt. Und zwar fast immer von Leuten, mit denen sie eng befreundet sind.
Chica, 15, UK

Ein unvergeßliches Erlebnis: Meist führt die erste sexuelle Begegnung nicht zur Penetration. Obgleich der Verlust der Jungfräulichkeit als das größte Ereignis eurer Jugend angepriesen wird, ist es in Wirklichkeit oft eine Riesenenttäuschung. »Die Hitze des Augenblicks« ist gewöhnlich die Reibungshitze auf dem Teppichboden, und die »zärtlichen Koseworte« sind eine Kombination aus »Ist er schon drin?« und »Ich konnte es nicht mehr halten!«. Interessanterweise ist der erste Sex oft unerfreulich, aber dennoch vergessen wir ihn nie. Mehr als 99 Prozent der Menschen erinnern sich an das erste Mal. Also: Wer immer dieses Buch liest und seine Unschuld noch nicht verloren hat, der sorge dafür, daß sein erstes sexuelles Erlebnis angenehm verläuft, denn diese Erinnerung bleibt haften.

Sexuelle Mündigkeit: Der Staat legt nicht fest, ab welchem Alter Minderjährige sexuell miteinander verkehren dürfen. Das Gesetz schützt lediglich Minderjährige vor sexuellem Mißbrauch. Im Strafgesetzbuch (StGB) ist festgeschrieben, welche sexuellen Handlungen mit oder an Minderjährigen strafbar sind. Wer sexuelle Handlungen an einer Person unter 14 Jahren vornimmt oder an sich von dem Kind vornehmen läßt, wird grundsätzlich bestraft. Sexuelle Handlungen zwischen einer schon etwas älteren minderjährigen Person und einer Person, die volljährig ist, können auch dann unter Strafe stehen, wenn beide Personen freiwillig miteinander verkehren.

Druck von Gleichaltrigen: Obgleich man annehmen möchte, daß die Entscheidung, wann Mädchen ihre Unschuld verlieren, maßgeblich von seiner gleichaltrigen Bezugsgruppe beeinflußt wird, weisen Statistiken aus, daß nur 14 Prozent der Mädchen mit 15 Jahren und 10 Prozent der Jungen mit 15 Jahren Geschlechtsverkehr hatten, um es ihren Freunden gleichzutun. Auch ist interessant, daß 49,1 Prozent der Mädchen und 26,3 Prozent der Jungen es bedauerten, so früh Sex gehabt zu haben.

Stell dich nicht so an! Der Druck, Sex auszuüben, kommt sehr viel eher von einem Partner, und vielen jungen Mädchen fällt es offenbar schwer, nein zu sagen. Es besteht kein Zweifel, daß viele junge Mädchen Sex haben, ohne ihn eigentlich zu wollen und ohne einen Orgasmus zu erleben. Die klassischen Sätze, bei denen ihr hellhörig werden solltet, lauten: »Ich liebe dich, und wie soll ich wissen, daß du mich auch liebst, wenn du nicht mit mir schläfst?« – »Wenn du nicht mit mir schläfst, mache ich Schluß.« – »Du bist wohl frigide!« – »Erst machst du mich scharf, dann willst du nicht.« Diese Sätze sind manipulativ, verfehlen ihre Wirkung auf verliebte Teenager aber häufig nicht. Es ist zwar schwierig, den Überblick zu behalten, wenn man emotional besonders involviert ist, doch denkt immer daran, daß ihr ein Recht habt, nein zu sagen. Niemand, der euch wirklich liebt, wird euch zu sexuellen Handlungen zwingen, die ihr nicht wollt. Vertraut eurem Instinkt, und wenn ihr euch unsicher seid, dann wartet lieber.

Vorbereitung: Sex ist mehr als nur der Koitus. Es ist in diesem Stadium vielleicht hilfreich, eine Liste darüber aufzustellen, was ihr machen wollt und was nicht. Wenn ihr das Glück habt, jemand Nettes zu treffen, haltet euch an eure Liste, aber es ist auch kein Weltuntergang, wenn ihr weiter als beabsichtigt geht – wir sind nur Menschen.

Schutzmaßnahmen: Das Kondom ist die verbreitetste Verhütungsmethode beim ersten Sex, auch wenn zu viele Jugendliche immer noch ihrem Glück vertrauen. Eine Studie der Bundeszentrale für gesundheitliche Aufklärung ergab, daß für ein Drittel der Jugendlichen »das erste Mal« völlig überraschend kommt. Es ist also sinnvoll, wenn ihr immer Kondome dabeihabt. Man weiß ja nie.

Obwohl die allermeisten Jugendlichen darin übereinstimmen, daß es vernünftig ist, Kondome bei sich zu haben, schämen sich doch 52 Prozent der Mädchen und 45 Prozent der Jungen, sie zu kaufen. Es hat einen Schuß Ironie, wenn man sich vorstellt, daß ein Mädchen nur deshalb schwanger wird, weil sie oder ihr Partner zu schüchtern war. Gleichwohl ist es auf dem Land schwieriger, an Kondome heranzukommen, als in der Stadt. Automaten in Toiletten von Gaststätten sind vielleicht eine diskrete Alternative.

Sex haben: Wenn man es irgendwo macht, wo es unbequem oder unpassend ist, oder wenn man in Hetze ist, weil man Angst hat, erwischt zu werden, ist das die beste Garantie für miserablen Sex. Sucht euch einen sicheren Ort, und macht es euch bequem, aber denkt dran, beim Sex ist es ähnlich wie beim Kochen – man kann das Rezept und alle Zutaten haben, und trotzdem brennt der Kuchen an (passiert wahrscheinlich kein zweites Mal). Täuscht nicht vor, wie gut es war oder wie toll es sich angefühlt hat. Ihr müßt in der Lage sein, ehrlich zu reden, zu sagen, was sich gut anfühlt, Kondome vorzuschlagen und nein zu sagen, wenn ihr euch eines anderen besinnt.

Zum Schluß: Die Entscheidung für Sex ist nur dann gefährlich, wenn ihr euch nicht vor einer Schwangerschaft und vor STIs schützt. Die Entscheidung für den Sex macht nur dann angst, wenn ihr das Gefühl habt, daß ihr dazu gezwungen werdet. Die Entscheidung für den Sex ist nur dann schädlich, wenn euch der Akt mit negativen Gefühlen erfüllt. Wenn ihr aber mit einem Kondom, einem willigen Partner und einer großen Dosis Lust ausgestattet seid, ist die Entscheidung für den Sex keine Entscheidung – sondern das reine Vergnügen.

Ich weiß, es ist für einen Mann nicht selbstverständlich, aber ich behalte die Dinge lieber für mich. Das erste Mal war bei mir mit dem Mädchen, das eine Jahrgangsstufe über mir war, und sie hat es dann überall herumerzählt. Und sie hat ihnen erzählt, daß es bei mir das erste Mal war. Ich war ganz schön angeschissen, und wir haben seither nicht mehr miteinander gesprochen. Irgendwie hatte ich danach das Gefühl, ich hätte es besser bleiben lassen sollen.
Jonas, 17, Neuseeland

Tu es nicht nur anderen zum Gefallen. Es macht viel mehr Spaß und den Sex besser, je mehr Zeit du dir damit läßt.
Ilene, 18, UK

Es ist mir egal, was die sogenannten Experten sagen. Ich habe es gemacht, als ich noch sehr jung war, und zwar mit jemandem, mit dem ich kein Verhältnis hatte – und es war umwerfend gut. Ich habe danach nicht wieder aufgehört.
Anon, 18

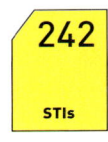

Sexuelle Orientierung

Manche jungen Leute scheinen schon von Anfang an zu wissen, ob sie hetero oder schwul sind, andere entdecken ihre sexuelle Orientierung erst sehr viel später. Die Pubertät ist körperlich und emotional eine verwirrende Zeit, und die meisten Jugendlichen leiden an einer gewissen sexuellen Unsicherheit. Teenager »verknallen« sich oft in jemanden aus ihrer näheren Umgebung (den Lehrer, den besten Freund oder den Vater einer Freundin). Wenn ein Mädchen auf ein reines Mädcheninternat geht, kann es sein, daß sich ihre Zuneigung nichtmännlichen Zielen zuwendet, das heißt aber nicht, daß sie als Erwachsene lesbisch wird. Manchmal führt Neugier zu einer gleichgeschlechtlichen sexuellen Begegnung. Wenn es Spaß macht, ist sie beliebig wiederholbar, aber oft wird sie auf das Erfahrungskonto gebucht. Sexualität braucht Zeit, um sich zu entwickeln. Sie wächst langsam und stabilisiert sich nicht sofort. Gefühle, Sehnsüchte und Beziehungen zeigen jungen Menschen schließlich, wohin sie gehören. Und nicht zu vergessen: Statistiken geben nur wieder, was die Leute über sich sagen, und das ist nicht unbedingt die ganze Wahrheit.

Heterosexuelle (Heteros, Heteras): Menschen, die sexuelle Beziehungen nur oder überwiegend zum jeweils anderen Geschlecht haben.

Homosexuelle (Schwule oder Lesben): Menschen, die sexuelle Beziehungen nur oder überwiegend zu Angehörigen ihres eigenen Geschlechts haben. Schätzungen besagen, daß in Deutschland circa 10 Prozent der Bevölkerung schwul oder lesbisch sind. (Genaue Zahlen fehlen, denn aus Angst vor Diskriminierung verheimlichen viele Schwule und Lesben ihre sexuelle Orientierung.)

Bisexuelle: Menschen, die von beiden Geschlechtern angezogen werden. Sie können sowohl mit Männern wie mit Frauen Beziehungen haben, doch gewöhnlich nicht zur gleichen Zeit.

Transgender/Transsexuelle: Menschen, die biologisch ein bestimmtes Geschlecht haben, sich psychisch aber dem anderen Geschlecht zugehörig fühlen.

Intersexuelle: Menschen, die mit Genitalien geboren werden, die sich nicht eindeutig als männlich oder weiblich bestimmen lassen. Manche haben weibliche Genitalien, aber zugleich männliche Gene – oder umgekehrt. Einer unter 2000 Menschen ist intersexuell, und häufig wird ein chirugischer Eingriff vorgenommen, was bei den Betroffenen nicht selten Identitätsprobleme zur Folge hat.

Pomosexuelle: Menschen, deren Identität nicht durch ihr Sexualleben definiert wird.

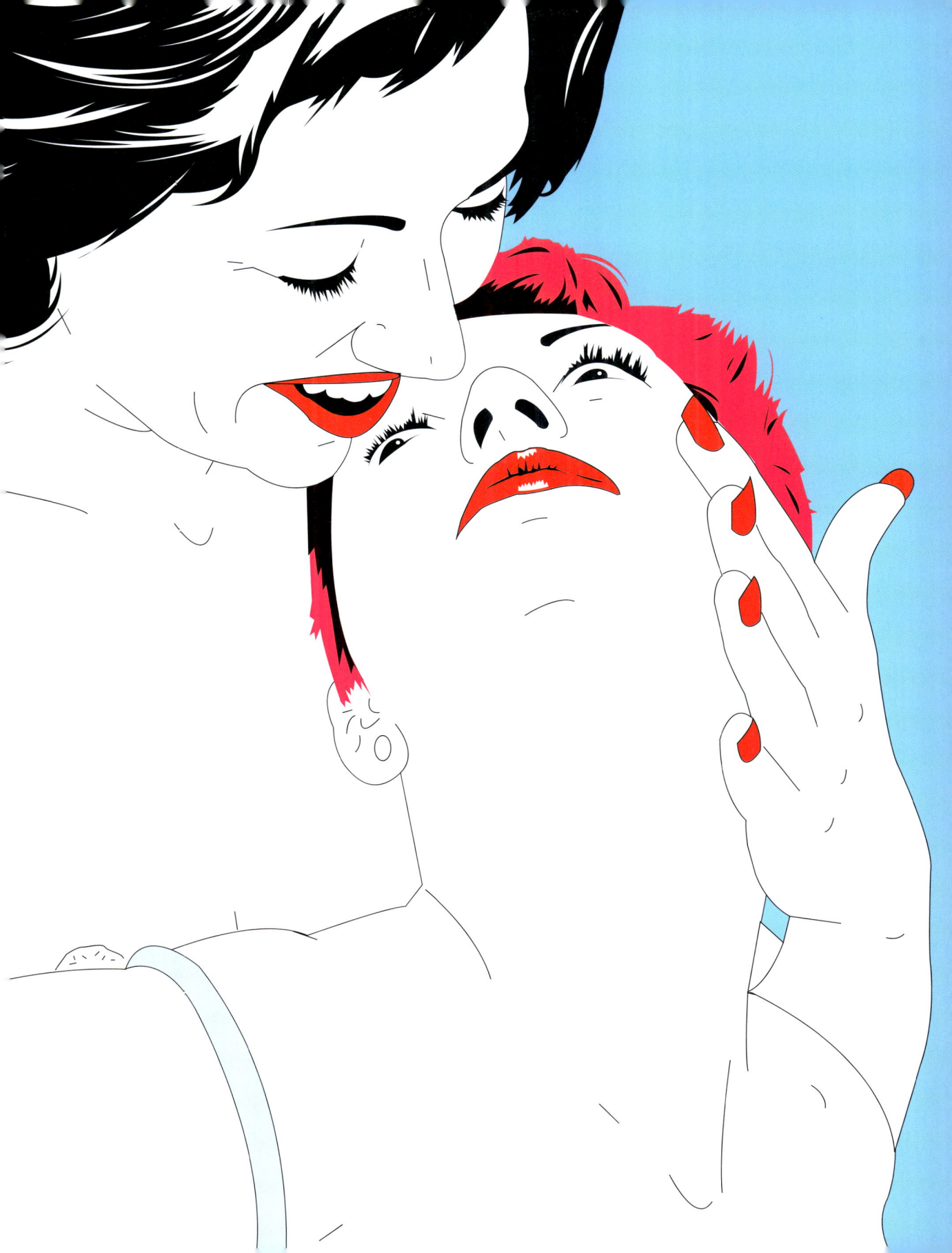

Coming-out

Coming-out ohne Stolpern: Die Entscheidung, seine sexuelle Orientierung publik zu machen, kann deutlich erschwert werden, wenn die eigene Familie der Homosexualität ablehnend gegenübersteht. Machen Sie es sich nicht unnötig schwer, und sprechen Sie zuerst mit einem engen Freund, zu dem Sie Vertrauen haben, statt mit einem Angehörigen. Viele Leute finden es am heikelsten, ihre Eltern über die Art des eigenen Liebesbedürfnisses in Kenntnis zu setzen. Es ist vielleicht einfacher, mit den Geschwistern anzufangen und zuerst sie auf die eigene Seite zu bekommen. Dennoch ist es wahrscheinlich sinnvoll, den Eltern reinen Wein einzuschenken. Das verhindert, daß sie es durch Klatsch erfahren, und es bedeutet, daß Sie mit Ihrem Sozialleben ehrlich umgehen können.

Was sollen wir den Enkeln sagen? Sie haben wahrscheinlich nicht wenig Zeit gebraucht, um sich selbst an den Gedanken zu gewöhnen, also sollten Sie auch Ihrer Familie und Ihren Freunden genügend Zeit geben. Vielleicht glauben Ihre Lieben, daß Sie sich Ihr Leben selbst schwer machen, und Ihre Eltern treibt wahrscheinlich die Sorge um, daß Sie die sogenannten wichtigen Dinge im Leben verpassen, etwa Ehe und Kinder. Sie selbst werden davon nichts hören wollen, aber darin steckt doch ein Körnchen Wahrheit, und es sollte nicht von vornherein als negative Reaktion verstanden werden. Es ist schlicht ein Zeichen dafür, daß Ihre Familie an Ihrem Wohlergehen und Glück Anteil nimmt. Tatsächlich ist eine Reaktion, die zu Diskussionen führt, immer positiv. Mit der Zeit gelingt es den Menschen, sich auf die neue Situation einzustellen. Was jetzt unlösbar erscheint, kann sehr viel besser aussehen, wenn sie sich daran gewöhnt haben.

Es wird keine Enkel geben: Eltern denken manchmal mehr an ihre eigenen Belange – »Was werden die Nachbarn sagen?« – als an die ihrer Kinder und möchten es vielleicht zunächst geheimhalten. Ob Sie sich darauf einlassen, ist Ihre Entscheidung, aber wenn Sie es einmal Ihren Eltern gesagt haben, wird es Ihnen wahrscheinlich nicht viel ausmachen, wenn auch andere Leute davon erfahren. Eltern machen sich manchmal Vorwürfe, weil sie glauben, daß die Sexualität ihrer Kinder mit ihrem Versagen zusammenhängt. Versuchen Sie Ihr Bestes, ihnen dieses Schuldgefühl zu nehmen. Es geht Ihnen gut, also braucht sich auch niemand schuldig zu fühlen. Ihre Eltern versuchen vielleicht, Sie davon zu überzeugen, daß Sie nicht schwul oder lesbisch sind, weil Sie keinem homosexuellen Stereotyp entsprechen. Es kann eine Weile dauern, bis Eltern erkennen, daß Lesbischsein nicht automatisch bedeutet, sich den Kopf zu rasieren und im Blaumann herumzurennen, und daß ein schwuler Mann nicht unbedingt zur kreischenden Tunte mutiert. Manche Eltern versuchen ihren Kindern einzureden, das Ganze sei nur eine Phase, oder sie sehen schlechten Einfluß am Werk. Dieser Verdacht kann Ihren Partner treffen, also lassen Sie sich Zeit, bevor Sie ihn Ihren Eltern vorstellen.

Ablehnung: Negative Einstellungen zur Homosexualität beruhen manchmal auf kulturellen, religiösen oder moralischen Grundüberzeugungen. Wenn dem so ist, müssen Sie damit rechnen, daß Ihre Familie sich mit Ihrer Sexualität nie ganz abfinden wird. In schwierigen Fällen empfiehlt es sich, einen Brief zu schreiben – das gibt Ihnen Gelegenheit, Ihre Gedanken zu ordnen. Ein Coming-out per Brief gibt auch Ihrer Familie die Chance, sich in Ruhe mit der Situation zu beschäftigen. Unterstützung gewähren eine Anzahl von Organisationen, die schwule Männer und lesbische Frauen mit spezifischem ethnischem oder religiösem Hintergrund beraten.

Zwischen den Stühlen: Ironischerweise haben bisexuelle Menschen es oft schwerer, ihre Sexualität zu erkennen und sich zu ihr zu bekennen. Bisexualität wird nicht selten als ein Durchgangsstadium von hetero zu schwul oder lesbisch angesehen. Während das für einige Menschen zutreffen mag, bleiben andere ihr ganzes Leben lang bi. Bisexuelle Menschen haben manchmal das Gefühl, daß sie nirgendwo dazugehören, weil es eine vorherrschende Heterokultur gibt und daneben blühende schwule und lesbische Szenen, aber nichts, was spezifisch auf Bisexuelle zugeschnitten wäre. Wenn Sie Unterstützung suchen, probieren Sie es telephonisch bei Lesben- und Schwulenorganisationen, und fragen Sie, ob man Ihnen eine bisexuelle Kontaktgruppe nennen kann.

Wo Aufklärung gutgetan hätte

- Outen Sie sich vor einzelnen Personen, und vermeiden Sie Ihr Coming-out während eines Streits. Offenbaren Sie sich nicht aus einer Laune heraus, insbesondere nicht unter dem Einfluß von Alkohol. Sie bereuen es sonst vielleicht am nächsten Morgen!
- Gehen Sie sicher, daß Sie Ihr Coming-out aus eigenem Antrieb vorantreiben, denn häufig übt ein Partner Druck aus. Ebnen Sie selbst den Weg für die Vorstellung Ihrer oder Ihres Geliebten – eine Einladung zum sonntäglichen Mittagessen kommt wahrscheinlich nicht von selbst.
- Vergessen Sie nicht, genau hinzuhören, was die Menschen Ihnen sagen. Geben Sie ihnen Zeit, zu reagieren und über das nachzudenken, was Sie ihnen eröffnet haben. Die Dynamik der Ereignisse reißt einen schnell einmal mit, und man vergißt, welche Wirkung das Coming-out auf andere hat. Machen Sie allen klar, daß Sie wissen, was Sie tun, und daß Sie Safer Sex praktizieren.
- Wenn Sie noch zur Schule gehen, dann bringen Sie erst in Erfahrung, wie es an Ihrer Schule mit der Vertraulichkeit aussieht. Sagen Sie Ihren Lehrern und Klassenkameraden oder -kameradinnen nichts, wenn Sie nicht wollen, daß Ihre Eltern etwas erfahren. Klatsch verbreitet sich schnell.

Ich glaube, ich bin bi, weil mir manche Leute einfach gefallen, unabhängig von ihrem Geschlecht. Manchmal fühle ich mich wie eine Betrügerin, weil ich zwar Sex mit anderen Frauen hatte, aber meine längeren Beziehungen immer nur mit Männern habe. So hatte ich zum Beispiel nie das Trauma eines Coming-outs gegenüber meiner Familie usw. – Ich meine, wenn sie fragen würden, würde ich es ihnen sagen, aber weil ich immer einen Freund habe, argwöhnen sie nichts.
Natasha, 26, UK

Ich habe mich in Gesellschaft von Mädchen immer wohler gefühlt als in der von Jungs. Ich wollte keinen Freund, obwohl meine Freundinnen mich drängten, mir einen zu angeln, weil sie selbst Freunde hatten.
Bryony, 39, UK

Ich glaube, Homosexualität macht Familien so lange Angst, bis sie die ganzen unsinnigen Geschichten nicht mehr glauben. Ich schätze, sie sind auch besorgt, weil es nicht einfach ist, anders zu sein. Meine Kinder haben mich einmal gefragt, ob ich erwarten würde, daß sie homosexuell werden. Ich sagte ihnen, daß ich es nicht hoffte, sie aber unterstützen würde, wenn es so wäre. Es ist viel einfacher, hetero zu sein.
Lou, 56, Kanada

Ungeplante Schwangerschaft

Ich wollte unbedingt, daß meine Freundin das Baby behielt, und meine Mutter auch. Meine Schwester starb, als ich 22 war, und meine Mutter ist nie darüber hinweggekommen. Meine Freundin fand, daß sie mit 20 noch zu jung war, um ein Kind zu bekommen. Es kam zwischen ihr und meiner Mutter zum Streit, als sie sagte, daß sie sich nicht sicher sei, ob sie es bekommen wolle, und ich saß zwischen allen Stühlen. Ich wußte, daß meine Mum sich um das Baby kümmern würde, so daß meine Freundin sogar weiterhin aufs College gehen konnte. Am Ende ließ sie es abtreiben und sagte mir noch nicht einmal etwas davon. Ich hatte das Gefühl, daß ich zwei Menschen verloren hatte: meine Freundin und mein Kind. Meiner Mutter brach's damals das Herz. Im Rückblick ist mir klar, daß meine Freundin sich in der Falle fühlte. Meine Mutter hätte nicht von ihr erwarten dürfen, meine Schwester zu ersetzen. Ich mache seit längerer Zeit eine Therapie und kann das alles sehen, aber damals konnte ich es nicht.
Joe, 25, USA

Ich hab mal gesehen, wie mein Bruder und die Frau, mit der er eine Affäre hatte, aus einer Abtreibungsklinik kamen. Es ist schwer, in solchen Situationen die richtigen Worte zu finden.
Giles, 43, UK

Ich bin's, ich bin's nicht, ich …: Sichtbarstes Anzeichen für eine Schwangerschaft ist das Ausbleiben der Periode. Einige Frauen verspüren körperliche Anzeichen und wissen unmittelbar, daß sie schwanger sind. Übelkeit, Erbrechen, Schwindelgefühle, Brustempfindlichkeit, ständiger Druck auf der Blase und Verdauungsstörungen – all das können Indikatoren sein. Andere Frauen haben keinerlei Symptome. Wenn Sie unregelmäßige Perioden haben und an einer Erkrankung oder an Eßstörungen leiden, kann Ihre Periode ausbleiben oder unberechenbar sein, aber dennoch können Sie schwanger werden. Schwangerschaftstests, die Sie zu Hause selbst durchführen, sind der schnellste und unkomplizierteste Weg, um festzustellen, ob Sie schwanger sind. Sie können ab dem 19. Tag nach ungeschütztem Sex durchgeführt werden. Wenn der Test negativ ist und Sie dennoch das Gefühl haben, schwanger zu sein, sollten Sie Ihren Gynäkologen aufsuchen. In Deutschland können Sie Schwangerschaftstests in jeder Apotheke kaufen oder kostenlos beim Gynäkologen vornehmen lassen.

Hilfe? Wenn Sie nicht wissen, was Sie tun sollen, und Ihr Partner Ihnen nicht helfen kann oder will, können Sie bei Ihrem Arzt oder bei einer der Familienberatungsstellen Rat einholen. Wie stark auch immer der Druck sein mag, vergessen Sie nicht, daß es allein Ihre Entscheidung ist, was Sie tun werden.

Die Vermeidung des Themas: Viele Mädchen fürchten sich so sehr davor, Ihren Eltern eine Schwangerschaft zu gestehen, daß sie es möglichst lange vor sich herschieben. Doch je früher Sie sich der Situation stellen, um so mehr Optionen haben Sie. Wenn Sie es nicht ertragen, sich jemandem zu eröffnen, rufen Sie anonym eine Selbsthilfegruppe an, oder nehmen Sie Kontakt zu einer kirchlichen beziehungsweise städtischen Beratungsstelle auf. Erfahrene Beraterinnen oder Berater werden Ihnen helfen, all Ihre Optionen abzuwägen. Ihr Partner ist anfangs vielleicht auf Ihrer Seite, doch wenn Sie sich entscheiden, das Baby zu bekommen, können Sie den Vater nicht gegen seinen Willen zwingen, sich zu beteiligen.

Nicht nur Teenager machen Fehler: Nicht nur Teenager haben ungewollte Schwangerschaften. Viele Frauen zwischen 20 und 40 machen bei der Verhütung Fehler und werden schwanger. Wenn sie gerade an ihrer beruflichen Karriere basteln oder mit ihrem Partner unglücklich sind, kann die Entscheidung für oder gegen eine Abtreibung ebenso traumatisch sein wie in jüngeren Jahren. Da die biologische Uhr zusehends lauter tickt, spielt auch die Furcht eine Rolle, daß es vielleicht die letzte Möglichkeit ist, ein Kind zu bekommen. Ein Kind zu haben ist aber eine ernste und lebenslange Verpflichtung, und für viele Frauen ist die Abtreibung eine vernünftige Option. Abgesehen davon bedauern viele Frauen, abgetrieben zu haben, während nur wenige Frauen bedauern, ein Kind zu haben.

Männer können sich auf den Kopf stellen: Sie haben vielleicht das Gefühl, daß Sie nichts richtig machen können. Wenn Sie Ihrer schwangeren Freundin sagen, daß es ihre persönliche Entscheidung sei, hält sie Sie vielleicht für passiv und gleichgültig. Wenn Sie das Baby wollen, können Sie Ihre Partnerin nicht zwingen, es zu behalten. Wenn Sie kein Baby wollen, können Sie sie nicht zwingen, es abzutreiben, und gleichwohl haben Sie eine Unterhaltspflicht.

Das Baby behalten: Eine ungewollte Schwangerschaft kann gemischte Gefühle hervorrufen, besonders bei sehr jungen Frauen. Wenn Sie sich entscheiden, das Kind zu behalten, machen Sie sich wahrscheinlich Sorgen, ob Sie mit der emotionalen und finanziellen Herausforderung fertig werden. Sie müssen ein gutes Stück Ihrer Freiheit opfern, um Mutter zu werden, doch Ihr Baby wird Ihnen (und Ihrer Familie) auch viel Glück bringen. Nehmen Sie sich Zeit, sich auf die Situation einzustellen, und seien Sie auf gemischte Reaktionen gefaßt – ein Baby verändert auch das Leben anderer Menschen, nicht nur Ihr eigenes. Es gibt zahlreiche Beratungsstellen auf lokaler Ebene, die jungen schwangeren Frauen helfen.

Adoption: In Deutschland gibt es grundsätzlich die Möglichkeit, Kinder zur Adoption freizugeben. Das kann auch anonym geschehen, doch bedenken Sie, daß weder Ihr Kind noch Sie später die Möglichkeit haben, wieder Kontakt zueinander aufzunehmen. Jeder, der mit dem Gedanken spielt, sein Kind zur Adoption freizugeben, sollte sich ausführlich beraten lassen, denn eine so wichtige Entscheidung sollten Sie erst dann treffen, wenn sie sich ausführlich mit allen Aspekten vertraut gemacht haben, die eine Adoption mit sich bringt.

Abtreibung: Es gibt zwei Abtreibungsarten: chirurgisch und medikamentös. Chirurgische Abtreibungen können (vom 1. Tag der letzten Periode aus) bis zur 24. Woche durchgeführt werden, während medikamentöse Abtreibungen nur in den ersten neun Schwangerschaftswochen verschrieben werden können. Wichtig ist, daß Sie vor dem Eingriff auf STIs wie Chlamydien getestet wurden, um sicherzugehen, daß sich in der Gebärmutter keine Infektionen ausbreiten. In Deutschland werden Abtreibungen auf Krankenschein durchgeführt, wenn eine medizinische oder soziale Indikation vorliegt. Die Kirchen haben unterschiedliche Beratungssysteme: Eine Beratung bei der evangelischen Kirche kann zum Berechtigungsschein für einen Schwangerschaftsabbruch führen, die katholische Kirche stellt keine Berechtigungsscheine mehr aus. Unverzichtbar ist natürlich Beratung durch den eigenen Arzt. Haben Sie allerdings das Gefühl, daß er oder sie nicht genügend Verständnis für Sie aufbringt, gehen Sie zu einem anderen. Sind Sie unter 16, können Sie einen Schwangerschaftsabbruch auch ohne Zustimmung der Eltern beantragen, wenn Ihr Arzt das als für Ihre Gesundheit notwendig erachtet.

Ich bin gegen Abtreibung, aber ich kann verstehen, warum Menschen sich dafür entscheiden. Nach meiner Meinung gibt es in diesem Zusammenhang keine Unfälle – zwei Menschen haben es verursacht, und warum sollten sie nicht die Verantwortung dafür übernehmen?
Oswald, 19, UK

Es kotzt mich an, wenn ich von schwangeren Frauen lese, die sagen: »Er hat nie verhütet.« Verdammt noch mal, das ist doch keine Entschuldigung. Manche Frauen glauben, daß die Typen die Verantwortung tragen. Aber ich weiß eins: Wenn ich eine Frau wäre, würde ich mich so verhalten: »Okay, wenn er vorhat, sein Ding in mich reinzustecken, dann sorge ich dafür, daß was drüber ist.«
Justin, 19, UK
Thesite

Ich bin überhaupt nicht religiös, aber das Thema Abtreibung macht mich fertig. Es ist falsch, ich bin dagegen. Aber ich bin auch dafür.
Anon, 19, UK
Thesite

Ich war immer gegen Abtreibung, aber sobald ich wußte, daß ich schwanger war, wußte ich, daß ich abtreiben würde. Du weißt nie, was du tun wirst, bevor du nicht selbst in der Situation steckst.
Chrissy, 24, Dänemark

Verhütung

Individuelle Bedürfnisse: Unterschiedliche Menschen greifen in unterschiedlichen Lebenssituationen zu unterschiedlichen Verhütungsmethoden. Bei der Entscheidung für eine bestimmte Methode achtet man auf Effektivität, Sicherheit (ob sie gegen STIs schützt), mögliche Nebenwirkungen, bequeme Anwendbarkeit, mögliche Reversibilität, Kosten und die Haltung des Partners. Alle Methoden zur Geburtenregelung haben Vor- und Nachteile. Ärzte oder Familienberatungsstellen helfen Ihnen bei der Entscheidung, welche für Sie und Ihre Situation am geeignetsten ist. Während alle Verhütungsmittel vor einer Schwangerschaft schützen, sind Kondom und Femidom die einzigen, die auch vor STIs schützen. Die meisten Ärzte empfehlen den Gebrauch des Kondoms in Verbindung mit einem anderen Verhütungsmittel, so daß im Fall des Reißens oder Abrutschens der Schutz vor einer Schwangerschaft bestehen bleibt. Die Verbreitung von STIs und HIV hat vielen Männern die Notwendigkeit vor Augen geführt, sich beim Sex zu schützen. Eine Folge davon ist, daß heute die Verantwortung für die Verhütung zwischen Frauen und Männern gerechter verteilt ist als früher. In Deutschland kann sich jeder kostenlos beraten lassen (Beratungsstellen, Gesundheitsamt etc.), und Minderjährige bekommen die Kosten für Verhütungsmittel bezahlt. Auch die Gesundheitsämter und Beratungsstellen geben Kondome kostenlos aus.

Sicherheitsstatistik: Wenn eine Methode 99prozentig sicher ist, dann heißt das, daß eine von 100 Frauen schwanger wird (bei ganzjähriger Anwendung), auch wenn sie die Gebrauchsanweisung befolgt. Doch der Hauptgrund, warum Verhütungsmittel versagen, ist menschliches Fehlverhalten, also gibt es auch dafür Statistiken.

Für Frauen: Wenn die Verhütungsmethode, die Ihre Ärztin empfiehlt, Sie nicht überzeugt oder unerwünschte Nebenwirkungen hat, fragen Sie, ob Sie etwas anderes ausprobieren können. Einige hormonelle Verhütungsmittel können die weibliche Libido leicht verringern. Wenn das der Fall ist, versuchen Sie einen anderen Wirkstoff oder eine andere Form des gleichen Wirkstoffs. Manche Frauen glauben, daß die Pille bei ihnen zur Gewichtzunahme führt, aber das ist noch nicht nachgewiesen worden. Wenn Sie in dieser Richtung Bedenken haben, kann Ihr Arzt Ihnen vielleicht ein Präparat mit einer anderen Östrogen-Dosis verschreiben.

Für Männer: Für Männer gibt es zwei Möglichkeiten, die Verhütung selbst in die Hand zu nehmen: das Kondom und die Sterilisation. Es ist im besten Interesse des Mannes, daß er versteht, wie diese und andere Formen der Verhütung funktionieren. Wenn Sie kein ungewolltes Kind in die Welt setzen wollen, sollten Sie sich auch über die Notfall-Verhütung informieren, so daß Sie Ihrer Partnerin in einem solchen Fall kompetent zur Seite stehen können.

Für Jugendliche: Auch gegenüber Jugendlichen ist der Arzt an seine Schweigepflicht gebunden. Es ist also gewährleistet, daß keine Informationen an Dritte weitergegeben werden (auch nicht an die Eltern). Beachten Sie, daß der Arzt sich vergewissern muß, daß Sie verstehen, was er sagt (seien Sie nicht genervt, wenn er Sie damit vielleicht unterfordert). Als Alternative gehen Sie zu einer Familienberatungsstelle, wo auch anonym beraten wird.

Die Pille danach: Sie kann in einem Zeitraum von bis zu 72 Stunden nach dem ungeschützten Geschlechtsverkehr eingenommen werden. Je früher man sie einsetzt, um so wirkungsvoller ist sie. Im Abstand von 12 Stunden werden zwei Pillen eingenommen. Zu den Nebenwirkungen gehören Schwindel und Erbrechen (tritt etwa bei der Hälfte der Frauen auf).
Vorteile? Für den Fall, daß ungeschützter Geschlechtsverkehr stattgefunden hat, ist die Pille danach eine Möglichkeit, eine ungewollte Schwangerschaft zu verhindern.
Nachteile? Wenn Sie schwanger sind und die Pille nicht wirkt, besteht die erhöhte Gefahr einer Eileiterschwangerschaft.

Die Spirale oder das Intrauterinpessar (IUP): Ein kleiner, aus Kunststoff und Kupfer bestehender Gegenstand, der bis zu fünf Tage nach dem Sex die Einnistung des befruchteten Eis verhindert.
Vorteile? Wirkt mit fast 100prozentiger Sicherheit und kann als Langzeitverhütung beibehalten werden.
Nachteile? Es ist nicht angenehm, sich eine Spirale einsetzen zu lassen, und es gibt Infektionsrisiken, mitunter Schmerzen und Blutungen.

Männerkondom

Zuverlässig? Bei richtiger Anwendung zu 98 % (sonst zu 86 %).
Wie funktioniert es? Das aus hauchdünnem Latex oder Polyurethan hergestellte Kondom wird über den erigierten Penis gestreift und hält das Sperma zurück.
Vorteile? Schützt vor STIs und ungewollter Schwangerschaft.
Nachteile? Kann reißen oder abrutschen, wenn es nicht korrekt gebraucht wird. Der Mann muß sich deshalb nach der Ejakulation aus der Vagina zurückziehen.
Wichtig: Benutzen Sie jedes Mal ein neues Kondom, und streifen Sie es vor dem genitalen Kontakt über. Benutzen Sie Kondome mit Prüfsiegel, und überprüfen Sie immer das Verfallsdatum. Verwenden Sie Latexkondome niemals mit Gleitmitteln auf Ölbasis oder mit Massageölen, denn diese greifen das Latexmaterial an.

Frauenkondom (Femidom)

Zuverlässig? Bei richtiger Anwendung zu 95 % (sonst zu 79 %).
Wie funktioniert es? Eine weiche Folie aus Polyurethan kleidet die Vagina von innen aus, bedeckt darüber hinaus einen kleinen äußeren Bereich und verhindert auf diese Weise, daß Sperma eindringt.
Vorteile? Kann bequem vor dem Sex angebracht werden. Bietet erhöhten Schutz vor STIs, weil seine besondere Größe die Vulva und die Basis des Penis bedeckt. Der Gebrauch von Gleitmitteln etc. auf Ölbasis ist bei Femidoms möglich.
Nachteile? Man muß darauf achten, daß der Penis nicht zwischen Kondom und Vagina schlüpft. Ist recht teuer und macht komische Geräusche.
Wichtig: Benutzen Sie jedesmal ein neues Kondom, und befolgen Sie die Gebrauchsanweisung. Achten Sie außerdem auf das Prüfsiegel.

Verhütung ist für mich ein Muß. Ich bin zu jung, um Kinder zu kriegen, und kann sie mir auch nicht leisten. Einer meiner Freunde wird bald Vater, und der lernt es jetzt auf die harte Tour. Manche Freundinnen von mir holen oft beim Arzt die Pille danach, aber das ist reine Faulheit. Es dauert nicht mal ne Minute, ein Kondom überzuziehen, und das ist viel besser als die ganze Aufregung und Angst, wenn man's nicht macht. Die Kindsköpfe scheinen zu glauben, daß alles okay ist, wenn sie ihr Ding nur schnell genug herausziehen, aber das ist totaler Quatsch. Nehmt Kondome, und ihr seid gegen Schwangerschaft und STIs geschützt.
Jamie, 19, UK
Thesite

Ich denke nicht an Schwangerschaft. Ich benutze wegen der STIs, die für mich ein viel direkteres und realeres Problem darstellen, Kondome. Ich kenne nicht einen einzigen Typen, der ein Mädchen geschwängert hat, aber ich kenne viele Typen, die sich eine STI geholt haben. Manche STIs kann man vielleicht wieder loswerden, aber nicht alle, und dazu gehört auch HIV. Es ist eine Frage der Selbstachtung, auf sich achtzugeben.
Paul, 22, UK

Kontrazeptive Injektion

Zuverlässig? Zu über 99 %. Menschliches Fehlverhalten wie falsche Anwendung oder Vergessen der Pille fallen fort.

Wie funktioniert sie? Das injizierte Hormon Progesteron stoppt den Eisprung und verdickt den Zervixschleim, so daß das Sperma nicht zur Eizelle vorstoßen kann.

Vorteile? Hält 8 Wochen vor (Norosterat) oder auch 12 Wochen (Depo-Proveral). Bietet einen gewissen Schutz vor Adnexitis und kann auch vor Gebärmutterkrebs schützen.

Nachteile? Die Periode wird oft unregelmäßig oder hört auf. Nach der letzten Injektion kann es bis zu 7 Monate dauern, bis die Periode wieder regelmäßig kommt und die Fruchtbarkeit wiedererlangt ist. Manche Frauen legen Gewicht zu. Viele Frauen leiden unter Nebenwirkungen (Stimmungsschwankungen, Kopfschmerz etc.).

Wichtig: Die Injektion kann nicht rückgängig gemacht werden, so daß Nebenwirkungen für die Wirkungsdauer und auch noch einige Zeit danach andauern können.

Kontrazeptives Implantat

Zuverlässig? Zu über 99 %. Wird vom Arzt eingesetzt.

Wie funktioniert es? Ein biegsames Röhrchen wird unter die Haut des Oberarms geschoben. Es gibt einen stetigen Strom des Hormons Progesteron in den Blutkreislauf ab, verhindert so den Eisprung und das Vordringen des Spermas zur Eizelle.

Vorteile? Wirkt drei Jahre lang, in denen Verhütung keine Rolle mehr spielt. Wird das Implantat entfernt, stellt sich die normale Fruchtbarkeit rasch wieder ein.

Nachteile? Die Periode ist während des ersten Jahrs häufig unregelmäßig, und es können Zwischenblutungen auftreten. Nebenwirkungen sind nicht ausgeschlossen.

Wichtig: Das Einsetzen wird normalerweise unter örtlicher Betäubung durchgeführt und hinterläßt keine Naht. Die Stelle am Oberarm kann ein, zwei Tage lang empfindlich sein, samt Bluterguß und Schwellung. Die meisten Frauen spüren das Implantat unter der Haut, aber es ist von außen nicht sichtbar.

EVRA Verhütungspflaster (USA)

Zuverlässig? Zu 99 %. Es gibt aber keine verbindlichen Zahlen.

Wie funktioniert es? Das Pflaster gibt kontinuierlich Hormone in den Blutkreislauf ab, und zwar die gleichen wie die kombinierte Pille.

Vorteile? Leichter zu handhaben als die Pille und ein geringeres Risiko, die Anwendung zu vergessen. Soll schwimm- und badetauglich sein.

Nachteile? Wie bei der Pille. Selten (bei 2,6 %) treten Hautreizungen auf.

Wichtig: Ein 7,5 cm großes Pflaster, das z. B. auf dem Po, auf der Außenseite des Oberarms oder am Unterbauch kleben kann. Die Nutzerinnen ersetzen das Pflaster drei Wochen lang am selben Wochentag, dann bleiben sie eine Woche lang ohne Pflaster.

Diaphragma/Kappe mit Spermizid

Zuverlässig: Bei richtiger Anwendung zu 92 % bis 96 % (sonst zu 80 %).

Kondome lassen sich leicht und diskret besorgen. Und sie haben den Vorteil, daß man spürt, wenn man sie drübergezogen hat, und sich keine Gedanken mehr zu machen braucht. Ich traue Mädchen nicht, wenn sie sagen: »Ach, ist schon okay, ich nehme die Pille.« Erstens kann man sich nicht immer darauf verlassen, daß das stimmt, und außerdem schützt die Pille nicht vor STIs.
Justin, 19, UK

Mein Arzt hat mir einmal die Pille danach gegeben und mich ausgeschimpft und gesagt, er könne nicht glauben, daß eine 15jährige überhaupt Sex hat. Aber seither habe ich nie wieder Probleme in der Richtung gehabt.
Sweetie, 18, UK

Ich hole mir die Kondome aus der Familienplanungsklinik. Ich habe nicht genug Geld, um sie zu kaufen. Ich erwarte von meinem Freund, daß er hin und wieder welche kauft, um mir zu zeigen, daß ihm daran liegt.
Tia, 16, UK

Ich habe Verhütung immer als ein notwendiges Übel angesehen, also ist die Pille für mich mit Abstand die beste Methode. Ich habe natürlich auch Kondome benutzt, besonders in neuen Beziehungen.
James, 35, UK

Wie funktioniert es? Eine flexible, mit Spermizidcreme bestrichene Kappe aus Gummi oder Silikon wird in die Vagina eingeführt und über den Gebärmutterhals (Zervix) gestülpt. Dort muß sie bis mindestens sechs Stunden nach dem Sex bleiben.

Vorteile? Kann vor dem Sex jederzeit eingeführt werden (wenn mehr als drei Stunden davor, sollte man mehr Spermizid benutzen). Kann gegen manche STIs und Krebs des Gebärmutterhalses schützen.

Nachteile? Man braucht extra Spermizid. Kann zu Harnblasenentzündungen führen.

Wichtig: Sie dürfen die Kappe nach dem Sex nicht länger als 30 Stunden in der Vagina behalten. Alle 12 Monate sollte die Größe kontrolliert werden, außerdem immer dann, wenn Sie mehr als 3 kg zu- oder abgenommen haben, wenn Sie ein Baby bekommen haben, eine Fehlgeburt oder Abtreibung hatten.

Nur-Progesteron-Pille (Minipille)

Zuverlässig? Bei richtiger Anwendung zu 99 % (sonst zu 95 %).

Wie funktioniert sie? Wenn man täglich zur gleichen Zeit Progesteron einnimmt, führt dies zur Verdickung des Zervixschleims, der es den Spermien erschwert, in die Gebärmutter vorzudringen, oder es der Gebärmutter erschwert, ein befruchtetes Ei anzusiedeln. Bei manchen Frauen wird auch der Eisprung unterbunden.

Vorteile? Nützlich, wenn die kombinierte Pille nicht verträglich ist: für ältere Frauen, die rauchen, Migräne oder hohen Blutdruck haben; oder für Frauen, die stillen.

Nachteile? Die Periode kann unregelmäßig werden oder ganz ausbleiben, und es können Zwischenblutungen auftreten. Bei Frauen, die mehr als 70 kg wiegen, wirkt sie unter Umständen weniger zuverlässig.

Wichtig: Es kommt darauf an, daß diese Pille jeden Tag zur gleichen Zeit eingenommen wird. Erbrechen, schwerer Durchfall oder die Wechselwirkungen mit anderen Medikamenten können sie wirkungslos machen.

Kombinierte Pille

Zuverlässig? Bei richtiger Anwendung zu 99 % (sonst zu 95 %).

Wie funktioniert sie? Östrogen und Progesteron in der Pille unterbinden den Eisprung, verdicken den Zervixschleim und verändern die Innenauskleidung der Gebärmutter.

Vorteile? Sie reduziert häufig Blutungen, Periodenschmerzen und das Prämenstruelle Syndrom (PMS). Sie schützt bedingt vor Eierstock- und Gebärmutterkrebs und vor Infektionen des Beckenbereichs. Meistens gut verträglich.

Nachteile? Sie ist nicht für alle Frauen verträglich – in Abhängigkeit von der jeweiligen medizinischen Vergangenheit. Seltene, aber ernste Nebenwirkungen sind Blutgerinnsel (Thrombosen), Brustkrebs und Gebärmutterhalskrebs. Nicht empfehlenswert für Raucherinnen über 35.

Wichtig: Wirkt nicht, wenn sie mehr als 12 Stunden zu spät eingenommen wird, wenn Sie erbrechen müssen oder schweren Durchfall haben oder andere Medikamente nehmen, die ihre Wirkung unter bestimmten Umständen aufheben können.

Ich habe andere Verhütungsmethoden ausprobiert, darunter auch ein Diaphragma, aber es hat mir nicht gefallen. Auf die Interruptus-Methode würde ich mich nie wieder einlassen – ich habe es früher gemacht und dann wochenlang Angst gehabt. Ich würde gern mehr über die Verhütungspille für Männer wissen oder über die Drei-Monats-Spritze. Jedenfalls steht für mich fest, daß ich in den nächsten fünf Jahren keine Kinder will.
Justin, 19, UK
Thesite

Ich habe die Pille genommen, aber 20 Zigaretten am Tag geraucht und mich jeden Morgen elend gefühlt, wenn ich sie geschluckt habe, also habe ich damit aufgehört – mit der Pille, meine ich – und mir eine Spirale einsetzen lassen.
Diana, 34, UK

Die Pillen sind 99prozentig zuverlässig, aber die Menschen sind es nicht.
Sarah, 38, UK

Ich leide unter dem Prämenstruellen Syndrom – ich werde enorm aggressiv und launisch oder richtig depressiv und weinerlich. Ich nehme die Pille, die das Ganze eigentlich beheben soll, aber sie hilft nicht, also geht es mir mit alldem nicht so sonderlich gut.
Badgirl, 16, UK
Rainbow Network

Intrauterinsystem (IUS)

Zuverlässig: Zu über 99 %. Wird vom Arzt eingesetzt.

Wie funktioniert es? Ein kleines Kunststoffröhrchen, das Progesteron abgibt, wird in die Gebärmutter eingesetzt. Das Hormon Progesteron verdickt den Zervixschleim im Gebärmutterhals, macht die Innenauskleidung der Gebärmutter dünner und verhindert das Einnisten des Eis in der Gebärmutter.

Vorteile? Funktioniert sofort nach dem Einsetzen, hält fünf Jahre lang vor – in denen Sie sich keine Gedanken um die Verhütung zu machen brauchen – und kann jederzeit wieder entfernt werden. Die Perioden fallen durch den Einsatz dieses Verhütungsmittels deutlich leichter und kürzer aus.

Nachteile? In den ersten drei Monaten kommen die Blutungen häufig unregelmäßig. Nebenwirkungen sind möglich.

Wichtig: Jede Frau muß selbst darauf achten, daß das IUS nicht verrutscht, und dazu in der Vagina nachtasten. Die Methode kann für Frauen mit sehr schweren Blutungen hilfreich sein.

Spirale oder Intrauterinpessar (IUP)

Zuverlässig? Zu über 98 % bis 99 %. Abhängig vom Spiralentyp.

Wie funktioniert sie? Eine Spirale aus Kunststoff und Kupfer wird in die Gebärmutter eingesetzt. Sie verhindert, daß sich die Eizelle einnistet.

Vorteile? Funktioniert sofort. Kann je nach Typ 3 bis 10 Jahre getragen werden.

Nachteile? Das Einsetzen kann schmerzhaft sein. Die Perioden können stärker, länger und schmerzhafter werden. Unverträglich für Frauen, die bereits starke und schmerzhafte Perioden haben oder deren STI-Risiko hoch ist.

Wichtig: Wenn sie nach dem 40. Lebensjahr eingesetzt wird, kann sie bis nach der Menopause beibehalten werden.

Natürliche Familienplanung

Zuverlässig? Wenn Sie verschiedene Empfängnisindikatoren beachten – einen Menstruationskalender kombiniert mit Temperaturmessung und Schleimbeobachtung –, kann sie bis zu 98 % sicher sein. Im Durchschnitt liegt die Zuverlässigkeit allerdings nur bei 80 %. Ovulations-Überprüfungsgeräte machen es einfacher, die fruchtbaren Zeiten vorauszubestimmen.

Wie funktioniert sie? Die fruchtbaren und unfruchtbaren Zeiten des Menstruationszyklus werden durch verschiedene Fruchtbarkeitsindikatoren bestimmt, die anzeigen, wann Sex ohne Schwangerschaftsrisiko möglich ist.

Vorteile? Keine Hormone, keine Nebenwirkungen. Gibt einer Frau die Chance auf mehr Körperwahrnehmung. Eine sichere Methode, wenn aus religiösen Gründen Verhütungsmittel nicht erlaubt sind.

Nachteile? Wenn Sie ein Ovulations-Kit benutzen, können Sie leicht selbst bestimmen, wann Sie Sex vermeiden sollten. Ohne ein solches Kit müssen Sie Ihren Körper gut kennen, wenn Sie Fehler vermeiden wollen.

Wichtig: Der Koitus interruptus (rechtzeitiges Rausziehen des Penis aus der Scheide) kann nicht als natürliche Verhütungsmethode gelten. Er ist in keiner Weise sicher, zum Teil schon deshalb nicht, weil bereits die Präejakulationsflüssigkeit Sperma enthält.

Sterilisation der Frau

Zuverlässig? Zu über 99 %.
Wie funktioniert sie? Eine auf Dauer angelegte Methode, bei der die Eileiter durchtrennt oder abgebunden werden, so daß die Eizellen nicht auf Sperma treffen können.
Vorteile? Auf Dauer angelegt, obgleich die Operation rückgängig gemacht werden kann. Über Verhütung brauchen Sie sich nie wieder den Kopf zu zerbrechen.
Nachteile? Auf Dauer angelegt, auch wenn Sie vielleicht wieder fruchtbar werden, falls die Eileiter erneut zusammenwachsen. Sie müssen so lange weiter verhüten, bis Sie sterilisiert sind und danach Ihre erste Periode hatten.
Wichtig: Wenn Sie Zweifel haben sollten, entscheiden Sie sich unbedingt für eine andere Methode. Lassen Sie sich ausführlich beraten, bevor Sie eine Entscheidung treffen. Nach der Operation sind ein paar Tage Ruhe nötig.

Sterilisation des Mannes (Vasektomie)

Zuverlässig? Zu über 99 %.
Wie funktioniert sie? Sie ist auf Dauer angelegt, und die Operation läßt sich nur unter großem Aufwand rückgängig machen. Die Samenstränge werden durchtrennt oder verknotet, so daß sich im Ejakulat kein Sperma mehr befindet.
Vorteile? Auf Dauer angelegt. Der kleine chirurgische Eingriff dauert 10 bis 15 Minuten und wird von einem Urologen durchgeführt.
Nachteile? Auf Dauer angelegt und nur unter Schwierigkeiten rückgängig zu machen. Das Ejakulat ist meist erst nach einigen Monaten frei von Sperma. Sie müssen weiter verhüten bis Spermauntersuchungen negativ ausfallen. Sehr selten kommt es vor, daß die Samenstränge zusammenwachsen und der Mann wieder zeugungsfähig wird.
Wichtig: Wenn Sie im Zweifel sind, entscheiden Sie sich für eine andere Methode. Lassen Sie sich ausführlich beraten. Nach dem Eingriff spannt oder schmerzt der Hodenbereich meist ein paar Tage lang.

Verhütung in der Zukunft

Die Pille für den Mann (es wird Zeit): Bisher hatten alle Medikamente, die die Spermaproduktion stoppten, negative Auswirkungen auf die Libido. Um dieses Problem zu beheben, werden heute Kombinationen von Pille, Implantat und Injektion erforscht.
EVRA Transdermales Pflaster: Ein Verhütungspflaster, das auf die Haut geklebt wird und darüber Östrogen und Progesteron an den Körper abgibt.
Vaginalring: Ein flexibler Monatsring, der nahe der Gebärmutter eingesetzt wird und eine Kombination von Hormonen abgibt. Sollte demnächst verfügbar sein.

Die Sterilisation ist für manche Leute eine Riesenentscheidung, vor allem, wenn sie noch keine Kinder haben. Es könnte sein, daß man es später bereut. Für uns war es recht einfach, weil wir schon einen Jungen und ein Mädchen hatten und meiner Frau gesagt worden war, daß es für sie ungesund sei, die Pille weiter zu nehmen. Wir sprachen ein, zwei Mal darüber und gingen dann zum Arzt. Und wir haben's nicht bereut.
Michael, 57, Australien

Persönlich bin ich dafür, daß mein Mann eine Vasektomie machen läßt. Wir wollen mit Sicherheit keine Kinder mehr, und eine Sterilisation ist bei Frauen viel komplizierter als bei Männern. Außerdem habe ich in den letzten 20 Jahren ganz allein für die Verhütung gesorgt. Ich finde, jetzt ist er mal an der Reihe! Ich weiß nicht, warum er das Thema vermeidet – wahrscheinlich ist es irgendwas Hirnrissiges, bei dem's um seine Männlichkeit geht.
Tessa, 38, UK

Ich habe immer gewußt, daß ich keine Kinder will, und als ich 19 war, bin ich zum ersten Mal zum Arzt gegangen, um mich über eine Sterilisation zu erkundigen. Es hieß damals, ich sei zu jung. Heute heißt es das immer noch – und ich bin jetzt 36!
Helen, 36, UK

Sex, um schwanger zu werden

Speeerma: Theoretisch betrachtet, könnte man die gegenwärtige Weltbevölkerung mit einem halben Eierbecher voll Sperma zeugen. Diese (zugegeben nutzlose) Tatsache scheint Statistiken zu widersprechen, die davon ausgehen, daß an jedem Tag 120 Millionen Sexualakte stattfinden, deren Folge 910 000 Empfängnisse und 400 000 Geburten sind. Es gibt viel Vergnügen auf der Welt, aber wenig Fortpflanzung. Denn es ist eine Tatsache, daß die Geburtenrate überall auf der Welt sinkt. Die Möglichkeiten zur Verhütung, die wirtschaftliche Lage und die Politik sind zum Teil dafür verantwortlich, aber Schwangerschaften waren immer schon eine unsichere Angelegenheit. Bei einem fruchtbaren jungen Paar stehen die Chancen auf eine Schwangerschaft pro Zyklus bei eins zu vier, und mit zunehmendem Alter verändert sich dieses Verhältnis weiter ungünstig. 35jährige Frauen haben pro Zyklus nur noch eine Chance von 1:10, schwanger zu werden. Auch die Zahl der Spermien, die ein Mann produziert, sinkt. Umwelteinflüsse, Überwärmung, Alkohol, Nikotin, chemische Stoffe, die wir über die Nahrung zu uns nehmen, und Streß verringern die Spermienproduktion oder beschädigen vorhandenes Sperma. Untersuchungen gehen davon aus, daß eine Behebung des Mineralstoffmangels und Nahrung aus kontrolliert ökologischem Anbau die Fruchtbarkeitsrate und die Libido um 86 Prozent steigern könnten. Aber wenn man auf Koffein, Alkohol und Nikotin verzichtet, ist Sex der einzige Luxus, der noch bleibt.

Timing ist alles: Wenn Sie schwanger werden wollen, sollten Sie wissen, wann sie fruchtbar sind. Keine Frau ist wie die andere, doch der Menstruationszyklus dauert im Durchschnitt 28 Tage, und der Eisprung (der Vorgang, durch den sich das Ei ablöst und zur Befruchtung bereit ist) findet etwa in der Mitte dieses Zeitraums statt. Unabhängig davon, ob Ihre Periode regelmäßig oder unregelmäßig ist, Sie können lernen, die körperlichen Anzeichen für den Eisprung auszumachen. Sobald Sie vorauszusagen wissen, wann er eintritt, können Sie auch die Tage kurz davor bestimmen, an denen Sie Sex haben sollten. Obwohl eine Frau mehrere Tage vor und bis 24 Stunden nach dem Eisprung fruchtbar ist, nimmt die Chance auf eine Befruchtung zu, wenn die Spermien 24 Stunden vor dem Eisprung tief in die Vagina ejakuliert werden. Das heißt, sie können sich im Eileiter auf die Lauer legen (bis zu drei Tagen) und sich auf das Ei stürzen, sowie es sich blicken läßt.

Hokusmukus: Während des Menstruationszyklus fühlt sich die Scheide die meiste Zeit relativ trocken an, und der in ihr produzierte Schleim (Mukus) ist klebrig und weißlich. Ist eine Frau fruchtbar, wird ihr Vaginalschleim dünner und feuchter (ein bißchen wie Eiweiß) – und zieht Fäden. Manche Frauen nehmen diese Änderung deutlich wahr (feuchte Unterwäsche), andere müssen sie mit einem Finger tief in sich erforschen. Wenn Sie die Konsistenz Ihres Mukus erkunden, können Sie zwischen fruchtbarem und unfruchtbarem Mukus unterscheiden lernen. Untersuchen Sie sich morgens nach dem Aufstehen auf der Toilette. Führen Sie zwei Finger so tief wie möglich in die Vagina ein, und testen Sie den Mukus. Ist er klebrig, sind Sie unfruchtbar. Ist er dünnflüssig und zieht Fäden, dann nichts wie zurück ins Bett und loslegen. Wenn Sie die Vorstellung, Ihren Vaginalschleim zu prüfen, eher abstößt, sind sogenannte Ovulations-Kits, mit denen sich der Hormonspiegel im Urin prüfen läßt, vielleicht der einfachste Weg, den Eisprung festzustellen. Eine andere Möglichkeit ist die, daß Sie per Fieberthermometer Veränderungen der sogenannten Basaltemperatur beobachten – Ihre Temperatur steigt während des Eisprungs um 0,2 °C bis 0,6° C an und bleibt normalerweise bis kurz vor der nächsten Periode erhöht. Wenn Sie schwanger werden, bleibt Ihre Temperatur weiter erhöht. Messen Sie Ihre Temperatur morgens gleich nach dem Aufwachen, bevor Sie irgend etwas anderes tun. Vor allem dürfen Sie noch nichts getrunken haben. Versuche mit einer Ovulations-Armbanduhr (PSC Fertility Monitor) zeigen, daß sie den Eisprung bis auf zwei Tage genau vorhersagt. Sie mißt Veränderungen im Säurewert des Schweißes. Vielleicht können Sie schon bald Ihren Eisprung-Wecker stellen, bevor Sie abends zu Bett gehen.

Heute nicht, Schatz, ich produziere gerade 150 Millionen Spermien: Sex zum Zweck der Fortpflanzung hat mit der natürlichen Körperchemie zu tun. Frauen sprechen in Phasen mit hohen Östrogenwerten sexuell intensiver an, und manche Hinweise deuten darauf hin, daß ein Orgasmus das Unternehmen Schwangerschaft befördert, weil sich der Gebärmutterhals während der Kontraktionen in die Vagina hineinwölbt, um das Sperma zu empfangen (immer vorausgesetzt, der Mann hat bereits ejakuliert). Es ist sinnvoll, wenn Sie Ihrem Partner Zeit lassen, damit sich sein Spermienvorrat wieder auffüllt. Ejakuliert er zweimal oder öfter pro Tag, kann es fünf bis sieben Tage dauern, bis sein Vorrat wieder auf normalem Niveau ist. Es kann effektiver sein, in der Zeit um den Eisprung nur jeden zweiten Tag Sex zu haben, als drei Tage hintereinander mehrmals am Tag.

Befruchtung: Nur 0,1 Prozent der ejakulierten Spermien erreichen eine Eizelle. Wenn ein Spermium erfolgreich ist, lösen die Enzyme in seinem Kopf die äußere Schicht der Eizelle auf, so daß das Spermium eindringen und das Ei befruchten kann. Zweieiige Zwillinge entstehen, wenn zwei Eizellen gleichzeitig reif und von zwei verschiedenen Spermien befruchtet werden. Wenn ein Ei befruchtet ist und sich in zwei identische Embryonen aufteilt, entstehen eineiige Zwillinge. Wenn sich das befruchtete Ei (oder mehrere) in der Gebärmutterwand einnistet und zu wachsen beginnt, hat die Schwangerschaft begonnen. Aber das ist durchaus nicht immer der Fall. Zahlreiche Schwangerschaften enden, bevor die Frau sie überhaupt wahrgenommen hat. Ein unbefruchtetes Ei oder eines, das sich nicht einzunisten vermochte, wird mit der nächsten Menstruation ausgeschieden.

Ich möchte mich nicht wie eine Puritanerin anhören, aber wenn es mir darum ginge, schwanger zu werden, würde ich nicht so harten Sex haben wollen wie sonst auch. Wenn ich ein Baby zeugen wollte, müßte es mit viel Gefühl und Romantik ablaufen und ohne all die kleinen Schweinereien.
Caroline, 33, Australien

Es ist alles nur eine Frage der Einstellung. Ich kann nicht gerade behaupten, daß wir damals ein Baby haben wollten, aber wir wußten, daß wir mit dem Koitus interruptus ein Risiko eingingen, und wir wußten, daß uns nicht der Untergang der Welt ins Haus stehen würde, wenn wir doch ein Kind zeugten. Jetzt haben wir Jack, wir sind sehr glücklich!
Lizzie, 36, UK

Ich habe es monatelang darauf angelegt, schwanger zu werden. Ich hatte nicht den richtigen Mann dafür, aber mit 42 war mir klar, daß ich mehr als alles auf der Welt ein Baby wollte und daß ich dafür wohl nicht mehr viel Zeit hatte. Ich hatte ein paar Techtelmechtel und sagte immer, ich würde die Pille nehmen, aber ich fühlte mich scheußlich dabei und war froh, daß ich nicht schwanger wurde. Passiert ist es dann mit einem lieben Freund, und wir beide sind dann sowieso zusammengeblieben!
Tamara, 46, UK

Wenn es nicht klappt

Wenn Sex zum Streß wird: Der Druck, der durch die Schwangerschaftsplanung entsteht, kann zur Folge haben, daß der Sexualität alles ausgetrieben wird, was sexy ist. Das Gefühl, zu einem bestimmten Zeitpunkt verfügbar sein zu müssen, kann Versagensängste auslösen. Daß jeder einzelne Sexualakt derjenige sein kann, auf den es ankommt, stellt für eine Beziehung unter Umständen eine beträchtliche Belastung dar. Vielleicht beeinflußt das die Libido beider Beteiligter. Versuchen Sie, auch zu anderen Zeiten im Monat Sex zu haben, damit nicht Ihr sexueller Spaß zur Gänze aufgezehrt wird von dem Bedürfnis, schwanger zu werden. Haben Sie Probleme mit der Empfängnis, empfiehlt es sich, Gleitmittel zu vermeiden (sogar Speichel), weil das Sperma Schaden nehmen könnte. Eine bessere Ernährung steigert Ihr allgemeines Wohlbefinden, und etwas Sport wirkt sich wahrscheinlich ebenfalls positiv auf Ihre Libido aus.

Schwangerschaft ohne Sex: Manche Frauen befruchten sich lieber selbst, als sich medizinischen Prozeduren zu unterziehen. Dazu müssen sie jemanden finden, der ihnen frisches Sperma spendet, ihre fruchtbarste Zeit feststellen und dann das Sperma in die Vagina einführen, und zwar so nahe an den Gebärmutterhals wie möglich. (Wichtig: Der Spender sollte sich vorher auf STIs und HIV testen lassen.) Die meisten Frauen benutzen zum Einführen des Samens eine sterile Spritze ohne Nadel oder eine Soßenspritze. Die Insemination ist am einfachsten, wenn die Frau auf dem Rücken liegt und den Po mit einem Kissen höher lagert. Nach der Insemination sollte sie mindestens eine halbe Stunde so liegen bleiben.

Samenbank: Diese Variante ist eine kostspielige Alternative zur Selbst-Insemination und wird in einer Klinik durch eine Schwester mit gefrorenem Spendersamen vorgenommen. Die Dienste von Samenbanken können sehr teuer sein.

Was tun bei Unfruchtbarkeit? Nach einem Jahr erfolgloser Zeugungsversuche wird Ihr Arzt Sie und Ihren Partner zur Fruchtbarkeitsuntersuchung schicken. Je nach Ergebnis gibt es unterschiedliche Möglichkeiten. Eine Frau kann Fruchtbarkeitshormone einnehmen, um die Zahl der produzierten Eizellen zu erhöhen. Wenn die Spermien Probleme haben, die Eizelle zu erreichen, kann man den Prozeß unterstützen, indem man sie per intrauterine Insemination direkt in die Gebärmutter einbringt. Manchmal werden Eizellen außerhalb des Körpers der Frau befruchtet und dann eingepflanzt. Dieser Prozeß der In-vitro-Fertilisation (IVF) umfaßt für gewöhnlich eine Hormonbehandlung, die mehrere Eizellen zum Reifen animiert und dazu führen kann, daß sich zwei oder mehr Eizellen einnisten. Die In-vitro-Fertilisation wird auch angewandt, wenn ein hohes Risiko besteht, daß eine genetische Krankheit auf den Fötus übertragen wird. Wenn auch das nicht hilft, ist eine Samen- oder Eizellenspende eine weitere Option.

Sex während der Schwangerschaft

O mein Gott, ich bin schwanger! In den ersten drei Monaten der Schwangerschaft steigen die Östrogen- und Progesteronwerte im Körper stark an. Von ihrem chemischen Gleichgewicht hängt das Wohlbefinden ganz entscheidend ab. Östrogen kann die Lust auf Sex deutlich steigern, doch zuviel davon kann die Libido auch vollständig lahmlegen.

Viele Männer und Frauen reagieren auf die Schwangerschaft mit einem Gefühl von Potenz und sexuellem Verlangen, während andere Paare sich Sorgen machen, ob Sex dem Baby schaden oder eine Fehlgeburt auslösen kann. Doch der Fötus ist zu diesem Zeitpunkt wahrscheinlich glücklicher, als er es je wieder sein wird (viel Platz, intravenöse Ernährung, keine Windeln). Der Gebärmutterhals (der Eingang in die Gebärmutter) liegt oberhalb des Raums, der bei penetrativem Sex ausgefüllt wird, und es ist ausgeschlossen, daß der Penis ihn durchdringen kann.

O mein Gott, ich bin dick! Im zweiten Schwangerschaftsdrittel ist Ihr Hormonspiegel hoch und stabil. Sie fühlen sich besser, und Ihre Energie kehrt zurück. Östrogen vermehrt das Scheidensekret und kann auch die Libido steigern. Wie Sie sich fühlen, hängt in erster Linie davon ab, wie Sie auf die Veränderungen Ihres Körpers reagieren. Im dritten Schwangerschaftsdrittel, in dem Ihr Kind deutlicher wahrnehmbar ist, kann eine Penetration bedrohlich erscheinen. Doch Orgasmus und Penetration sind zu diesem Zeitpunkt vollkommen ungefährlich. Ihr Kind strampelt und zappelt (vermutlich vergnügt), wenn Ihr Orgasmus Kontraktionen Ihrer Gebärmutter auslöst und das Fruchtwasser aufwühlt.

O mein Gott, ruf einen Krankenwagen! In den letzten Monaten fühlen Sie sich vielleicht aufgequollen, plump und erschöpft. Manche Frauen haben dann immer noch großes Interesse an Sex – andere nicht. Sie sollten jetzt zu Positonen übergehen, die möglichst wenig Druck auf Ihren Bauch ausüben. Sexbücher wollen Frauen weismachen, daß sie in dieser Phase oben sitzen sollten, aber offen gesagt machen das Körpervolumen, das Gewicht und die Tatsache, daß die Penetration tiefer ist, diese Stellung für viele unattraktiv. Die Löffelposition ist hier vielleicht die sensibelste und intimste Stellung. Sie fühlen sich dabei weniger wie ein Wal, und Ihr Partner kann Ihren Bauch liebevoll umarmen. Wenn Sie nicht mehr länger auf die Geburt warten wollen, ist Sex von hinten (mit Orgasmus) die wahrscheinlich beste Stellung, um die Wehen einzuleiten. Wenn Sie sich vorbeugen, so daß der Hintern hochsteht, ist das zwar vielleicht nicht die eleganteste Position für eine Hochschwangere, doch es kürzt die Vaginalröhre und macht die Penetration tiefer. Das Lutschen an den Brustwarzen ist auch gut. Es fördert die Freisetzung von Prolaktin, das ebenfalls Wehen einleiten kann. Wenn alles nichts nützt, versuchen Sie es mit einem scharfen Curry und einem Eßlöffel Rizinusöl.

Als meine Freundin mir sagte, daß sie schwanger sei, kam ich mir vor wie die potenteste Sexmaschine der Welt. Am liebsten hätte ich alle Frauen geschwängert. Ich hab das dann zwar nicht gemacht, aber ich war in der Zeit unheimlich geil.
Nathan, 30, USA

Als ich schwanger wurde, hatte ich gerade eine sehr sexy Affäre, und auch in der Schwangerschaft hatten wir jede Menge Sex. Als die Hebamme fragte, warum ich das Kind unbedingt im Knien bekommen wollte, sagte ich: So ist es reingekommen, und so kann's auch wieder rauskommen!
Janet, 36, UK

Zur Entspannung fand ich sanften Sex ziemlich gut. Außer im letzten Monat oder so. Da fühlte ich mich einfach nur noch häßlich, fett und kaputt. In solchen Phasen brauchst du einen wirklich verständnisvollen Liebhaber, der dir Mut macht und dir nicht ständig in den Ohren liegt, weil er Sex haben möchte.
Laura, 60, Australien

Der Zeugungsakt ist eine unglaubliche Selbstbestätigung. Wenn man weiß, daß das Sperma nicht im Reservoir eines Kondoms landet, sondern in die Frau vordringt und sich dort vervielfältigt – Mensch, das ist wirklich umwerfend sexy!
Paul, 40, UK

Sex nach der Schwangerschaft

56

Sexercise

Nein danke: Sie wurden genäht, haben Blutergüsse, Hämorrhoiden und einen Kaiserschnitt. Sie bluten noch, ihre Brüste sind wie aufgeblasene Luftballons, und ihr Bauch gleicht einem schlaffen Fußball. Kein Wunder, daß nur eine von drei Frauen in den ersten sechs Wochen nach der Entbindung Geschlechtsverkehr hat. Auch wenn die körperlichen Wunden am Ende dieser Zeit verheilt sind, fühlen Sie sich vielleicht immer noch wund und leicht verletzbar.

Postnatale Depression: Wenn der Hormonspiegel wieder auf das Normalmaß sinkt, kann dieser abrupte Wechsel Ihre Stimmung verändern. In den ersten Tagen nach der Geburt sind viele Frauen nah am Wasser gebaut oder depressiv (haben den »Baby-Blues«), aber das legt sich. Manchmal erleiden Frauen eine schwere postnatale Depression. Diese ist sehr viel ernster und kann einfache Aufgaben wie das Aufstehen aus dem Bett oder das Anziehen des Babys schier unmöglich erscheinen lassen. Wenn Ihre Depressionen andauern, gehen Sie zum Arzt.

Ausgeliebt: Nach der Geburt produziert Ihr Körper das Hormon Prolaktin, das die Milchproduktion in Gang setzt. Auch dieser Vorgang kann sich auf Ihre Stimmung niederschlagen, Sie nach innen gekehrt und friedlich werden lassen. Selbst Ihr sexueller Antrieb kann eine Weile gedämpft sein oder ganz verschwinden, aber der Hormonspiegel normalisiert sich innerhalb weniger Wochen. Das kindliche Saugen an der Brust führt nebenbei zur Ausschüttung von Oxytozin, dem sogenannten »Liebeshormon«. Es hat wohl den Zweck, die Bindung zu Ihrem Baby zu verstärken, und ist das Hormon, das auch beim Orgasmus ausgeschüttet wird.

Flasche leer: Wenn der Wochenfluß aufhört, hat sich der Gebärmutterhals geschlossen, Ihre Gebärmutter hat wieder ihre alte Größe. Penetrativer Sex ist jetzt sicher, aber vielleicht fühlen Sie sich nicht danach. Unterbrochene Nächte und Erschöpfung können zur Folge haben, daß Sie nur noch imstande sind zu kuscheln.

Sex: Die meisten Paare haben circa drei Monate nach der Geburt wieder (unregelmäßigen) Sex. Ein Mangel an Zeit und Gelegenheit bedeutet, daß Sex eine Zeitlang nicht mehr das spontane Liebesglück ist, aber ein gewisser Stolz auf das Vollbrachte und eine intimere Nähe können ihm eine neue Dimension verleihen. Viele Frauen fühlen sich ungehemmter, können leichter die Initiative ergreifen und den Sex mehr genießen. Ihr Körper hat sich verändert. Ihre Genitalzone hat neue Blutgefäße aufgebaut, um während der Schwangerschaft eine stärkere Durchblutung zu ermöglichen, und viele Frauen erleben einen tieferen und intensiveren Orgasmus. Bei manchen ist auch die Vagina sehr viel empfindlicher als vorher, obwohl sie zugleich entspannter ist. Die Muskeln lassen sich mit regelmäßiger Beckenbodengymnastik wieder festigen.

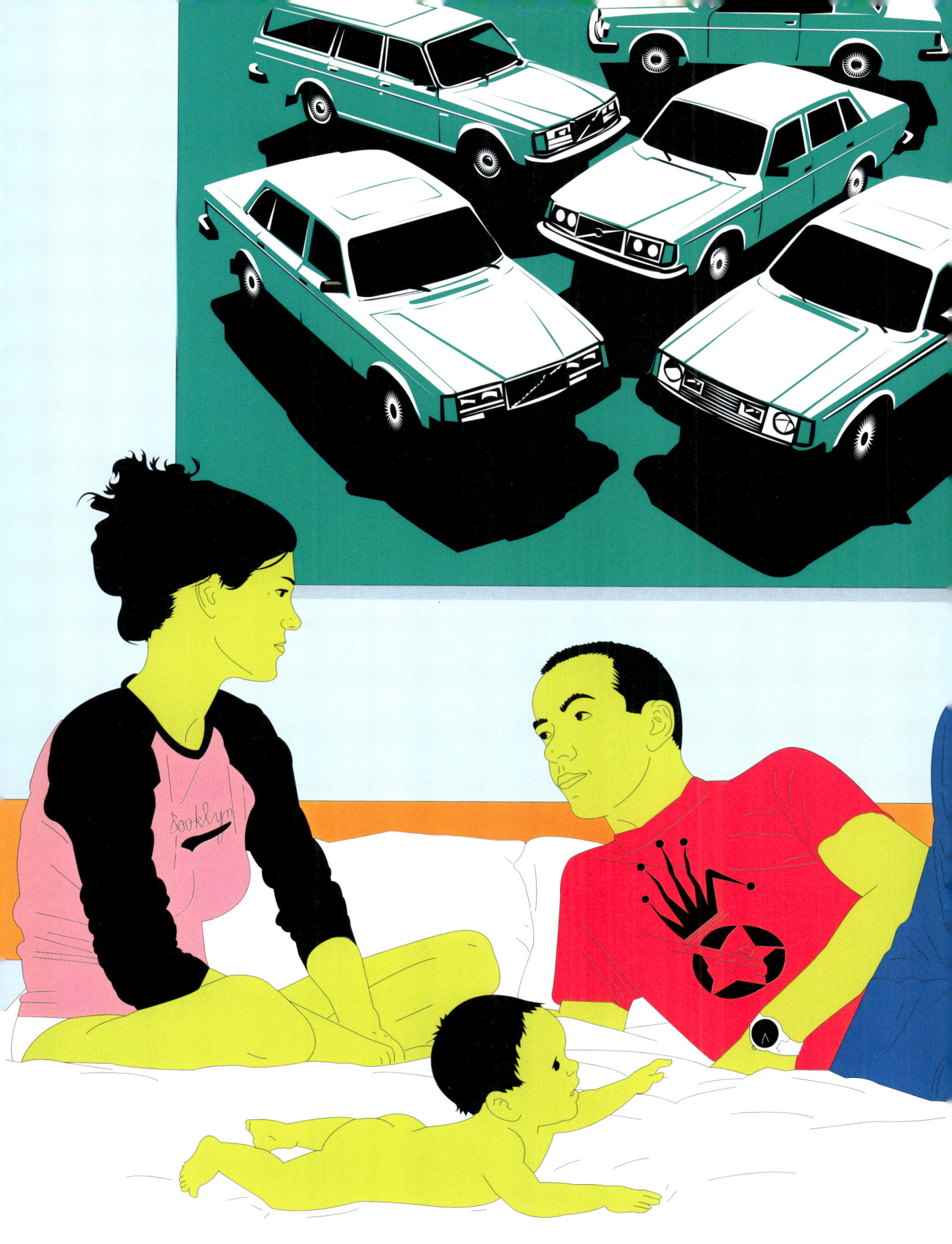

Stillen

194

Verhütung

212

Sex Toys

Verhütung: Während der ersten Monate der Stillzeit ist eine Schwangerschaft wenig wahrscheinlich, aber trotzdem wird den meisten Frauen geraten, nach der Geburt wieder die Pille zu nehmen, da das Stillen keine 100prozentig sichere Verhütungsmethode ist. Das Letzte, was die meisten Frauen wollen, ist, gleich wieder schwanger zu werden. Gelegentlich reagieren Brustkinder auf die Pille mit einem Hautausschlag. Sollte das der Fall sein, weichen Sie auf Kondome und ein Diaphragma aus, bis Ihr Baby zu Fläschchen übergeht.

Rückkehr zur Normalität: Die Stimulierung der Brustwarzen löst in den ersten zwei Wochen nach der Geburt Kontraktionen der Gebärmutter aus. Diese helfen dem Uterus, seine normale pränatale Größe wiederzuerlangen, können aber recht unangenehm sein. Die Stimulierung der Brüste ist in diesem Stadium wohl eher dazu geeignet, wieder miteinander in Kontakt zu kommen, als zur Vorbereitung von Sex, weil der unterbrochene Schlaf und Veränderungen im Hormonhaushalt die Libido wahrscheinlich reduzieren.

Wunde Brustwarzen und Brustentzündung vermeiden: Haben Sie vor zu stillen, bereiten Sie Ihre Brustwarzen schon vor der Geburt vor, indem Sie sie mit einer ge-eigneten Salbe einreiben. Lassen Sie so oft wie möglich Luft daran, und reiben Sie sie mit eigener Milch oder mit Kamillenöl ein, wenn sie rissig und wund sind. In den ersten Wochen nach der Geburt können Sie durch Massieren einer Brustent-zündung (Entzündung der Milchkanäle) vorbeugen. Massieren Sie vom Schlüs-selbein oder von den Achselhöhlen sanft zu den Brustwarzen. Um den Milchfluß anzuregen, stimulieren Sie immer zu den Brustwarzen, nie von ihnen weg.

Wow! Es kann sich als schwierig erweisen, vom Stillen eines Babys den Sprung zum Sex zu schaffen. Die Brüste spielen eine neue, nichtsexuelle Rolle, und es ist gar nicht so leicht, sie mitsamt ihrer Milch unter einem sexuellen Gesichtspunkt zu sehen. Manche Frauen und ihre Partner empfinden die Laktation jedoch als zu-sätzlichen Kick. Für Frauen mit eher flacher Brust kann es ein ganz neuer Reiz sein, wenn sie plötzlich in der Lage sind, einen Penis zwischen ihren größer gewor-denen Brüsten zu masturbieren. Sexuelle Erregung führt mitunter dazu, daß ein biß-chen Milch aus den Brüsten austritt, was vielleicht gewöhnungsbedürftig, aber auch unglaublich sexy sein kann. Pumpen Sie entweder ab, oder stillen Sie Ihr Kind vor dem Sex, wenn Sie meinen, daß Sie zu sehr auslaufen.

Sex Toys: Der Orgasmus führt meist zum Ausspritzen von einem bißchen Milch, was oft für beide ein sehr erregender Anblick ist. Das Stillen eines Babys kann sich recht sexy anfühlen, und viele Frauen berichten, daß ihre Brustwarzen danach dauerhaft reizempfänglicher geworden sind.

Sex, wenn Kinder da sind

Keine Zeit: Nach der Ankunft eines Babys verschwindet das sexuelle Verlangen manchmal ganz, und es kann sein, daß Sie es gar nicht vermissen. Wenn Sie zu müde sind und im Chaos zu versinken drohen, scheint es keinen »richtigen Zeitpunkt« dafür zu geben. Ältere Kinder machen oft Theater und damit das Leben noch schwieriger. Neugeborene landen irgendwann immer im Ehebett, und wenn Sie nicht tagsüber einen günstigen Moment nutzen können, wird sich die Gelegenheit zum Sex kaum von selbst ergeben.

Kein Verlangen: Wenn Sie stillen, können Ihre Östrogenwerte so niedrig sein, daß Ihre Libido davon negativ beeinflußt wird. Die Werte normalisieren sich allmählich, doch viele Mütter bekommen die Antibabypille, wenn sie die Geburtsklinik verlassen, und das kann den Hormonhaushalt ebenfalls beeinflussen. Wenn Sie stillen, können Sie die Verantwortung für das Füttern Ihres Babys nicht mit Ihrem Partner teilen, die körperliche Belastung ist für Sie also größer. Und nach der Geburt sind Sie möglicherweise eine Zeitlang schwerer als zuvor und fühlen sich unwohl, was Einfluß auf Ihr Interesse am Sex hat. Manche Männer, die an der Geburt teilnehmen, fühlen sich dadurch bereichert. Andere belastet es, und sie finden es schwieriger, ihre Partnerin als sexuelles Wesen zu sehen. Dabei handelt es sich meist – wenn auch nicht immer – nur um eine vorübergehende Phase.

Das grünäugige, kleine Monster: Als frischgebackene Mutter bekommen Sie jede Menge Aufmerksamkeit von Ihrer Familie und Ihren Freunden, und manchmal läßt sich leicht vergessen, daß ohne Ihren Partner nichts von alldem geschehen wäre. Viele Männer berichten von Ihrer Eifersucht gegenüber dem neuen Baby. Das Aufteilen der Arbeit kann besonders dann, wenn Sie ältere Kinder haben, bedeuten, daß Sie weniger Zeit miteinander verbringen, und wenn Sie die Entwicklung nicht im Auge behalten, beginnt Ihre Beziehung zu leiden.

Wie wär's mit uns? Mit Kindern in der Familie wird der Sex nie mehr so spontan sein wie zu der Zeit, als sie nur zu zweit waren, und um Ihr Sexleben in Schwung zu halten, braucht es das Engagement beider. Sobald das Baby von jemand anderem gefüttert werden kann, sollten Sie jedes Hilfsangebot annehmen und Zeit zu zweit verbringen. Es genügt, zusammen essen zu gehen, denn solche gemeinsamen Unternehmungen bilden den Kitt, der für den Zusammenhalt Ihrer Beziehung wichtig ist. Sex ist in mehr als nur einer Hinsicht therapeutisch. Intimes Zusammensein erinnert Sie daran, daß Ihre Beziehung der Kern der Familie ist (gleichgültig, was die Kinder denken). Er kann auch die in jedem familiären Kontext unvermeidlichen Alltagsspannungen abbauen, indem der Orgasmus »Glücks«-Hormone wie Serotonin und Endorphine freisetzt, die Ihnen ein wohliges Lebensgefühl und einen friedvollen Schlaf bescheren.

Die einzige Form von Vorspiel, die es nach der Geburt unseres Babys gab, war, daß ich ihr ins Ohr flüsterte: »Bist du wach?«
Happy dad & miserable husband, 33, UK

In dieser Phase hatten wir nur unregelmäßig Sex, der auch nicht besonders hemmungslos war, eher zärtlich. So was wie Analsex machten wir erst wieder nach einem Jahr oder so.
Jack, 38, Australien

Als wir unser zweites Kind bekamen, schien sich mein Mann gar nicht mehr für Sex zu interessieren. Das war mir zu der Zeit ganz lieb, weil ich über die Maßen erschöpft war. Aber ich erinnere mich, daß ich dachte: Wie komisch, beim ersten Kind konnte er gar nicht genug bekommen! Erst zwei Jahre später kam ich dahinter, daß er damals eine Affäre hatte, und damit war mir dann natürlich auch alles klar. Dreckskerl!
Lilian, 53, UK

Mit der Lust auf Sex haben wir keine Probleme – aber mit den Gelegenheiten zur Intimität! Unsere dreijährige Tochter schläft immer noch nicht ein, bevor sie nicht in unserem Bett liegt.
Andrew, 48, UK

194

Verhütung

Depression und Sex

Es erwischt nicht nur Sie: Jeder fünfte Mensch leidet einmal in seinem Leben an Depressionen. Bei Menschen über 65 ist das Risiko, Depressionen zu bekommen, anscheinend leicht erhöht, und dieses Risiko erhöht sich für Menschen, die älter als 85 sind, deutlich. Beziehungsprobleme können von Depressionen herrühren, sie aber auch auslösen. Manche Menschen haben eine erblich bedingte Neigung zu Depressionen, während bei anderen Streßsituationen, Konflikte mit Partner oder Partnerin, der Menstruationszyklus oder auch schlicht das Auf und Ab des Alltags eine milde oder gar klinische Depression auslösen kann. Zu den Symptomen gehören emotionales Rückzugsverhalten, Niedergeschlagenheit, Wut, Müdigkeit, Lethargie und die Unfähigkeit, sich zu konzentrieren oder zu entspannen. Eines der häufigsten Symptome für Depressionen ist, daß man zwei oder drei Stunden zu früh aufwacht oder bereits nach einer halben Stunde Schlaf hellwach ist und den Rest der Nacht grübelnd im Bett liegt.

Hiiilfe! Depressive Menschen verlieren häufig das Interesse am Sex. Müdigkeit kann bewirken, daß Sie abends oder nachts keinen Sex mögen, und Männer haben manchmal Erektionsstörungen. Eine verminderte Hirntätigkeit erschwert das Erreichen des Orgasmus, so daß Sex kaum die Mühe lohnt. Wenn Sie keinen Sex wollen, Ihr Gegenüber aber wohl, dann führt das zu Reibungen. Für depressive Menschen kann das zu zusätzlichen Spannungen in einer Beziehung führen. Solange beide Partner nicht über ihre Situation sprechen, um die zugrundeliegenden Probleme zu erkennen und zu lösen, wird die Lage nur schlimmer.

Hilfe: In mehr als 80 Prozent der Fälle lassen sich Depressionen behandeln, wenn man einen Arzt aufsucht. Es hat sich gezeigt, daß kognitive Verhaltenstherapien für leichte Depressionen ebenso wirkungsvoll sein können wie Antidepressiva. Depressionen mindern die Libido, doch viele Antidepressiva – besonders SSRI – scheinen das Problem zu verstärken. Häufigste Nebenwirkungen von Antidepressiva sind für Männer wie für Frauen ein verspäteter Orgasmus oder die Unfähigkeit, ihn zu erreichen. Ihr Arzt wird versuchen, das Präparat zu wechseln oder die Dosierung zu ändern, wenn es sich negativ auf Ihr Sexualleben auswirkt, aber das ist nicht bei jeder spezifischen Störung möglich. Buproprion und Nefazadon sind zwei Antidepressiva, die anscheinend keine sexuellen Nebenwirkungen aufweisen. Mit der Dosis wachsen gewöhnlich die sexuellen Probleme. Manche Antidepressiva können Erektionsstörungen hervorrufen, doch Ärzte geben hier den Rat, das Medikament nicht abzusetzen, wenn es Ihnen ansonsten hilft, sondern zusätzlich Sildenafil (z.B. Viagra) einzunehmen, um dem Problem zu begegnen. In dem Maß, wie es Ihnen besser geht und die Dosis abnimmt, werden Symptome und Nebenwirkungen geringer, und ein neu erwachendes Interesse an Sex ist oft das erste Anzeichen dafür, daß Sie vor der Genesung stehen.

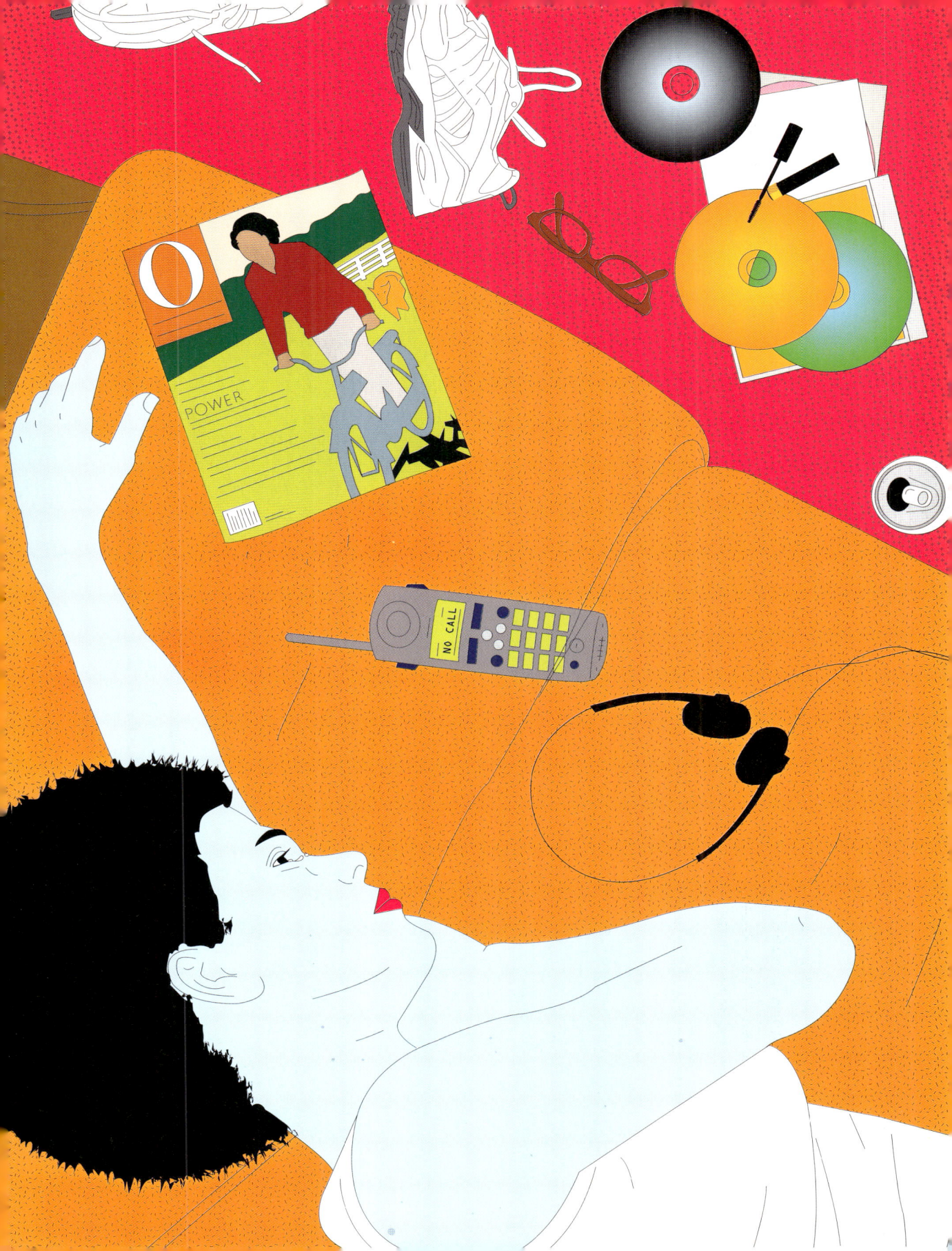

Verlieren

Von nun an geht's bergab: Wenn Sie frisch verliebt sind, ist der Sex (in der Regel) elektrisierend, phantastisch und unwiderstehlich. Sie können einfach nicht genug bekommen voneinander und sich auch nicht vorstellen, daß Sie einander einmal überdrüssig werden könnten. Doch jeder, der sich auf eine längerfristige Beziehung einläßt, tut gut daran, die rosarote Brille abzusetzen. In jedem Leben gibt es Höhen und Tiefen, und das spiegelt sich auch in der Sexualität. Streß, Erschöpfung, Kinder, Krankheit, Konflikte, Langeweile und berufliche oder familiäre Probleme sind alle in der Lage, die Libido und das Intimleben zu beeinflussen.

Zufriedenheit: Eingeschliffene Verhaltensweisen können einem Sicherheit geben, aber sie sind meistens auch das Grab der Leidenschaft. So wie das Alltagsleben bei Ihnen zu Hause irgendwann einem natürlichen, aber voraussagbaren Muster folgt, kann es mitunter passieren, daß auch der Sex nach Schema F abläuft. Eine Freitagabendnummer auf dem Sofa mit einem Auge auf dem Fernseher und einer Hand an der Fernbedienung mag gemütlich sein, ist aber mit Sicherheit sehr weit entfernt von jenen champagnerbeschwingten Nächten am Beginn Ihrer Liebesbeziehung. Es ist leicht, am häuslichen »Zu müde, zu viel zu tun oder nicht in Stimmung«-Szenario das Interesse zu verlieren – besonders, wenn man das Gefühl hat, daß das Gegenüber auch nicht darunter leidet. Manchmal verlieren Paare das Interesse am Sex allerdings so schleichend, daß sie diese Entwicklung einfach dem Alter zuschreiben. Vor allem Frauen leiden unter einer, wie Therapeuten sagen, »responsiven Bereitschaft«. Das heißt, daß eine Frau, auch wenn sie in einer emotional für sie wichtigen Beziehung lebt, mental erst erregt wird oder Sex will, wenn ihre Genitalien voll stimuliert sind. Bei responsiver Bereitschaft ist der andere Partner ständig gezwungen, auf sexuellem Gebiet die Initiative zu ergreifen, und das kann Unmut und Unwillen zur Folge haben. Wenn ein Paar unfähig ist, offen über seine sexuellen Gefühle zu sprechen, entwickelt sich daraus ein Problem. Sexuelles ehrlich anzusprechen (zum Beispiel, indem Sie sagen, daß Sie es satt haben, daß immer Sie mit dem Sex anfangen müssen) ist oft der erste Schritt zu einer glücklicheren Beziehung. Paare, die gut miteinander kommunizieren, verstehen sich gewöhnlich auch im Bett besser.

Aber wir wollen doch gar keinen Sex: Wenn zwei Menschen in einer Beziehung ohne Sex leben und beide damit glücklich sind, gibt es keinerlei Problem. Manche Paare entdecken, daß beide Partner nur so tun, als wollten sie Sex, während in Wirklichkeit keiner von beiden Lust hat. Probleme entstehen nur, wenn Sie Sex wollen und Ihr Partner nicht – oder umgekehrt. Dieses Ungleichgewicht erhöht die Wahrscheinlichkeit, daß für Sie am Ende jede Person des von Ihnen begehrten Geschlechts, die sexuelles Interesse an Ihnen äußert, sexuell anziehender und aufregender erscheint als die Person, mit der Sie eine Beziehung haben.

Wiedergewinnen

Reden ist immer gut: Bestimmend für die Dynamik einer sexuellen Partnerschaft ist die Intensität der emotionalen Verbundenheit. Umfangreiche Untersuchungen haben ergeben, daß die Unfähigkeit, zwischenpersönliche Konflikte zu lösen, häufig mit sexuellen Triebhemmungen einhergeht. Grundsätzlich gilt: In einer langfristigen Beziehung kann man nur mit einem Partner kontinuierlich Sex haben, den man liebt. Andererseits kann man nur einen Partner lieben, mit dem man Sex haben will, denn Liebe ohne Sex ist Freundschaft. Wenn der Sex schwierig wird oder keiner mehr stattfindet, hat das gewöhnlich andere, tiefer liegende Ursachen. Probleme verschwinden selten von alleine, und auch wenn Sie die Bedürfnisse Ihres Gegenübers zu kennen glauben, verfügen Sie doch über keine telepathischen Fähigkeiten. Die Forschung zeigt, daß Männer und Frauen in Beziehungskonflikten sehr verschiedene Verhaltensmuster aufweisen. Der Begriff »Nähesucher/Distanzwahrer« beschreibt das übliche Schema, nach dem Frauen reden wollen, während Männer mit Abwehr reagieren. Wenn die Kommunikation nur noch schlecht funktioniert, kann Schreiben ein sinnvolles Mittel sein, um ein belastetes Thema zur Sprache zu bringen. Es beinhaltet weniger Konfrontation und erlaubt beiden Partnern, sich klar zu äußern. Wenn Sie Harmonie und Intimität wiederherstellen wollen, sollten Sie es vermeiden, Ihren Partner anzugreifen oder anzuklagen. Eine Beziehungsberatung erscheint manchen als kaum zu leistender Schritt, aber eine neutrale Umgebung, in der eine unabhängige Person als Filter fungiert, kann Ihnen helfen, einander auf eine Weise zuzuhören, die zu Hause oft nicht möglich ist. Der gemeinsame Wille, zusammen an Sitzungen teilzunehmen und offen zu sprechen, kann eine positive Erfahrung sein, und wenn Sie danach einen Kaffee trinken gehen, entdecken Sie vielleicht, daß die Offenheit auch nach der Sitzung noch anhält – sowohl in Ihren Gesprächen als auch im Bett.

Wunschzettel: Wenn Sie beide entschlossen sind, Ihre Beziehung zu erhalten, werden Ihre Anstrengungen belohnt werden. Wenn die zugrundeliegenden Spannungen beseitigt sind, sollten Sie versuchen, Ihren Sex aufregend zu gestalten. Vielleicht haben Sie schon einmal daran gedacht, an einem sexualtherapeutischen Kurs teilzunehmen – etwa dem Empfindungs-Fokussieren oder Tantrischem Sex –, um körperlich und spirituell wieder miteinander in Kontakt zu kommen. Oder Sie fügen ein bißchen Flitterwochen-Knistern hinzu, indem Sie eine sexuelle Wunschliste aufschreiben, bei der in jedem Monat einer von Ihnen die Aufgabe übernimmt, die Sexualphantasie des anderen Wirklichkeit werden zu lassen. Sex auf dem Rücksitz des Autos, ein Liebespicknick, Sex unter Wasser, eine kleine leichte Flagellation, oraler Sex in Paris, Rollenspiel, eine Ganzkörpermassage, eine sexy Gutenachtgeschichte mit einem neuen Sexspielzeug – die Liste ist so lang wie Ihre Phantasie. Für Anregungen lesen Sie in den Kapiteln »Sex Toys« (Seite 212) und »Alles andere von A–Z« (Seite 172) nach.

Mein Mann und ich haben schon alles durchgemacht. Affären, Depressionen, Gewalt – wirklich alles. Aber irgendwie haben wir das ganze Leid durchgestanden und erkannt, daß das, was wir an uns haben, mehr wert ist, als was wir ohne uns haben. Ich weiß, das funktioniert nicht für jeden, aber wir haben uns große Mühe gegeben, unsere Beziehung zu retten. Drei Jahre Therapie und Beziehungsberatung und drei Jahre getrenntes Leben ließen uns wachsen und begreifen, daß es nichts Einfaches gibt. Man kann die Spieler austauschen, aber solange man sich nicht selbst verändert, endet man auch mit einem neuen Partner immer wieder in der gleichen Situation.
Anon, 31, USA

Sex ist wie gesundes Essen oder Training – je mehr du machst, um so mehr Appetit bekommst du. Manchmal brauchst du nur noch einen Knopf zu drücken, und schon geht es los.
Matt, 49, UK

Am besten läßt sich verhindern, daß es langweilig wird, wenn man etwas Neues ausprobiert, so wie Pornos oder Analsex. So ging es uns jedenfalls. Ich habe nur ein bißchen Furcht, daß es bei uns von Mal zu Mal extremer wird.
Katherine, 31, Australien

Sex Toys

Zweifellos erweitern Sex Toys die sexuellen Möglichkeiten beider Geschlechter, und sie zu kaufen ist heute einfacher denn je. Es gibt viele gutsortierte Sexshops, die exklusiv die Wünsche von Frauen oder Männern bedienen. Sie bieten eine eindrucksvolle Zahl höchst erfindungsreicher Apparate an, und das Verkaufspersonal ist meistens ebenso hilfsbereit wie kompetent. Es ist nützlich, sich die Produkte vor dem Kauf anzusehen, aber Sie können auch per Katalog oder über das Internet bestellen. Die meisten Online-Sexshops geben Ihre eigenen Marken- oder Modellempfehlungen und zitieren Kundenbewertungen. Keine Angst. Alles wird so verschickt, daß weder Nachbar noch Postbote ahnen können, was Sie bestellt haben.

Vibratoren

Zylinder: Manche sind so gestaltet, daß sie wie ein besonders großer Penis aussehen. Andere haben eine zylindrische Form und eine glatte Oberfläche. Es gibt sie in allen möglichen Materialien – von glänzendem Metall bis zu leuchtendem, fluoreszierendem Jelly. Je glatter das äußere Material, um so leiser das Geräusch.

Doppelvibrator: Er ist so konstruiert, daß er neben der Penetration der Vagina gleichzeitig auch die Stimulation der Klitoris erlaubt. Aus dem Schaft erwächst ein Fortsatz, der die Klitoris kitzelt. Die ursprünglich aus Japan stammende Hardware (Japanese Rabbit) wurde weltweit kopiert – besonders seit einem Gastauftritt in der TV-Serie »Sex and the City«. Ähnelt mehr einem fluoreszierenden, schweinchenfarbenen Bonbonspender als einem Sex Toy, ist aber der Weltbestseller unter den Vibratoren. Das Gerät besteht aus einem Stab, der einen rotierenden Mittelteil (gefüllt mit vibrierenden Farbkügelchen) besitzt, um das sensible erste Drittel der Vagina zu stimulieren, und ein paar Hasenöhrchen, die gegen die Klitoris flattern. Die Vibrationsstärke von Schaft und Öhrchen läßt sich unabhängig voneinander einstellen.

Umschnall-Vibrator: Dieses flache Modell wird durch einen Harness gehalten, so daß Sie die Hände frei haben. Die Oberfläche des Vibrators, der sich eng an die Vulva schmiegt, ist uneben, genoppt oder leicht stachelig. Menschen, die einen Vibrator nicht festhalten wollen oder können, finden ihn sehr nützlich. Es gibt unterschiedliche Geschwindigkeiten und Intensitätsstufen, und die Vibrationen verteilen sich über die ganze Genitalregion, auch wenn das Gefühl vielleicht intensiver ist, wenn man den Vibrator fest andrückt. Manche Modelle eignen sich auch bei penetrativem Sex, andere sind für die gleichzeitige Vaginalpenetration mit einem Dildo versehen.

G-Punkt-Vibrator: Er sieht aus wie andere Vibratoren, hat aber eine schlanke Bananenform. Die Krümmung soll zur Stimulierung des mysteriösen G-Punkts dienen, den man an der inneren Vorderwand der Vagina findet. Männer erfreut es vielleicht, wenn ihre Partnerin oder ihr Partner damit ihre Prostata bearbeitet.

Massager: Diese auch »Personal Massagers« genannten Vibratoren dienen der äußeren Massage und Stimulation. Bei guten Exemplaren läßt sich meist die Geschwindigkeit einstellen. Sie sind von Vorteil, wenn Sie eine weitflächige Stimulierung schätzen, weil der gepolsterte Kopf die Vibrationen über den ganzen von ihm berührten Körperbereich ausstrahlen läßt. Manche von ihnen sind eigentlich zur Muskelentspannung gedacht, indem sie das Muskelgewebe wärmen. Seien Sie also vorsichtig, wenn Sie sie in der Nähe Ihrer Genitalien anwenden. »Swedish Massagers« werden auf den Handrücken geschnallt. So können Sie sich mit der Hand zum Orgasmus bringen, ohne auch nur einen einzigen Finger rühren zu müssen!

Fingervibrator: Er läßt sich wie eine Fingerpuppe oder ein Ring über einen Finger ziehen und gibt konzentrierte Vibrationen ab, die sich mit dem Finger zielgenau anbringen lassen. Fingerlinge hingegen sind genoppt oder gerillt, vibrieren aber nicht.

Dildo: Ein Dildo ist ein nicht motorisiertes, zur Penetration gedachtes Sex Toy. Wie Vibratoren gibt es sie in in jeder Form, Größe, Farbe und Beschaffenheit. Manche haben eine halbrealistische Äderung. Andere kommen als Ministatuen daher. Bei einigen ist ein Klitoris- oder Analkitzler mit von der Partie. Wichtig ist, daß die meisten Modelle eine verbreiterte Basis haben, damit der Dildo nicht im After verschwindet. Manche haben einen Saugnapf, mit dem sie sich an einer glatten Wand oder am Boden befestigen lassen. Dildos können zur Penetration per Hand benutzt oder zur freihändigen Penetration umgeschnallt werden (entweder mit einem Harness oder mit Gummistrapsen). Diese Variante wird auch als »Strap-on-Dildo« bezeichnet.

Umschnall-Dildo: Dildo-Harnesse sind meist aus Leder, Latex oder PVC, werden um die Hüfte geschnallt und halten den Dildo auf dem Schambein fest. Andere Versionen lassen sich an anderen Körperstellen befestigen – so kann man Dildos über den Mund, aufs Kinn oder auf den Oberschenkel schnallen. Strap-ons geben Frauen die Möglichkeit, in jeden Mann/jede Frau einzudringen, und sie sind gut für Männer, die keine Erektion bekommen, aber trotzdem penetrieren wollen. Großgewachsene Menschen sollten sich einen längeren Dildo zulegen, weil die Extralänge nötig ist, um alle penetrativen Positionen ausführen zu können.

Vibrierender Umschnall-Dildo: Solche Modelle sind sehr beliebt, weil die Stimulation bei den meisten Vibratoren von der Basis ausgeht, so daß die Person, die den Harness trägt, die Vibrationen genauso spürt wie die Person, die penetriert wird.

Doppeldildo: Sie sind etwa doppelt so lang wie ein normaler Dildo und haben zwei Köpfe, so daß sie von zwei Leuten gleichzeitig benutzt werden können. Die Koordination ist mitunter recht kompliziert, so daß Sie oder Ihre Partnerin/Ihr Partner den Dildo werden in der Mitte festhalten müssen, um ihn hinein- und herausbewegen zu können – in welche bzw. aus welcher Öffnung auch immer. Eine Alternative ist der »Coupler« – ein perforiertes Verbindungsstück aus Neopren, das zwei verschiedene Dildos miteinander verbindet und sie so zu einem Doppeldildo macht.

Komplett mit Hoden: Manche Dildos haben an der Basis nachgemachte Hoden. Die Hoden können den Eingang der Vagina oder des Anus stimulieren und empfehlen sich besonders bei analer Penetration, weil sie verhindern, daß das Ding ganz hineinrutscht und verschwindet.

Wenn Frauen Dildos kaufen, entscheiden sie sich meistens für welche, die zu klein für sie sind, weil die großen so abschreckend aussehen. Nehmt aber einen Dildo, der etwas größer ist, als euch eigentlich vorschwebt! Denkt daran, die Vagina ist wie jeder andere Muskel in eurem Körper – ihr setzt ihm Widerstand entgegen, damit er stärker und stärker wird.
Ruby, 26, USA
Moonlite Bunny Ranch

Manchmal habe ich ein Problem. Wenn ich von einer Hand oder einem Dildo penetriert werden will, bin ich nicht groß genug, um so tief penetriert zu werden, wie ich es gern möchte. Das passiert mir in ganz bestimmten Situationen – während der Periode oder wenn ich Streß habe. Wenn ich allerdings nicht aufgeben will, lasse ich jede Menge Gleitmittel fließen. Ich habe aber auch keine Probleme damit, meinem Partner zu sagen, daß er aufhören soll… Wenn was nicht reingeht, geht's eben nicht rein!
Abbie, 27, UK
Rainbow Network

Silikon kostet vielleicht mehr, aber es fühlt sich besser an, und man weiß, daß man Qualität hat.
Ken, 40, USA

Weitere Überraschungen aus der Spielzeugkiste

Cockring: Das sind Ringe (gewöhnlich aus Gummi, Metall oder Leder), die um die Basis des Penis oder, noch häufiger, um die Basis von Penis und Hoden gelegt werden. Sie drücken die Venen zusammen und verhindern, daß das Blut aus dem Penis abfließt. Das macht ihn härter und größer, und so mancher schwört, daß diese Ringe auch den Orgasmus hinauszögern. Die Ringe müssen behutsam angepaßt werden, fangen Sie also mit verstellbaren an. Entfernen Sie den Ring sofort, wenn Sie irgendwelche unerwünschten Schwellungen oder Schmerzen in den Genitalien spüren, weil das bedeutet, daß Sie die Blutzufuhr zu Ihrem Penis abgeschnitten haben. Versuchen Sie es nicht mit Gummibändern, behalten Sie einen Ring nie länger als 30 Minuten um, und entfernen Sie ihn in jedem Fall, bevor Sie einschlafen.

Analstöpsel/Butt Plugs: Ein Analstöpsel ist die kürzere, dickere Variante des Dildos. Er ist so konzipert, daß er sich an der Basis verjüngt und dann wieder verbreitert. Das stellt sicher, daß der Stöpsel weder verrutscht noch im Anus verschwindet. Bei Männern stimuliert der Analstöpsel die Prostata, und auch Frauen berichten von angenehmsten Empfindungen. Benutzen Sie zum Einführen reichlich Gleitmittel. Vielleicht müssen Sie davon noch mehr verwenden, wenn Sie ihn wieder herausziehen. Analstöpsel sind aus Kunststoff, Silikon, Jelly, Latex oder Cyberhaut und haben die verschiedensten Größen und Formen. Wenn Analspiele für Sie noch neu sind, beginnen Sie am besten mit einem schlanken und glatten Stöpsel, bevor Sie sich größeren Modellen zuwenden. Einen zusätzlichen Kick bieten vibrierende Analstöpsel.

Vibro Eggs: Dabei handelt es sich um harte Plastikkugeln bzw. eiförmige Gegenstände, deren Batterieantrieb man in der Hand hält. Sie lösen recht subtile Empfindungen aus – vergleichbar einer brummenden Fliege in einem Golfball, den jemand in Ihre Vagina oder in Ihren Anus eingeputtet hat.

French Tickler: Er läßt sich über die Spitze von Penis, Dildo oder Vibrator ziehen – oder auch über drei aneinandergelegt Finger – und hat Ähnlichkeit mit einer an Land gespülten Qualle. French Tickler sollen vor allem den Eingang der Vagina stimulieren. Doch die meisten Frauen berichten von eher enttäuschenden Ergebnissen.

Brustwarzenklemmen: Sie sehen aus wie kleine Krokodilklemmen, an denen Gewichte hängen. Mit ihnen lassen sich die Brustwarzen dauerhaft stimulieren. Vibrierende Brustwarzenklemmen haben die Form kleiner Knöpfe. Über den batteriebetriebenen Handregler läßt sich die Vibrationsintensität steuern.

Zungenspielzeug: Neuerdings sind etliche Spielzeuge erhältlich, die die Bewegung einer leckenden Zunge simulieren sollen. Sie sehen wie lange, flache Vibratoren mit spitz zulaufendem Ende aus, die sich geräuschvoll auf- und abbewegen. Einige sind speziell für den Anus oder die Vagina konstruiert, doch die meisten sind bi(funktional). Auf jeden Fall ist viel Gleitmittel nötig.

Analkugeln: Sie sind aus Kunststoff, Silikon, Jelly oder Gummi, werden von einer Kordel oder einer Nylonschnur zusammengehalten und ähneln einer Halskette mit großen Plastikperlen. Es gibt sie von Bonbon- bis Golfballgröße. Wenn Sie Anfänger sind, fangen Sie am besten nicht zu groß an. Und seien Sie vorsichtig, wenn Sie die Kugeln herausziehen – langsam und mit Bedacht!

Peitschen, Ketten, Masken, Handschellen usw.: Eine riesige Auswahl von Bondage- und »Folter«-Werkzeugen ist im Fachhandel erhältlich.

Materialien

Silikon: Nicht porös, glatt und sehr elastisch, aber nicht billig. Nimmt die Körpertemperatur an und gibt Vibrationen wirkungsvoll weiter. Kann in der Geschirrspülmaschine gewaschen oder zur Sterilisation auch drei bis fünf Minuten lang gekocht werden. Verwenden Sie keine Gleitmittel auf Silikonbasis, denn diese greifen das Material an.

Latex: Fühlt sich fest an, wird aber bei Erwärmung weicher und flexibler. Günstiger, aber auch kurzlebiger als Silikon. Latex- und Vinylprodukte sollten mit einer milden Seife in warmem Wasser gewaschen werden. Öl zerstört Latex, verwenden Sie also niemals Gleitmittel auf Ölbasis oder Massageöle.

Cyberskin/Thermalkunststoff: Eine Mischung aus Silikon und PVC. Die Oberflächenstruktur finden viele sehr angenehm. Das Material sollte stets gepudert werden, sonst wird es klebrig. Schwer sauberzuhalten und in der Pflege anspruchsvoll.

Jelly: Kein Gummi, sondern vielmehr PVC. Weich, anschmiegsam und sehr angenehm. Kann ein bißchen wabbelig sein, wenn es keinen festen Kern hat, doch das weiche Außenmaterial dämpft Geräusche. Leute mit sensibler Haut sollten Jelly vermeiden, weil es in der Vagina oder Vulva Gewebsreaktionen hervorrufen kann. Jelly-Spielzeug wird in heißem Wasser mit milder Seife gereinigt.

Wo Aufklärung gutgetan hätte

- Jedes Sex Toy für Analsex sollte unten eine Verbreiterung haben, damit es von den Schließmuskeln nicht ins Rektum gesogen werden kann.
- Bei Spielzeug aus porösem Material entstehen leicht Risse, in denen sich Keime einnisten. Halten Sie es also sauber, und ziehen Sie über gemeinsam gebrauchte Sex Toys ein frisches Kondom. Sonst besteht die Gefahr, daß Sie sich eine bakterielle Infektion holen.
- Wenn Ihr Vibrator mit einem Kabel an ein Batteriegerät angeschlossen ist, ziehen Sie nicht an dem Kabel, um den Vibrator aus Ihrer Vagina oder Ihrem Anus zu entfernen. Schlafen Sie nicht ein, solange Ihr Vibrator läuft. Achten Sie darauf, daß kein Wasser in Ihr Sexspielzeug kommt. Nehmen Sie Ihr Sex Toy vom Netz (oder von jeder anderen Stromquelle), bevor Sie es waschen. Vibratoren und Dildos mit Kunststoffteilen sollten nicht in kochendem Wasser sterilisiert werden. Entfernen Sie nach Gebrauch die Batterien, und bewahren Sie sie separat auf.

Unsere Bestseller für die vaginale Penetration sind der Rabbit Habit *und der* Nubby G. *Beide sind für die Vagina entworfen worden, und beide bieten auch klitorale Stimulation. Die meisten Frauen kommen durch Penetration allein nicht zum Orgasmus, aber sie sind nicht zu halten, wenn die Penetration mit einem Vibrator oder einer zärtlichen Hand an der Klitoris kombiniert wird.*
Claire Cavanah, USA
Mitbegründerin von Toys in Babeland

Ich finde das ganze Gerede, daß Penetration Männersache ist, einfach lächerlich. Wir spielen häufig mit einem Harness samt Dildo rum, und eins könnt ihr mir glauben: Wir sind beide von Kopf bis Fuß ganz Frau.
Jackie, 46, USA

Vibratoren mit einem größeren Kopf wie den Hitachi Magic Wand *kann ich nicht benutzen, weil ich ein Genitalpiercing habe. Außerdem nützen mir nur Vibrationen etwas, die sich auf einen ganz kleinen Bereich meiner Klitoris konzentrieren. Ich benutze eine* Pocket Rocket *oder den* Wahl, *einen sehr starken und zugleich leisen Vibrator. Für mich ist er der beste.*
Violet, 26, USA
Sexarbeiterin

Phantasien und Untreue

Treue: Der Begriff geht auf das mittelhochdeutsche Wort »triuwe« zurück, das »treu, zuverlässig, ehrlich« bedeutet. Zu der Wortgruppe gehört auch »trauen« (vom mittelhochdeutschen »truwen«). Beziehungen brauchen eine Menge Zuverlässigkeit und Vertrauen, aber manchmal kommt ein Partner vom Pfad der Tugend ab, und die Treue zieht den Kürzeren. Die meisten Paare wissen durchaus zu unterscheiden zwischen einem One-night-Stand und langanhaltender Untreue. Beides beschädigt die Primärbeziehung (für beide Parteien), aber ein Seitensprung kann eine Dummheit sein, während längerfristige Untreue bewußte Planung und konstantes Lügen einschließt.

Phantasie: Manchmal findet Untreue in der Phantasie statt und nicht körperlich. Sexualtherapeuten ermuntern ihre Klienten zu sexuellen Phantasien, um einen Zustand der Erregung zu erlangen, und viele Therapeuten empfehlen auch, sich Bilder aus Pornofilmen oder Magazinen vorzustellen, um zum Orgasmus zu kommen. Sexuelle Phantasien mit anderen Personen werden eher für akzeptabel gehalten, weil es dabei keinen sexuellen Kontakt mit einer dritten Partei gibt. Und es besteht kein Zweifel, daß viele Menschen es im Kopf mit jemand anderem treiben, während sie mit ihrem Partner Sex haben. Doch mehrere Untersuchungen haben ergeben, daß der regelmäßige Umgang mit Pornographie in einer Langzeitbeziehung den vorhandenen Partner weniger begehrenswert erscheinen läßt. Die US-Forscher Kenrick, Gutierres und Goldberg führten 1989 ein Experiment durch, bei dem sich Männer und Frauen in »Playboy« und »Penthouse« Nacktfotos ansahen und hinterher die sexuelle Attraktivität ihrer Ehe- oder Lebenspartner bewerteten. Eine zweite Gruppe sollte sich zum gleichen Zweck Kunstwerke ansehen. Die Männer, die den Sexmagazinen ausgesetzt waren, bewerteten ihre Partnerinnen deutlich unattraktiver als jene Männer, die Reproduktionen von Gemälden betrachtet hatten, während die Bewertungen der Frauen von den Bildern überhaupt nicht beeinflußt wurden. Vorausgesetzt, daß die erste Gruppe von Männern nicht mit ihren Hunden verheiratet war und die zweite Gruppe keine Aquarelle aus der Hobbythek betrachtet hatte, läßt das Experiment nur den Schluß zu, daß der Konsum erotischer oder pornographischer Medien, die ungewöhnlich attraktive Menschen darstellen, eine unrealistische Erwartung gegenüber dem durchschnittlichen nackten Körper weckt. Das wiederum kann das sexuelle Verlangen nach dem tatsächlichen Lebenspartner schmälern, der, seien wir ehrlich, nicht aus dem gleichen Holz geschnitzt ist wie die Models im »Playboy«.

Der Coolidge-Effekt: Ob Pornographie körperliche Mängel sichtbar macht oder nicht, es besteht jedenfalls kein Zweifel, daß Phantasie sexuelle Lust erzeugt. Es ist schwierig, auf lange Zeit an ein und derselben Person sexuell interessiert zu bleiben, und Frauen wie Männer sind gleicherweise anfällig für die Gefahren der

Langeweile. Vermutlich ist das einer der Gründe, warum die Prostitution immer noch blüht. Viele Männer, die zu Prostituierten gehen, bezahlen die Frauen eingestandenermaßen nicht für Sex, sondern für die Einmaligkeit des Vorgangs. Auf diese Weise ist Abwechslung garantiert. Das männliche Bedürfnis nach sexueller Abwechslung wurde früher »Coolidge-Effekt« genannt, nach dem amerikanischen Präsidenten Calvin Coolidge (1923–29). Eines Tages besuchten der Präsident und Mrs. Coolidge eine Regierungsfarm, wo jeder eine eigene Führung bekam. Als Mrs. Coolidge an den Hühnerställen vorbeikam, blieb sie stehen und fragte ihren Begleiter, ob der Hahn mehr als einmal am Tag eine Henne besteige. »Dutzende von Malen«, war die Antwort. »Bitte sagen Sie das dem Präsidenten«, bat Mrs. Coolidge. Als der Präsident an den gleichen Ställen vorbeikam und man ihm von dem Hahn erzählte, fragte er: »Jedes Mal die gleiche Henne?« – »O nein, Herr Präsident, jedes Mal eine andere.« Der Präsident nickte nachdenklich und sagte dann: »Sagen Sie das Mrs. Coolidge.«

Untreue: Affären sind die häufigste und ruinöseste Art von Vertrauensbruch, die es bei verheirateten oder zusammenlebenden Paaren gibt. Und trotz der Tatsache, daß Untreue so oft vorkommt, sind wir ihr gegenüber noch unnachsichtiger geworden als vor 10 Jahren. Neuere Untersuchungen zeigen, daß Treue – gerade auch bei 20- bis 40jährigen – hoch im Kurs steht.

Der Ausfall: Innerhalb des ersten Ehejahrs nimmt die »Koitusrate« um 50 Prozent ab und sinkt in der Folge noch weiter. Im Durchschnitt haben Verheiratete zwischen 35 und 55 Jahren weniger als siebenmal im Monat Sex, und wer älter ist als 65 Jahre, kann sich glücklich schätzen, wenn er überhaupt noch Sex hat. Diese Zahlen machen Untreue nicht entschuldbar, aber erklären vielleicht, warum es so oft dazu kommt. Selbst unter der Voraussetzung, daß die Fremdgänger nicht erwischt werden (und die Familie tief verletzen), wird der Druck, in zwei Beziehungen zu leben und eine davon zu verheimlichen, schließlich zu einer gewaltigen Belastung. Die Spuren verwischen, zwei Menschen glücklich machen und über die anderswo verbrachte Zeit Rechenschaft ablegen – das ist ein Full-time-Job. Schuld, Lüge, Streß und Furcht können Verhaltensänderungen bewirken, die Depressionen zur Folge haben – und wenn Sie Pech haben, werden Sie beide Menschen schneller los als Ihre Gemütserkrankung. Sex mit einer unbekannten Person schmeichelt dem Ego und gibt einem das Gefühl, sexuell immer noch attraktiv zu sein. Doch wenn das berauschende, Herzklopfen machende, kopfverdrehende Gefühl der ersten Leidenschaft verflogen ist (was unvermeidlich ist), werden Sie erkennen, daß die Kirschen in Nachbars Garten geduldige Pflege brauchen. Wenn Sie sich für eine neue Partnerschaft entscheiden, bedenken Sie, daß diese Beziehung statistisch gesehen doppelt so gefährdet ist wie Ihre erste.

Dem Betrug auf der Spur

Niemand läßt sich gern belügen. Wenn Sie einen Verdacht haben und Ihr Partner die Zweifel nicht ausräumen kann, können Sie auch auf eigene Faust etwas Detektivarbeit leisten. Doch bedenken Sie, daß die Dinge wahrscheinlich nicht besser werden, wenn sich Ihr Verdacht bestätigt.

Fordern Sie eine Telefonrechnung an, auf der alle Einzelgespräche ausgewiesen sind.

Überprüfen Sie das Handy nach gespeicherten Texten oder kürzlich empfangenen Anrufen bzw. angewählten Nummern.

Überprüfen Sie eingegangene und verschickte E-Mails und Ordner.

Überprüfen Sie alle Kreditkarten-Rechnungen in Bezug auf verdächtige Ausgaben, auf erhöhten Benzinverbrauch und auffällige Abbuchungen.

Besuchen Sie Ihren Partner im Büro, wenn er Überstunden macht.

Ändern Sie Ihre Gewohnheiten, und kommen Sie nach Hause, wenn Sie niemand erwartet.

Folgen Sie Ihrem Partner unauffällig, oder beauftragen Sie einen Privatdetektiv.

Coming-out als Erwachsener

Erkennen: Die meisten Menschen bilden ihre sexuelle Identität zwischen 13 und 20 aus, obgleich es länger dauern kann, bis jemand, der schwul, lesbisch oder bisexuell (SLB) ist, sich offen zu seiner sexuellen Orientierung bekennt. Religiöse und kulturelle Zwänge sowie Sozialisation, Vorurteile, Homophobie und Furcht können das Coming-out extrem schwierig machen. Manche Leute können einfach nicht akzeptieren, daß ihre Orientierung sie von den meisten anderen unterscheidet, und unterdrücken deswegen ihre Sexualität vollständig.

Ignorieren: Es kommt vor, daß Leute um ihre nichtheterosexuelle Orientierung wissen, diese Erkenntnis aber ihr Leben lang verdrängen und sogar heterosexuelle Beziehungen eingehen, heiraten und eine Familie gründen. Die Angst davor, Zuhause, Familie und Freunde zu verlieren, läßt das Coming-out dann noch bedrohlicher erscheinen. Manchmal bricht jemand, der seine SLB-Neigungen in der Ehe erfolgreich ignoriert hat, irgendwann aus, weil er seine Gefühle nicht mehr im Zaum halten kann. Andere bleiben verheiratet und haben nebenher SLB-Beziehungen, das heißt aber, daß sie sich nie ganz zum SLB-Leben bekennen. Untreue ist immer riskant, und wenn man mit einem gleichgeschlechtlichen Partner erwischt wird, kann das noch größeren Schaden anrichten – besonders, wenn man ein Coming-out vermeiden will.

Wie sag ich's meinem Partner? Eine Beziehung zu beenden ist hart. Eine Beziehung zu beenden, weil sich die sexuelle Identität gewandelt hat, ist noch härter. Möglicherweise ahnt Ihr Partner die Wahrheit schon, doch meistens ist die Eröffnung ein totaler Schock. Ihr Partner wird ohne Zweifel wütend, verletzt und verstört sein und wissen wollen, ob Ihre gemeinsame Geschichte eine Lüge war. »Hast du mich je geliebt?« – »Wie lange sind deine Gefühle schon so?« Ihr Geständnis kann das Ende Ihrer Beziehung bedeuten, also gehen Sie sicher, daß Sie wirklich alle Konsequenzen ausreichend bedacht haben. Manchmal führt die Wahrheit allerdings auch dazu, daß die Partner sich erleichtert fühlen. Sie haben sich vielleicht selbst die Schuld an Ihrem unerfüllten Sexualleben gegeben. Auch fühlen sie sich vielleicht durch gleichgeschlechtliche Untreue weniger bedroht, als wenn sie durch ein jüngeres, schlankeres, besser aussehendes Modell ihrer selbst ersetzt worden wären. Daß die Situation jenseits ihrer Einflußmöglichkeiten liegt, kann ebenfalls eine Erleichterung sein.

Wie sag ich's meinem Kind? Kinder kommen nicht mit einer vorgefaßten Meinung darüber auf die Welt, was normal ist und was nicht, aber durch das Beispiel ihrer Umwelt lernen sie, was »richtig« und sozial akzeptabel ist. Wenn Sie Ihren Kindern beigebracht haben, daß SLB-Menschen nicht anders sind als andere Menschen, werden sie das, was Sie zu sagen haben, leichter verkraften. Das Alter der Kinder spielt dabei eine große Rolle. Wenn sie noch sehr jung sind, werden sie wahrscheinlich gar nichts verstehen. Kinder zwischen 5 und 10 werden immerhin ein begrenztes Verständnis für die Situation aufbringen. Die Gefahr des Coming-outs vor Kindern dieser Altersstufe besteht darin, daß sie die Information fröhlich überall herumerzählen, und dann werden sie unter Umständen von anderen Kindern gehänselt. Teenager haben oft eine Reihe vorgefaßter, meist negativer Ansichter über Homosexualität, also werden sie zunächst vermutlich ablehnend reagieren. Dem Kind wird viel abverlangt. Seine Eltern trennen sich, und ein Elternteil ist SLB. Das Kind wird Ängste haben, die es alleine nicht benennen kann. Sie müssen ihm versichern, daß Sie es lieben und daß sich Ihre Beziehung nicht ändert, auch wenn das Kind das nicht gleich akzeptieren wird.

Wie stell ich's an? Holen Sie Rat bei einem Schwulen- oder Lesbenverband ein, und fragen Sie nach einer Selbsthilfegruppe in Ihrer Nähe. Wenn möglich sprechen Sie mit anderen Eltern, die den Prozeß schon hinter sich haben. Reden Sie mit Ihren Kindern, wenn keine Störungen oder Unterbrechungen zu befürchten sind. Versuchen Sie eher so zu klingen, als ob Sie ihnen etwas »erzählen«, statt Ihnen etwas zu »gestehen«. Und sagen Sie es Ihren Kindern selbst, bevor es jemand anderes tut.

Wie sag ich's meinen Kollegen und Kolleginnen? In einer idealen Welt hätte das Coming-out auf Ihre Karriere keinerlei Einfluß, aber manche Firmen reagieren immer noch negativ, und die Sicherheit Ihres Jobs kann ebenso gefährdet sein wie Ihre Aufstiegsmöglichkeiten. Diskriminierung findet oft in versteckter Form statt, und es gibt viele Hinweise darauf, daß Schwule oder Lesben bei der Beförderung zugunsten ihrer heterosexuellen Kollegen übergangen werden. In den letzten Jahren hat die Rechtsprechung einiges für die Gleichstellung von Schwulen und Lesben getan, so daß es eigentlich keine Benachteiligung mehr geben dürfte, aber in manchen Berufszweigen ist Homophobie immer noch an der Tagesordnung.

Spätes Coming-out: Das »späte« Coming-out wird oft dadurch schwieriger, daß man in einem sehr viel festgelegteren sozialen Umfeld lebt. Ihre Freunde müssen sich auf eine radikale Veränderung einstellen (zumindest erscheint es ihnen so), und das besonders dann, wenn Sie in einer heterosexuellen Beziehung leben, verheiratet sind oder Kinder haben. Wenn Sie sich den wichtigsten Menschen in Ihrem Leben anvertraut haben, werden Sie die Reaktionen der anderen vielleicht gelassener betrachten. Zugleich bekommen Sie allmählich mehr Übung darin, Ihre Sexualität zu offenbaren, indem Sie sich zum Beispiel in einer bestimmten Weise kleiden oder beiläufig das Geschlecht Ihres Schwarms erwähnen oder Lokale, die Sie gerne aufsuchen.

Meine Kinder sind mit dem Wissen aufgewachsen, daß ihre Eltern homosexuell sind, und wir haben ihnen, als sie etwa fünf waren, gesagt, daß es okay ist, wenn Mädchen Mädchen küssen und Jungs Jungs küssen, und daß Liebe einfach Liebe ist. Wir haben ihnen aber auch klargemacht, daß manche Leute es nicht okay finden, wenn Mädchen Mädchen küssen. Ich versuche, mich an Dinge zu erinnern, die über Sex gesagt wurden und die mich ankotzen, um dann ein Gespräch darüber zu führen. Ich möchte nicht, daß sie in dem Glauben aufwachsen, es gebe Dinge, die sie zu Hause nicht sagen dürften. Ich erkläre ihnen auch, daß ihr Körper nur ihnen gehört und daß es ganz allein ihre Entscheidung ist, von wem sie sich berühren lassen.
Mutter, 34, UK
Rainbow Network

Ich habe immer gewußt, daß ich irgendwie anders bin, aber ich habe mich erst mit 35 danach verhalten. Ich lebte in einer heterosexuellen Ehe und traf eine Frau, die mich wahnsinnig anzog, und dann kam eins zum anderen.
Shakira, 45, USA
Kuma2

Die Menschen sollten dafür geliebt werden, wer sie sind, und nicht dafür, mit wem sie Sex haben.
Tom, 20, Australien

Coming-out als Transvestit oder Transsexuelle/r

Transsexuell sein heißt sein Geschlecht ändern. Eine vollständige Geschlechtsumwandlung bedeutet eine schwierige Reise – denn es sind weitreichende juristische und andere Konsequenzen damit verbunden. Es ist also notwendig, sich der Familie und den Freunden zu offenbaren, weil man sich radikal und nachhaltig verändern wird. Die meisten Beziehungen scheitern, auch wenn es Ausnahmen gibt. Man bekommt vor der Operation Beratung, das ist Teil des Prozesses. Unterstützung sollte es aber auch für den Partner/die Partnerin und die Familie geben.
Postoperative/r Transsexuelle/r, UK

Ob Sie Ihren Partner/Ihre Partnerin einweihen, ist ganz allein Ihnen überlassen. Viele postoperative Transsexuelle behalten ihre Vergangenheit für sich, selbst dem Partner/der Partnerin gegenüber. Doch eines ist klar: Kommt Ihre Partnerin/Ihr Partner dahinter, kann er/sie sehr verletzt und schockiert sein. Ihre Geheimniskrämerei kann ebenso Grund sein, Sie abzulehnen, wie Ihr geändertes Geschlecht.
Postoperative/r Transsexuelle/r, UK

Ich habe meinen Job verloren, das war schlecht. Aber ich habe mich selbst gefunden, und das war gut.
Jo, 38, Australien

Was heißt das genau? Der Begriff »Transvestit« bezieht sich auf jemanden, der sich wie ein Vertreter des anderen Geschlechts kleidet, verhält und aussieht. Das Wort »Transsexuelle/r« bezieht sich auf jemanden, der den sexuellen Wandel eingeleitet hat, indem er Hormontabletten nimmt oder sich Brustimplantate hat einsetzen lassen. Beide Personengruppen nehmen viel auf sich, um die gefühlte Identität auch körperlich zu manifestieren oder durch ihr Outfit nach außen zu tragen. Ein/e Transsexuelle/r kann sich für eine chirurgische Geschlechtsumwandlung entscheiden, muß aber nicht.

Männer, die ihr Geschlecht verändern, um Frauen zu werden, empfinden sich selbst als vollkommen weiblich. Das heißt, daß sie ihre sexuellen Beziehungen zu Männern als heterosexuell ansehen. Es ist bereits schwierig, das in Worte zu fassen, und es kann noch deutlich schwieriger sein, das zu akzeptieren.

Nachdenken über das Coming-out: Vor Ihrem Coming-out sollten Sie sich genau darüber informieren, was es heißt, trans zu sein. Die Teilnahme an einer Trans-Selbsthilfegruppe kann hier hilfreich sein. Dort können Sie Rat zu vielen Fragen bekommen, etwa zu medizinischen Eingriffen wie Hormonbehandlung und chirurgischer Geschlechtsumwandlung. Sie bekommen auch Hilfe in praktischen Fragen. Nach einer Geschlechtsumwandlung muß man seine öffentliche Person auch amtlich legitimieren. Persönliche Dokumente wie Führerschein und Ausweis müssen neu ausgestellt werden. Die meisten Trans-Selbsthilfegruppen bieten Beratungen und Workshops an, zu denen Familienangehörige, Partner und Partnerinnen sowie Freunde und Freundinnen herzlich eingeladen sind. Darüber hinaus kann man sich auch im Internet recht gut informieren.

Wie sag ich's meinen Eltern? Will man eine Geschlechtsumwandlung machen, raten manche Fachleute, sich den Eltern erst nach begonnener Hormontherapie anzuvertrauen. Viele Eltern versuchen zu intervenieren, was zu großen Belastungen führen kann, also ist es für alle Beteiligten einfacher, wenn sie vor vollendeten Tatsachen stehen. Machen Sie Ihren Eltern klar, daß Sie kein anderer Mensch werden – Sie werden einfach mehr Sie selber sein.

Nach allgemeiner Ansicht brauchen Familien drei Jahre, um sich vollständig an die neue Situation zu gewöhnen. Aber letztendlich wollen die meisten Eltern, daß ihre Kinder glücklich werden. Wenn man sie davon überzeugen kann, daß man etwas Positives getan hat, können sie sich mit der Tatsache eher anfreunden. Manche Transsexuelle machen die Erfahrung, daß es von Vorteil ist, einen neuen Namen anzunehmen, weil auf diese Weise Angehörige, Freunde und Kollegen die neue Identität schneller anerkennen müssen.

Das Arbeitsplatzproblem: Transsexuelle haben am Arbeitsplatz wenig Schutz, und ein transvestitischer Lebensstil ohne Geschlechtsumwandlung ist immer noch ein Kündigungsgrund. Überlegen Sie also genau, bevor Sie am Arbeitsplatz größere Risiken eingehen. Doch immerhin bietet das deutsche Recht Transvestiten Schutz vor Diskriminierung. Viele Arbeitgeber werden sich über das Image und die Wirkung ihres Unternehmens Sorgen machen, insbesondere, wenn Ihre Arbeit Publikumsverkehr beinhaltet. Vor allem ist es wichtig, Ihrem Arbeitgeber zu gestatten, die anderen Mitarbeiter, Kunden und Klienten zu informieren. Hilfestellung bieten u. a. der DGB (Deutscher Gewerkschaftsbund) und die BASJ (Bundesarbeitsgemeinschaft Schwuler Juristen). Versuchen Sie, mit Ihren Kollegen und Kolleginnen Geduld zu haben, aber seien Sie in Ihrer Haltung bestimmt. Sie haben sich nicht verändert – man wird nur eine glücklichere und deshalb tüchtigere Version von Ihnen zu sehen bekommen.

Coming-out Freunden gegenüber: Das Coming-out Freunden gegenüber ist oft viel einfacher, und selten gehen deswegen Freundschaften in die Brüche. Aber es ist wichtig, sich klarzumachen, daß man vielleicht von einer sozialen Gruppe zu einer anderen überwechseln wird – zum Beispiel von der schwulen Szene in eine heterosexuell geprägte Umwelt oder umgekehrt.

Coming-out einem Partner gegenüber: Für den Partner ist es oft traumatisch, wenn sich der geliebte Mensch als Transsexuelle/r oder Transvestit outet. Während Sie selbst nur Ihre wirkliche Identität zu finden suchen, ist es wichtig, zu verstehen, daß Sie gleichzeitig den Boden unter der Identität Ihres Partners oder Ihrer Partnerin wegreißen. Einige Beziehungen zerbrechen, aber keineswegs alle. Bleibt ein Partner in einer Beziehung, muß er sich damit abfinden, daß sein Partner nun ein anderes Geschlecht hat. Die damit einhergehenden Veränderungen des häuslichen, sozialen und sexuellen Lebens können sich als überaus schwierig erweisen. Hier können Selbsthilfegruppen helfen. Je mehr Sie die Gefühle Ihres Partners respektieren, um so mehr Chancen hat Ihre Beziehung.

Einem neuen Partner gestehen, daß Sie trans sind: Schenken Sie Ihrem Gegenüber nicht früh reinen Wein ein, wird er/sie sich zurecht betrogen fühlen. Als Faustregel gilt, daß Sie sich nicht beim ersten Treffen anvertrauen sollten. Geben Sie Ihrem Gegenüber erst Gelegenheit, Sie kennenzulernen, sonst wird sie/er Sie nur nach Ihrer Geschlechtsumwandlung beurteilen. Sieht es so aus, als würde sich eine sexuelle Beziehung anbahnen, müssen Sie die Wahrheit sagen – wenige Transvestiten können ihr Geschlecht verbergen, wenn sie erst einmal nackt sind. Sexuelle Lust ist eine starke Kraft und hilft Ihrem Gegenüber oft recht schnell über den Schock hinweg.

Als 73jähriger Trans habe ich gemerkt, daß ich aufgrund des Stresses, den es bedeutet, einer sexuellen und sozialen Minderheit anzugehören, eine tiefere psychologische und spirituelle Dimension gewonnen habe. Mein Leben ist reich an sehr guten Freunden, aber es findet außerhalb der anerkannten sozialen Normen statt.
Sam, 73, USA

Ich bin auf der Straße immer für einen Jungen gehalten worden, aber seitdem ich die Hormontherapie angefangen habe, halten die meisten für einen jungen Mann, selbst in engen sozialen Situationen. Meine Familie hat mich immer sehr unterstützt, obwohl ich manchmal das Gefühl habe, daß meine jüngere Schwester sich meiner schämt. Das kann wehtun.
Finn, 24, UK

Ein Trans zu sein ist nicht einfach – auch wenn es manchmal riesigen Spaß macht. Ich denke, meine Familie hat sich damit abgefunden – es ist erstaunlich, wie schnell die Leute umschwenken, wenn sie Angst haben, ihr einziges Kind zu verlieren. Meine Freunde haben mich unterstützt, und in Selbsthilfegruppen habe ich zahllose neue Freunde gewonnen. Laßt euch nicht von den Komplexen anderer Leute vorschreiben, wer ihr seid.
Josie, 27, UK

Menopause der Frau

Prämenopause: Wenn die Menopause jene Zeit ist, in der sich die Sexualhormone der Frau auf und davon machen, ist die Prämenopause jener Moment, in dem sie alle Vorbereitungen für ihr Verschwinden treffen. Diese Phase setzt etwa drei bis vier Jahre vor der letzten Periode ein, meistens, wenn die Frau noch in den 40ern ist, und sie hält bis zu einem Jahr nach der letzten Periode an. In dieser Zeit können erste Anzeichen oder Symptome der Menopause auftreten. Der Hormonspiegel nimmt auf manchmal sprunghafte Weise ab und sorgt für unregelmäßige Zyklen und starke Blutungen. Bei manchen Frauen wird der Monatszyklus kürzer, bei anderen länger.

Frühe Menopause: Die Menopause setzt bei Raucherinnen oft früher ein als bei Nichtraucherinnen. Wenn beide Eierstöcke entfernt werden (beidseitige Ovariektomie) oder die Gebärmutter zusammen mit den Eierstöcken (vollständige Hysterektomie), treten unabhängig vom Alter sofort die Symptome der Menopause auf. Die Blutungen enden vollständig, sobald die Gebärmutter entfernt ist.

Die Menopause: Die Menopause beginnt, sobald die Eierstöcke aufhören, die weiblichen Sexualhormone Östrogen und Progesteron zu produzieren. Der Rückgang dieser Hormone im Blutkreislauf ruft die Symptome der Menopause hervor, die den Übergang der Frau von ihrer reproduktiven zur nichtreproduktiven Lebensphase darstellt. Die Menopause kann jederzeit zwischen 45 und 65 eintreten, das Durchschnittsalter liegt bei 51.

Östrogen: Eine Abnahme des Östrogenspiegels führt zu einer Abnahme der Sexualreaktion. Wie Östrogen und Progesteron wird auch Testosteron (das für die Libido zuständige Hormon) in den Eierstöcken produziert, und wenn diese ihre Funktion einstellen, kann auch die Libido nachlassen. Doch für manche Frauen beginnt mit der Menopause eine neue sexuelle Bewußtheit. Die Reife kann zu einer deutlicheren Wahrnehmung der eigenen Bedürfnisse führen, so daß eigene Wünsche eher erkannt und ausgesprochen werden. Mehr Zeit, weniger Störungen und die Sicherheit vor Schwangerschaft können den Sex zu einem spontaneren, vergnüglicheren und befriedigenderen Erlebnis machen.

Neuausrichtung: Für einige Frauen ist die Menopause mit größeren Turbulenzen verbunden. Die Menopause ist ein Zeichen für das Altern, und in einer Kultur, die Jugend und Schönheit anbetet, kann graues Haar und nachlassende reproduktive Kraft Selbstzweifel auslösen. Der Mangel an Östrogen bewirkt auch körperliche Veränderungen wie nachlassende Scheidenbefeuchtung, dünnere Knochen und ein Enger- und Kürzerwerden des Scheidenkanals. Letzteres kann zu Schmerzen beim Geschlechtsverkehr führen, was die Lust auf Sex nicht größer werden läßt.

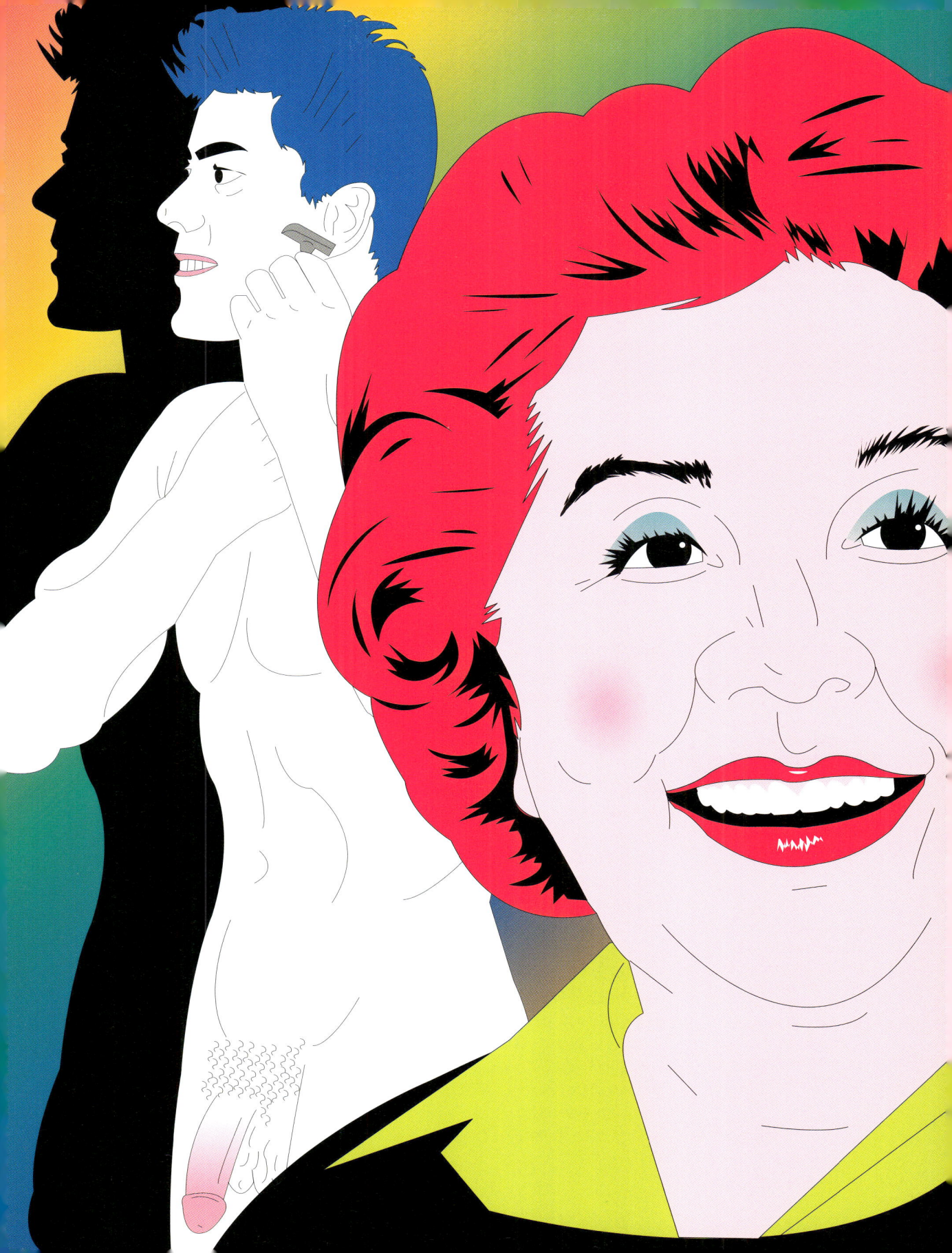

Symptome und Lösungen

Fliegende Hitze: Veränderungen, die auf den Blutkreislauf einwirken, erhöhen Ihre Körpertemperatur. Die daraus resultierenden Anfälle, die fliegende Hitze genannt werden, können drei bis sechs Minuten andauern. Die fliegende Hitze kann mehrmals am Tag auftreten und zu körperlicher Beeinträchtigung führen, zu Erschöpfung, Schweißausbrüchen und Schlaflosigkeit. Sie macht sich für gewöhnlich im Brustbereich, am Hals und im Gesicht bemerkbar. Weitere damit zusammenhängende Symptome sind Kopfschmerzen, Übelkeit und Konzentrationsstörungen. Ihre Kleidung sollte aus mehreren Schichten und vorzugsweise aus Naturfasern bestehen. Sorgen Sie dafür, daß Ihr Schlafzimmer kühl ist. Damit können Sie nächtliche Schweißausbrüche weitestgehend vermeiden. Die bekanntesten pflanzlichen Mittel sind echtes Wanzenkraut (Cimifuga racemosa), Agnes castus und Dong Quai.

Mangel an natürlicher Lubrikation: Östrogenmangel reduziert und verzögert die Scheidenbefeuchtung. Das kann die Penetration unangenehm machen. Benutzen Sie also beim Sex reichlich künstliche Gleitmittel. Massageöle wie Mandel- und Pfirsichkernöl eignen sich gut – wenn auch nicht mit Kondomen zusammen.

Blasenprobleme: Geringe Östrogenwerte beeinflussen auch die Blase. Manche Frauen müssen öfter pinkeln. Reizungen der Vagina können Infektionen wie eine Soor-Mykose oder eine Harnblasenentzündung begünstigen. Hormonbehandlungen können hier Abhilfe schaffen. Außerdem sollten sie gleich nach dem Geschlechtsverkehr versuchen, Wasser zu lassen.

Geringer Sexualdrang: Die Abnahme von Androgenen (und vielleicht Östrogen) führt zu einer Abnahme des Sexualdrangs. Manche Frauen wollen einfach keinen Sex. Auch manche Medikamente, wie zum Beispiel Mittel gegen hohen Blutdruck und Antidepressiva, können die sexuelle Erregung hemmen. Manchen Frauen wird Testosteron verschrieben, um damit den Sexualdrang wieder anzukurbeln. Besprechen Sie Ihre Probleme und Symptome sowie sexuelle Nebenwirkungen von Medikamenten mit Ihrem Arzt.

Probleme: Frauen leiden während der Menopause oft unter Stimmungsschwankungen, die Einfluß auf die Libido und die Partnerbeziehung haben können. Nicht selten treten auch Depressionen auf. Beratungen, kognitive Verhaltenstherapie, Antidepressiva, Sport und gewisse Arten der alternativen Medizin können hier helfen, aber Medikamente haben manchmal unerwünschte Nebenwirkungen, zu denen unter anderem das Nachlassen des Sexualdrangs gehört. Manche Frauen kommen schwerer zum Orgasmus. Andere empfinden ihn weniger intensiv, und die Vaginalkontraktionen dauern kürzer.

Hormontherapien

HRT: Hormontherapien (HRT) können von Ärzten in verschiedener Form verschrieben werden: als Tabletten, Vaginalcremes, Pflaster und Vaginalringe – am häufigsten werden Tabletten verschrieben. Die Therapie besteht aus der Einnahme von Östrogen und Progesteron, jenen Hormonen, deren Produktion der weibliche Körper in der Menopause einstellt. Viele Experten sind der Auffassung, daß die Vorteile der Therapie größer sind als die Risiken, doch sind die Langzeitrisiken noch nicht völlig erforscht. Die konventionelle Hormontherapie bekämpft sehr wirkungsvoll Symptome wie Trockenheit der Vagina, Hitzewallungen und Depressionen. Zu möglichen negativen Nebenwirkungen gehören Gewichtszunahme, fortdauernde und manchmal schwerere Perioden, Vaginalausfluß, Wasserretention und Brustempfindlichkeit. Auch erhöht sich das Brustkrebsrisiko nach fünf Jahren Hormontherapie minimal. Zwar vertrauen Millionen von Frauen dieser Therapie, doch nicht alle entscheiden sich dafür. Viele Fragen sind noch offen, und es ist wichtig, folgende Dinge mit Ihrem Arzt zu besprechen: Ihre medizinische Vorgeschichte und die Ihrer Familie ist wichtig; Sie sollten die Nebenwirkungen kennen, die möglicherweise zu erwarten sind, Vorteile und Risiken abwägen und die Wahl des richtigen Zeitpunkts bestimmen. Möglicherweise sollten Sie noch warten, bis Sie älter sind. Frauen, in deren Familie es Herz-Kreislauf-Erkrankungen gibt, wird eine Hormontherapie empfohlen. Umgekehrt wird Frauen mit einer Krebsvorbelastung (Brust-, Eierstock-, oder Gebärmutterkrebs) davon abgeraten. Manchmal wird die Antibabypille als Alternative verschrieben, die ebenfalls Östrogen und Progesteron enthält.

Testosteron: Dieses Hormon wird manchmal Frauen verschrieben, deren Eierstöcke entfernt wurden und deren Libido infolgedessen geschwächt ist. Testosteron wird auch in den Nebennieren produziert, und Frauen, bei denen diese Drüsen mit Chemo- oder Strahlentherapie behandelt wurden, können ebenfalls zusätzliches Testosteron benötigen. Ob der Sexualdrang tatsächlich erhöht wird, ist nicht erwiesen, und es ist schwierig, die richtige Dosis zu ermitteln. Als Nebenwirkungen können Unruhe und Gesichtsbehaarung auftreten.

Ernährung und sportliche Aktivität: Wenn Sie genug Wasser trinken, zu einer fettarmen, ballaststoffreichen Diät mit viel öligem Fisch, Nüssen und Hülsenfrüchten übergehen und regelmäßig Gymnastik machen, lassen sich die Auswirkungen der Menopause spürbar reduzieren. Manchmal wird ein erhöhter Anteil von Sojaprodukten empfohlen, weil sie Phytoöstrogene enthalten (andere halten das für Blödsinn). Wenn man während und nach der Menopause sexuell aktiv ist, atrophiert die Vagina nicht so stark und bleibt geweitet, während die sexuelle Erregung den Blutzufluß zu den Genitalien erhöht und für ihre Befeuchtung sorgt. Im wesentlichen gilt auch hier: »Wer rastet, der rostet.«

Ich glaube nicht, daß ich im Sex so was wie eine Midlifecrisis erlebt habe. Ich bin erst 53 und sexuell immer noch extrem aktiv. Ich masturbiere wie früher drei- bis viermal am Tag.
Jack, 53, UK

Wissen Sie, es gibt eine Unmenge medizinischer Produkte, die zur Zeit in der Forschung sind, allesamt für Frauen in der Menopause. Aber wer soll die ganzen Pillen schlucken? Ich nehme Öl aus Primeln, Echinacea und Traubenkernextrakt, alphalipoische Säure und so weiter. Warum nicht einfach etwas auftragen, das die Sensibilität und die Lubrikation erhöht?
Rosa, 42, UK

Die Hormontherapie hat wirklich geholfen. Ich hatte ganz vergessen, wie sie sich anfühlt, wenn sie entspannt ist. Sie hat zu ihrem alten Selbst zurückgefunden, und weil ihre Haare und ihre Haut schöner geworden sind, ist sie auch selbstbewußter. Eine Weile hatte es so ausgesehen, als ob die Menopause das Ende von gutem Sex bedeuten würde, aber jetzt ist er wieder so gut wie eh und je.
Eric, 63, Australien

Ich nehme nichts, was noch so neu ist, daß die Langzeitwirkungen unbekannt sind. Egal, was das für mein Sexualleben bedeuten mag.
Dianne, 58, UK

Andropause des Mannes

Ich bin jetzt mit einer Frau verheiratet, die 25 Jahre jünger ist als ich. Möglich wurde das meiner Meinung nach durch mein jahrelanges Fitneßtraining. Wir haben zu Hause ein eigenes kleines Fitneßstudio, walken und joggen gern, und deshalb bin ich ziemlich fit für mein Alter. Außerdem kann ich sagen, daß mir der Sex noch genausoviel Spaß macht wie damals mit 26!
Bob, 66, UK
Vavo.com

Älteren Menschen traut man nicht zu, daß sie aktiv, dynamisch oder sexy sind. Man geht davon aus, daß sie zu Hause vor ihrem Fernseher hocken. Wenn ein Mann ein bestimmtes Alter erreicht, wird er mit all diesen Stereotypen konfrontiert. Deine Kinder brauchen dich nicht mehr, und du beginnst dich einfach ein bißchen nutzlos zu fühlen. All diese Dinge erhöhen nicht gerade den Appetit auf Sex, und deshalb machst du dich absolut zum Narren, wenn eine junge Frau mit dir flirtet. Glaubt es einem, der sich auskennt!
Anthony, 56, UK

254
Sildenafil

Nachlassendes Testosteron: Während die Menopause der Frau starke körperliche Veränderungen bewirkt – das Aussetzen der Perioden –, ist die männliche Menopause sehr viel schwerer auszumachen. Es ist zwar nicht unbestritten, aber viele Ärzte glauben, daß Männer zwischen etwa 44 (gelegentlich auch früher) und 55 manchmal eine sogenannte »Andropause« oder »Viropause« durchmachen, die auch mit der männlichen Midlife-crisis zusammenhängt. Obgleich vor allem emotionaler Natur, ist sie mit körperlichen Veränderungen verbunden, die von dem allmählich sinkenden Hormonspiegel herrühren. Testosteron ist das wichtigste männliche Hormon, unter anderem verantwortlich für die Libido, den Haarwuchs und die Körperproportionen. Weil der Hormonspiegel absinkt, lassen Erektionen, Libido und infolgedessen das sexuelle Selbstvertrauen nach.

Im Flug: Jeder Übergang von einer Lebensphase in eine andere ist von psychischen Anpassungsprozessen und einer Neubestimmung der Identität begleitet. In der Lebensmitte stehen die meisten Männer unter hohem Arbeitsdruck, und gleichzeitig spüren sie das Nachlassen ihrer Vitalität. Symptome wie geringere Libido, Erektionsschwierigkeiten, Haarausfall, trockene Haut, Mangel an Energie und Leidenschaftlichkeit, Depressionen, Schlaflosigkeit, Angst und emotionaler Streß können sich einstellen. Doch wenn man angesichts dieser alterungsbedingten Veränderungen resigniert, kann das – auf den Sex bezogen – bedeuten, daß sich der Verlust der Libido manifestiert und schließlich ernsthafte Erektionsstörungen die Folge sind.

Ihn hochbekommen: Bei vielen älteren Männern ist die Erektion weniger stark und fest als in ihrer Jugend. Die Erektion eines jungen Mannes zeigt in die Höhe. Die Erektion eines betagteren Mannes steht in einem Winkel von 90 Grad vom Körper ab. Der Orgasmus kann an Intensität verlieren, und die Ejakulation ist weniger ergiebig. Obgleich Männer bis ins späte Alter hinein Erektionen haben können, dauert es manchmal länger, sie zu bekommen. Natürlich hängt dies bis zu einem gewissen Grad von der Partnerin ab. Eine vollbusige junge Schönheit tut vielleicht schneller Wirkung als eine gutgebaute Matrone von über 50, aber ältere Männer bedürfen manchmal einer fast unablässigen Stimulation ihres Penis, um eine Erektion aufrechtzuerhalten, so daß die Matrone mit ihrer starken rechten Hand vielleicht doch die bessere Wahl ist als ihre kurvenreiche junge Gegenspielerin. Wenn Ihr Partner Probleme hat, seine Erektion zu behalten, kann ein verstellbares Cockband oder ein Vibrator helfen. Je älter ein Mann wird, desto länger dauert seine Refraktärperiode, so daß Sie vielleicht nicht mehr so oft hintereinander Sex haben können. Das ist normal und bedeutet nicht, daß der Sex schlechter oder weniger lustvoll wird – nur anders. Während die Häufigkeit des Sex zwischen 40 und 70 abnimmt, bleibt der Grad der Befriedigung in der Regel gleich.

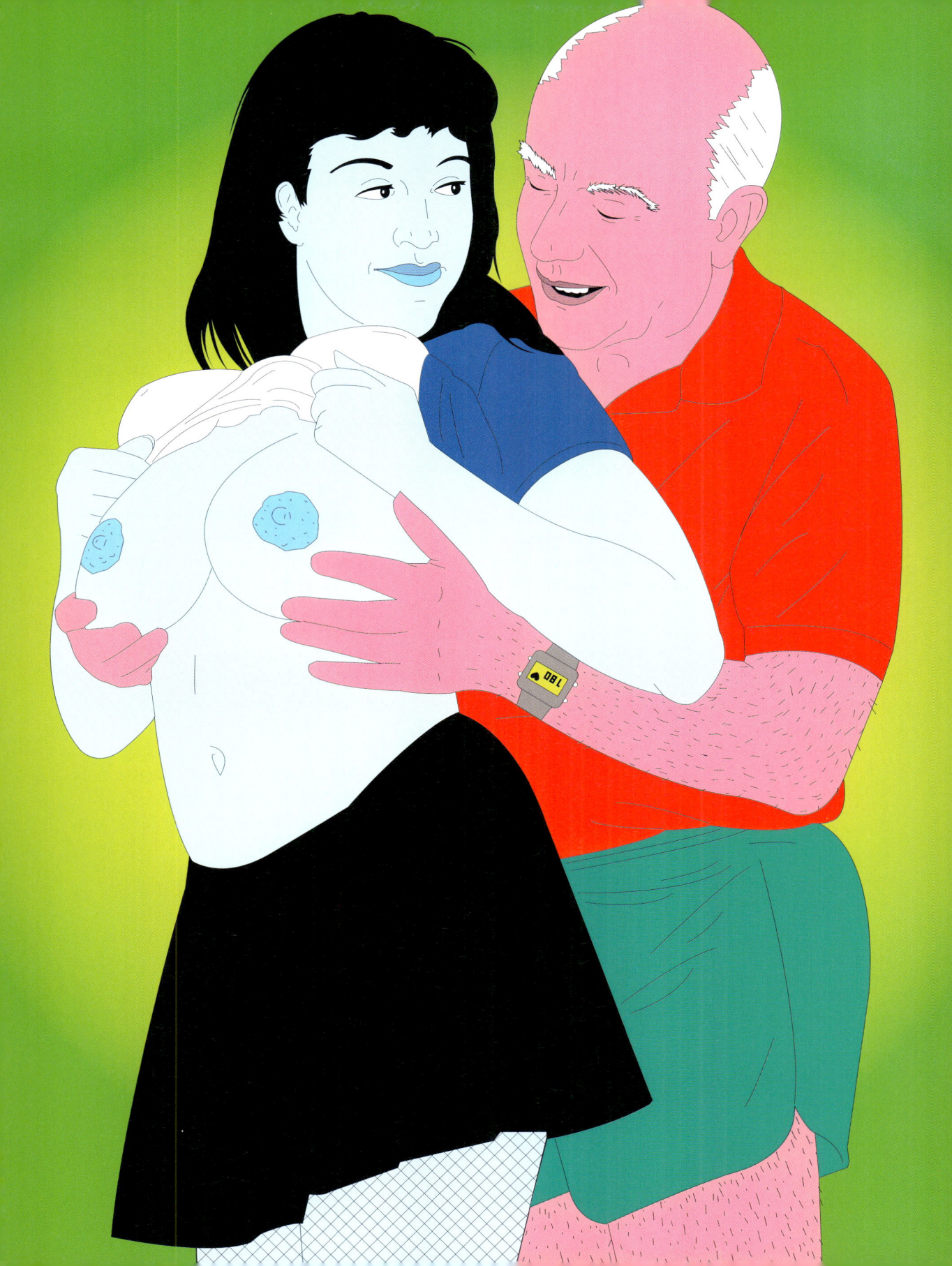

Sex im späteren Leben

Wir haben jetzt morgens Sex, nach einer Tasse Tee und den Morgennachrichten. Wir müssen beide nicht aufstehen – keine Kinder, kein Job. Wir haben ein neues, größeres Bett gekauft, das besser zu unserem sexy Rentnerleben paßt. Jedenfalls bin ich abends, wenn ich ins Bett gehe, immer zu müde – tja, das ist das Alter.
Madge, 47, UK

Mit 72 gibt es viele Veränderungen, und die meisten sind toll. Ich liebe Sex immer noch und habe mindestens zweimal die Woche welchen.
Robert, 72, USA

Die Botschaft unserer Kultur lautet, daß Männer für immer sexy sind und Frauen nicht. Das wird im Kino und im Fernsehen verkündet und unserem kollektiven Unterbewußtsein eingehämmert.
Lucy, 50, UK

Ich bin eine 60 Jahre alte Frau. Ich hatte mein ganzes Leben lang Sex, und er ist sehr wichtig für mich. Ich habe meinen Mann mit 50 für einen 24jährigen verlassen. Wir waren zehn Jahre zusammen und hatten ein phantastisches Sexualleben. Jetzt gehe ich wieder zu Dates, und mein derzeitiger Freund ist sogar noch jünger.
Jibby, 60, UK

Gut gemacht: Wenn das Maß für das Altern die vergangene Zeit ist, dann gehen unsere Uhren offenbar verschieden. Manche Menschen haben schon mit 40 ihren Höhepunkt überschritten, während andere noch mit 70 jung und vital sind. Warum? Offensichtlich hat das auch etwas mit Sex zu tun. Wir können nur spekulieren, wie oft Casanova Sex hatte, doch eine neue Studie des in Sheffield beheimateten Institute for Studies on Ageing belegt, daß Menschen über 50, die regelmäßig Sex haben, sich körperlich und mental in besserer Verfassung befinden als ihre sexuell weniger aktiven Altersgenossen. Aus der Studie geht nicht hervor, ob Menschen in besserer Verfassung vielleicht einfach attraktiver sind.

Gut für alle: Menschen hören nicht auf, Sex zu wollen, nur weil sie Rente beziehen. Auch viele Bewohner von Altersheimen haben weiterhin Interesse an Sex. Es kommt aber häufig nicht dazu, denn die anerzogenen Verhaltensmuster, Krankheit, die negative Haltung des Pflegepersonals oder die fehlende Intimität der Räumlichkeiten schaffen ein sexfeindliches Klima. In einem Zeitungsinterview hat eine Altenpflegerin kürzlich darüber berichtet, daß es in ihrem Haus nicht unüblich war, »Heimbewohner eng umschlungen« zu finden, und daß vier ältere Menschen aufgefordert worden waren, das Heim zu verlassen, nachdem man sie bei einer »mitternächtlichen Orgie« im Aufenthaltsraum überrascht hatte. Gut für sie. Wer wollte nicht Körperkontakt, Nähe, Initimität und Sex nutzen, um der Monotonie eines zunehmend unbeweglicheren und vom Fernsehprogramm geprägten Lebens zu entkommen? 2001 publizierte das britische Pennel Institute eine Untersuchung, die vorhandene Studien über Sex im Alter miteinander verglich. Es zeigte sich, daß die meisten Studien sich auf penetrativen Sex konzentrierten und die Tatsache übergingen, daß Scheidung und Tod ursächlich dafür sind, daß sehr viele ältere Menschen allein leben. Es gab keine Fragen zu Masturbationspraktiken, so daß die vielen alleinstehenden Männer und Frauen, die noch sexuell aktiv sind, keine Berücksichtigung fanden.

Auf der Suche nach Liebe: In Wirklichkeit wären viel mehr alleinstehende Menschen im mittleren und späteren Leben gerne sexuell aktiv – vorausgesetzt, sie hätten die Gelegenheit dazu. Mit jedem Jahrzehnt nimmt das Verhältnis von Männern zu Frauen ab, weil Männer früher sterben. 35 Prozent der 65jährigen Frauen leben allein, und je älter eine Frau wird, um so geringer ist ihre Chance, einen Partner zu finden. Und das liegt nicht an mangelnden Versuchen. In Bridge-Clubs älterer Menschen umsäuseln weltweit vier Frauen einen Mann – und es ist nicht sein Blatt, was sie sehen wollen. Das Internet bietet älteren Menschen neue Möglichkeiten, Freunde oder Freundinnen zu finden, doch selbst Internet-Dater schummeln bei der Altersangabe. Gegen Gebühr bieten manche Kontakt-Sites an, Ihr Foto zu retuschieren, damit Sie jünger aussehen, und das Standardalter online für eine »ältere Frau« ist 47, für einen »älteren Mann« 49. Während Tausende von älteren Singles liebend gern mit den Glücklichen tauschen würden, die einen Partner oder eine Partnerin haben, machen Paare, die lange zusammen sind, oft die Erfahrung, daß sexuelle Schwierigkeiten, Hemmungen und schlichte Gewohnheit bzw. Langeweile jedes Interesse am Sex abtöten. Der körperliche Verfallsprozeß (er setzt mit 30 ein, machen wir uns da nichts vor!) mindert das Selbstvertrauen der Menschen, auch bezüglich ihres Körpers. Schwule Männer spüren den Verlust ihres Aussehens und ihrer Physis vielleicht sogar deutlicher. Die Abnahme von Testosteron, Östrogen und Libido, unstabile Erektionen, eine trockene Vagina, Diabetes, chirurgische Eingriffe und Brustoperationen unterminieren Seele und Körper. Schlaganfallopfer fürchten oft, sich im Sex zu überfordern, doch eine allgemeine Richtlinie lautet: Wenn Sie Treppen steigen können, ohne außer Atem zu kommen, sind Sie auch fit für den Sex.

Good Vibrations: In späteren Jahren liegt der Schwerpunkt vielleicht nicht mehr auf penetrativem Sex, körperliche Intimität bleibt aber fundamental für Lebensglück und Wohlbefinden. Ältere Menschen haben ihre Vorlieben und Abneigungen, doch mit einem neuen Partner, einer neuen Partnerin oder einer neuen Einstellung, die den Horizont erweitert, kann plötzlich ein vollkommen neues Interesse am Sex entstehen. Vibratoren können Klitoris und Vagina ausgiebig stimulieren und leisten auch gute Dienste für die Stimulation oder Entspannung anderer Körperzonen. Die meisten Frauen brauchen reichlich klitorale Stimulation und zusätzliche Lubrikation vor der Penetration und dem Orgasmus. Oraler Sex und gegenseitige Masturbation können dem Mann den Leistungsdruck nehmen, und der Gebrauch von Dildos oder Vibratoren mit guten Gleitmitteln auf Wasserbasis ermöglicht mehr als nur ausreichende Penetrationen.

Manche penetrativen Sexstellungen sind günstiger als andere, weil sie weniger Druck auf Gelenke und Muskeln ausüben. Probieren geht über Studieren, wenn man herausfinden will, was einem Spaß macht und bequem ist. Anspruchsvollere Stellungen sind möglicherweise nur schwer durchzuhalten. Manche Positionen lassen sich mit Hilfe von Kissen und Stützen bequemer gestalten. Vakuumpumpen, Cockringe, Penisinjektionen und Kügelchen in der Harnröhre können die Erektion verstärken, und wenn Sie gesund sind, empfiehlt Ihnen der Arzt vielleicht Sildenafil. Zwar gibt es zur Zeit kein Sildenafil-Äquivalent für Frauen, aber pharmazeutische Firmen in der ganzen Welt melden in einem verzweifelten Wettlauf Patente für Pillen, Tinkturen und Cremes an, um die Nische des weiblichen Markts zu besetzen. Es scheint, als würde Alprodastil das Rennen machen, ein männliches Prostaglandin, das offenbar ein angenehmes Kribbeln auf der Klitoris erzeugt – es ist noch nicht in allen Ländern erhältlich.

Man lernt so viel mit den Jahren, und die Technik wird immer besser. Ich hatte mit 60 einen Herzinfarkt, erholte mich aber sehr schnell, und meine sexuelle Leistungsfähigkeit wurde dadurch nicht beeinträchtigt. Ich brauchte deswegen nie Beratung oder Viagra, würde es aber natürlich in Erwägung ziehen, wenn ich es bräuchte.
Bob, 66, UK
Vavo.com

Mike und ich benutzen heute mehr Sexspielzeug als früher, aber wir kommen immer noch regelmäßig zusammen, und ich bin sicher, daß es mich auch fit hält.
Roger, 71, UK

Meine Frau will einfach keinen Sex mehr mit mir. Zwischen 50 und 60 hat sie nach und nach zugenommen, und es kommt mir vor, als sei ihr alles egal geworden seither. Ich vermisse die Nähe genauso wie den Sex.
Freddie, 68, USA

Daß unsere sexuelle Begierde mit zunehmendem Alter nachgelassen hat, ist nur ein Vorteil. Wir sind heute mehr im Einklang miteinander. Intimität bedeutet, daß es keine Fragen mehr gibt, die wir uns nicht zu stellen trauen.
Andrew, 55, UK

Sexuelle Fitneß

Eine lohnende Investition: Um fit zu werden und zu bleiben, genügt es, seinen Körper dreimal pro Woche 30 Minuten oder länger auf Trab zu bringen. Schnelles Spazierengehen, Schwimmen, Radfahren oder Training im Fitneßcenter bringen das Blut in Wallung. Auf lange Sicht erhöhen solche Aktivitäten die körperliche und emotionale Gesundheit und vermindern das Risiko von Herzkrankheiten, Bluthochdruck, Schlaganfall, Diabetes, Osteoporose und hohen Cholesterinwerten. Wenn man seine Beweglichkeit trainiert, bleibt man sexuell länger aktiv, und regelmäßige Spaziergänge kräftigen die Knochen in den unteren Gliedmaßen.

Der Hormonkick: Die Anregung von Herz und Kreislauf während des Trainings erhöht den Adrenalinspiegel im Körper. Dieses Hormon kann gleich nach der körperlichen Anstrengung Gefühle der Entspannung und sexuellen Erregung auslösen, was bedeutet, daß Sie nach einem Training sehr viel eher zum Sex bereit sind. Während des Trainings setzt der Körper Endorphine frei, die im Gehirn den Schmerz ausschalten und Gefühle wie Freude, Glück und Ruhe erzeugen. Die erhöhte Blutzirkulation im ganzen Körper kommt dem Becken und den Genitalien zugute. Das kann das Empfindungsvermögen, die sexuelle Erregung sowie die Lubrikation und die Intensität des Orgasmus verstärken.

Auch Sex hält fit: Der Pulsschlag von jemandem, der sexuell erregt ist, steigt vom Normalniveau mit 70 Schlägen auf etwa 150 Schläge pro Minute. Das entspricht dem Pulsschlag eines Sportlers bei seiner Höchstleistung. Zahlreiche Kontraktionen von Pobacken, Becken, Hüften, Brustkorb, Armen und Hals stärken und trainieren die Muskeln (natürlich nicht, wenn Sie in der Missionarstellung unten liegen). Kraftvoller Sex von der Erregung bis zum Orgasmus kann bis zu 200 Kalorien verbrennen, genausoviel wie 12 Minuten Laufen auf einem Laufband – nur daß Sex mehr Spaß macht.

Den inneren Schweinehund überwinden: Es empfiehlt sich, regelmäßig etwas für den Körper zu tun, und zwar bevor man das Gefühl hat, daß man es braucht. Wenn Sie irgendwelche Probleme mit Ihrer Gesundheit haben, sprechen Sie erst mit Ihrem Arzt, bevor Sie sich auf etwas zu Ehrgeiziges einlassen. Und wenn Sie nicht wissen, was Sie tun sollen, und eine Anleitung oder Gesellschaft wünschen, rufen Sie im Fitneßcenter oder im Sportverein an, und informieren Sie sich über die dortigen Angebote. Vielleicht gibt es zum Beispiel Gruppen, die Aerobic oder Schwimmen anbieten. Ironischerweise besteht die Lösung für altersbedingte Unbeweglichkeit meist in vermehrter Bewegung und körperlicher Aktivität. Aus diesem Grund sind für Menschen, die an Arthritis leiden, Tai-Chi und Yoga eine sinnvolle Alternative, denn bei diesen Sportarten steht nicht die Leistung im Vordergrund, sondern das bewußte Zusammenspiel von Körper und Geist.

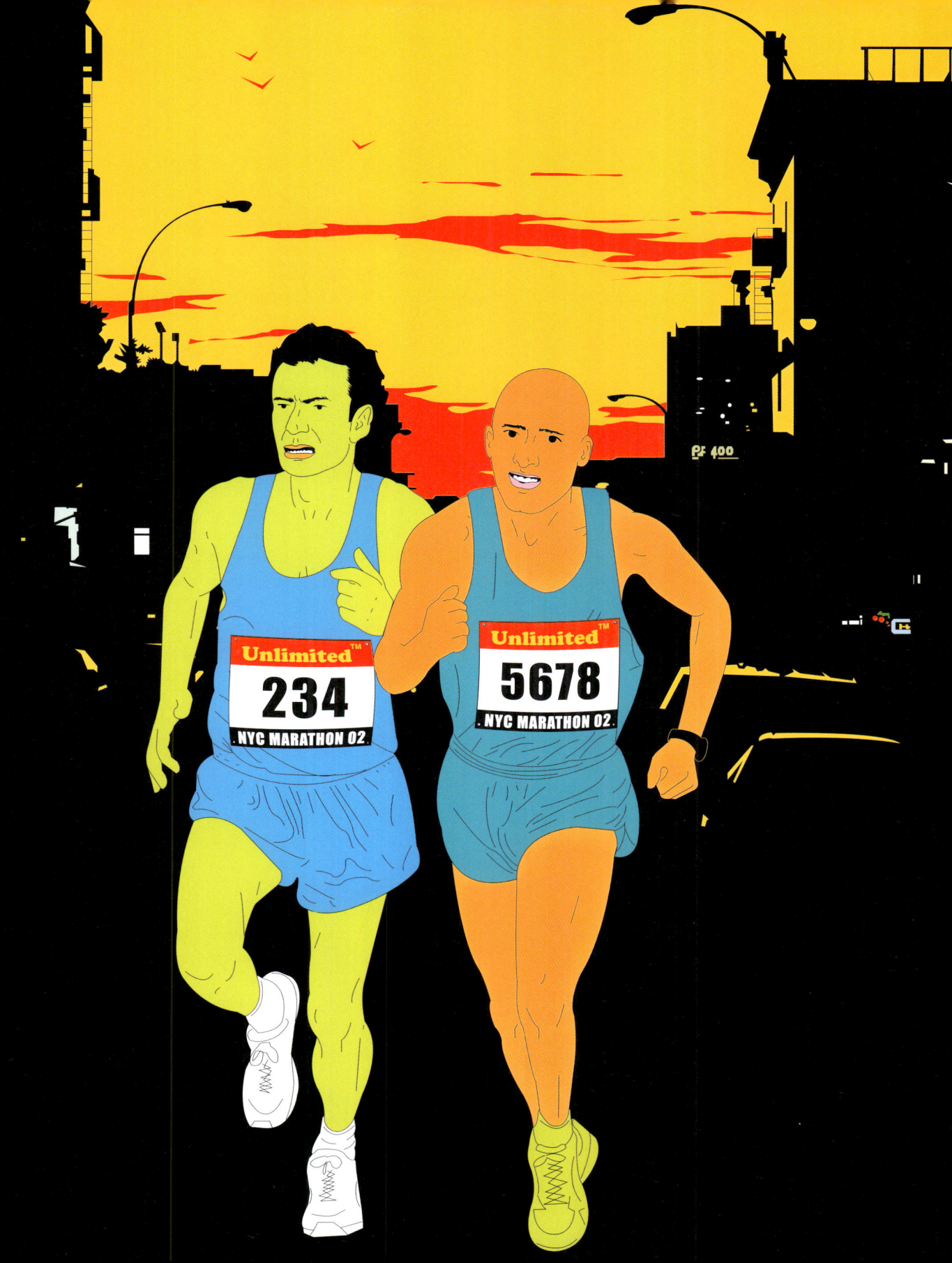

Die Wunder-Sex-Diät

Nahrung und Sex: Zwischen Nahrung und Sex bestand immer schon eine hedonistische Beziehung, seit Adam und Eva die verbotene Frucht kosteten. Zwar hat die Wissenschaft nachgewiesen, daß die Wirkung von Aphrodisiaka auf Einbildung beruht, doch schon unsere Vorfahren legten großen Wert auf einen Schuß Sex in der Nahrung. Die Römer lutschten Trauben aus, Montezuma schlürfte Schokolade, und die Europäer ... tja, die labten sich an Stierhoden. Es gibt die Ansicht, daß Delikatessen, die wie ein Sexualorgan aussehen, schmecken oder riechen, die sexuelle Kraft steigern (Austern erfüllen alle drei Kriterien). Ernährungswissenschaftler behaupten, daß sich bestimmte Nahrungsmittel, wenn sie über längere Zeit regelmäßig verzehrt werden, auf Libido und Potenz positiv auswirken. So haben Austern einen extrem hohen Anteil an Zink, das für die Produktion von Testosteron unerläßlich ist.

Die wichtigste Zutat: Wenn Aphrodisiaka wirken, dann deswegen, weil wir es wollen (in klinischen Untersuchungen über Sildenafil berichteten 30 Prozent der Männer, die Zuckerplacebos erhalten hatten, von einer dramatischen Verstärkung ihrer Erektion). Zum richtigen Zeitpunkt kann jede Art Nahrung erregend wirken, weil die wichtigste Zutat die persönliche sexuelle Chemie ist. Auf Santa Lucia beim Sonnenuntergang Champagner zu schlürfen ist sicher sexy, aber nicht, wenn Sie mit der falschen Person zusammen sind.

Vorbereitung: Zusammen essen und Wein trinken ist eine der verbreitetsten Vorspielarten auf Erden, doch während das erste Rendezvous meist in einem Restaurant stattfindet, dinieren Liebende lieber zu Hause. Das gemeinsame Essen kann sogar eine schon welke sexuelle Intensität wiederbeleben. Es ist billiger als Partnertherapie, aber es bedarf strenger Vorbereitungen. Zum folgenden Rezept gehören 30 Stunden Fasten im Vorfeld, Abstinenz und Keuschheit, um Ihre sinnliche Wahrnehmung zu steigern und Ihnen beim Abspecken zu helfen, so daß Sie sich weniger genieren, nur Olivenöl zu tragen.

Das Menü: Vereinbaren Sie mit Ihrem oder Ihrer Liebsten ein Stelldichein für den Freitagabend. Von Donnerstagmorgen an essen Sie nur noch rohes oder gedämpftes Gemüse, Sesam- und Kürbiskerne sowie Früchte. Trinken Sie viel Wasser, Zitronen-, Ingwer- oder Ginsengtee. Beschäftigen Sie sich, und nehmen Sie sich Zeit zum Einkaufen. Sie brauchen Lebensmittel zum Essen und Nahrungsmittel zum Spielen. Sie wollen nicht am Ende über einem Soufflé schwitzen, also halten Sie das Menü einfach. Wählen Sie Nahrungsmittel, die man mit den Fingern essen kann: Sashimi, Austern, Spargel mit Butter, Kaviar, Lachs, saure Sahne, Hummer, Dosenpfirsiche, frische Mango, pürierte Banane, in geschmolzene Schokolade (70 Prozent Kakaoanteil) getauchte Erdbeerer, Vanilleeis und gebrannte Mandeln. Diese Dinge sollten mit eisgekühltem Weißwein oder, noch besser, mit kaltem Champagner hinuntergespült werden.

Rasieren: Bereiten Sie Ihren Körper vor. Manche behaupten, daß das Rasieren der Schamhaare ein notwendiges Übel für guten Dinner-Sex sei, aber das ist Geschmackssache. Sie vermeiden zwar verklebte Haare, doch haarlose Erwachsene wirken seltsam präpubertär, und es juckt ziemlich, wenn die Haare nachwachsen. Bessere Möglichkeiten sind vielleicht »Brasilian Wax« oder ein neuer Haarschnitt wie die »Tiffany Box«. Dabei wird alles wegrasiert bis auf ein kleines Viereck, das dann in einem bestimmten taubenblauen Farbton gefärbt wird.

Es klingelt an der Tür: Am Freitagabend sollte alles bereit sein: Die Lichter sind heruntergedimmt, die Heizkörper sind voll aufgedreht, und Sie sind aus Ihrem Kittel geschlüpft. Wenn Sie fertiges Essen gekauft haben, nähren Sie doch die Illusion, Sie seien eine häusliche Sexgottheit, indem Sie alle Verpackungen entsorgt haben, bevor Ihr Geliebter oder Ihre Geliebte erscheint.

Es ist angerichtet: Da Sie seit zwei Tagen kaum etwas zu sich genommen haben, machen Ihre Speicheldrüsen Überstunden. Das ist gut fürs Küssen und für den oralen Sex und intensiviert Duft und Geschmack sowohl des Essens wie des Sex. Auch der erste Schluck Alkohol steigt Ihnen sofort in den Kopf, Sie werden ungehemmter und entspannter. Das Sinnliche der fleischigen Früchte, das Aussaugen der Austern, das Schmieren, Riechen, Tropfen und Schlürfen ist in sich schon so sexy, daß man sich wundert, wie Fernsehköche so cool bleiben. Tropfender Pfirsichsaft, das Schlürfen von Champagner von Mund zu Mund, das Ablecken der kleinen, glänzenden Kaviarkügelchen von den erigierten Brustwarzen des Gegenübers, der Geschmack von Vanille auf der Zunge und die visuellen Sensationen sind eine Garantie dafür, daß selbst prüdeste Zeitgenossen vor Begierde platzen.

Dessert: Verbinden Sie Ihrem Gast die Augen, und füttern Sie ihn mit dem Mund. Nehmen Sie Eiscreme in den Mund, und verwöhnen Sie seine oder ihre Genitalien damit. Nehmen Sie eine von Butter tropfende Spargelstange an beiden Enden in den Mund, und essen Sie sich einem Kuß entgegen. Setzen Sie Himbeeren mit ein bißchen Schlagsahne auf die Brustwarzen (Spraysahne macht mehr Spaß). Füllen Sie den Bauchnabel mit Honig, und lecken Sie ihn aus. Träufeln Sie Olivenöl auf den Nacken, und beobachten Sie, wie es langsam zur Pospalte hinunterrinnt. Verteilen Sie es auf den Pobacken, und drücken Sie Ihren Körper dagegen, um eine Ganzkörperlubrikation zu erreichen. Spritzen Sie weißes Ejakulat auf dunkle Schokoladenbrüste. Und nicht vergessen: Verwenden Sie das Essen auf dem Körper und nicht dort, wo es womöglich nicht mehr herauszubekommen ist.

Ich hatte eine Patientin, die seit neun Jahren unfruchtbar war. Ich setzte sie auf eine zinkreiche Diät, und binnen zwei Wochen war sie schwanger. Aber natürlich stellen sich die Ergebnisse nicht immer so schnell ein.
Anthony Haynes
The Nutrition Clinic

Tips für eine gesunde Libido

Vermeiden Sie Koffein (in Kaffee, Tee, Schokolade). Trinken Sie nicht mehr als zwei entkoffeinierte Getränke pro Tag, da sie Methylxanthin enthalten, was andere Symptome auslösen kann.

Vermeiden Sie salziges Essen.

Nehmen Sie als Nahrungsergänzung das pflanzliche Mittel Agnes castus *zu sich. Laut Tests wirkt es auch bei Frauen mit unregelmäßigen Blutungen positiv.*

Austern sind eine wunderbare Sexnahrung – ich weiß nicht, warum sie funktionieren, doch wenn man mit einer attraktiven Frau zusammen etwas ißt, das so erotisch aussieht, kommt es unweigerlich zu einem guten Fick.
Matthew, 46, UK

Bei Rendezvous esse ich immer zuviel, weil ich nervös bin, und dann fühle ich mich zu dick, um mich auszuziehen.
Sophie, 40, USA

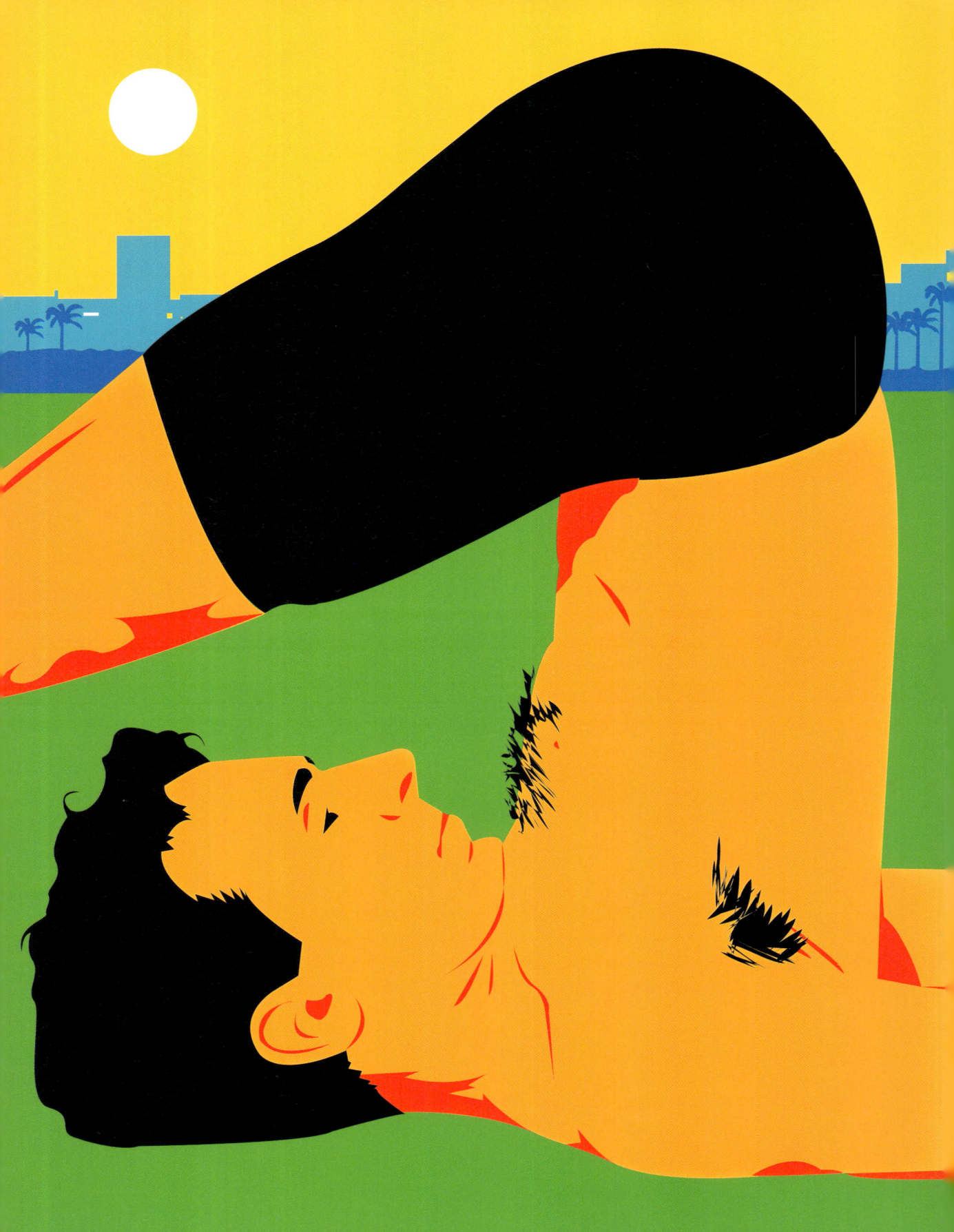

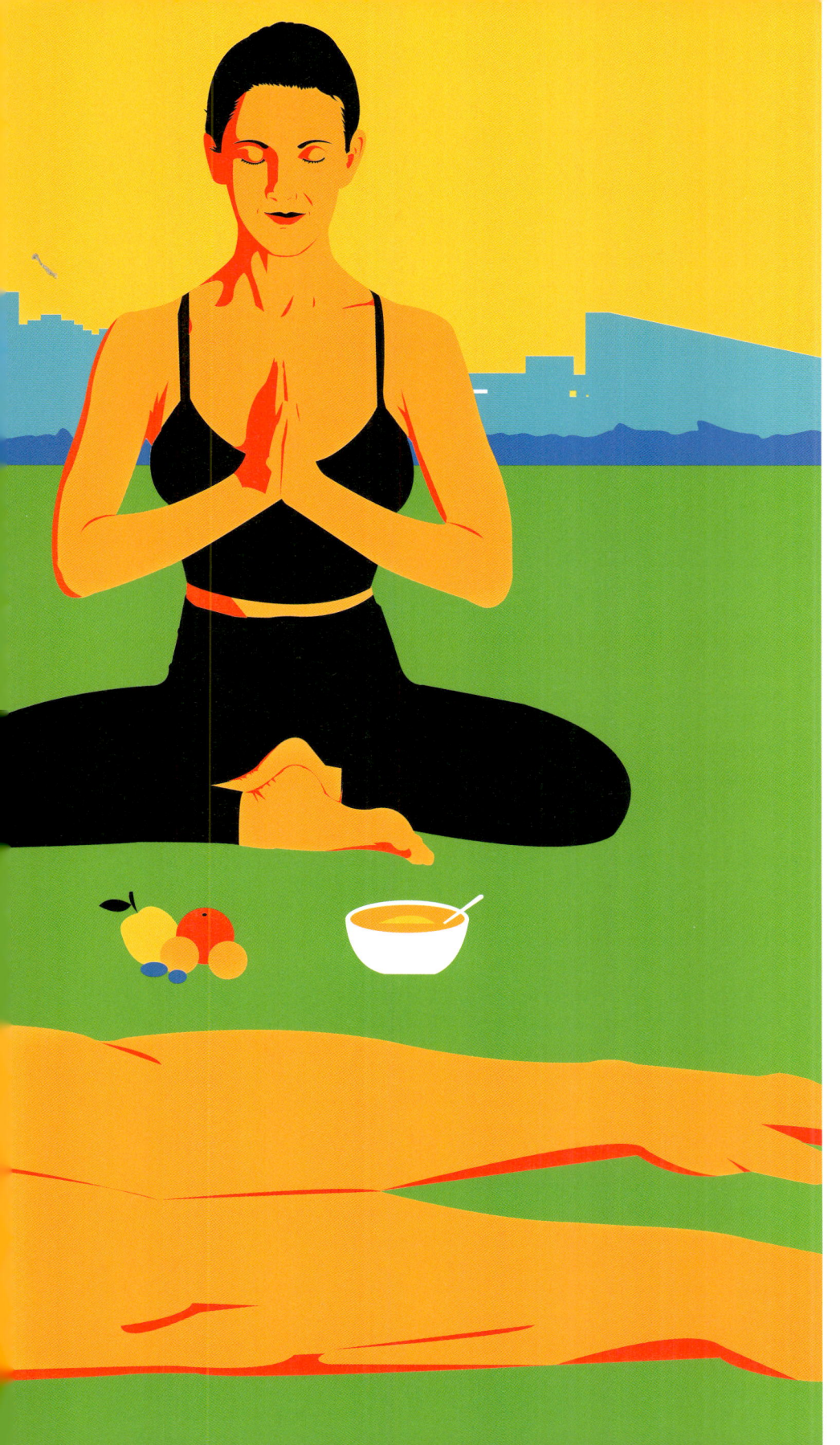

SEXUELLE GESUNDHEIT

Ich kriege wegen meiner Behinderung keine vollen Erektionen mehr, also benutze ich die »Polster«-Methode... manchmal funktioniert's und manchmal nicht, aber es macht mir immer noch Spaß. **Jim, 46, USA**

Sexuelle Gesundheit

Ähnlich wie die Augen verfügt die Vagina über natürliche Flüssigkeiten, die sie schützen und selbst reinigen. Sowenig Sie Ihre Augen mit Seife waschen, ebensowenig brauchen Sie Ihre Vagina mit Seife zu waschen. Viele Leute enden beim Facharzt, weil sie es mit der Hygiene ihrer Genitalien übertrieben haben, insbesondere Frauen. Zu viel Waschen entfernt den natürlichen Schutz, macht die Genitalien anfällig für Soor und bakterielle Vaginose. Anal- und Scheidenspülungen können Erkrankungen auslösen.
Sarah, 34, UK
Urologin

Im Ganzen kommen Frauen regelmäßiger zur Untersuchung und Behandlung als Männer.
John, 62, UK
Arzt

Ich lebe in einem kleinen Städtchen, wo jeder jeden kennt. Als ich Filzläuse in der Schambehaarung bekam, konnte ich nicht zu unserem Hausarzt gehen. Ich wollte vermeiden, daß irgend jemand, den ich kannte, davon Wind bekam. Also fuhr ich mit dem Zug nach London. Gott sei Dank gibt es Fachärzte, die einen schnell und effektiv behandeln.
William, 30, UK

Viele Menschen finden sexuelle Erkrankungen peinlich. Manchen ist es so unangenehm, daß sie nicht einmal Hilfe suchen. Doch bedenken Sie, daß Ärzte und Ärztinnen im Normalfall alles schon einmal gesehen haben. Je früher etwas behandelt wird, um so schneller setzt der Heilungserfolg ein. Halten Sie sich vor Augen, daß Sie Verantwortung für die Menschen haben, mit denen Sie das Bett teilen. Erkennt Ihr Partner zu spät, daß er unter einer Erkrankung leidet, kann das den Heilungsprozeß negativ beeinflussen oder zu Infektionen Dritter führen, wenn Ihr Partner noch mit anderen Sex hat.

Wenn Ihre Gesundheit Ihnen Sorge bereitet, sollten Sie zunächst Ihren Hausarzt aufsuchen. Schildern Sie ihm ihre Beschwerden, und scheuen Sie sich nicht, ihm detailliert zu beschreiben, welche Symptome Ihnen aufgefallen sind. Fühlen Sie sich nicht gehemmt, nur weil Sie die Fachterminologie nicht beherrschen. Viele Menschen bringen die Begriffe durcheinander, da sind Sie ganz sicher nicht der einzige. Ihr Arzt fragt Sie vielleicht nach Ihrem Sexualleben, weil bestimmte Erkrankungen, wie Diabetes und Depressionen, mit sexuellen Problemen verbunden sind. Diese Fragen sind wichtig, um eine erste Diagnose erstellen zu können. Auch wenn Allgemeinmediziner bezüglich sexueller Gesundheitsstörungen nicht immer auf dem neuesten Wissensstand sind, sollten Sie nicht den zweiten Schritt vor dem ersten tun. Wenn eine Überweisung zu einem Facharzt nötig sein sollte, wird Ihr Hausarzt sie Ihnen ausstellen.

Wenn Sie vermuten, Sie könnten sich mit einer sexuell übertragbaren Krankheit angesteckt haben, sollten Sie unverzüglich einen Arzt aufsuchen. Hautärzte, Frauenärzte und Urologen sind auf die Behandlung von STIs spezialisiert, aber auch Ihr Hausarzt kann Ihnen in den meisten Fällen helfen. Die anfallenden Kosten übernimmt die Krankenkasse. Wer nicht versichert ist, kann sich bei den Gesundheitsämtern kostenlos und ohne Krankenschein untersuchen lassen (in besonderen Fällen erfolgt auch eine kostenlose Behandlung). Die Gesundheitsämter bieten zudem anonyme und kostenlose HIV-Tests an. In der Regel liegt das Ergebnis nach einer Woche vor. Beachten Sie aber, daß ein negatives Ergebnis (es konnten keine HIV-Antikörper festgestellt werden) nur aussagekräftig ist, wenn das letzte Infektionsrisiko mindestens drei Monate zurückliegt.

Wer unter sexuellen Funktionsstörungen leidet, dem fällt es oft besonders schwer, einen Arzt aufzusuchen. Das ist töricht, denn die Heilungschancen sind im allgemeinen hoch, und eine entsprechende Behandlung oder Therapie ermöglicht es Ihnen vielleicht, wieder ein erfülltes Sexualleben zu haben – und zwar schneller, als Sie glauben oder sich vorstellen können. Falsche Eitelkeit und Scham sind hier, wie so oft im Leben, die denkbar schlechtesten Ratgeber.

Andere Spezialdienste

Beratungsstellen: Die Familienberatungsstellen (Pro Familia, Caritas, Diakonie etc.) bieten kostenlose Beratung durch geschulte Fachkräfte rund um die Themen Sexualität, Verhütung, Schwangerschaft und Paarberatung an. Auch die gesetzlich vorgeschriebene Schwangerschaftsberatung laut § 218 (Deutschland) wird von den staatlich anerkannten Beratungsstellen durchgeführt.

Urologen: Auch wenn sie nicht so heißen, Urologen sind die eigentlichen Männerärzte. Sie sind auf Erkrankungen des Harnsystems spezialisiert, zu dem Nieren, Blase, Prostata und Genitalien gehören. Die Behandlung von physisch bedingten sexuellen Funktionsstörungen gehört ganz maßgeblich zu Ihren Aufgaben.

Gynäkologen und Geburtshelfer: Ärzte, die auf weibliche Genitalien, das weibliche Reproduktionsystem und Geburten spezialisiert sind.

Endokrinologen: Ärzte, die auf das endokrine System spezialisiert sind, das die Körperhormone produziert. Manchmal können Verschiebungen oder Mängel im Hormonhaushalt sexuelle Störungen auslösen.

Sexualtherapeuten: Therapeuten, die auf psychische Probleme im Zusammenhang mit der Sexualität spezialisiert sind und die ihre Klienten in Kommunikations- und Sexualtechniken unterweisen. Ihr Ziel ist es, negative Empfindungen in positive zu verwandeln. Sexualtherapeuten können ihre Klienten mit der Ursache oder Situation konfrontieren, die ihre sexuelle Hemmung auslöst, um schrittweise das Angstniveau zu reduzieren. Das gilt insbesondere für Menschen, die durch eine traumatische Erfahrung nicht mehr in der Lage sind, ihr bis dahin vielleicht unbeschwertes Sexualleben wiederaufzunehmen.

Paarberatung: Etliche Familienberatungsstellen bieten diesen Service kostenlos an. Die meisten Krankenkassen übernehmen die Kosten einer Therapie ebenfalls, vorausgesetzt, der Therapeut ist von der Kasse zugelassen. Das Schwergewicht liegt hier auf Gesprächstherapie und Kommunikation, wobei der Erfolg von der Qualität Ihres Beraters abhängt und davon, wie sehr Ihnen beiden an der Erhaltung Ihrer Beziehung gelegen ist. Die Paarberatung konzentriert sich zwar auf Beziehungen, manche Berater helfen aber auch bei Sexualproblemen.

Sexuelle Ersatzpartner: Sexuelle Ersatzpartner sind in Europa selten, doch in den USA kommen sie gelegentlich zum Einsatz. Der Klient hat mit einem bezahlten Partner Sex, der dafür ausgebildet ist, ihm bei der Überwindung seiner sexuellen Probleme zu helfen. Die Behandlung ist Teil eines umfassenderen Programms, das von einem Therapeuten überwacht wird.

Nicht nur hatte mich mein Mann betrogen, zugleich hatte er sich Feigwarzen zugezogen. Er blieb lange Zeit im Badezimmer, und als wir uns schließlich versöhnt hatten, konnten wir keinen »Versöhnungsfick« machen, weil er noch nicht beim Arzt gewesen war. Ich konnte es nicht fassen. Er sagte, er würde sich zu sehr schämen. Ich schickte ihn also hin, und es wurde schnell diagnostiziert und behandelt, ohne viel Theater. Es ist so, wie ich ihm sagte. »Es ist ihr Job, sie denken sich nichts dabei.«
Hannie, 27, UK

Wir gingen zur Paarberatung. Zuerst widerstrebte es ihm total, doch ein Freund überzeugte ihn schließlich. Wir gingen privat, weil die Warteliste beim NHS sehr lang war, und es war ziemlich teuer, weil wir fünf Monate lang wöchentlich hingingen. Aber es hat sich wirklich gelohnt – die Beraterin machte uns klar, daß wir uns einfach angewöhnt hatten, uns immer zu widersprechen und über absolut nichtige Dinge zu streiten. Wir arbeiteten uns durch eine ganze Reihe von Problemen und hatten viel mehr Sex, als wir uns wieder zu verstehen anfingen!
Anne, 53, UK

Tests und Testikel

Brustuntersuchung: In Deutschland hat jede gesetzlich versicherte Frau ab dem 30. Lebensjahr Anspruch auf eine jährliche Untersuchung zur Früherkennung auf Brustkrebs. Nehmen Sie dieses Angebot wahr, und nehmen Sie zusätzlich eigene Tastuntersuchungen vor. Wenn Sie Veränderungen bemerken und früh etwas unternehmen, steigert das bei einer Krebsdiagnose die Chance auf eine erfolgreiche Behandlung erheblich. Die meisten Knoten, die in der Brust gefunden werden, sind gutartig (nicht kanzerös), aber es ist dennoch wichtig, nach ihnen zu suchen und sofort zum Arzt zu gehen, wenn Sie auf einen Knoten stoßen. Noch bis vor gar nicht langer Zeit wurde die strikte Befolgung von Regeln zur Selbstuntersuchung angeraten, doch heute wird eine weniger formale Vorgehensweise empfohlen. Sie sollten Ihre Brüste und Achselhöhlen in der Mitte Ihres Zyklus überprüfen, weil sie sich während der Periode häufig hart anfühlen. Stellen Sie sich mit erhobenen Armen vor einen Spiegel und prüfen Sie die Konturen aus verschiedenen Blickwinkeln. Sieht irgend etwas anders aus? Vielleicht hilft eine eingeseifte Hand im Bad oder in der Dusche, um die Brüste abzutasten, oder Sie ziehen die Prozedur im Liegen vor. Obgleich sich die einschlägigen Aufklärungskampagnen an Frauen wenden, erkranken jedes Jahr Hunderte von Männern an Brustkrebs, also sollten auch Männer ihr Brustgewebe regelmäßig kontrollieren.

Abstrich: Frauen zwischen 20 und 65 wird geraten, mindestens einmal im Jahr einen Abstrich machen zu lassen. Der Grund für diese Empfehlung liegt darin, daß man versucht, Veränderungen in den Zervixzellen festzustellen, die auf Gebärmutterhalskrebs hinweisen könnten. Beim Abstrich wird ein Speculum in die Vagina eingeführt, mit dem die Vaginalwände auseinandergehalten werden, damit die Zervix sichtbar ist (manche Frauen empfinden das als unangenehm, besonders wenn sie verkrampft sind). Dann wird eine kleine Zellprobe der Zervix entnommen. Wenn Anormalitäten festgestellt werden, wird der Arzt die Zervix eingehender untersuchen (Kolposkopie) oder den Abstrich wiederholen und Sie regelmäßiger zur Untersuchung sehen wollen. Das Ergebnis wird Ihnen jeweils ein oder zwei Monate später zugeschickt oder am Telefon mitgeteilt.

Die Hoden: Das klassische Anzeichen für Hodenkrebs ist ein harter Knoten auf einem Hoden oder die Vergrößerung eines Hodens. Obwohl diese Zeichen nicht automatisch Krebs bedeuten, sollten Sie so bald wie möglich Ihren Arzt aufsuchen. Hodenkrebs wächst sehr schnell und sollte innerhalb weniger Wochen nach seiner Entdeckung diagnostiziert und behandelt werden. Alle jungen Männer sollten ihre Hoden jeden Monat auf Knoten oder Vergrößerung überprüfen. Das geht am besten in der Badewanne, bei einem warmen Bad, denn dann ist der Hodensack entspannt, und die Hoden »sinken«. Andererseits läßt sich das lustvoller durch eine fürsorgliche Partnerin besorgen.

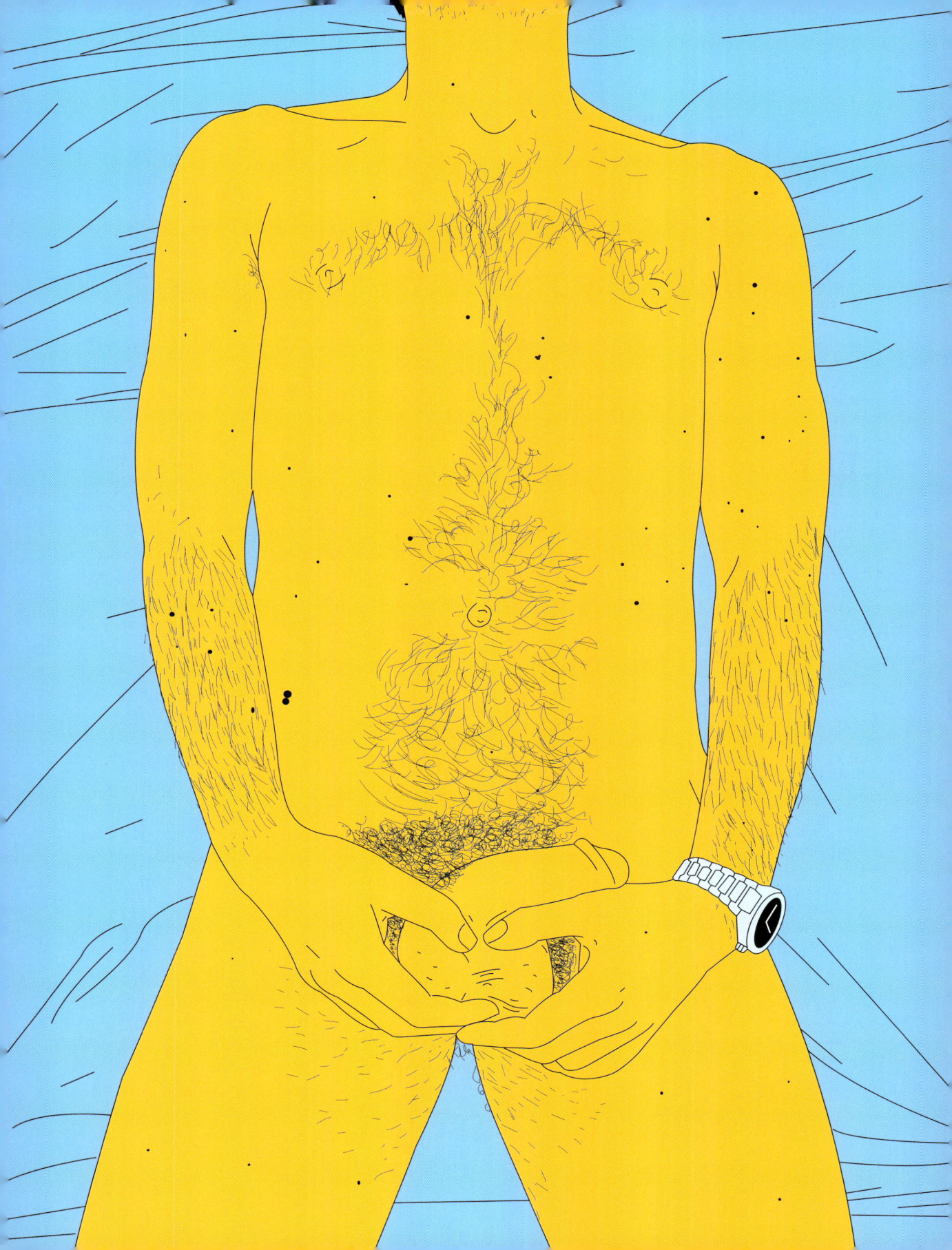

Verbreitete Erkrankungen

78

Lubrikation

Natürliche Heilung bei Blasenentzündung

● *Zur Behandlung einer Blasenentzündung trinken Sie mindestens 3 Liter Wasser am Tag.*
● *Vermeiden Sie Tee und Kaffee, und trinken Sie statt dessen ungesüßten Kronsbeerensaft.*

Ich trinke jeden Tag Kronsbeerensaft, um Blasenentzündungen vorzubeugen. Ich hatte ständig welche, sie können einem das Leben zur Hölle machen. Ich will mich nicht mehr mit Antibiotika behandeln lassen, also ist Kronsbeerensaft eine vernünftige Alternative. Es funktioniert – ich habe seither nichts mehr.
Estaticjill, 26, UK

Ich spürte so ein Brennen, achtete aber nicht weiter darauf, weil ich viel zu beschäftigt war. Es tat beim Pinkeln weh, weshalb ich kein Wasser mehr trank, um nicht mehr zu müssen. Nach zwei Tagen wurde es schlimmer, bis ich nachts mit grauenhaften Schmerzen aufwachte. Der Arzt sagte, ich hätte eine Blasenentzündung, die sich zu einer Niereninfektion ausgeweitet hatte.
Jemma, 46, UK

Harnwegsinfekte (HWI): Wenn Sie beim Wasserlassen Schmerzen oder Reizungen spüren und öfter urinieren müssen, sollten Sie Ihren Arzt aufsuchen, selbst wenn Ihnen die ersten Symptome als geringfügig erscheinen. Möglicherweise leiden Sie an einem Harnwegsinfekt (HWI). Es ist wichtig, das abklären zu lassen, denn wenn die Symptome länger als 48 Stunden anhalten, besteht die Gefahr einer Nierenschädigung oder anderer ernster Gesundheitsprobleme. Wiederkehrende Harnwegsinfekte – wie Blasenentzündung – treten zwar häufiger bei Frauen auf, aber auch Männer können davon betroffen werden. Oft treten Anfälle in Verbindung mit sexueller Aktivität auf (Manipulation der Harnröhre oder Penetration), die neu, öfter oder kräftiger als gewöhnlich stattfindet, doch sie können auch durch einen Soor-Anfall, durch Dehydration oder sogar durch zu enge Unterwäsche in überhitzter Umgebung ausgelöst werden. Manche Leute glauben, daß scharfes Essen und Alkohol Auslöser sind. Die Abnahme der Lubrikation und das Dünnerwerden der Scheidenwände in der Menopause können ebenfalls wiederkehrende Blasenentzündungen bewirken. Wenn Sie HWI haben, wird Sex für Sie unangenehm sein. Die Furcht vor Schmerzen kann dazu führen, daß Sie keine Lust auf Sex mehr haben und Ihre Lubrikation aufhört – und Sex ohne genug Feuchtigkeit ist nicht nur quälend, sondern eine Quelle weiterer Entzündungen. Selbsthilfe kann diesen Kreislauf durchbrechen.

Vorbeugung gegen Blasenentzündung

● Tragen Sie Kleidung, die Luftzufuhr erlaubt (keine synthetische Unterwäsche), und trinken Sie viel Wasser – ein Glas alle zwei oder drei Stunden.
● Benutzen Sie Gleitmittel beim Sex, und gehen Sie sicher, daß Sie und Ihr Partner saubere Hände haben.
● Urinieren Sie vor und nach dem Sex, um die Harnröhre zu reinigen. Wischen Sie sich nach dem Urinieren von vorn nach hinten ab. Und halten Sie nie ein, wenn Sie müssen.

Wenn Sie Blasenentzündung bekommen: Beim ersten Anzeichen eines Anfalls trinken Sie so viel Wasser wie möglich (und sei es mitten in der Nacht). Betroffene sagen, daß stark koffeinhaltige Getränke (harntreibend) die Flüssigkeit schneller durchsetzen. Ihr Urin wird farblos sein und helfen, die Bakterien herauszuspülen. Kronsbeerensaft enthält eine geheimnisvolle Substanz, die die Bakterien daran hindert, sich an der Blasenwand festzusetzen, und schwächt die Symptome ab. Wenn das Urinieren wehtut, versuchen Sie es in der mit lauwarmem Wasser gefüllten Badewanne, oder gießen Sie sich warmes Wasser über die Genitalien, während Sie pinkeln. Ist die Entzündung nicht innerhalb von 48 Stunden abgeklungen, suchen Sie einen Arzt auf, damit er Ihnen Antibiotika verschreibt.

Soor (Candida albicans): Soor tritt sehr häufig bei Frauen auf, aber auch Männer können sich damit anstecken, insbesondere, wenn sie nicht beschnitten sind. Es ist eine Hefepilzinfektion der Vagina oder des Penis, sie kann aber auch den Mund befallen. Die Folgen sind eine extrem juckende Stelle und schmieriger Ausfluß, der aus käsigem, geruchlosem Schleim besteht. Soor kann zwar sehr unangenehm sein, läßt sich aber leicht behandeln, und zwar mit antimykotischen Cremes, Zäpfchen oder Tabletten. Manche Leute glauben, daß körperliche Sauberkeit, genug Schlaf, gesundes Essen und Unterwäsche aus Baumwolle statt aus Kunstfasern das Soor-Risiko vermindern. Die Infektion kann wiederkehren und durch die Einnahme von Antibiotika begünstigt werden, weshalb Blasenentzündung und Soor oft in einem Zyklus aufeinanderfolgen, der schwer zu durchbrechen ist.

Bakterielle Vaginose (BV): Sie betrifft nur Frauen und entsteht, wenn sich Darmbakterien in der Vagina vermehren. Das auffälligste Anzeichen für BV ist ein stark fischiger Geruch. Er kann von einem dünnen, wäßrigen, weißlich-grauen Ausfluß begleitet werden sowie manchmal von Wundheit, Juckreiz und einer leichten Gewebsschwellung im Vaginalbereich. Die bakterielle Vaginose kann durch Sex übertragen werden, bei dem kein Kondom zum Einsatz kam, durch gemeinsam benutztes Sexspielzeug, durch den direkten Kontakt von Vagina zu Vagina, oder von Hand zu Vagina und durch Intrauterinpessare. Viele Frauen entwickeln eine bakterielle Vaginose infolge übertriebener Vaginalhygiene. Scheidenspülungen, Intimsprays und konzentrierte Badeessenzen können allesamt schützende Bakterien zerstören, das Säure-Basen-Gleichgewicht in der Vagina verändern und so zur Vermehrung von Keimen führen. Die Diagnose wird nach der Untersuchung der Innenwände der Vagina und des Ausflusses gestellt. Die Behandlung wird ebenso einfach wie wirkungsvoll mit Antibiotika und einer antibakteriellen Salbe oder Zäpfchen durchgeführt.

Hämorrhoiden: Hierbei handelt es sich um Krampfadern im Anus, die bluten und äußerst schmerzhaft sein können. Hämorrhoiden treten gleichermaßen bei Männern wie Frauen auf und entstehen durch Verstopfung und Muskelüberdehnung. Das zusätzliche Gewicht während der Schwangerschaft und das Pressen während der Wehen macht Frauen besonders anfällig dafür. Behandelt man die Hämorrhoiden mit Salben oder Zäpfchen, schrumpfen sie innerhalb von zwei bis drei Tagen ein, und dann ist es hilfreich, sie ins Innere des Rektums zurückzudrücken. Körperliches Training, eine ausgewogene Ernährung sowie ausreichend Flüssigkeit können vorbeugend wirken. Leute, die Analsex mögen, sollten das Problem mit einem verständnisvollen Arzt klären. Bleibende, schmerzhafte Hämorrhoiden können mit Spritzen verödet oder, wenn nichts anderes hilft, chirurgisch entfernt werden, obgleich Operationen immer ein gewisses Risiko in sich bergen.

Als Mädchen hatte ich jahrelang Soor, aber ich wußte nicht, daß ich krank war. Ich wußte nur, daß es juckte und daß ich weißen Ausfluß in meinem Slip hatte. Ich dachte wohl, das sei normal. Ich verstehe nicht, warum meiner Mutter beim Wäschemachen nichts auffiel. Als ich 15 war, bekam ich ein Buch über Frauengesundheit, und mit dessen Hilfe stellte ich fest, daß ich Soor hatte. Ich ging zum Arzt, und mit einer Pille war alles erledigt.
Kay, 23, UK

Ich hatte gerade erst ein paar Mal Sex gehabt, und meine Vagina fing an, wirklich schlecht zu riechen. Ich dachte, es würde daran liegen, daß ich mich nach dem Sex nicht genug wusch, also schrubbte ich mich tüchtig ab – aber es wurde immer schlimmer. Am Ende war ich so wund, daß ich weinte und meiner Mutter alles erzählte, die mich zum Arzt brachte.
Joan, 18, USA

Ich bekam nach meinem ersten Baby Hämorrhoiden – sie hingen wie Trauben aus meinem Hintern! Mir ging das alles furchtbar auf die Nerven – riesige Brüste, wunde Brustwarzen, eine Narbe vom Kaiserschnitt und Trauben, die aus dem Arsch hingen. Ich fühlte mich absolut widerlich. Mit Anusol brachte ich sie weg, nur eine ist hartnäckig und kommt immer wieder.
Emma, 37, UK

Sexuell übertragbare Krankheiten (STIs)

STIs unterscheiden nicht: Obwohl Aufklärungskampagnen sich häufig an junge Leute wenden, haben Untersuchungen gezeigt, daß durch die vermehrte sexuelle Aktivität der älteren Generationen (eine Folge von Scheidungen, besserer Gesundheit und höherer Lebenserwartung) die Rate von STIs in höherem Lebensalter ansteigt. Zwar werden Frauen regelmäßig auf Infektionen hin untersucht, nicht jedoch Männer, und sie suchen laut Statistik auch seltener einen Arzt auf. Da mehr Männer als Frauen solche Infektionen wie Chlamydien haben, ist es wenig sinnvoll, nur die eine Hälfte der Bevölkerung zu untersuchen und zu behandeln.

In Deutschland: Syphilis und Gonorrhö haben in den 90er Jahren bei den über 65jährigen rapide zugenommen, und Syphilis gilt unter Schwulen mittlerweile als Seuche. Nach Angaben des Berliner Robert-Koch-Instituts erkrankten im Jahr 2001 bundesweit 1837 Menschen an Syphilis. Für das Jahr 2002 rechnen Experten mit einem weiteren Anstieg um 50 Prozent. Jeder, gleich welcher sexuellen Orientierung, kann sich STIs zuziehen. Da manche Infektionen keine sichtbaren Symptome haben, ist es am besten, sich untersuchen zu lassen, wenn man der Meinung ist, man könnte sich angesteckt haben. Die meisten Behandlungen sind um so effektiver, je früher sie einsetzen.

Sichtbare Anzeichen: Mögliche Symptome von sexuell übertragbaren Krankheiten sind: eine Veränderung von Beschaffenheit, Geruch und Aussehen des Ausflusses; Schmerzen oder ein Brennen beim Wasserlassen; häufiger Harndrang; wunde und geschwollene Genitalien; Juckreiz, Ausschlag, Knoten oder Blasen an den Genitalien oder am Anus; ein anhaltender dumpfer Schmerz oder ein plötzlicher, akuter Schmerz im Unterleib. Ärzte weisen darauf hin, daß es von entscheidender Bedeutung ist, während der Wartezeit auf das Untersuchungsergebnis und während der Behandlung sexuelle Kontakte zu vermeiden und alle betroffenen Sexualpartner aufzufordern, sich ebenfalls untersuchen zu lassen, um die weitere Verbreitung von STIs zu verhindern.

Wie sag ich's meinem Partner? Die meisten Menschen akzeptieren, daß ihre Partner eine sexuelle Vorgeschichte haben, wenn sie eine neue Beziehung eingehen, aber es kann emotional recht belastend sein, wenn man erfährt, daß jemand, mit dem man Sex hatte, an einer sexuell übertragbaren Krankheit leidet. Ihr Partner hat sich entweder vor Ihrer Beziehung angesteckt, oder es ist ein Zeichen seiner Untreue. Andererseits können Sie selbst, ohne es zu wissen, Ihren Partner angesteckt haben. Ein offenes Geständnis ist oft sehr schwierig, weil es viele Fragen aufwirft, aber es ist wichtig, daß beide Partner unverzüglich zum Arzt gehen, um einer weiteren Infektion vorzubeugen.

Wenn Sie die Tatsache nicht ertragen: Falls Sie sich angesteckt haben, ist es am wichtigsten, jene Menschen zu informieren, mit denen Sie Sex gehabt haben. Auch diese müssen sich untersuchen und behandeln lassen, bevor die Infektion sich weiter ausbreiten kann. Auch wenn die Eröffnung gegenüber einem Partner eine peinliche Angelegenheit ist, insbesondere, wenn es sich um eine flüchtige Affäre gehandelt hat, es gibt dazu keine Alternative.

STIs in der Reihenfolge ihrer Häufigkeit

Nichtspezifische Urethritis (NSU)

Was ist das? Ein Oberbegriff für Harnröhrenentzündungen beim Mann. Der häufigste Grund für eine NSU sind Chlamydien.
Ansteckungswege: Sex.
Infektionsherd: Die männliche Harnröhre.
Anzeichen und Symptome: Dazu können Ausfluß aus der Harnröhre, Schmerzen beim Wasserlassen und eine allgemeine Reizung der Harnröhre gehören. Bei einigen Menschen treten diese Symptome nicht auf.
Der Test: Urinproben und Abstriche von der Harnröhre werden untersucht – oft kann das Ergebnis auch sofort festgestellt werden. Bei Chlamydien kann es eine Woche dauern, bis die Untersuchungsergebnisse vorliegen.
Behandlung: Die Behandlung mit Antibiotika ist in den meisten Fällen erfolgreich, doch warten Sie mit penetrativem Sex, bis der Arzt grünes Licht gibt.

Chlamydien

Was ist das? Chlamydien sind die häufigste Geschlechtserkrankung. Werden Chlamydien nicht behandelt, können sie zu Adnexitis und schließlich zu Unfruchtbarkeit führen. Sie erhöhen auch das Risiko einer Eileiterschwangerschaft.
Ansteckungswege: Beim Sex; bei der Geburt von der Mutter zum Kind.
Infektionsherd: Gebärmutterhals, Harnröhre, Rektum und Augen.
Anzeichen und Symptome: Unter Umständen keine, weshalb regelmäßige Untersuchungen wichtig sind. Bei Frauen kommt es zu vermehrtem Scheidenausfluß, zu häufigem, unangenehmem Wasserlassen, zu Unterleibsschmerzen, Periodenunregelmäßigkeiten, zu Schmerzen und Blutungen bei tiefem penetrativem Sex. Männer haben eher Symptome wie bei NSU. Chlamydien im Rektums rufen selten Symptome hervor.
Der Test: Ein Arzt nimmt eine Urinprobe und Abstriche von den entzündeten Stellen. Frauen müssen sich manchmal einer Vaginaluntersuchung unterziehen. Ergebnisse liegen meist nach einer Woche vor.
Behandlung: Die Behandlung mit Antibiotika ist erfolgreich.

Feigwarzen

Was ist das? Feigwarzen werden vom humanen Papillomavirus (HPV) übertragen.
Ansteckungswege: Haut-zu-Haut-Kontakt, vaginaler oder analer Geschlechtsverkehr. Die Warzen können sich am Anus bilden, auch wenn Sie keinen Analsex hatten. Nicht jeder, der mit dem Virus in Kontakt kommt, entwickelt Warzen, aber Sie sollten sich untersuchen lassen, wenn Sie glauben, daß Sie Kontakt hatten.
Infektionsherd: Gebärmutterhals, Vulva, Penis, Hodensack oder Anus.
Anzeichen und Symptome: Feigwarzen treten ein bis drei Monate nach der Infektion im Genitalbereich auf, entweder als kleine rosa-weiße Wärzchen oder als größere blumenkohlartige Geschwülste. Sie können jucken, sind aber in der Regel schmerzlos.
Der Test: Ein Arzt oder eine Schwester können die Diagnose durch bloßes Anschauen stellen, doch kann auch eine Vaginal- oder Analuntersuchung notwendig sein.

Ich hatte Sex mit einem Typen, den ich zufällig kennengelernt hatte, und irgendwann rief er dann vollkommen überraschend an und meinte, ich sollte mich untersuchen lassen – Genaueres wollte er jedoch nicht sagen. Mir war nichts aufgefallen, aber ich ließ mich untersuchen. Ich hatte Chlamydien. Ich wurde behandelt, aber ich habe immer noch Angst, daß ich steril geworden bin. Meine Freundinnen meinen, ich soll dankbar sein, daß er es mir gesagt hat, aber ich bin immer noch wütend, daß er mich angesteckt hat.
Lisa, 22, UK

Ich habe mich vor zwei Jahren scheiden lassen und seither wieder angefangen, mich mit Frauen zu treffen. Ich bekam ein paar Probleme, weshalb mein Arzt einen Urintest machte. Ich hatte Chlamydien. Ich wußte noch nicht einmal, was das ist. Es ist das Letzte, womit man als 56jähriger geschiedener Mann rechnet.
James, 56, UK

Eine Feigwarze ist wirklich nichts Schlimmes. Ich wußte, was es war, sobald ich sie entdeckt hatte, und ich wußte, daß die Dinger ziemlich verbreitet sind. Die Behandlung ist schmerzlos. Störend ist nur, daß man ein paar Wochen auf Sex verzichten muß. Aber da habe ich schon längere Zeiten ausgehalten.
Dan, 30, UK

Ich entdeckte, daß ich Gonorrhö und Läuse hatte. Ich begab mich sofort in Behandlung und wurde von beidem geheilt.
Jon, 54, USA
Lovenet

Zu ungeschütztem Sex gehören immer zwei. Ich hatte welchen und habe mich dabei mit HIV infiziert. Zu meiner Verteidigung muß ich sagen, daß ich in dem ganzen Jahr nur mit diesem einen Typen Sex hatte, und ich hatte keine Ahnung, daß er auch mit anderen ungeschützt verkehrte. Wenn man sich nicht traut zu fragen, was die Leute treiben, wenn man nicht dabei ist, sollte man wirklich Kondome benutzen.
Kevin, 19, UK

Es hilft vielleicht nicht, jemandem Vorwürfe zu machen, aber diesem Kerl, von dem ich die Feigwarzen habe, bin ich immer noch maßlos böse.
Vicky, 24, USA

Meine Freundin und ich, wir haben beide BV. Wir wissen nicht, wer sie zuerst hatte, und ehrlich gesagt ist es auch ziemlich egal. Wir waren vor drei Tagen bei derselben Frauenärztin. Sie war nett und einfühlsam. Es wird sogar schon besser. Eigentlich ist der Geruch das Schlimmste – wir parfümieren uns zur Zeit rundherum.
Janey, 48, UK

Behandlung: Meist wird Podophyllotoxin verschrieben, eine braune Tinktur. Diese wird zu Hause aufgetragen, aber es kann vier bis sechs Wochen dauern, bis die wiederholte Anwendung Wirkung zeigt. Die Warzen können auch mittels Vereisung oder Laser entfernt werden, was unangenehm, aber nicht schmerzhaft ist. Benutzen Sie beim Sex Einweghandschuhe und Kondome, und decken Sie den infizierten Bereich ab.

Gonorrhö (Tripper)

Was ist das? Gonorrhö ist eine sexuell übertragene bakterielle Infektion.
Ansteckungswege: Durch penetrativen Sex, Oralverkehr, Rimming oder wenn man nach dem Kontakt mit einer infizierten Stelle die eigene Vagina, den Mund, Anus oder Penis berührt, ohne sich vorher die Hände zu waschen.
Infektionsherd: Gebärmutterhals, Blase, Rektum, Anus und Rachen.
Anzeichen und Symptome: Kann ohne Symptome auftreten, doch Männer stellen wahrscheinlich einen gelben Ausfluß aus dem Penis fest; sie können auch Schmerzen beim Wasserlassen und eine Reizung des Analbereichs verspüren. Frauen können ebenfalls unter diesen Beschwerden leiden.
Der Test: Genital- bzw. Vaginaluntersuchung, ein Abstrich von der Eichel, vielleicht eine Urinprobe.
Behandlung: Mit Antibiotika. Ärzte bestehen auf sexueller Abstinenz, bis die Behandlung abgeschlossen ist. Wie bei allen STIs sollten sich alle Ihre Sexpartner testen lassen.

Syphilis

Was ist das? Eine bakterielle Infektion, die in Deutschland bis vor kurzem noch recht selten war. Inzwischen nimmt die Erkrankung unter schwulen Männern in epidemischem Umfang zu.
Ansteckungswege: Sex oder Hautkontakt, Mutter zum Fötus.
Infektionsherd: Anus, Vagina, Penis und Mund oder jede wunde Hautstelle.
Anzeichen und Symptome: Die Symptome zeigen sich manchmal erst nach drei Monaten. Es gibt drei Phasen der Erkrankung, wobei die ersten beiden stark ansteckend sind. In der ersten Phase zeigt sich nach zwei bis sechs Wochen an der entzündeten Stelle eine Wunde (»Schanker«), die meist schmerzlos ist und nach drei bis sieben Wochen verschwindet. Ohne Behandlung setzt die zweite Phase vier bis zehn Wochen nach dem Auftreten des Schankers ein. Zu den Symptomen gehören in der Regel ein nichtjuckender Ausschlag auf dem ganzen Körper, flache Warzengebilde auf Vulva oder Anus, grippeähnliche Symptome, geschwollene Drüsen, Appetitlosigkeit, allgemeine Müdigkeit, weiße Flecken auf Zunge und Gaumen sowie büschelweiser Haarausfall – es gibt noch viele andere Symptome, denn die Syphilis ahmt andere Krankheiten quasi nach. Die Symptome verschwinden zumeist innerhalb weniger Monate, doch ohne Behandlung bleibt die Syphilis latent im Körper vorhanden (Latenzphase) und kann ins Tertiärstadium übergehen, das Jahre oder Jahrzehnte später zum Ausbruch kommt, und womöglich Herz, Nervensystem und innere Organe schädigt.

Der Test: Eine Blutprobe oder eine Probe von einer der Wundflüssigkeiten, Genital- bzw. Vaginaluntersuchung.

Behandlung: Meist eine zwei- bis dreiwöchige Behandlung mit Penizillin (Injektionen), die während jeder Phase der Syphilis wirkungsvoll ist. Wenn jedoch bereits Herz und Nervensystem angegriffen sind, lassen sich diese Folgen nur noch schwer revidieren. Da Syphilis in den ersten beiden Stadien extrem ansteckend ist, muß jede Berührung mit offener Haut, Wunden oder Ausschlägen vermieden werden. Verhütungsmittel müssen ebenfalls einen direkten Hautkontakt ausschließen. In der Latenzphase ist Syphilis nicht ansteckend.

Filzläuse (Pediculus pubus)

Was ist das? Filzläuse sind winzige parasitische Insekten in der Körperbehaarung.

Ansteckungswege: Filzläuse werden gewöhnlich beim Sex übertragen, und zwar durch Körperkontakt mit dem Schamhaar der infizierten Person.

Infektionsherd: Filzläuse leben meist in der Schambehaarung. Manchmal finden sie sich allerdings auch in der Achsel-, Bein-, Unterleibs- und Brustbehaarung sowie in Augenbrauen und Bart.

Anzeichen und Symptome: Juckreiz an der befallenen Körperstelle; schwarze Flecken in der Unterwäsche (vom Läusekot); braune Läuseeier im Schamhaar; Hautschuppen; und natürlich die kleinen krabbelnden Läuse selbst. Am besten nicht kratzen.

Der Test: Die Läuse sind sichtbar, also ist die Diagnose problemlos.

Behandlung: Warnen Sie alle, mit denen Sie bis zu zwei Wochen vor der Entdeckung der Symptome geschlafen haben, und vermeiden Sie noch eine Woche nach Ende der Behandlung jeden Sexualkontakt. Filzläuse lassen sich leicht mit einer nicht verschreibungspflichtigen Lotion behandeln. Kleidung und Bettwäsche müssen gewaschen werden. Die Behandlung sollte nach einer Woche wiederholt werden.

Herpes

Was ist das? Ein Virus (Herpes simplex), der sich nach dem ersten Ausbruch unsichtbar und ohne Symptome im Körper einnistet. Bei manchen Menschen kommt es zu keinem zweiten Ausbruch. Andere hingegen erleben häufiger Ausbrüche, besonders, wenn sie erschöpft sind, unter Streß oder Depressionen leiden. Es gibt zwei Typen: Typ 1 (HSV1) und Typ 2 (HSV2), die jedoch ineinander übergehen können.

Ansteckungswege: Durch Haut-zu-Haut-Kontakt, wozu jeder Kontakt zwischen Mund, Anus, Vagina oder Penis in jeder erdenklichen Kombination gehört.

Infektionsherd: HSV1 befällt Mund und Nase (Fieberbläschen). HSV2 befällt den Genital- und Analbereich.

Anzeichen und Symptome: Genitalherpes kann grippeähnliche Symptome hervorrufen, auch Rücken- und Kopfschmerzen, geschwollene Drüsen und Fieber. Es entwickeln sich im Genitalbereich kleine, mit Flüssigkeit gefüllte Bläschen, die jucken oder beißen und die, wenn sie aufgehen, zu offenen Wunden werden. Diese können

Ich hatte ziemlich viel ungeschützten Sex mit Zufallsbekanntschaften, als ich noch zuviel trank und zuviel Drogen nahm. Irgendwann bekam ich das Ganze in den Griff, und mir wurde klar, daß ich mich untersuchen lassen mußte. Als ich erfuhr, daß ich nur Trichomonasis und Läuse hatte, war das ein echter Grund zum Feiern. Beides läßt sich behandeln, und wenn ich daran denke, was ich mir hätte einfangen können, wird mir richtig schwindlig.
Frank, 28, UK

Ich wußte wirklich nicht viel über Syphilis, außer daß aus irgendeinem Grund die meisten Philosophen davon wahnsinnig wurden. Als der Arzt mir die Diagnose stellte, dachte ich: »Jetzt werde ich wahnsinnig und gehe drauf.« Er erklärte mir, daß Syphilis heute kein so großes Problem mehr ist – man bekommt ein paar Penizillinspritzen, und das war's. Schlimm war, den Leuten Bescheid zu sagen, mit denen ich Sex gehabt hatte. Zuerst drehte sich mir bei der Vorstellung der Magen um. Ich dachte ungefähr: »Dir hat es ja auch keiner gesagt.« Aber mein Vater meinte, ich hätte die moralische Pflicht dazu, und er hatte recht. Wenn man Leute so anziehend findet, daß man mit ihnen ins Bett geht, ist man ihnen das schuldig.
Simon, 25, UK

sehr schmerzhaft sein, insbesondere, wenn sie mit Urin in Berührung kommen. Schließlich trocknen sie aus, verkrusten und heilen in zwei bis vier Wochen ab.

Der Test: An den Genitalien werden Abstriche genommen und analysiert. Zur Bestätigung der Diagnose wird unter Umständen auch eine Urinprobe genommen. Die Ergebnisse liegen nach etwa zwei Wochen vor. Bei Frauen wird vielleicht auch der Gebärmutterhals untersucht. Wenn die Vulva schmerzt, werden die Ärzte davon absehen, Sie auf andere STIs zu untersuchen.

Behandlung: Um den erstmaligen Ausbruch von Genitalherpes zu bekämpfen, bedarf es der medizinischen Behandlung. Menschen, die an schweren wiederkehrenden Ausschlägen leiden, müssen unter Umständen kontinuierlich behandelt werden. Der Virus bleibt lebenslang in ihnen, und die Blasen und offenen Stellen sind während des Ausbruchs sehr ansteckend, so dass jeder direkte Kontakt den Virus überträgt. Nach dem ersten Ausbruch lassen die Symptome etwas nach. Vermeiden Sie Küsse und oralgenitalen Kontakt, wenn Sie Fieberbläschen haben, auch wenn Sie ein Kondom oder eine Latexbarriere benutzen, weil sich der Virus verwandeln und Genitalherpes auslösen kann. Zwischen den Ausbrüchen ist das Ansteckungsrisiko gering, weshalb Betroffene nach einem Ausbruch ihr Sexualleben häufig wieder aufnehmen. Kondome sind dringend empfohlen. Partner können anhand eines Bluttests feststellen lassen, ob sie den Virus in sich tragen, doch ist zu beachten, daß die Ergebnisse nicht immer zuverlässig sind.

Trichomonas vaginalis (TV)

Was ist das? TV ist ein winziger einzelliger Organismus, der eine Infektion in der Vagina auslöst, seltener auch in der Harnröhre des Mannes.

Ansteckungswege: Penetrativer Sex und Oralverkehr. Durch die gemeinsame Benutzung von feuchten Handtüchern, von Waschlappen sowie durch gemeinsames Baden können Trichomonaden übertragen werden, doch eine Ansteckung findet ohne Sex nur sehr selten statt.

Infektionsherd: Die Harnröhre des Mannes und die Vagina.

Anzeichen und Symptome: Symptome können ausbleiben, doch in der Regel gehören dazu: eine Veränderung von Aussehen und Geruch des vaginalen Ausflusses (schaumig und grünlich); Wundheit im Vaginalbereich; Schmerzen beim Wasserlassen und beim Sex. Männer können Ausfluß aus dem Penis und Schmerzen beim Wasserlassen haben.

Der Test: Eine Genital- bzw. Vaginaluntersuchung und eine Urinprobe.

Behandlung: TV wird mit Antibiotika behandelt. Sie sollten auf penetrativen Sex verzichten, bis Ihr Arzt Ihnen und Ihrem Partner grünes Licht gibt.

Hepatitis A (HAV)

Was ist das? Eine Virusinfektion, die die Leber schädigt. 99,9 Prozent der Betroffenen genesen vollständig und sind danach gegen eine Infektion immun. Eine Impfung ist möglich (und läßt sich mit einer Impfung gegen Hepatitis B kombinieren), wird aber von den Krankenkassen nicht immer bezahlt.

Ansteckungswege: Durch oralen und analen Kontakt sowie durch Kot. Auch wenn HAV traditionell nicht als sexuell übertragbare Krankheit gilt, kann sie durch anale Stimulation oder durch jeden direkten Kontakt mit Kot übertragen werden.

Anzeichen und Symptome: Fieber, Erbrechen, Gelbsucht, Erschöpfung, Gewichtsverlust und Ekel vor fettem Essen, vor Alkohol und Zigaretten.

Der Test: Blutuntersuchung.

Behandlung: Es gibt keine Behandlung von HAV. Empfohlen sind Alkoholabstinenz und viel Ruhe. Fragen Sie Ihren Arzt, bevor Sie Sex haben. Benutzen Sie zum Rimming Latexbarrieren oder reißfeste Frischhaltefolie (nicht die mikrowellentaugliche!).

Hepatitis B (HBV)

Was ist das? Eine Virusinfektion, die die Leber nachhaltig schädigen kann. Wenn Sie glauben, daß Sie gefährdet sind, sollten Sie eine Impfung ins Auge fassen.

Ansteckungswege: HBV wird durch infiziertes Blut oder Körperflüssigkeit genau wie HIV übertragen, obgleich HBV ansteckender ist.

Anzeichen und Symptome: Ungefähr ein Drittel der Betroffenen zeigt keinerlei Symptome, doch ansonsten gehören dazu: Übelkeit, Fieber, Erbrechen, Schmerzen, Gelbsucht, gelbe Augen, dunkler Urin und blasser Stuhl. In der Mehrzahl der Fälle lassen grippeähnliche Symptome nach wenigen Wochen nach, ohne die Leber nachhaltig zu schädigen.

Der Test: Blutuntersuchung.

Behandlung: Den Betroffenen werden viel Ruhe, Medikamenten- und Alkoholabstinenz sowie eine Diät mit geringem Fettanteil empfohlen. Die Symptome lassen meist nach wenigen Wochen nach. Chronisch Infizierte können Interferon gespritzt bekommen, und zwar entweder täglich oder dreimal in der Woche – oder auch eine Kombination verschiedener Medikamente. Sprechen Sie mit Ihrem Arzt über eine Schutzimpfung, weil jede Infektion mit HAV die Behandlung von HBV gefährden kann.

Hepatitis C (HCV)

Was ist das? Eine Virusinfekion der Leber, früher auch als Non-A-Non-B-Hepatitis bezeichnet. 80 Prozent der Betroffenen sind chronische HCV-Träger.

Ansteckungswege: HCV kann durch Blut und wahrscheinlich auch durch Samen übertragen werden. Bei vielen Betroffenen ist der Ansteckungsweg unklar.

Anzeichen und Symptome: Wie bei HBV.

Der Test: Blutuntersuchung.

Behandlung: Interferon-Injektionen dreimal wöchentlich über einen Zeitraum von sechs bis zwölf Monaten sind bei HCV Standard. Heute ist auch eine Therapie mit kombinierten Medikamenten (Ribavarin und Interferon) möglich. Es gibt momentan noch keine Impfung dagegen.

Auf die Dauer nutzt es nichts, wenn man sich zu sehr schämt, es seiner Freundin zu sagen. Ich hatte meiner verschwiegen, daß ich Läuse hatte, und sie hat sich natürlich bei mir angesteckt. Am Anfang tat ich so, als ob ich sie mir bei ihr geholt hätte, aber am Ende gab ich zu, daß alles bei mir angefangen hatte, und sie war stocksauer. Sie hat deswegen aber nicht Schluß gemacht mit mir. Sie meinte nur, daß ich sie hätte informieren müssen. Dann hätte sie sich nämlich schützen können. Natürlich habe ich das auch selbst gewußt, aber irgendwie gab es nie den richtigen Moment, um darüber zu reden. Vor allem, wenn man erst seit zwei Wochen zusammen ist.
Darren, 23, UK

Ich bin sicher, dass ich durch Kot eine Harnblasenentzündung bekommen habe. Es ist ein zu großer Zufall, daß ich sie noch nie hatte, und dann, beim ersten Mal, als ich mir einen Vibrator nacheinander in den Arsch wie in die Vagina steckte, schwupp, hatte ich sie.
Liza, 27, USA

Wenn ich nach dem Sex nicht gleich aufstehe und Pipi mache, garantiere ich fast dafür, daß ich eine Harnblasenentzündung bekomme.
Angie, 48, UK

HIV und Aids

Medizinischer Fortschritt: Die Vorstellung, daß es sich bei der Infektion mit HIV um etwas handelt, das nur Schwule betrifft, ist ein Irrtum. In Wirklichkeit haben sich nämlich 21 Prozent derjenigen, die 2001 in Deutschland HIV-positiv wurden, ihre Infektion durch ungeschützten heterosexuellen Geschlechtsverkehr zugezogen. Nur etwa die Hälfte der Infizierten hat sich bei homosexuellem Verkehr angesteckt. Die häufigsten Diagnosen unter Heterosexuellen werden heute im afrikanisch-karibischen Raum gestellt. Jährlich kommt es in Deutschland zu ungefähr 2000 Neuinfektionen. Seit 1996 hat HART (Highly Active Anti Retroviral Therapy), ein lebenserhaltender Medikamentencocktail, die Todesrate bei Aids um etwa 75 Prozent gesenkt. Doch die Zahl der medikamenten-resistenten HI-Viren hat sich in den letzten vier Jahren verfünffacht, und der schnell mutierende Virus scheint sein Äußerstes zu tun, um jede erreichbare Behandlungsform zu überlisten. Untersuchungen in Großbritannien ergaben, daß mittlerweile jeder vierte Betroffene eine Spielart des Virus hat, die zumindest teilweise behandlungsresistent ist. Man geht davon aus, daß 10 Prozent der mit HIV infizierten Menschen nicht auf die Medikamente ansprechen. In der Therapie müssen Patienten bis zu 30 Tabletten am Tag nehmen – um den Virus zu unterdrücken, nicht, um ihn zu beseitigen. Da die Tabletten zu exakten Zeiten am Tag eingenommen werden müssen, richten sich die Mahlzeiten Infizierter häufig nach den Einnahmezeiten der Medikamente. Werden die Tabletten nicht korrekt eingenommen, kann es zu einer Resistenz kommen, die zur Folge hat, daß andere Medikamente eingesetzt werden müssen. Viele Betroffene haben große Probleme mit den Nebenwirkungen, zu denen etwa auch Erektionsstörungen gehören können (manchmal werden kleine Dosen Viagra empfohlen), die Unfähigkeit, zum Orgasmus zu gelangen, ein erhöhter Östrogenspiegel, der die Libido reduzieren und Depressionen auslösen kann, sowie die Lipodystrophie (das sind Veränderungen in der Verteilung des Körperfetts, die eine Gewichtszunahme oder -abnahme bewirken).

Ansteckungswege: Die Körperflüssigkeiten, die genügend HI-Viren enthalten, um eine Person anzustecken, sind Blut (einschließlich Menstruationsblut), Sperma, Vaginalsekret und Muttermilch. Man nimmt an, daß Speichel, Schweiß und Urin nicht genügend HI-Viren enthalten, um damit eine andere Person beim Sexualkontakt infizieren zu können, doch die Aufnahme von Urin einer Person, die eine kombinierte Medikamententherapie macht, kann eine Resistenz gegen diese Medikamente hervorrufen. Der Virus wird gewöhnlich bei ungeschütztem penetrativem Sex durch die Schleimhaut der Sexualorgane und des Rektums übertragen. Bei ungeschütztem oralem Sex ist das Risiko geringer, doch eine Infektion ist möglich, wenn einer der Sexualpartner infiziert ist. Gemeinsam benutzte Nadeln beim Fixen sind ebenfalls ein Ansteckungsrisiko, und bei der Geburt wie beim Stillen kann die Mutter den Virus auf das Kind übertragen.

Test: Der HIV-Test ist eine einfache Blutuntersuchung, doch ist der HI-Virus erst drei Monate nach der Infektion nachweisbar. Innerhalb dieser Inkubationszeit sollte man auf ungeschützten Sex verzichten (denn das negative Ergebnis ist möglicherweise nicht aussagekräftig). Die Untersuchung ist in Deutschland kostenlos und bei den Gesundheitsämtern auch anonym.

Leben mit HIV

Ich muß dir etwas sagen ...: Diese fünf bedrohlichen Worte sind in Deutschland in den letzten 20 Jahren 60 000mal von Menschen gesagt worden, die ihrem Partner oder ihrer Partnerin gestehen mußten, daß sie HIV-positiv sind. Von ihnen sind heute 23 500 an Aids erkrankt oder verstorben, und viele haben ihrer Partnerin oder ihrem Partner die tödliche Gabe hinterlassen. »Leben mit HIV« war früher ein Widerspruch in sich, heute aber bei starker Medikamentierung eine echte Chance. Das Problem besteht darin, daß viele Menschen mit HIV – vor allem jene, die sich gesund fühlen und in einer Beziehung leben – nicht unbedingt ein klösterlich enthaltsames Leben führen wollen. Sexuelle Bedürfnisse verschwinden nicht einfach, weil man jemandem gesagt hat, daß man HIV-positiv ist, auch wenn sexuelle Beziehungen wohl komplizierter werden und Ängste sich negativ auf die Libido auswirken können. Singles lassen sich nur zögernd auf neue Partnerschaften ein, und wer offen zu seinem HIV-Status steht, geht möglicherweise leer aus. Leben mit HIV stellt uns vor ein Dilemma. Wenn wir den Aufklärungskampagnen Glauben schenken, verhindern Kondome und Safer Sex die Übertragung von HIV. Doch wenn uns jemand gesteht, dass er HIV-positiv ist, aber nur noch Safer Sex praktiziert, wie entscheiden wir uns dann? Wollen wir mit ihm/ihr Sex haben? Um ehrlich zu sein: nein. Das ist der Grund, warum viele HIV-Positive neuen Partnern ihren Status verschweigen. Sie befolgen einfach die Richtlinien für Safer Sex und drücken sich selbst die Daumen.

Im wirklichen Leben: Nähe und Berührung sind für Menschen von grundlegender Wichtigkeit, und wahrscheinlich ist jemand, der schwer krank ist, noch bedürftiger nach Liebe und Zärtlichkeit als zuvor. Wird dieser Aspekt übersehen – von den Kranken oder ihrem Partner beziehungsweise ihrer Partnerin –, so ist das der körperlichen und seelischen Gesundheit eines HIV-positiven Menschen alles andere als zuträglich. Abstinenz funktioniert meist nicht lange, und die Unterdrückung sexueller Bedürfnisse bringt auch Menschen mit HIV in eine Lage, in der ihr Kopf nicht mehr kühl genug ist, um Safer Sex zu praktizieren. Es gibt keine Garantie, aber die planvolle und konsequente Anwendung von Safer-Sex-Regeln reduziert die Möglichkeit einer Infektion ganz entscheidend. Selbsthilfegruppen räumen ein, daß viele HIV-positive Paare eine fatalistische »Du kannst auch überfahren werden«-Haltung entwickeln. Das ist zwar nicht wissenschaftlich erwiesen, aber von der statistischen Wahrheit wohl nicht weit entfernt.

Wachsamkeit: Der Schlüssel zum Leben mit HIV ist die strenge Einhaltung von Safer-Sex-Regeln. Wenn Sie keinen Safer Sex praktizieren und Ihr Gegenüber infiziert wird, können die Resistenzen, die Sie gegen HIV-Medikamente entwickelt haben, übertragen werden. Das macht den Spielraum für eine Behandlung noch enger. Ist Ihr Partner oder Ihre Partnerin ebenfalls HIV-positiv, und praktizieren Sie keinen Safer Sex, besteht die Gefahr, dass Sie sich zusätzlich mit einem anderen und resistenteren Virusstamm anstecken, was Ihre aktuelle Behandlung beeinträchtigen kann. Sie können nicht voraussetzen, daß jemand HIV-negativ ist, oder auf sein freiwilliges Eingeständnis vertrauen. Die Krankheit kann zehn Jahre latent vorhanden sein, weshalb die Möglichkeit nicht von der Hand zu weisen ist, daß jeder von uns infiziert sein könnte, ohne es zu wissen. HIV kann übertragen werden, aber nur auf den, der sich selbst in eine Lage bringt, in der er HIV empfangen kann.

Ich habe erfahren, daß ich HIV-positiv bin, als ich eine dauerhafte Beziehung hatte. Ich ging zur Beratung, und dort wurde ich auf meine Partnerin angesprochen. Ich konnte es zunächst gar nicht glauben, und ich hatte richtig Angst, es jemandem zu sagen, aber sie war dann sehr verständnisvoll und hat mich unterstützt. Wir hatten eine ganze Weile keinen Sex – vor allem, weil der Streß so groß war –, und wir informierten uns vorher. Safer Sex mit HIV ist das gleiche wie Safer Sex ohne HIV. **David, 29, USA**

Als HIV-positiver Mann habe ich einen Partner gesucht, der in genau der gleichen Lage ist wie ich. Ich traf Bob vor etwa einem Jahr, und unsere Beziehung funktioniert zum Teil auch deshalb so gut, weil wir uns keine Gedanken mehr darüber zu machen brauchen, ob wir andere Leute infizieren, und uns unterstützen können, wenn die Nebenwirkungen der Medikamente reinhauen. Ich weiß, es besteht die Möglichkeit, daß wir uns gegenseitig reinfizieren, aber da wir Safer Sex praktizieren, ist das Risiko gering. Wenn ich Bob nicht hätte, wäre ich ganz auf mich allein gestellt. **Ross, 35, USA**

Nicht heute abend, Schatz!

Sexualgesundheitliche Probleme von Frauen

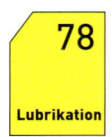

Vaginale Trockenheit: Manche Frauen werden nicht so schnell feucht wie andere. Wenn Sie nicht erregt sind, Angst vor dem Sex oder auch keine Lust darauf haben, ist die Wahrscheinlichkeit hoch, daß sie keine oder zuwenig Feuchtigkeit entwickeln. Doch auch STIs oder Infektionen der Harnwege können Reizungen und eine Trockenheit der Scheide auslösen. Änderungen im Hormonhaushalt während der Stillzeit bewirken manchmal, daß die Lubrikation nicht wie sonst funktioniert, und das selbst bei sexueller Erregung. Das Absinken des Östrogenspiegels in der Menopause (und danach) bedeutet ebenfalls, daß Frauen nicht mehr so leicht oder ausgiebig feucht werden wie davor. Gleitmittel funktionieren gut, wenn eine Frau voll erregt ist, sich für penetrativen Sex aber zu trocken fühlt.

Dyspareunie (schmerzhafter Koitus): Dieses Phänomen kann durch eine Kombination von körperlichen und psychischen Faktoren, durch emotionale Probleme sowie Beziehungskonflikte ausgelöst werden. Aber auch eine STI oder eine Vaginalinfektion kann der Grund dafür sein. Schmerzhafter Koitus senkt unweigerlich die Lust und Erregung, und viele Frauen verzichten lieber auf Sex, sobald er mit Schmerzen verbunden ist. Ergänzende Lubrikation, ein erweitertes Vorspiel und ausgedehnte Stimulation können ebenso helfen wie eine Verkürzung des harten penetrativen Verkehrs. Haben Sie häufig Schmerzen, suchen Sie auf jeden Fall Hilfe beim Arzt oder bei einem Sexualtherapeuten.

Vaginismus: Er setzt ein, wenn sich die Beckenbodenmuskulatur im unteren Drittel der Vagina unwillkürlich zusammenzieht und dadurch eine Penetration unmöglich macht. Vaginismus tritt während des Sex auf, manchmal aber auch bei einer gynäkologischen Untersuchung oder wenn Sie sich einen Tampon einführen. Auch ein Sexualtrauma oder seelisches Unglück kann Vaginismus auslösen, während Besorgtheit oder Angst in bezug auf Sex das Problem sowohl verursachen wie steigern können. Vaginismus wirkt auf manche Beziehungen geradezu zerstörerisch. Die Partner fühlen sich häufig zurückgestoßen. Viele Frauen mit Vaginismus finden Genuß an nichtpenetrativen sexuellen Praktiken und kommen auf andere Weise zum Orgasmus. Sexualtherapeutische Beratung hilft häufig, auch wenn bei Frauen mit Vaginismus die sexuelle Befriedigung nicht unbedingt zunimmt, sobald eine Penetration wieder möglich ist.

Adnexitis (Entzündung der Gebärmutter und der Eileiter): Sie wird für gewöhnlich durch eine Infektion ausgelöst (Chlamydien, Gonorrhö), die nicht ausreichend behandelt wurde. Sie kann auch entstehen, wenn der Gebärmutterhals bei einer Geburt, Fehlgeburt oder Abtreibung gedehnt wird oder wenn ein Pessar eingeführt wird. Adnexitis tritt in einer leichten Form auf, in einer akuten (plötzlich und schwer) oder in einer chronischen (anhaltend). Sie bleibt häufig symptomfrei,

Manchmal spielt es keine Rolle, wie erregt ich bin, es passiert einfach nichts. Ich habe nie daran gedacht, Gleitmittel zu benutzen, bis mein jetziger Freund mir das vorschlug. Jetzt bin ich bekehrt – es ist besser als die normale Feuchtigkeit, und ich benutze es sogar beim Masturbieren.
Penny, 31, Australien

Für mich war die Menopause eine komische Sache, weil mein Interesse am Sex zugenommen hat. Nur hatte ich keine natürliche Scheidenfeuchtigkeit mehr.
Norma, 68, USA

Ich werde wirklich sehr erregt, wenn ich an Sex denke, aber die Muskeln in meiner Vagina arbeiten einfach nicht mit meinem Kopf zusammen. Es heißt, daß man sich aus so was herausarbeiten kann, also probiere ich es sehr vorsichtig mit meinem kleinen Finger. Mein Therapeut ist überzeugt, daß es mit irgendeinem Sexualtrauma zusammenhängt.
Ruth, 38, USA

Ich weiß, daß mein Vaginismus psychische Ursachen hat, weil er nach meiner Vergewaltigung anfing.
DD, 29, UK

doch eine akute Adnexitis kann schwere Unterleibsschmerzen, erhöhte Temperatur, starke Periodenblutungen, Übelkeit, veränderten Ausfluß, schnellen Puls sowie Schmerzen beim Geschlechtsverkehr auslösen. Langzeitfolgen sind chronische Unterleibsschmerzen und Unfruchtbarkeit, und es ist sehr wichtig, daß der oder die Partner ebenfalls behandelt werden. Die Diagnose wird durch eine Vaginaluntersuchung oder per Ultraschall erstellt. In schweren Fällen ist vielleicht eine Bauchspiegelung erforderlich. Unter Vollnarkose wird ein kleiner Schnitt gemacht, damit der Arzt durch eine winzige Optik die inneren Organe begutachten kann. Die Behandlung besteht aus Antibiotika, Bettruhe und Schmerzmitteln. In besonders schweren Fällen ist ein Krankenhausaufenthalt nötig, damit die Antibiotika intravenös verabreicht werden können. Körperlich anstrengende Tätigkeiten einschließlich Sex sollten vermieden werden, bis die Entzündung abgeklungen ist.

Endometriose: Endometriose ist eine Krankheit, die Frauen im Menstruationsalter befallen kann. Die Zellen, die normalerweise die Gebärmutterhöhle auskleiden, treten aus der Gebärmutter heraus. Zellgruppen können sich in den Eileitern ansiedeln, auf der Oberfläche der Gebärmutter oder sonstwo auf der Schleimhaut der Unterleibshöhle. Zu den Symptomen gehören abnorm schwere Menstruationsblutungen und -schmerzen. Häufig leidet auch die Fruchtbarkeit. Auch tiefes Eindringen während des Geschlechtsverkehrs kann schmerzhaft sein. Da allerdings Sex die Erscheinungsformen nicht verschlimmert, sollten Sie verschiedene Stellungen ausprobieren, um die für Sie angenehmsten zu finden.

Stein-Leventhal-Syndrom (SLS): Das SLS setzt oft in den Teenagerjahren ein. Die Symptome, ausgelöst von einem Ungleichgewicht im Hormonhaushalt, können unterschiedlich schwer sein. Dazu gehören unregelmäßige Perioden, Haarwuchs im Gesicht und auf anderen Körperteilen, Gewichtszunahme, dunkle Hautflecke und Akne. Die Behandlung besteht meist in der Einnahme der kombinierten Antibabypille, die den Hormonhaushalt ausgleicht, das Risiko von Gebärmutterkrebs senkt und das Wachstum von Haaren sowie die Ausbreitung von Akne bremst.

Hautreizungen (der Vulva): Vulvakrebs ist sehr selten, doch Hautentzündungen wie Ekzeme, Krätze und Flechten (die als narbige weiße oder verfärbte Haut beziehungsweise als offene Wunden auftreten kann) sind häufiger anzutreffen. Sie sind außerdem schmerzhaft und häufig Grund für peinliche Betroffenheit. Manche Frauen mit entzündeter Vulva glauben, ihr Zustand sei von einem Mangel an Hygiene verursacht, und suchen ihr Heil in Do-it-yourself-Verfahren zur Reinigung (Desinfektionsmittel aus dem Haushalt) oder zur Heilung (Einführen von Knoblauchzehen). Doch solche Dinge können die Haut erheblich reizen. Die meisten Hautprobleme der Vulva sind behandelbar.

Ich hatte Adnexitis, aber dann war 12 Monate lang Ruhe. Als wir versuchten, ein Baby zu bekommen, kam sie zurück. Das war der Zeitpunkt, wo wir überlegten, ob es nicht mit meinem Mann zu tun hatte, der keine Kondome benutzte. Er wurde untersucht, und es stellte sich heraus, daß er Chlamydien hatte.
Rosemary, 45, USA

Ich habe Endometriose und Schmerzen beim Sex. Meine Ärztin hat mir Tabletten verschrieben, die ich etwa 45 Minuten vor dem Sex einnehme. Sie vertreiben die Schmerzen nicht ganz, helfen mir aber. Das andere, was hilft, ist ein ausgiebiges Vorspiel. Denn es kürzt den Geschlechtsakt ab.
Emma, 40, USA

Ich leide am Stein-Leventhal-Syndrom, das mit einer Störung des Hormongleichgewichts zu tun hat. Der höhere Testosteronspiegel hat bei mir jedenfalls nicht zu einer Anhebung der geringen Libido geführt, auch wenn mir das angekündigt wurde. Ich hatte mal mehr und mal weniger Lust, aber nie so viel wie mein Mann. Und jetzt habe ich wirklich einen extrem niedrigen Östrogenspiegel, so daß ich mich frage, ob meine mangelnde Lust daran liegt. Fair ist das nicht, so viel steht fest. Ich will meine Lust zurück!
Mary, 43, Neuseeland

Wenn Sie Ihre Lust verlieren

Sexualgesundheitliche Probleme von Männern

Vorzeitige Ejakulation: Zu frühes Kommen ist das häufigste sexualgesundheitliche Problem von Männern und gleichzeitig überaus schwer zu definieren. Die meisten Männer können bei ausreichender Stimulation binnen zwei Minuten ejakulieren, obwohl der penetrative Sex im Durchschnitt fünf bis zehn Minuten dauert – und die meisten Männer sind's damit zufrieden. Vorzeitige Ejakulation ist dann gegeben, wenn man kommt, bevor man es möchte, oft schon kurz nach dem Eindringen. Die Störung kann durch chronische Prostatitis ausgelöst sein, hat aber meist psychische Ursachen. Mit neuen Partnern verschlimmert sie sich oft, und sie hat meist mit zu geringem Selbstvertrauen, mit nicht ausreichender Sexualtechnik und Streß zu tun. Wenden Sie Masturbationstechniken an (»Stop and go« oder »Drücken und loslassen«), um sich selbst ein wenig Tempo zu nehmen. Konzentrieren Sie sich eine Weile auf nichtpenetrativen Sex – auch damit können Sie Ihre Partnerin zum Orgasmus bringen. Allerdings meinen viele moderne Sexologen, daß damit immer noch das Schwergewicht auf Penis und Orgasmus liegt und der Streß nicht abnimmt. Manche Männer finden es hilfreich, an etwas zu denken, das sie abtörnt, statt Techniken zu praktizieren, die sie zusätzlich verunsichern. Andere wiederum machen die Erfahrung, daß vom Arzt verschriebene Antidepressiva die Sache hinauszögern.

Retrograde Ejakulation: Sie liegt vor, wenn der Mann zwar einen Orgasmus hat, aber keinen Samen aus der Harnröhre ausscheidet. Statt aus dem Penis zu spritzen, fließt er rückwärts in die Blase. Das bedeutet, daß der Mann unfruchtbar ist. Die häufigste Ursache ist eine Nervenschädigung infolge einer Operation an der Prostatadrüse oder am Blasenhals, die den Blasenschließmuskel hindert, den Samen ausströmen zu lassen. Doch auch Diabetes und exzessiver Alkoholgenuß kommen als Grund in Frage. Suchen Sie einen Arzt auf, wenn Sie unter diesem Problem leiden.

Prostataprobleme: Die ersten Anzeichen von Problemen mit der Prostata sind gewöhnlich Veränderungen beim Wasserlassen: Häufigkeit (nächtliches Pinkeln); Druck; unvollständige Entleerung; Nachfluß von Urin. Sie können auch von Schmerzen im unteren Rückenbereich und brennendem Schmerz beim Wasserlassen begleitet werden. Bei jungen Männern ist die wahrscheinlichste Ursache eine akute bakterielle Prostatitis (Entzündung). Die Vergrößerung der Prostata und Prostatakrebs treten meist erst im fortgeschrittenen Alter auf (80 Prozent der Männer über 80 haben bis zu einem gewissen Grad Prostatakrebs). Suchen Sie einen Arzt auf, wenn Sie sich Sorgen machen, denn eine frühe Diagnose und die entsprechende Behandlung sind wichtig. Allgemein gilt, daß eine gesunde Lebensführung, der Verzicht auf das Rauchen und reichliches Wassertrinken Prostataproblemen vorbeugen können.

Psychische Probleme: Weil so viele sexuelle Probleme mit Angst und Hemmungen zu tun haben, müssen Ärzte »die Person und nicht den Penis« behandeln. Manchmal liegen die körperlichen Probleme zwar offen zutage, aber ihre psychischen Ursachen sind nur auf längere Frist zu behandeln. Beziehungsprobleme, Angst vor Nähe oder Verantwortung, Schwierigkeiten im Beruf oder allgemeine Depressionen können ebenfalls auslösende Faktoren sein. Erektionsstörungen in der ersten gemeinsamen Nacht sind nichts Ungewöhnliches, doch die Fähigkeit zur Erektion ist unmittelbar an das männliche Selbstvertrauen gekoppelt. Verliert ein Mann seine Erektion, und sei es auch nur vorübergehend, kann das einen Teufelskreis in Gang setzen, in dem Versagensangst das Versagen wahrscheinlicher macht. Die Probleme sind verbreitet, erklärbar und kommen gewöhnlich von selbst in Ordnung, doch kann eine sexualtherapeutische Beratung nötig sein.

Dyspareunie: Wenn der Sex Schmerzen verursacht, hat das psychische oder körperliche Gründe. Für Männer ist der Sex dann schmerzhaft, wenn die Vorhaut zu eng ist, die Eichel entzündet oder die Partnerin nicht feucht genug – außerdem auch bei STIs. Die Peyronie-Krankheit (massive Gewebsvermehrung am Penis, die zu seiner Verkrümmung führt) ist ebenfalls schmerzhaft, läßt sich aber manchmal behandeln. Manche Männer berichten von Schmerzen oder unangenehmen Empfindungen nach Injektionen gegen Erektionsstörungen. Suchen Sie Ihren Arzt oder einen Sexualtherapeuten auf.

Sex nach der Vasektomie (der Sterilisation des Mannes): Die Menge des Ejakulats bleibt auch nach der Vasektomie gleich, weil der größte Teil des Samens aus der Prostatadrüse und den Samenbläschen kommt, die nicht betroffen sind. Trotzdem gibt es die unbewiesene Hypothese, daß eine Vasektomie die sexuelle Leistung des Mannes tangieren kann, sofern die Vorstellung eines »wirkungslosen Ejakulats« das männliche Selbstbewußtsein unterminiert.

Erektionsstörungen (Impotenz): Die Unfähigkeit, eine Erektion zu bekommen oder aufrechtzuerhalten, betrifft ungefähr 5 Prozent der Männer bis 40 Jahre und 18 Prozent der Männer zwischen 50 und 59 Jahren (andere Untersuchungen ergaben, daß 50 Prozent der Männer zwischen 40 und 70 Jahren davon betroffen sind) – doch nur ein Bruchteil läßt sich deswegen behandeln. Erektionsstörungen können körperliche oder psychische Ursachen haben, wobei diese einander stets verstärken und einen Teufelskreis schaffen, in dem Versagen zu Unglück und Unglück zu Versagen führt. Erektionsstörungen sind eine medizinisch anerkannte Behinderung, doch in Deutschland ist die medizinische Behandlung derzeit auf Männer beschränkt, bei denen spezifische Erkrankungen die Ursache sind (Diabetes, Multiple Sklerose, Parkinson, Schäden an der Wirbelsäule etc.).

Morgens habe ich meine stärksten Erektionen. Das ist bedauerlich, weil die meisten eher abends Sex haben wollen, nachdem man ein bißchen Zeit miteinander verbracht hat.
Okie, 69, UK
Lovenet

Ich habe nur ganz selten Erektionen, wer weiß also, ob ich irgendwelche Probleme habe? Ich bin so verdammt dankbar, wenn ich mal die Gelegenheit habe und mein Ständer Aufmerksamkeit erregt!
Henry, 49, UK

Ich war noch nie mit einem Mann zusammengewesen, den ich nicht steif gekriegt hätte. Als ich dann bei meinem Partner Erektionsprobleme feststellte, war ich beleidigt, weil ich dachte, er würde mich nicht sexy genug finden. Dann wurde mir klar, daß ich oft Probleme habe, zum Orgasmus zu kommen, und daß es nichts mit der Person zu tun hat, mit der ich zusammen bin.
Janet, 46, UK

Ich war ein Jahr lang vollkommen impotent, als ich ein Medikament (Paxil) genommen habe, das dafür bekannt ist, daß es unter der Gürtellinie betäubend wirkt. Ich brauchte es irgendwann nicht mehr, und schon nach einer Woche hatte ich wieder einen Steifen. Was für eine Erlösung.
John, 54, USA
Lovenet

Sildenafil (Viagra) und andere Möglichkeiten

Heureka! Sildenafil ist vor allem unter seinem Markennamen Viagra bekannt. Zu Beginn seiner Karriere war es ein bescheidenes Blutdruck-Medikament, doch die ersten Versuche, die Dr. Ian van Osterloh, ein Arzt in Diensten eines Pharmaherstellers, mit Studenten durchführte, ergaben eine relative Wirkungslosigkeit des Mittels. Er brach die Versuche ab, wurde aber mißtrauisch, als die Studenten die Tabletten nicht zurückgeben wollten. Als er den Grund dafür erfuhr, wurde ihm klar, daß er etwas Großem auf der Spur war, und Viagra war erfunden. Die Tablette hilft (wirklich!), indem sie die Blutgefäße im Penis entspannt, den Blutfluß erhöht und so eine Erektion ermöglicht. Die blauen Tabletten in Diamantform gibt es in 3 Stärken: 25 mg, 50 mg und 100 mg. Ihr Arzt wird Ihnen die zuträgliche Dosis empfehlen, wobei 50-mg-Tabletten billiger zu haben sind, wenn man 100-mg-Tabletten mit einem scharfen Messer halbiert. Sildenafil sollten Sie auf leeren Magen nehmen. Die Wirkung setzt dann innerhalb von etwa einer Stunde ein. Nach der Einnahme sind Sie acht Stunden lang erektionsfähig. Die Erektion kommt und geht mit dem Grad der Erregung und läßt nach dem Orgasmus natürlich nach. Viagra wirkt bei 85 Prozent der Männer mit Erektionsstörungen.

Sicherheit: Sildenafil ist sehr sicher (eine Untersuchung zeigte, daß die Zahl der Herzanfälle bei denjenigen, die Viagra nahmen, etwas geringer war als bei denen, die Placebos schluckten), kann aber gefährlich sein, wenn man gleichzeitig Nitrate (gegen Angina pectoris) einnimmt, Poppers inhaliert oder der Blutdruck sehr niedrig ist. Ist letzteres der Fall, kann der Blutdruck auf ein lebensgefährlich niedriges Niveau sinken. Männer, die keine Erektionsstörungen haben, sollten Viagra nicht nehmen, und man sollte einen Arzt konsultieren, bevor man Sildenafil mit bestimmten HIV-Medikamenten kombiniert, weil diese manchmal den Abbau des Wirkstoffs verhindern und damit den Aufbau höherer Konzentrationen bewirken. Die häufigsten Nebenwirkungen sind Kopfschmerz, Gesichtsröte und eine verstopfte Nase, in seltenen Fällen bekommt das Gesichtsfeld eine blaue Tönung.

Gegen Bezahlung: Als Sildenafil die Zulassung erhielt, gab es kein Halten mehr. Über 700 000 Männer sollen Viagra bisher in Deutschland ausprobiert haben. Viele entscheiden sich für den privaten Kauf in der Apotheke oder für eine Bestellung via Internet (bei einem Preis von 24 bis 35 Euro pro Stück steht Viagra nicht gerade für »freie« Liebe), weil die Krankenkassen nur in Ausnahmefällen die Kosten übernehmen, doch es ist nicht risikolos, das ohne Kenntnis der eigenen körperlichen Verfassung oder der zuträglichen Dosis zu tun. Viele Websites, über die Sildenafil vertrieben wird, bieten für teures Geld auch eine Online-»Diagnose« an.

Placebo-Erektionen: Die Behandlung von Erektionsstörungen kann Männern helfen, ihre sexuelle Kraft wiederzuerlangen, die Libido erhöhen sie jedoch nicht. Gleichwohl ist es für manche Männer von psychologischem Vorteil, wenn sie wissen, daß sie sechs Stunden lang bei der Stange bleiben: Sie gehen viel entspannter mit Sex um als zuvor. In klinischen Versuchen mit Sildenafil berichteten 30 Prozent der Männer, die Placebos bekamen, von einer Verbesserung ihrer Erektionsfähigkeit.

Alternative Behandlungsformen

Apomorphin (Uprima): Apomorphin wird allgemein als weniger effektiv angesehen als Sildenafil, doch hat es den Vorteil, daß es Männern, die Nitrate gegen Angina pectoris nehmen, eine Behandlungsoption eröffnet. Wie Sildenafil wird es in Tablettenform verabreicht (in zwei Stärken: 2 mg und 3 mg), weil es aber unter der Zunge aufgelöst wird, setzt seine Wirkung schneller ein. Erektionen sind nach 20 Minuten möglich, und die Wirkungsdauer beträgt normalerweise bis zu zwei Stunden. Die Einnahme von Apomorphin sollte unter ärztlicher Aufsicht stattfinden. Es wirkt in mehr als 50 Prozent der Fälle, aber eine unmittelbare Vergleichsuntersuchung mit Sildenafil wurde noch nicht durchgeführt. Apomorphin kann Übelkeit hervorrufen.

MUSE (Medizinische Urethralsystem-Erektion): Ein winziges Kügelchen (halb so groß wie ein Reiskorn) wird in die Harnröhre eingeführt. Es löst sich in den Schwellkörper hinein auf, und der Penis ist bei ausreichender Stimulation binnen zehn Minuten erektionsfähig. Die Wirkungsdauer beträgt ein bis zwei Stunden. Da das Kügelchen die Innenwände der Harnröhre verletzen und eine Blutung hervorrufen kann, ist beim Einführen Vorsicht geboten. Informieren Sie Ihren Arzt, wenn Sie andere Medikamente nehmen, bevor Sie MUSE anwenden. Wirkt bei etwa 43 Prozent der Männer.

Alprostadil: Voraussetzung ist hier, daß Sie sich selbst eine Spritze geben, die die gleiche Substanz wie MUSE enthält und innerhalb von zehn Minuten wirkt. Es klingt abschreckend, aber für manche – Diabetiker zum Beispiel, die sich ohnehin selbst spritzen – macht die Wahl zwischen einer Spritze in den Penisschaft oder »nie wieder Sex« Alprostadil zu einer recht guten Option. Erektionen durch Alprostadil sind in der Regel stärker und halten nach dem Orgasmus an, lassen aber mit dem Abklingen der Injektionswirkung nach. Zwar ist es bei bis zu 90 Prozent erfolgreich, doch 1 Prozent der Benutzer bekommt Priapismus (eine schmerzhafte, nicht nachlassende Erektion). Wenn das der Fall ist, machen Sie einen Spaziergang, nehmen Sie ein kaltes Bad oder gehen Sie, wenn das nicht hilft, spätestens nach vier Stunden zum Arzt.

Hormonbehandlung: Wenn ein Mann zu wenig Testosteron produziert, kann eine Hormontherapie, die den Testosteronspiegel erhöht, Wunder wirken.

Alternative Behandlungen: Yohimbin, ein Extrakt aus der afrikanischen Yohimbe-Rinde, wurde früher besonders bei Patienten angewandt, deren Impotenz psychische Ursachen hatte. Die Erfolgsquote beträgt 33 Prozent, was kaum über der von Placebo-Tests liegt. Yohimbin wurde bei Männern, die Probleme mit der Ejakulation hatten, auch in hoher Dosierung angewandt, doch zu seinen Nebenwirkungen gehören erhöhter Blutdruck und Angstgefühle.

Zukünftige Behandlungen: Zwei neue Wirkstoffe – Tadalafil und Vardenafil – befinden sich im Versuchsstadium, aber beide sind nitrat-unverträglich. Sie scheinen ähnlich zu wirken und die gleichen Nebenwirkungen zu haben wie Sildenafil, obgleich die Wirkung von Tadalafil bis zu 36 Stunden anhält und von Nahrung nicht beeinflußt wird.

Alternativen auf pflanzlicher Basis

Es gibt keinen wissenschaftlichen Beleg dafür, daß sie funktionieren – außer Ginkgo biloba. Es unterstützt die Blutzirkulation in den Gliedmaßen und kann Ihnen so helfen, eine Erektion zu bekommen. Es erhöht auch das sexuelle Verlangen von Menschen, die Antidepressiva nehmen: 84 Prozent von ihnen werden leichter erregt und kommen schneller zum Orgasmus. Es sollte mindestens vier Wochen eingenommen werden, damit es seine volle Wirkung entfalten kann, bei Bedarf aber auch länger. Man kann es übers Internet bestellen oder in speziellen Kräuterläden kaufen. Fragen Sie Ihren Arzt, bevor Sie sich selbst medikamentieren.

Ich habe Erfahrungen mit einem pflanzlichen Viagra gemacht. Meine Freunde haben mich überredet, es zu probieren, also schluckte ich die Tablette und ging dann in die Clubs. Ich hatte an dem Abend auch Ecstasy genommen, und meine Freunde fanden es sehr amüsant, meinen Freundinnen zu sagen, was mit mir los war. Und die hingen dann den ganzen Abend an mir, und ich bekam einen Ständer, der nicht mehr wegging. Peinlich, peinlich.
Justin, 19, UK
Thesite

Wie Sie Ihre Lust zurückgewinnen

Andere Behandlungen bei Erektionsstörungen

Jede Behandlung hat ihre besonderen Vor- und Nachteile. Ihr Arzt fragt Sie wahrscheinlich, ob Sie nachts Erektionen bekommen, denn das könnte ein Hinweis darauf sein, daß das Problem psychischer Natur ist. In diesem Fall werden Sie vermutlich an einen Therapeuten verwiesen.

Beratung: Männer, die unter Erektionsproblemen leiden, sind auf jeden Fall psychisch beeinträchtigt – selbst wenn die Ursache nicht psychischer Natur ist. Sexualberatung, vorzugsweise gemeinsam mit dem Partner oder der Partnerin, kann dazu beitragen, beide zu beruhigen.

Vakuumpumpen: Diese sind wahrscheinlich das wirksamste Mittel, um einem Mann zu einem Steifen zu verhelfen. Bei der Prozedur schiebt man den schlaffen Penis in einen Ansaugzylinder und pumpt, um den Blutstrom in die Genitalien zu verstärken. Wenn der Penis erigiert ist, wird die Pumpe entfernt, und man spannt einen straffen Gurt um die Peniswurzel, damit das Blut nicht wieder hinausfließt. Anders als bei einer natürlichen Erektion ist eine Pumperektion nur oberhalb des Gurts hart, und der Penis kann sich dadurch auch ein wenig kalt anfühlen. Weil der Gurt stramm anliegt, kann die Ejakulation ausbleiben. Der Gurt sollte nicht länger als 30 Minuten umbehalten werden, da er den Penis schädigen kann.

Penis-Implantate: Die meisten Fachärzte ziehen chirurgische Implantate erst in Betracht, wenn andere Methoden bereits versagt haben. Bei der Operation werden halbstarre Röhren in den Penisschaft eingesetzt, die aufgeblasen werden, um den Penis zu erigieren. Dies verändert das innere Gefüge des Penis auf Dauer und beschädigt das Schwellgewebe. Der Eingriff ist nicht reversibel.

Rekonstruktive Gefäßchirurgie: Bei diesem Eingriff wird ein Teil des vorhandenen Durchblutungssystems umgeleitet. Sie wird heute kaum mehr angewendet, weil die Operation kompliziert ist und die ursprünglichen Probleme nach dem Eingriff erneut auftreten können.

Für Partner: Menschen, die Partner mit Erektionsschwierigkeiten haben, empfinden oft Frust über ihr Unvermögen, eine sexuelle Reaktion zu bewirken. Häufig liegen den Erektionsproblemen eines Mannes jedoch Ursachen zugrunde, die keine noch so große sexuelle Attraktivität überwinden kann. Ihr Partner kann keine Erektion erzwingen. Er kann in Fahrt geraten und trotzdem keine Erektion bekommen (Übererregung oder Nervosität kann ein ebenso großes Problem sein wie mangelndes Interesse). Stimulation hilft vielleicht, kann Ihren Partner aber noch mehr beunruhigen. Wenn er weiß, dass er Sie ohne Erektion befriedigen kann, wird er sich weniger unter Druck fühlen.

Meine Frau ist vor 12 Jahren gestorben. Ich habe immer noch großes Interesse an Sex, muß aber wirklich ausgiebig stimuliert werden, um eine Erektion und einen Orgasmus zu bekommen. Doch diese sexuellen Probleme liegen hauptsächlich an dem schweren emotionalen Trauma durch den Verlust meiner Frau. Da bin ich mir sicher.
Jeff, 54, USA
Lovenet

Ich wußte, daß meine sexuellen Probleme mit meinem Lebensgefühl zu tun hatten, denn als ich in Rente ging, bekam ich Depressionen. Es machte mir nicht sonderlich viel aus, keinen Sex mehr zu haben, aber meine Frau hatte Probleme damit, also sprach ich es in der Therapie an. Seither bin ich zu der Erkenntnis gekommen, daß das Ende meines Berufs meine Identität als Mann bedroht hat, so daß ich Angst davor bekam, sexuell zu versagen. Es gibt immer noch ein paar kleinere Störfälle, aber es läuft jetzt viel besser.
Gerald, 67, Australien

Mein Mann hatte Schwierigkeiten zu ejakulieren, aber ich war geduldig. Ich brachte ihm bei, sich zu entspannen, und dann half uns auch ein Facharzt. Inzwischen sind alle Probleme aus der Welt.
M, 38, USA
Lovenet

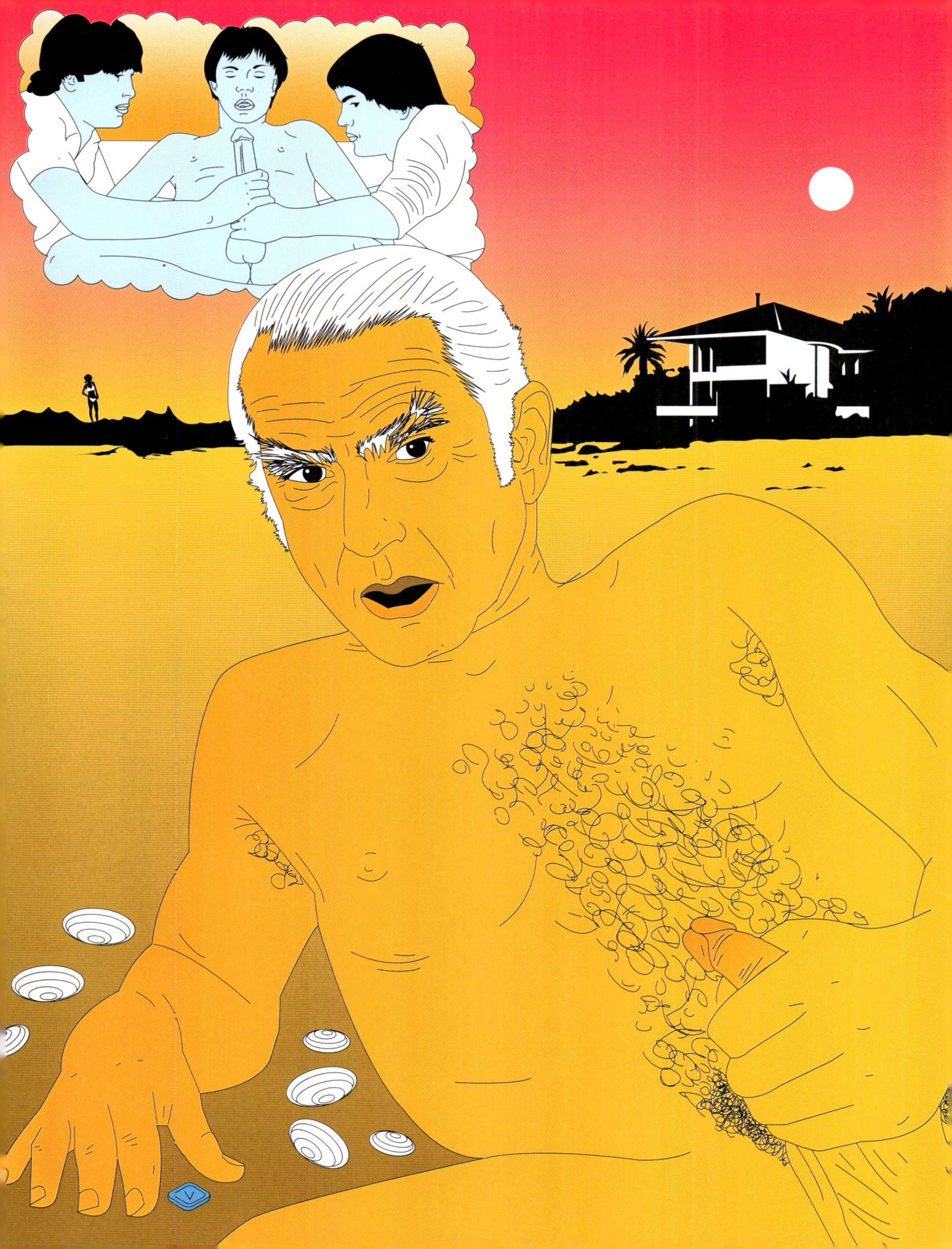

Orgasmussüchtige

Sexuelle Sucht: Sexualität kann eine wunderbare Möglichkeit sein, dem Alltagsleben zu entfliehen. Sie kann von Streß entlasten und Langeweile mindern. Die ständige Bestätigung und die körperliche Intimität des sexuellen Kontakts sind für jeden wohltuend, und vielleicht trifft das auf Menschen mit geringem Selbstwertgefühl ganz besonders zu. Doch manche haben das Gefühl, ihr Bedürfnis nach Sex nicht beherrschen zu können. Zwischen einem starken Sexualtrieb und Sexsucht besteht ein deutlicher Unterschied. Wer sexsüchtig ist, sieht Sex nicht als Mittel zum Zweck, sondern betrachtet ihn als das einzig wirklich Wichtige im Leben. Von einer suchterzeugenden Verhaltensweise oder Substanz wird man getrieben, weil sie bestimmte Gefühle verstärkt und andere betäubt. Wenn man sein Verlangen befriedigt, wird der emotionale Schmerz vorübergehend gemindert und die Illusion geweckt, daß er nicht zurückkehrt. Doch weit gefehlt. Man nimmt an, daß Sexsucht mit einer Abhängigkeit von den chemischen Stoffen im Gehirn zu tun hat, die durch sexuelle Erregung und Orgasmus stimuliert werden (Endorphine und Enkephaline). Oft können Sexsüchtige ihr Verhalten nicht lange unterbinden, und manchmal werden bestimmte Verhaltensweisen oder Phantasien zur Obsession. Sexsucht steht in Zusammenhang mit Drogen- und Alkoholmißbrauch und Dysthymie (Melancholie, leichte Depression). Eine Behandlung mit antidepressiven Serotonin-Wiederaufnahme-Hemmern (Fluoxetin), die die gleichen »Wohlfühl«-Stoffe im Gehirn freisetzen, kann helfen.

Zwanghafte Masturbation: Obgleich viele Menschen masturbieren, kann zwanghafte Masturbation als eine Form von Sucht betrachtet werden. Manche Leute können einfach nicht aufhören, auch wenn sie schon so viele Male am Tag masturbiert haben, daß sie nicht mehr zum Orgasmus kommen oder ihre Genitalien schmerzen. Die Ursache für dieses Zwangsverhalten können starke Angstgefühle sein, die durch die Freisetzung von Serotonin im Hirn beim Orgasmus vorübergehend verringert werden.

Pornosüchtige: Pornographie spielt oft eine große Rolle bei der zwanghaften Masturbation, und manche Menschen sind so abhängig von der Phantasiewelt der Pornos, daß sie durch Sex mit einer anderen Person oder durch Sex, der nicht in irgendeiner Weise mit Pornographie zu tun hat, nicht mehr ausreichend erregt werden können.

Cybersex-Süchtige: Sexualberater berichten zunehmend von Patienten, die von Cybersex abhängig sind. Manche finden, daß das prickelnde Gefühl, das sie verspüren, wenn sie mit Fremden eindeutige schriftliche Unterhaltungen führen und dabei masturbieren, erregender ist als realer Sex, und die Leichtigkeit, mit der Sex online verfügbar ist, kann den Zwang bestärken.

Sucht nach Prostituierten: Manche Menschen werden abhängig von professionellen Diensten und wollen nur noch Sex, für den sie bezahlen. Das kann die Fähigkeit zu normalen Beziehungen beeinträchtigen. Vermutlich liegen behandlungsbedürftige psychische Probleme zugrunde.

Liebessucht (Erotomanie): Liebessucht ist ein weiter Begriff für das Verlangen nach jemand Bestimmtem, das so zwanghaft wird, daß es alle anderen Gedanken verdrängt, manchmal bis zur Vernachlässigung der eigenen Person. Das Objekt dieser Besessenheit muß nicht der Partner sein. Diese einseitige Beziehung kann zwischen ehemaligen Freunden bestehen, zwischen einem Elternteil und einem Kind oder zwischen Therapeut und Klient, oder sie richtet sich auf eine prominente Person, der der Süchtige nie begegnet ist. Das Erkennen und die Behandlung der Liebessucht kann sehr schwierig sein, denn Leugnen und Selbsttäuschung sind ziemlich verbreitet. Wer seine Liebessucht aufgibt, verfällt häufig in Depressionen, denn oft ist Angst vor dem Verlassensein ein Teil der Obsession. Ihr kann aber auch eine psychiatrische Erkrankung oder eine unterentwickelte Persönlichkeit zugrunde liegen. Manche Leute wollen ihre Sucht nicht loswerden – sie sind mit ihr mehr als zufrieden. Wer merkt, daß die Sucht negative Auswirkungen auf sein Leben und seine Beziehungen hat, geht zur Therapie oder Beratung. Helfen kann auch die Behandlung mit Antidepressiva.

Libido-Störungen: Andauerndes Desinteresse an Sex, Abneigung gegen Sex und Sexualphobie können medizinische oder emotionale Ursachen haben, etwa Depressionen und Streß. Vielleicht sind auch Mißhandlung, sexueller Mißbrauch oder ein Kindheitstrauma die Ursache. In chronischen Fällen verhindern Phobien oder Libidomangel das Eingehen sexueller Beziehungen. Mangelnde Libido muß aber nicht immer ein Problem sein. Wenn Sie allein sind oder es Ihrem Partner nicht gutgeht, ist sexuelle Bedürfnislosigkeit vielleicht gerade das Richtige. Selbst innerhalb von Beziehungen wird eine verminderte Libido keine Probleme verursachen, sofern sie beidseitig ist. Probleme ergeben sich aber dann, wenn der Mangel an Libido nur einseitig ist. Vielleicht fühlt sich der Partner zurückgewiesen und reagiert damit, daß er sich abwendet oder anderswo nach einer neuen Intimbeziehung sucht. In manchen Fällen wird vorübergehender Libidomangel auch chronisch, weil der/die Betroffene sich einfach daran gewöhnt. Hier können Sexualberatung oder Therapien helfen.

Verschreibungspflichtige Medikamente: Manche Medikamente wirken sich bei Männern wie bei Frauen nachteilig auf die Libido und die Sexualfunktionen aus. Hierzu gehören Mittel gegen Bluthochdruck und Angina pectoris, Sedativa, Tranquilizer und einige Antidepressiva.

Mir wurde irgendwann klar, daß ich ungeschützten Sex als eine Art Selbstbestrafung betreibe – ich bin alle sechs Monate oder so durch diese Hölle gegangen (und meine Familie mit mir), um mich selbst zu bestrafen. Ich sage mir selbst, daß ich ein ungebundenes Mädchen bin, das einfach Spaß haben will. Ich werde betrunken und schlafe ohne Kondome mit Leuten, die ich kaum kenne. Dann werde ich den Gedanken nicht mehr los, daß ich vielleicht Aids habe, und kriege wirklich heftige Depressionen. Schließlich gehe ich zum Test, bekomme gesagt, daß nichts gefunden wurde, und schwöre, es nie wieder zu tun. Das Schlimmste, was ich bisher hatte, waren Feigwarzen, aber es hätte schlimmer sein können.
Alli, 28, UK

Ich bin verlobt und werde bald heiraten, aber es fällt mir so schwer, in eine sexy Stimmung zu kommen. Wir haben alles versucht, aber nichts hat etwas gebracht. Nach alledem habe ich das Gefühl, daß ich mir einfach nicht viel aus Sex mache. Es ist kein so gewaltiges Problem, weil ich im Bett oft schmutzige Sachen zu ihm sage, während er masturbiert. Deshalb glaube ich, daß er noch nicht allzu frustriert ist. Aber manchmal mache ich mir Sorgen.
Charlotte, 24, USA

Sex bei schwerer Erkrankung

*Für uns ist es jetzt besser,
wenn wir in getrennten
Betten schlafen. Ich habe
gesundheitliche Probleme,
und ein eigenes Bett ist
unverzichtbar. Also treiben
wir Sex auf dem Sofa, und
wir haben ein weiches mit
ausziehbaren Fußstützen
gekauft. Sie erraten nie,
wozu wir das Ding benut-
zen! Unsere Betten sind
einfach unsere Schlafplätze,
in denen wir danach tief
einschlafen können.*
Simon, 69, UK

*Als mein Zustand sich ver-
schlechterte, mußte ich erst
lernen, um das zu bitten,
was ich sexuell brauche und
möchte, und den Un-
terschied zu erklären. Ich
brauche Hilfe, um eine passende Stellung zu finden,
und ich habe das Gefühl,
daß es meine Verantwor-
tung ist, meinem Partner
meine Wünsche und
Bedürfnisse mitzuteilen.
Wichtig ist eine offene und
klare Kommunikation –
und der Wille zum Risiko.*
Sadie, 33, USA

212

Sex Toys

*Mein Partner ist wirklich
bekümmert, wenn mir
etwas wehtut. Ich sage
»Au!«, und schon will er
die ganze Sache abbrechen.
Er ist übersensibel.*
Mandy, 65, Australien

Körperliche Probleme: Eine schwere Krankheit schwächt häufig die Sexual-funktionen. Schmerz beeinträchtigt die Erregung, und Bewegungsunfähigkeit oder Empfindungsverlust können Sex fast unmöglich machen. Manche Krankheiten wirken sich direkt auf das Erektionsvermögen aus, und viele Medikamente beeinträchtigen ebenfalls den Sexualtrieb und vermindern die Libido. Der Streß eines chirurgischen Eingriffs setzt zudem Hormone frei, durch die die Libido vorübergehend vermindert wird.

Psychische Probleme: Fühlt man sich beeinträchtigt, mindert das die Freude am Sex. Hat sich der Körper verändert, ist man zunächst unsicher. Haarausfall als Folge von Chemotherapie, Stomabeutel oder eine Brustamputation – durch all das kann man sich sehr verwundbar fühlen. Auch Überanstrengung oder Angst vor Verletzungen kann Sex zum Problem machen.

Sich gewöhnen: Die Anpassung an Ihr neues Ich bedeutet den Versuch, Ihr Leben so normal wie möglich zu leben. Wenn Sex vor Ihrer Erkrankung ein wichtiger Bestandteil Ihres Lebens war, sollten sie versuchen, sexuelle Nähe wiederherzustellen, sobald Sie sich dazu in der Lage fühlen. Holen Sie sich Rat und Ansprache, wenn Ihnen danach ist.

Sich berühren: Zu Anfang sind Massagetechniken ein gutes Mittel, damit Ihr Partner sich mit körperlichen Veränderungen vertraut machen kann. Berührung erzeugt Vertrauen, und wenn Ihr Partner Ihren Zustand akzeptiert, werden Sie es auch tun. Wenn Ihr Partner Scheu vor Ihrem Zustand hat, bitten Sie Ihren Arzt, mit ihm zu sprechen. Wenn nötig, suchen Sie eine Partnerberatung auf. Viele Hilfsorganisationen bieten auch Partnern Rat.

Sich wohlfühlen: Erkunden Sie Stellungen, die für Sie beide bequem sind, und bleiben Sie bei Vorspiel und sanfter Masturbation, bis Sie herausgefunden haben, wie weit Sie gehen können. Wenn Sie merken, dass Sie stärkere Stimulation brauchen, um erregt zu werden, versuchen Sie es einmal mit Sex Toys. Vielleicht empfinden Sie die Orgasmen anders – schwächer oder stärker. Wenn Sie keinen Orgasmus bekommen können, konzentrieren Sie sich auf die angenehmen Gefühle, die Sie bei Massage, Berührung, Küssen und Nähe erleben können.

Partnersuche: Leute mit einer ernsten Krankheit haben es oft schwer, neue Partner zu finden. Wenn Sie Zugang zum Internet haben, können Sie vielleicht mit Leidensgenossen online in Kontakt kommen. Viele Selbsthilfegruppen halten regelmäßige Treffen ab, auf denen Sie sich mit Menschen anfreunden können, die ähnliche Erfahrungen gemacht haben.

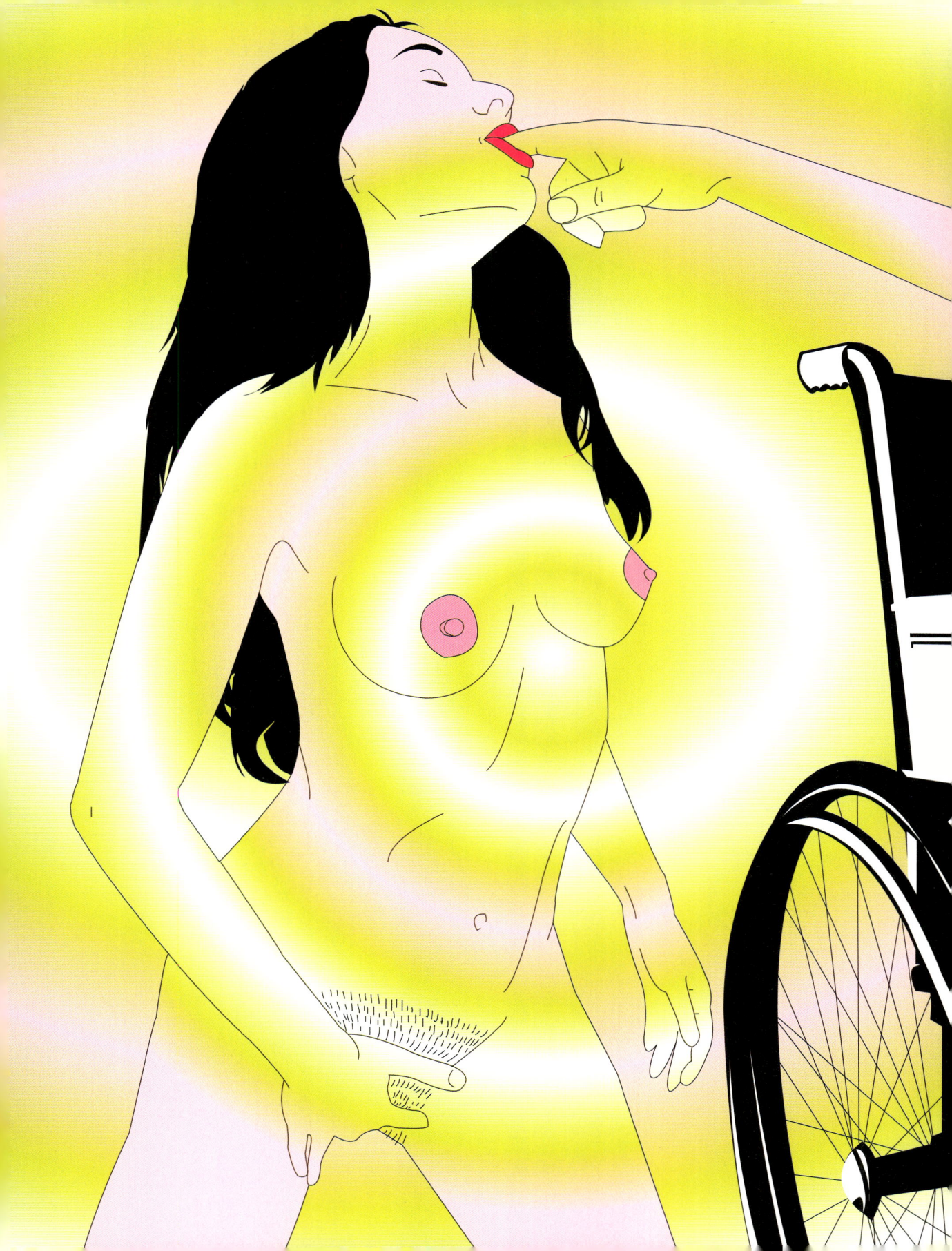

Ich leide an Fibromyalgie. Sie verursacht heftige Schmerzen, so daß ich mit dem Sex aufgehört habe und an den »Rosen nur noch rieche«. Die Genitalien sind nicht mehr das Ziel des Vergnügens, weder aktiv noch passiv. Vor allem hat mich meine zunehmende Unbeweglichkeit gelehrt, geduldig zu sein.
Cherryl, 47, USA

Man kann Schmerzen im Bewegungsapparat nicht sehen. Ich sehe nicht aus, als ob ich behindert wäre, also vergessen es die Leute. Meine Freunde sagen, ich sollte öfter ausgehen, aber sie vergessen dabei, daß für mich jede Bewegung mit Schmerzen verbunden ist.
Jacob, 43, Australien

Als ich einen Schlaganfall hatte, erwähnte der Arzt Sex mit keinem Wort. Ich ging einfach davon aus, daß es damit ähnlich wie mit Zigaretten und Alkohol war – noch etwas, das ich aufgeben mußte. Meine Frau fand mich lächerlich altmodisch und rief eine Telefon-Helpline für Leute an, die einen Schlaganfall hatten. Sich vorzustellen, daß ich nie wieder Sex haben sollte, weil ich zu schüchtern war, mit einem Arzt darüber zu reden!
Len, 67, UK

Probleme des Bewegungsapparats: Auch wenn Bewegung zunächst Arthritis und Schmerzen des Bewegungsapparats verstärkt, ist sie doch die beste Möglichkeit, diese langfristig zu bessern. Ärzte empfehlen Patienten, die steif und unbeweglich sind, regelmäßig leichte Übungen zu machen, um ihre Gelenke und Muskeln beweglich zu halten. Sex ist eine gute Gymnastik, und »horizontales Jogging« ist eine wundervolle Art, die Anweisungen des Arztes zu befolgen. Der normale Puls von 70 Schlägen pro Minute steigt während der sexuellen Erregung auf etwa 150. Kontraktionen von Gesäß, Becken, Schenkeln, Brustkorb, Armen und Nacken kräftigen und trainieren die Muskeln, und Sie können selbst bestimmen, wie sehr Sie sich dabei anstrengen. Die Einnahme eines Schmerzmittels eine Stunde vor dem Beischlaf macht alles angenehmer, und um Ihre Muskeln zu entlasten, können Sie sich Kissen unterlegen. Nach einem heißen Bad oder einer Dusche sind die Gelenke geschmeidiger. Schmerz und Medikamente vermindern die natürliche Lubrikation von Frauen mit Arthritis, was penetrativen Sex erschwert, aber Gleitmittel auf Wasserbasis schaffen da Abhilfe.

Schlaganfall: Schlaganfälle werden oft auf einen schlechten Gesundheitszustand, auf hohen Blutdruck und einen ungesunden Lebenswandel durch Rauchen, Korpulenz und Bewegungsmangel zurückgeführt. Diese Faktoren wirken sich auch auf den Geschlechtstrieb aus. Zum Beispiel können durch Cholesterin verengte Arterien die Erektionsfähigkeit hemmen, weshalb die verminderte Sexualfunktion bei Männern oft eines der ersten Anzeichen von verstopften Arterien ist. Zwar steckt die Forschung über Frauen diesbezüglich noch in den Kinderschuhen, doch vieles weist darauf hin, daß ähnliches auch auf Frauen zutreffen könnte: Verstopfte Arterien können das Anschwellen und die Vergrößerung der Vagina beim Geschlechtsverkehr vermindern – ein Problem, das bislang den Wechseljahren zugeschrieben wurde. Ab dem 55. Lebensjahr verdoppelt sich die Anzahl der Männer, die einen Schlaganfall erleiden, alle zehn Jahre. 71 Prozent der Schlaganfallpatienten geben an, aus Angst keinen Sex mehr zu haben.

Herzprobleme: Die Britische Herzstiftung empfiehlt nach einem Herzanfall oder einer Bypass-Operation den Treppentest: Wenn Sie zwei Treppen ohne Erschöpfung auf und ab gehen können, sind Sie fit genug für Sex. Weniger als 1 Prozent der tödlichen Herzinfarkte werden beim Sex erlitten. Interessant, wenn auch nicht überraschend ist, daß die meisten davon auftreten, wenn der Betroffene mit einem neuen Partner zusammen ist oder einen vorhandenen betrügt. Wenn man die Nacht gut durchgeschlafen hat oder besonders entspannt ist, vermindert das Symptome wie Atemlosigkeit. Patienten mit einer Neigung zu Kurzatmigkeit sollten beim Sex vielleicht eher eine passive Rolle spielen. Fragen Sie auch Ihren Arzt, ob Ihre Medikamente Einfluß auf Ihr Sexualvermögen haben.

Mastektomie: Hierbei handelt es sich um eine Operation zur teilweisen oder vollständigen Entfernung der Brüste, normalerweise als Krebstherapie. 39 Prozent der Frauen melden in der Folge Veränderungen in ihrem Sexualleben, und diese haben zumeist mit dem Selbstwertgefühl, aber auch mit postoperativem Streß zu tun. Bei vollständiger Mastektomie geht die Empfindungsfähigkeit im Brustbereich unwiederbringlich verloren – was sehr schmerzlich sein kann und unter Umständen das Verlangen beider Partner beeinträchtigt. Doch dürfte sich das nach einiger Zeit, notfalls mit Hilfe einer Partnerberatung, bessern. Eine entfernte Brust kann kosmetisch rekonstruiert werden, was allerdings die Empfindungsfähigkeit nicht zurückbringt und weitere Operationen erfordert. Auch wenn das Gefühl verschwunden ist, kann der Partner, sobald die Haut verheilt ist, durch vorsichtige und liebevolle Massage mit geeigneten Salben seine Zuneigung zeigen und so die Zuversicht seiner Partnerin wieder aufbauen.

Hysterektomie: Jede dritte Frau in Deutschland muß sich irgendwann in ihrem Leben einer Hysterektomie unterziehen – das heißt, sie muß sich die Gebärmutter und manchmal auch die Eierstöcke und die Eileiter entfernen lassen. Sobald alles völlig verheilt ist, kann eine Frau den Sex wieder genießen, wenngleich die psychische Verarbeitung des Geschehens länger dauert. Die Mehrzahl der Hysterektomien wird bei 40- bis 50jährigen Frauen durchgeführt. Eine Totaloperation ist der Beginn der Menopause. Frauen, bei denen ein Eierstock oder beide erhalten bleiben, kommen mit 50prozentiger Wahrscheinlichkeit im Lauf der nächsten fünf Jahre in die Menopause. Manche Ärzte glauben zwar, daß sich eine Hysterektomie nicht auf die sexuelle Reaktion der Frau auswirkt, aber 33 bis 46 Prozent der Frauen berichten, ihre Libido sei herabgesetzt, und sie hätten Schwierigkeiten, zum Orgasmus zu gelangen. Die Auswirkungen der Hysterektomie auf die sexuelle Reaktion hängen davon ab, wieviel Gewebe entfernt wurde. Wenn die Eierstöcke entfernt wurden, fehlen im Körper die Hormone (Östrogen und Testosteron), die für Lubrikation und Libido zuständig sind, es sei denn, diese Hormone werden nach der Operation medikamentös zugeführt. Eine vollständige Hysterektomie kann auch die Scheide verkürzen, was das Empfinden verändert und die Penetration eventuell unangenehm macht. Die Ärzte gestatten eine Wiederaufnahme der sexuellen Aktivität bereits sechs Wochen nach der Operation, sofern die Frau sich dazu bereit fühlt. Wenn die sexuelle Reaktion beeinträchtigt ist und eine Hormontherapie nicht wirkt, kann unter Umständen ein Testosteronpräparat helfen. Eine andere Möglichkeit, die sich allerdings noch im Versuchsstadium befindet, könnte vielleicht das sogenannte »Eros Suction Device« bieten, eine Art Sauger, der über die Klitoris gestülpt wird. Versuche haben gezeigt, daß er sich positiv auf die Lubrikation, die Erregung und die Befriedigung auswirkt.

Mit Anfang 30 wurde mir ein Teil einer Brust entfernt. Danach war ich bei einem plastischen Chirurgen, weil ich einen attraktiven und »normalen« Körper haben wollte. Vor ein paar Jahren wurde das Implantat aus medizinischen Gründen entfernt, aber ich will es nicht ersetzen lassen. Ich bin keine junge Frau mehr, und mein Selbstwertgefühl hängt nicht mehr von schönen Brüsten ab. Mein Mann und ich fühlen uns zueinander hingezogen und lieben uns unabhängig von der Tatsache, daß er dicker und haariger wird und ich nur noch anderthalb Titten habe.
Pattie, 62, UK

Das Implantat war ein riesiger Wendepunkt in meinem Leben. Bis dahin hatte ich mich mickrig gefühlt, aber danach dachte ich: »Das ist mein Körper, und er sieht einfach phantastisch aus.«
Joan, 43, Australien

Wir hatten früher etwa viermal in der Woche Sex. Viele Frauen erzählen, daß die Hysterektomie ihre Libido nicht beeinflußt hat. Meine wurde davon aber auf jeden Fall stark in Mitleidenschaft gezogen. Ich muß mir wirklich alle Mühe geben, um erregt zu werden, und einen Orgasmus habe ich nur noch selten.
Nancy, 54, UK

Diabetes: Bis zu 50 Prozent der Männer mit Diabetes leiden unter Erektionsstörungen oder Impotenz. Diabetes kann die Nerven schädigen, die für die Ausdehnung der Blutgefäße im Penis zuständig sind. Die Arterien können sich verhärten und verengen und damit die Blutversorgung des Penis beeinträchtigen, was sich negativ auf die Erektionsfähigkeit auswirkt. Die Blutgefäße im Penis werden starr, unelastisch und können sich nicht mehr lockern, so daß Blutzirkulation und Blutdruck nicht mehr ausreichen, um eine Erektion aufrechtzuerhalten. Wie Diabetes das Sexualleben einer Frau verändert, ist wenig erforscht, aber man nimmt an, daß die Auswirkungen ähnlich sind, weil die Blutversorgung der Genitalien im Erregungszustand wahrscheinlich vermindert ist. Nach der Diagnose wird der Arzt oder Facharzt Ihnen eine strenge Medikamentierung und eine Diät vorschreiben. Eine solche Art der Selbsthilfe kann die sexuelle Funktionsstörung oft lindern. Leider erzeugen Erektionsprobleme, die vielleicht in den Anfangsstadien vor der Diabetes-Diagnose aufgetreten sind, beim Mann oft Versagensangst, was wiederum die psychische Grundlage für weitere Erektionsstörungen bilden kann. Wenn Sie glauben, daß Ihre Impotenz eher psychische als physische Wurzeln hat, sprechen Sie mit Ihrem Arzt über Beratung und Therapie. Wenn Diabetes selbst sich auf Ihre sexuelle Funktionsfähigkeit auswirkt, haben Sie verschiedene Möglichkeiten. Lassen Sie sich von Ihrem Arzt oder Facharzt beraten. Er wird Ihnen wahrscheinlich zu Vakuumpumpe, Penis-Implantat, Viagra oder Apomorphin raten. All diese Mittel sind eigens für Männer entwickelt worden, die keine Erektion bekommen oder aufrechterhalten können.

Prostatakrebs: Nach Lungenkrebs ist Prostatakrebs die am weitesten verbreitete Form von Krebs bei Männern. Gewöhnlich werden nur Männer über 45 befallen, in Deutschland sind es jährlich etwa 28 000, die diese Diagnose erhalten. Prostatakrebs gilt als erblich, denn Männer, deren Väter oder Brüder betroffen sind, tragen ein erhöhtes Risiko. Zu den Symptomen von Prostatakrebs gehören Probleme beim Wasserlassen, nächtlicher Harndrang, Impotenz und Schmerzen im unteren Rücken. Langsam wachsender Krebs muß oft nicht behandelt werden. Andernfalls kann Prostatakrebs im Anfangsstadium operativ oder durch Bestrahlung behandelt werden. Beides hat zwar keinen Einfluß auf den Sexualdrang, doch besteht ein großes Impotenzrisiko. In fortgeschrittenen Fällen wendet man manchmal eine Hormontherapie an (Östrogen oder Medikamente, die die Testosteron-Produktion unterbinden), die den Krebs unter Kontrolle hält, jedoch keine Heilung bringt. Die Hormontherapie ist nicht ideal, denn sie schränkt den Sexualdrang ein und kann ebenfalls zu Impotenz führen. Während körperliche Ursachen der Impotenz oft behandelbar sind, läßt sich ein Mangel an Libido nicht so leicht beseitigen. Prostatakrebs benötigt zum Wachsen Testosteron. Wenn man dieses also dem Körper entzieht, kann der Krebs sich nicht weiter ausbreiten. Testosteron ist aber das männliche Sexualhormon, und das bedeutet, daß eine Verminderung des Testosterons die Libido herabsetzt und Impotenz verursacht. Weil das Medikament für den Rest des Lebens eingenommen werden muß, hat die Wissenschaft ein neues Präparat entwickelt: Cassodex. Dieses fängt die männlichen Hormone ab, führt aber nicht so leicht zu Impotenz. Es hat allerdings Nebenwirkungen wie Empfindlichkeit und Anschwellen der Brust. Fragen Sie Ihren Arzt nach Cassodex.

Sex nach der Entfernung der Prostata: Die Nerven, die die Erektion kontrollieren, verlaufen sehr nahe an der Prostata. Bei einer radikalen Prostatakrebs-Operation, bei der die gesamte Drüse entfernt wird, werden diese Nerven oft beschädigt, und mehr als die Hälfte der Patienten leiden in der Folge an Erektionsstörungen. Einige Chirurgen bieten inzwischen ein »nervenschonendes« Verfahren an, aber selbst dabei kann der Erhalt der Erektionsfähigkeit nicht garantiert werden. Wenn die Nerven verschont wurden, erhöht sich die Erektionsfähigkeit durch die Einnahme von Sildenafil (Viagra) signifikant, aber es kann Monate oder sogar ein ganzes Jahr dauern, bis die Funktion wiedererlangt wird. Bei einer vollständigen Prostataoperation wird auch ein großer Teil des Ejakulationsmechanismus entfernt, was sich auf den Samenerguß und das Orgasmusgefühl auswirkt. Der Eingriff führt außerdem zur Unfruchtbarkeit.

Gutartige Prostatavergrößerung: Die häufiger auftretende gutartige (krebsfreie) Vergrößerung der Prostata wird chirurgisch ganz anders behandelt. Die Operation wird üblicherweise mit einem Glasfasergerät durchgeführt, das man durch den Penis einführt, und nur bei 10 Prozent der Betroffenen wird die Erektionsfähigkeit beeinträchtigt. Die meisten Männer, die diesen Eingriff machen lassen, sind älter als 60 oder 70 Jahre und damit in einem Lebensalter, in dem Erektionen seltener werden. Diese Art Operation wirkt sich für gewöhnlich nicht auf den Orgasmus aus, aber 50 Prozent der Männer stoßen nach der Operation kaum noch Samen aus (retrograde Ejakulation). Dies kann den Mann unfruchtbar machen, ist aber keine verläßliche Verhütung und schützt nicht vor STIs. Manche Medikamente gegen eine gutartige Prostatavergrößerung (Alpha-Blocker) wirken sich ebenfalls auf die Ejakulation aus, aber das Problem löst sich von selbst, wenn die Tabletten abgesetzt werden.

Hodenkrebs: Dies ist die verbreitetste Krebsart bei Männern zwischen 20 und 40 Jahren. Er ist in 95 Prozent der Fälle heilbar, tritt aber immer öfter auf, obgleich noch nicht so oft wie Lungen- oder Prostatakrebs. Der Hauptrisikofaktor ist ein Hodenhochstand in der Kindheit, und besonders groß ist das Risiko bei Männern, bei denen ein Hoden noch nicht in das Skrotum abgestiegen ist.

Ich habe schon lange Diabetes, und mit zunehmendem Alter werden meine Potenzstörungen schlimmer. Ich kann in etwa 60 Prozent der Fälle eine Erektion bekommen, wenn ich meine Phantasie anstrenge und das Glück habe, oral stimuliert zu werden. Auch wenn er nicht hart wird, fühlt es sich immer noch wundervoll an, aber erfüllend ist es nicht.
Ian, 66, UK

Wenn einem die Prostata entfernt wurde, kann man nicht mehr ejakulieren, aber man kann immer noch kommen. Ich bin dadurch ein begehrter Liebhaber geworden. Ich bin wahrscheinlich der sicherste Typ weit und breit.
Henry, 49, USA

Der Prostatakrebs löste bei mir wirklich Panik aus. Die Ärzte versicherten mir zwar, daß es eine hohe Erfolgsrate gibt, aber ich brauchte nur das Wort »Krebs« zu hören und dachte gleich: »Ich werde sterben.« In Wirklichkeit geht es mir aber gut. Ich fühle mich recht gesund, habe einen liebevollen neuen Freund, und meine sexuelle Kraft hat nicht nachgelassen.
Tom, 79, UK

Ich dachte, die Operation sei daran schuld, daß ich keine Erektion mehr bekam, aber es war eigentlich nur der Streß, und später hatte ich wieder welche.
Nigel, 68, UK

Sex bei verminderter Bewegungsfähigkeit

Wünsche und Hemmungen: Behinderte haben dieselben Wünsche und Sehnsüchte wie jeder andere – auch wenn der Rest der Gesellschaft das nicht immer wahrhaben will. Von Behinderten wird oft verlangt, sich Moralvorstellungen anderer anzupassen. Wenn man behindert ist, fühlen sich Angehörige, Freunde und Helfer meist berufen, einem vorzuschreiben, was akzeptabel ist und was nicht, aber häufig besteht ein deutlicher Unterschied zwischen dem, was diese Menschen selbst tun, und dem, was sie von dem Betroffenen erwarten. Information und Kommunikation sind für das Sexualleben aller Menschen unerläßlich, aber Behinderte kommen weniger leicht an Informationen über Sex und werden oft eher entmutigt, über ihre sexuellen Bedürfnisse zu reden.

Erworbene Behinderungen: Wenn man eine Behinderung oder eine chronische Krankheit bekommt, wird Sex vielleicht zum Problem. Allerdings bietet die Behinderung vielleicht eine Möglichkeit, mit Sex zu experimentieren und traditionelle Geschlechterrollen in Frage zu stellen. Nur wenige Menschen haben ein so schweres Gebrechen, daß sie nicht irgendeine Form von Sex ausüben können. Wenn penetrativer Sex nicht möglich ist, muß deshalb Ihr Sexualleben nicht zu Ende sein. Oralverkehr und Masturbation erfordern nicht so viel Beweglichkeit oder Energie, können aber genauso sinnlich und erfüllend sein wie Geschlechtsverkehr. Mit etwas Phantasie können Sie aus Ihren verbliebenen Fähigkeiten das Beste machen. Versuchen Sie es mit einem Rollentausch, wobei der Partner, der sonst oben oder hinten ist, es unten oder vorn versucht. Vergessen Sie nicht, daß jeder Mensch von etwas anderem stimuliert wird. Zum Beispiel stellen Leute mit Rückenmarkverletzungen oft fest, daß Stellen, an denen gelähmtes und nicht gelähmtes Gewebe aufeinandertreffen, besonders empfindlich sind.

Körperwahrnehmung: Aufgrund von Vorurteilen und Unwissenheit ihrer nichtbehinderten Mitmenschen erfahren Behinderte häufiger sexuelle oder emotionale Zurückweisung. Gewiß gibt es nicht viele sexuelle Rollenmodelle für Behinderte, aber richten Sie Ihr Augenmerk eher darauf, wer Sie sind und was Sie zu bieten haben, statt darauf, wer Sie nicht sind und was Sie nicht können. Selbstachtung kann eine sehr attraktive Eigenschaft sein, und sie fehlt selbst vielen Nichtbehinderten. Manche Schwulenzirkel kultivieren allerdings die körperliche Perfektion besonders stark, was mitunter Behinderte ausschließt. Die Fetischszene scheint nicht so sehr mit Vorurteilen behaftet oder auf ein spezielles Körperideal fixiert zu sein, und Swinger sind häufig primär daran interessiert, sich mit einem Paar einzulassen.

Partner finden: Behinderte werden überdurchschnittlich häufig zurückgewiesen. Für Leute, die infolge einer Behinderung isoliert sind, gibt es in Deutschland etliche Selbsthilfegruppen – mit Entsprechungen in der Schweiz und in Österreich. Sie helfen beim Aufbau von Selbstvertrauen, und eigens eingerichtete Chatrooms und Kontaktforen erleichtern die Partnersuche. Wenn Sie sich eine positive Einstellung bewahren, wird Ihnen mit großer Wahrscheinlichkeit ein beglückender Kontakt gelingen.

Prostituierte: Für Behinderte, denen es schwerfällt, auszugehen und unter Leute zu kommen, ist es auch schwer, einen Sexualpartner zu finden. Oft besteht die einzige Möglichkeit, Sex zu haben, darin, die Dienste von Prostituierten in Anspruch zu nehmen. Verabredungen mit Prostituierten können telefonisch getroffen werden, lassen Sie sie jedoch nur dann zu sich nach Hause kommen, wenn jemand Ihres Vertrauens (der mit Ihrem Vorhaben kein Problem hat) in der Nähe ist. Andernfalls setzen Sie sich der Gefahr von Diebstahl oder Mißbrauch aus, es sei denn, Sie kennen die betreffende Person und vertrauen ihr. Wenn Sie beweglich genug sind, selbst Prostituierte zu besuchen, denken Sie daran, sich zuerst nach der Zugangsmöglichkeit zu erkundigen. Es ist immer noch illegal, sich um Sex gegen Entgelt zu bemühen oder ihn zu vermitteln. Wenn Sie also jemanden bitten, einen Besuch zu arrangieren, veranlassen Sie ihn, gegen das Gesetz zu verstoßen. Es kommt kaum vor, daß jemand unter diesen Umständen angeklagt wird, aber Sie sollten feinfühlig vorgehen. Ihr Pfleger oder Helfer könnte ihre Bitte kompromittierend oder anstößig finden. Und gehen Sie nicht automatisch davon aus, daß Prostituierte Behinderungen gegenüber unbefangen sind. Vor dem Treffen müssen Sie genau sagen, welche Behinderung Sie haben, und bereit sein, Fragen zu beantworten.

Wenn der Partner oder die Partnerin behindert ist: Viele Menschen sind gern mit einem behinderten Freund oder einer Freundin zusammen, haben aber Angst vor einer körperlich intimen Beziehung. Oft fürchten Nichtbehinderte sich vor der Meinung anderer Leute. Wenn Sie sich zu einem behinderten Menschen hingezogen fühlen, sollten Sie überlegen, ob die Vorurteile anderer Ihre Entscheidungen beeinflussen dürfen. Machen Sie sich auch auf sexuelle Probleme gefaßt. Behinderungen wie Lähmung oder Rückenmarksverletzung, Multiple Sklerose, Blindheit oder Taubheit können sich allesamt auf die sexuelle Tätigkeit und damit auf den Orgasmus auswirken. Man kann verschiedene sexuelle Vorgehensweisen, Stellungen oder Stimulationsmethoden probieren, um zum Orgasmus zu kommen. Mitunter ist die Massage verschiedener Körperpartien ein angenehmer Bestandteil von Sex. Es gibt jedoch keine speziellen Stellungen für Behinderte. Das Wichtigste ist, zu genießen, was man erleben kann. Viele Paare, bei denen ein Partner behindert ist, erleben Anfangsschwierigkeiten, entdecken aber durch Informationen, Hilfe und Übung geeignete Techniken.

Ich habe im Internet ein paar tolle Sites gefunden, von denen man sich Audio-Pornos herunterladen kann. Da kann man zuhören und sich zugleich auf das konzentrieren, was man gerade macht.
Paul, 56, Australien

Da ich Schwierigkeiten habe, meine Muskulatur zu kontrollieren, verliere ich beim Sex ein bißchen Urin. Meine Ärztin hat mir gesagt, daß Urin steril ist, also ist er auch nichts »Schmutziges«.
Tammy, 29, UK

Schaukeln und Slings haben mir immer eine Menge Spaß gebracht, weil ich vor- und zurückschaukeln kann, ohne müde zu werden. Ich finde diese Art Entlastung von der Körperschwere ziemlich sexy, und ich kann es kaum erwarten, es mal im Wasser zu versuchen.
Dave, 40, Australien

Meine Behinderung hat meine Auswahl an Sexualpartnern nicht weiter beeinflußt. Ich glaube, manche Männer sind einfach neugierig. Sie wollen wissen, ob du es »kannst«. Und ich mache ihnen ziemlich schnell begreiflich, daß ich es »kann« – es dauert unter Umständen nur etwas länger, bis ich meinen Slip unten habe.
Martha, 41, UK

Massage

Die Stelle, an der ich am liebsten berührt werde, befindet sich an meinem Nacken, und nur meine Liebste findet sie. Wenn sie mich da berührt, versinkt alles um mich herum, und meine Sinne sind wie elektrisiert – es fühlt sich unglaublich an. Anders als das Normale: Hände, Lippen, Klit, Rücken, Schenkelinnenseiten und so weiter. Ich mag es, wenn sie ihre Fingernägel darüber gleiten läßt.
Sarah, 16, UK

Man muß den Rücken und die Pobacken kräftig massieren und hin und wieder einen sanften Schlag auf das Fleisch geben, für den besonderen Kick.
Andrew, 19, UK

Zieh deine Kleider aus, setz dich auf den Rücken deines Partners und leg deine Brüste auf seine Schultern. Massier den unteren Teil seines Rückens mit den Daumen, während du deine nackten, erigierten Nippel an seinem Fleisch reibst.
Jodie, 19, USA
Kuma2

Ich massiere ihren Anus. Es hilft ihr immer, sich für den Analsex zu entspannen. Sie vertraut mir dann mehr, wenn ich eindringe.
Keith, 33, UK

In Berührung bleiben: Massage ist eine wunderbare Möglichkeit, körperlichen Kontakt aufzunehmen, doch ältere Menschen scheinen sehr viel mehr Gewinn daraus zu ziehen als hypernervöse junge Hüpfer, die keine fünf Minuten stillsitzen, geschweige denn eine langsame, sinnliche Körpermassage genießen können. Auch wenn professionelle Masseure eine Menge Kraft für ihre Arbeit aufwenden, sollte es nicht anstrengend sein, jemanden zu massieren. Jeder kann eine entspannende sinnliche Massage geben, solange er ein paar Grundrichtlinien beachtet: Üben Sie mittleren bis sanften Druck aus, ohne ins Muskelgewebe zu bohren. Arbeiten Sie nicht direkt am Rückgrat. Und drücken Sie nicht zu fest auf die Schädelbasis und die obersten Wirbel.

Untersuchung: Massagen sind die beste Gelegenheit, Ihr Gegenüber auf Knoten in der Brust oder im Skrotum zu untersuchen, auf Hautflecken, die ihre Farbe ändern, oder auf andere unerklärliche Veränderungen.

Sensate Focusing: Paaren, die Probleme mit sexueller Erregung, Libidomangel oder Impotenz haben oder schlicht keinen Spaß am Sex finden, wird oft geraten, zur einfachen Berührung zurückzukehren. Sensate Focusing ist eine von Masters und Johnson entwickelte Technik für Männer und Frauen, die Probleme im Sexualleben haben. Die Partner konzentrieren sich auf die Berührung, um zu lernen, wie sie Lust geben und empfangen können, ohne sich über den Geschlechtsverkehr Sorgen zu machen. Die Behandlung findet unter Aufsicht eines Therapeuten statt und besteht aus drei Phasen. In der ersten Phase lernen die Paare, gegenseitig ihren Körper zu streicheln. Die Paare schreiten dann zum Streicheln ihrer Genitalien fort, und schließlich kommen sie zum Geschlechtsverkehr.

Und hier die gute Nachricht: Eine Massage ist zwar schön, wenn man sie empfängt, aber leider recht langweilig, wenn man sie ausführt. Die meisten Menschen unterziehen sich der Mühe nicht, weil sie unterbewußt davon ausgehen, daß ihnen nicht die gleiche Aufmerksamkeit zuteil werden wird. Das Leben ist aber ein wohltätiger Kreislauf. Wenn Sie selbst gern gestreichelt und verwöhnt werden, ist die Chance groß, daß es Ihrem Partner ähnlich geht. Wenn Sie sich einmal auf das Massieren einlassen, werden Sie merken, daß es sehr befriedigend ist, und natürlich machen Sie jede Menge Pluspunkte. Massage bedeutet Intimität, man widmet einander mit Eindrücken erfüllte Zeit, und die Kraft ungeteilter Aufmerksamkeit sollte nicht unterschätzt werden. 30 bis 40 Minuten permanenter Berührung können große sexuelle Erwartung aufbauen, gleichgültig, ob Sex geplant war oder nicht. Verständigen Sie sich mit einem neuen Partner über die Art der Massage, die Sie vorhaben. Wenn eine Rückenmassage erwartet wird, kann es etwas überraschend sein, wenn Sie gleich hingebungsvoll den Po massieren.

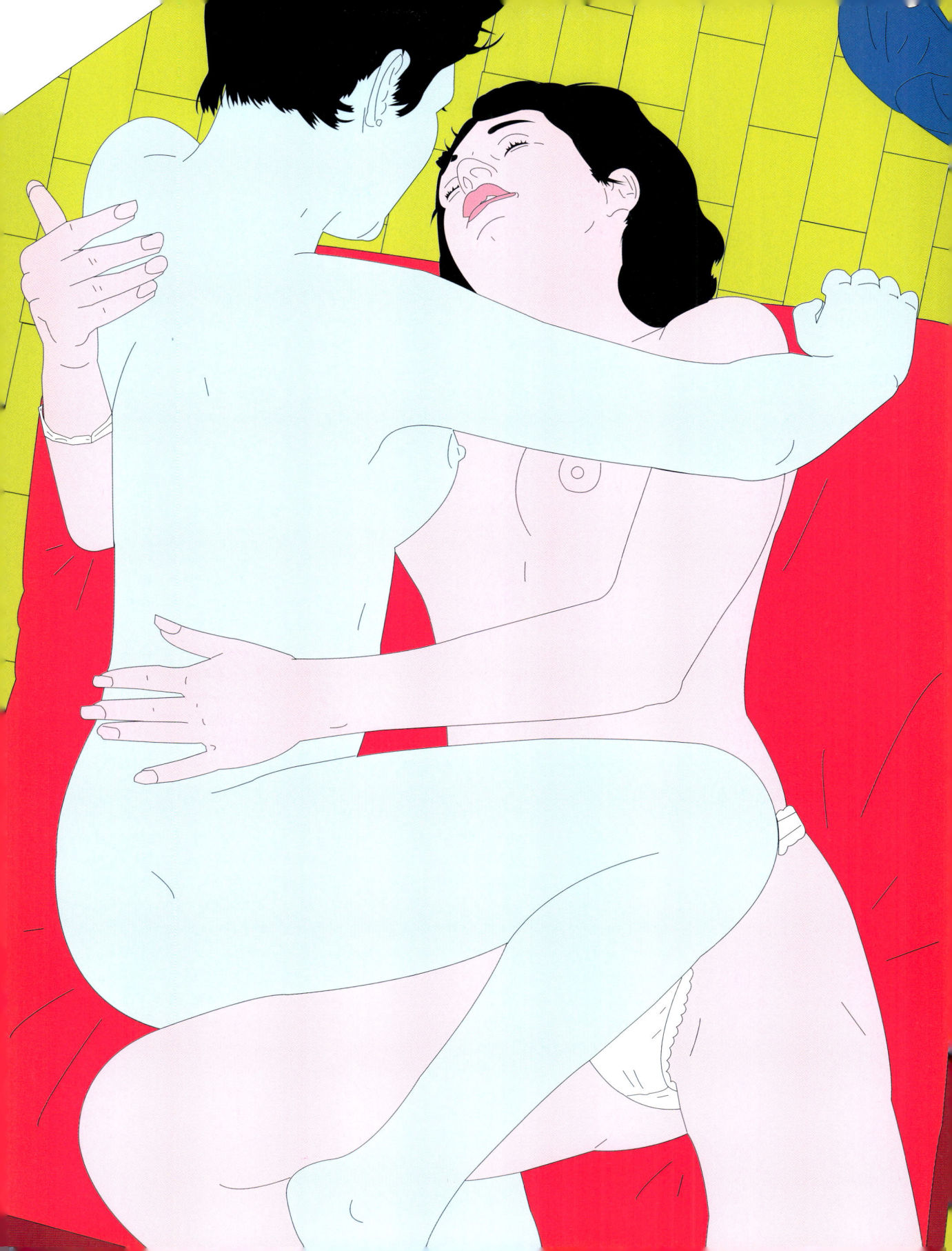

Ich finde, Streicheln und Massage sind eine gute Vorbereitung zum Liebemachen, aber ich bin jemand, der eine Menge visueller Stimulation braucht. Also ist es wichtig, daß wir Licht haben, und wenn es nur eine Kerze ist. Ich möchte sehen, was ich mit wem treibe!
Ben, 21, UK

Die Frau bestand darauf, daß ich mich vollständig auszog, damit sie mir ihre angeblich erotische Massage geben konnte. Mir war kalt und unbequem, und ich fühlte mich wie eine Leiche auf dem Seziertisch. Das war wirklich nicht mein Ding!
Jessica, 26, Australien

Nur nicht zu fest! Ich liebe einfühlsame Massagen, aber ich mag nicht gekniffen und geknufft werden.
Winston, 47, USA

Ich liebe jede Art von Berührung am Rücken – egal, ob es ein Kitzeln, Kratzen oder Streicheln wird. Der Rücken muß bei mir wohl eine erogene Zone sein oder so was in der Art.
Leslie, 28, UK

Öl: Benutzen Sie Massageöl oder Gleitmittel, und verreiben Sie es in den Händen, damit es warm ist, wenn Sie es auf die Haut auftragen. Gleitmittel auf Wasserbasis werden von der Haut gut absorbiert, aber rasch zähflüssig. Sie sind mit etwas Wasser zu reaktivieren. Gleitmittel auf Ölbasis und spezielle Massageöle funktionieren besser, doch wenn die Massage zu penetrativem Sex führt, gefährdet Öl die Sicherheit von Latexkondomen oder -barrieren. Ein Latexhandschuh kann sich sehr glatt und medizinisch anfühlen, was manchmal recht sexy ist. Ätherische Öle (Mandel-, Pfirsichkern- und Traubenkernöl) sollten mit einem Trägeröl verdünnt werden. Manche Öle enthalten Substanzen, die allergische Reaktionen auslösen können, etwa Spuren von Nußöl. Tragen Sie erst nur einen kleinen Tropfen auf, und warten Sie ab, ob sich eine Reaktion zeigt. Manche verabscheuen Öl und ziehen Körperlotion vor. Vermeiden Sie Massageöle bei einer Frau im ersten Drittel ihrer Schwangerschaft. Wenn Sie Bedenken wegen einer Verletzung haben, vergewissern Sie sich, ob von einem Arzt grünes Licht gegeben wurde. Massieren Sie niemanden, der Herzprobleme, eine schwere Verletzung, Ekzeme oder Krebs hat oder der irgendwelche Medikamente nimmt. Jemanden zu massieren, der gerade ein schweres Essen zu sich genommen hat, ist ebenfalls keine gute Idee.

Bequemlichkeit: Entfernen Sie Schmuck, Uhren, Kontaktlinsen und kratzige Kleidungsstücke (es ist sinnlicher, wenn beide Partner nackt sind), und halten Sie Ihre Fingernägel kurz. Sofas oder sehr weiche Matratzen stützen den Körper nicht gleichmäßig, wodurch einzelne Gelenke zu stark belastet werden können. Statt dessen sollte Ihr Partner auf einem festen, stützenden Untergrund liegen, der mit einer zusammengelegten Decke oder Handtüchern bedeckt ist – legen Sie Kissen unter den Hals und sonstige ungestützte Körperteile. Drehen Sie die Heizung auf, besonders, wenn Sie nackt sind, und bedecken Sie die Teile des Körpers, die Sie nicht massieren, mit einem Handtuch. Ein heißes Bad vorher kann die Körpertemperatur anheben. Dämpfen Sie das Licht, zünden Sie Kerzen und Räucherstäbchen an, spielen Sie entspannende Musik, und benutzen Sie Duftöle. Legen Sie Ihrem Partner ein warmes Tuch über die Augen, um jede Ablenkung auszuschalten. Halten Sie die ganze Zeit ohne Unterbrechung Körperkontakt, denn die Nervenendigungen in der Haut spannen sich an, wenn Sie Ihre Hände während der Massage von Ihrem Partner lösen.

Positionen: Ihre eigene Position während der Massage hat Einfluß auf die Qualität des Erlebnisses. Für längere Zeit knien, sich vorbeugen oder in ungünstiger Haltung stehen kann Ihren Körper belasten und so unbequem sein, daß Sie sich nicht auf das konzentrieren können, was Sie gerade tun. Versuchen Sie, hinter Ihrem Partner zu knien, und legen Sie seinen Kopf in Ihren Schoß. Wenn Sie an seiner Seite knien, liegen oder sitzen, können Sie den ganzen Körper gut erreichen.

Berührungsarten

Streicheln: Legen Sie die Hände flach auf die Ihres Partners, und lassen Sie sie sanft die Arme hinaufgleiten, um die Schultern und den ganzen Körper hinunter (entweder vorn oder hinten) bis zu den Füßen und Zehen. Ohne Ihre Hände abzusetzen, nehmen Sie nun den umgekehrten Weg und wiederholen dies mehrere Male, wobei Sie den Druck allmählich erhöhen.

Bürsten: Sie können die Empfindungen der Massage auch dadurch variieren, daß Sie Requisiten wie Pinsel oder Stoffe benutzen. Weiche Pinsel können sich auf trockener Haut phantastisch anfühlen, ebenso Seide oder Pelz. Benutzen Sie auch Ihre Fingernägel, wenn Ihr Partner es mag – nehmen Sie eine Haarbürste, wenn Ihre Nägel zu kurz sind.

Fächerförmig gleiten: Legen Sie die Handflächen mit fächerförmig gespreizten Fingern knapp oberhalb der Hüften auf den Rücken, und zwar zu beiden Seiten der Wirbelsäule – nicht auf die Wirbelsäule selbst. Lassen Sie Ihre Hände langsam zu den Schulterblättern hinaufgleiten. Dann beschreiben Sie einen Bogen von den Schulterblättern zu den Schultern und kehren über die Flanken zum Ausgangspunkt zurück. Wiederholen Sie diesen Bewegungsablauf mehrmals, wobei Sie den Druck allmählich erhöhen. Ihre Finger sollten immer zum Kopf des Partners gerichtet sein.

Kneten: Mit Daumen, Fingern, Knöcheln und Handballen kneten Sie sanft die Muskeln und Weichteile. Kneten Sie rhythmisch, wobei Sie die Hände abwechseln. Diese Technik funktioniert besonders an den Schultern, den Oberarmen, den Innen- und Außenseiten von Schenkeln und Waden. Der Trick ist, so tief in die Haut zu kneten, daß man die Muskeln erreicht. Sparen Sie Rippen, Schulterblätter und Flanken aus, da diese kitzlig sein können.

Kratzen: Jeder läßt sich gerne kratzen, wenn es ihn juckt, und manche tört es sogar richtig an. Beginnen Sie mit dem Rücken Ihres Gegenübers, und arbeiten Sie sich langsam zu sensibleren Stellen vor wie den Innenseiten der Arme und Oberschenkel. Manche Leute lassen sich auch gerne am Kopf oder im Schamhaarbereich kratzen. Paare können sich gegenseitig kratzen, wenn sie nebeneinander liegen. Passen Sie auf, daß Sie sich nicht wundkratzen – außer, Sie werden darum gebeten.

Frottage: Wenn man sich bekleidet oder nackt an jemandem reibt – als Vorspiel oder auch bis zum Höhepunkt –, bezeichnet man das als Frottage. Falls Sie es nackt und im Stehen tun, cremen Sie Ihren Partner mit Gleitmittel ein, und dann reiben Sie sich an den Schenkeln, den Pobacken und der Brust.

Es ist eine echte Aufgabe, mich anzutörnen, und ich brauche mehr, als von Anfang an stimuliert zu werden. Die erotische Massage meiner Frau bringt mich in Stimmung, aber wir müssen dafür einen ganzen Abend Zeit haben. Ich wünschte, wir hätten weniger Verabredungen, denn dann hätten wir vielleicht mehr Sex.
Jed, 48, UK

Meine Frau und ich nutzen die Massage, um miteinander wieder in Kontakt zu kommen. Viele Jahre fanden wir Sex langweilig, aber wir machten dann eine Sexualtherapie. Dort wurde uns die Technik des »Körperfokussierens« beigebracht, bei der der Orgasmus zunächst keine Rolle spielt. Sie hat mir geholfen, meine Frau wahrzunehmen und alles, was zu ihr gehört – ihren ganzen Körper, nicht nur ihr Sexualzentrum.
Jeremy, 44, UK

Ich hasse es, wenn irgend jemand meinen Körper sexuell berührt. Ich werde dann total verlegen, weil ich mir vorstelle, daß sie denken: »Mein Gott, diese Frau könnte ein paar Pfund weniger vertragen.«
Lana, 31, UK

Ich liebe es, wenn ich gekniffen werde, richtig fest, aber nicht so, daß ich blaue Flecken kriege. Vor allem nicht an meinem Po.
Sally, 56, UK

Rat und Hilfe

Sexualität und Gesundheit allgemein

Internetportale:
Medizin und Sexualmedizin
Das Angebot ist riesig! Stellvertretend seien nur einige genannt.

www. netdoktor.de (at) (ch)
www. medical-tribune.de
www. sexualmedizin.de
www. aponet.de
www. lifeline.de
www. gesundheit-aktuell.de
www. gesund.de
www. lifegate.de

Beratungsstellen zum Thema Sexualität, Partnerschaft und Verhütung

Bundeszentrale für gesundheitliche Aufklärung
Abteilung Sexualaufklärung, Verhütung und Familienplanung.
Postfach 91 01 52
51071 Köln
Tel.: +49 0221 / 89 20 31
www. bzga.de

Deutscher Caritasverband
Karlstr. 40
79104 Freiburg
Tel.: +49 7 61 / 20 00
www. caritas.de

Deutsches Rotes Kreuz
Generalsekretariat
Carstennstr. 58
12205 Berlin
Tel.: +49 30 / 8 54 04-0
www. drk.de

Deutscher Paritätischer Wohlfahrtsverband e.V.
Gesamtverband
Heinrich-Hoffmann-Str.3
60528 Frankfurt am Main
Tel.: +49 69 / 6 70 60
www. paritaet.org

PRO FAMILIA DEUTSCHLAND
Bundesverband
Stresemannallee 3
60596 Frankfurt am Main
Tel.: +49 69 / 63 90 02
www. profamilia.de

Arbeiterwohlfahrt Bundesverband e.V.
Oppelner Str. 130
53119 Bonn
Tel.: +49 2 28 / 6 68 50
www. awo.org

Dachverband der Frauengesundheitszentren Deutschlands
Goetheallee 9
37073 Göttingen
Tel.: +49 551 / 48 70 25
www. frauengesundheitszentrum.de

PRO FAMILIA SCHWEIZ
Generalsekretariat
Laupenstrasse 45
3001 Bern
Tel.: +41 31 / 381 90 30
www. profamilia.ch

**Lust und Frust –
Fachstelle für Sexualpädagogik**
Gratis und anonym Beratung und Telefonberatung zu allen Fragen rund ums Thema Sex
Langstr. 21, 8004 Zürich
Tel.: +41 1 / 299 30 44
www. lustundfrust.ch

Schweizer Bundesamt für Gesundheit
3003 Bern
Tel.: +41 31 / 322 21 11
www. bag.admin.ch

F. E. M. Gesundheitszentrum für Frauen – Eltern – Mädchen
Bastiengasse 36–38
1180 Wien
Tel.: +43 1 / 476 15 5771
www. fem.at

M. E. N. Gesundheitszentrum für Männer – Väter – Burschen
Kundratstraße 3
1100 Wien
Tel.: +43 1 / 60 191 5454
www. men-center.at

Krankheitsbedingte sexuelle Funktionsstörungen

ISG – Informationszentrum für Sexualität und Gesundheit e.V.
Hilfe bei sexuellen Funktionsstörungen.
Universitätsklinikum Freiburg
Hugstetter Strasse 55, 79106 Freiburg
Tel.: 0180 / 555 84 84 Mo–Fr 15 bis 20 Uhr
www. isg-info.de

Selbsthilfegruppe Erektile Dysfunktion
c/o Selbsthilfezentrum München
Bayerstr. 77a, 80335 München
Tel.: +49 81 / 42 59 70 99
www. impotenz-selbsthilfe.de

Deutsche Krebshilfe e.V
Thomas-Mann-Str. 40–42
53111 Bonn
Tel.: +49 228 / 72 99 00
www. krebshilfe.de

**Krebsinformationsdienst KID
Deutsches Krebsforschungszentrum**
Im Neuenheimer Feld 280
69120 Heidelberg
Tel.: +49 6221 / 41 01 21
www. krebsinformation.de

Bundesarbeitsgemeinschaft Prostatakrebs Selbsthilfe e.V.
Geschäftsstelle
Franzburger Straße 1, 30989 Gehrden
Tel.: +49 5108 / 92 66 46
www. prostatakrebs-bps.de

Parkinsonhilfe Sachsen-Anhalt e.V.
Frau Vogt
Dorfstraße 12, 39326 Meseburg
Tel: +49 39 202 / 849 42
www. parkinsonhilfe-online.de

Diabeticus
Internetforum für an Diabetis erkrankte
Menschen.
Postfach 12 46, 46344 Raesfeld
www.diabeticus.de

MS-Service-Center
Hilft bei Fragen zur Multiplen Sklerose.
Kostenlose Hotline: 0800 / 030 7730
www.ms-service-center.de

AIDS/ HIV

Deutsche AIDS-Hilfe e.V. (DAH)
Dieffenbachstr. 33, 10967 Berlin
Tel.: +49 30 / 690 08 70
Adressen regionaler Aidshilfen.
www.aidshilfe.de

Aidsberatung
AIDS + HIV-Beratung der
Bundeszentrale für gesundheitliche
Aufklärung.
Postfach 91 01 52, 51071 Köln
Tel.: +49 221 / 89 20 31
www.aidsberatung.de

Aids-Finder
Infos und Adressen sowie
umfangreichste Linksammlung zu HIV
und AIDS im deutschsprachigen Raum.
www.aidsfinder.de

Deutsche AIDS-Stiftung
Markt 26
53111 Bonn
Bietet finanzielle Unterstützung von
HIV Positiven bzw. an AIDS Erkrankten.
www.aids-stiftung.de

HIV-Nachrichten
Monatliche Informationen rund um
neue Substanzen, Therapiestrategien
bei HIV.
www.hivnachrichten.de

Projektinfo
Berichtet über medizinische Fortschritte
im Bereich HIV und Aids.
www.projektinfo.de

Aids-Hilfe Wien
1060 Wien, Mariahilfer Gürtel 4
Tel.: +43 1 / 599 37
www.aids.at

Aids-Hilfe Schweiz
Konradstrasse 20, Postfach 1118
8031 Zürich
Tel.: +41 1 / 447 11 11
www.aids.ch

Hilfe für Jugendliche

In den meisten größeren Städten
existieren spezielle Hilfsangebote für
Kinder und Jugendliche.
Anerkannte Beratungsstellen zum
Thema Sexualität, Partnerschaft und
Verhütung findet ihr also auch im
Telefonbuch. Bei vielen Institutionen,
Organisationen oder Vereinen erhaltet
ihr umfangreiches und kostenloses
Infomaterial.

Notruftelefon Deutschland

»Die Nummer gegen Kummer«
Kinder- und Jugendtelefon des
Deutschen Kinderschutzbundes.
Kostenlos und anonym.
Montag bis Freitag 15–19 Uhr
Tel.: 0800 / 111 0 333

Kinder- und Jugendsorgentelefon
Gebührenfrei.
Tel.: 0800 / 008 008 0

kids-hotline.de
Kostenlose und anonyme Beratung im
Internet für Jungen und Mädchen.
www.kids-hotline.de

DER WEISSE RING
Aktion »Powerkids. Wenn du wen
kennst, der dich begrapscht.«
Kummertelefon für mißbrauchte Kinder.
Gemeinnütziger Verein zur
Unterstützung von Kriminalitätsopfern.
Tel.: 01803 / 343434 – rund um die Uhr
besetzt

Notruftelefon Österreich

Kindernotruf
Anonyme Hilfe für Kinder und
Jugendliche.
Aus ganz Österreich zum Ortstarif.
Tel.: 026 22 / 66 66 1

Ö3 Kummernummer
Kostenlose und anonyme Hilfe.
Tel.: 08 00 / 600 607

Telefonseelsorge
142

Kinder- und Jugendanwalt
17 08

**Notruf für sexuell mißbrauchte
Mädchen**
Tel.: 526 49 94

Notruftelefon Schweiz

**Sorgentelefon für Kinder und
Jugendliche**
Kostenlose und anonyme Hilfe.
Tel.: 0800 / 55 42 10

Die dargebotene Hand
Die Nummer ist Tag und Nacht
erreichbar.
143

Nottelefon
Beratung nach Vergewaltigung und
sexueller Gewalt.
Zürich: Tel.: 01 / 291 46 46
Basel: Tel.: 061 / 692 91 11

Spezielle Angebote für Jugendliche

SEXTRA-online-Beratung
SEXTRA bietet Aufklärung, Information
und Prävention rund um das Thema
»Sexualität«. Jugendliche fragen – ein
PRO-FAMILIA-Team antwortet.
www.sextra.de

**Deutscher Kinderschutzbund
(DKSB) e.V.**
Bundesgeschäftsstelle
Hinüberstr. 8
30175 Hannover
Tel.: +49 5 11 / 3 04 85-0
www.dksb.de

Kinder-Aids-Hilfe Deutschland e.V.
Kasernenstr. 59, 40213 Düsseldorf
Tel.: +49 211 / 32 67 02
Fax: 02 11 / 13 47 36
www.kinder-aids-hilfe.de

Drogenberatung online
Jugendberatung und Jugendhilfe e.V.
www.drogenberatung-jj.de

Drop-In Zürich
Beratungsstelle für Jugend- und
Drogenfragen.
Asylstr. 23
8032 Zürich
Tel.: +41 1 / 253 80 00

Check-it
Drogenberatung und Drogencheck.
Verein Wiener Sozialprojekte.
Projekt ChEck iT!
Rotenmühlgasse 26, 1120 Wien
Tel.: +43 1 / 810 13 01
www.checkyourdrugs.at

pro juventute
Seehofstrasse 15
8032 Zürich
Tel.: +41 1 / 256 77 77
www.projuventute.ch

feelok
Internetportal für Jugendliche.
Initiiert von dem Institut für Sozial- und
Präventivmedizin der Uni Zürich.
Gesundheit, Sexualität, Streß-
bewältigung.
www.feelok.ch

Lambda
Schwul-lesbisches Jugendnetzwerk e.V.
Bundesgeschäftsstelle
Windthorstraße 43 a
99096 Erfurt
Tel.: +49 361 / 644 87 54
www.lambda-online.de

»Du bist nicht allein« (dbna)
Onlinemagazin für junge Schwule aus
Deutschland, Österreich und der
Schweiz
www.dbna.de

Zartbitter Köln e.V.
Kontakt- und Informationsstelle
gegen sexuellen Mißbrauch an Mädchen
und Jungen
Sachsenring 2–4
50677 Köln
www.zartbitter.de

Sexualität und Behinderung

wheel-it
Das Internetportal für Menschen mit
Behinderung.
www.wheel-it.de/portal

**Bundesarbeitsgemeinschaft Hilfe für
Behinderte e. V.**
Kirchfeldstraße 149
40215 Düsseldorf
Tel.: +49 2 11 / 3 10 06-0
www.bagh.de

**Bundesverband für Körper- und
Mehrfachbehinderte e.V.**
Brehmstraße 5-7
40239 Düsseldorf
Tel.: +49 2 11 / 6 40 04-0
www.bvkm.de

**Bundesvereinigung Lebenshilfe für
Menschen mit geistiger Behinderung**
Raiffeisenstraße 18
35043 Marburg
Tel.: +49 64 21 / 491-0
www.lebenshilfe.de

Krüppel-Lesben-Netzwerk
c/o Frauenbuchladen Amazonas
Schmidtstr. 13
44793 Bochum,
Tel.: +49 234 / 46 83 194

Lebenshilfe Österreich
Bundesverband
Förstergasse 6
1020 Wien
Tel.: +43 1 / 81 22 642
www. lebenshilfe.at

INTEGRATION: ÖSTERREICH
Elterninitiativen für gemeinsames Leben
behinderter und nicht behinderter
Menschen.
Tannhäuserplatz 2
1150 Wien
Tel.: +43 1 / 78 91 747
www.ioe.at

**AGILE - Behinderten-Selbsthilfe
Schweiz**
Effingerstrasse 55
3008 Bern
Tel.: +41 31 / 39 039 39
www.agile.ch

**Zentrum für Selbstbestimmtes Leben
(ZSL)**
Röntgenstrasse 32
8005 Zürich
Tel.: +41 1 / 27 28 000
www.zslschweiz.ch

Sexuelle Gewalt

**Allerleirauh – Beratungsstelle bei
sexuellem Mißbrauch**
Menckesallee 13
22089 Hamburg
Tel.: +49 40 / 29 83 44 83
www.allerleirauh.de

**Bundesvernetzungsstelle autonomer
Frauennotrufe**
Knooper Weg 32, 24103 Kiel
Tel.: +49 431 / 98 77 290
www.frauennotruf.de

**Zentrale Informationsstelle
für autonome Frauenhäuser**
Tel./Fax: +49 711 / 370 02 60
www.zif-frauen.de

**Beratungsstelle für vergewaltigte
Frauen und Mädchen**
Beratungsstelle für alle Frauen und Mäd-
chen, die sexuelle Gewalt erlebt haben.
Anerkannte Beratungsstelle gemäss
Opferhilfegesetz
Rodtmattstr. 45
3014 Bern
Tel.: +41 31 / 332 14 14

Beratungsstelle gegen sexuelle Gewalt
Postfach, 8026 Zürich
Tel.: +41 1 / 29 14 646
www.frauenberatung.ch

Promethea
Beratungsstelle für sexuell mißbrauchte
und vergewaltigte Frauen
Postfach 317
1066 Wien
Tel.: +43 663 / 910 35 90

TAMAR
Beratungsstelle für mißhandelte und
sexuell mißbrauchte Frauen und
Mädchen.
Wexstraße 22/3/1
1200 Wien
Tel.: +43 1 / 334 04 37
www.tamar.at

**Aktionsgemeinschaft der Autonomen
Österreichischen Frauenhäuser (AÖF)**
Informationsstelle gegen Gewalt
Bacherplatz 10/4
1050 Wien
Tel.: +43 1 / 544 08 20
www.aoef.at

Mütterzentren

Mütterzentren Bundesverband

Dachorganisation der rund 400
Mütterzentren in Deutschland.
Selbsthilfeinitiativen von Müttern für
Mütter.
Müggenkampstraße 30 a,
20257 Hamburg
Tel.: +49 40 / 40 17 06 06
www.muetterzentren-bv.de

Dachverband Schweizerischer
Mütterzentren

Archstrasse 13
8610 Uster
Tel. +41-01 / 940 07 86
www.muetterzentrum.ch

Institut für Sozialdienste
FrauennotWohnung

Postfach 187
6850 Dornbirn
Tel.: +43 55 / 72 29 304
(rund um die Uhr)

Lesbisch-Schwul-Bi-Queer-Transgender

GayWeb

Ausführliche Adressen- und Linkliste
unter:
www. gay-web.de

Lesben- und Schwulenverband in
Deutschland (LSVD)

Tel: +49 221 / 92 59 61-0
www.lsvd.de

TürkGay

Interessenvertretung von homo- und
bisexuellen Menschen aus der Türkei.
www.tuerkgay.de

transgender-net.de

Umfangreiches Internetportal.
www.transgender-net.de

uturnqueer

Linkliste zu queer politics.
www.uturnqueer.de

HOSI – Homosexuelle Initiative Wien

Novaragasse 40
1020 Wien
Tel.: +43 1 / 216 66 04
www.hosiwien.at

ROSA LILA VILLA

Kommunikationspool und Treffpunkt
von Lesben und Schwulen in Wien
Wienzeile 102
1020 Wien
www.villa.at

PINK CROSS

Dachverband der homosexuellen
Männer in der Schweiz.
Zinggstr. 16
Postfach 7512
3001 Bern
Tel.:+41 31 / 37 23 300
www.pinkcross.ch

Lilaphon Luzern

Bietet Information und Beratung für
lesbische und bisexuelle Frauen und für
Angehörige.
Postfach 2309
6002 Luzern
Tel.: +41 360 / 30 26
www.lesbian.ch/lilaphon/

Verein Lesbenberatung Zürich

Beratungs- und Informationsstelle für
junge lesbische und bisexuelle Frauen.
per E-Mail:
info@rainbowgirls.ch

Lesbenberatung im Autonomen
Frauenzentrum

Mattengasse 27
8005 Zürich
Tel.: +41 1 / 272 73 71

Intersexualität

Deutsche Gesellschaft für
Transidentität und Intersexualität e.V.

Godorfer Hauptstr. 60
50997 Köln
Tel./Fax: +49 2236 / 83 90 18
www.dgti.org

AG Transsexualität NRW

AWO Beratungszentrum
Lore-Agnes-Haus
Lützowstr. 32
45141 Essen
Tel.: +49 201 / 310 51 22
www.transsexuell.de

TransX-Zürich

Informationsstelle für Transsexualität
und Geschlechterfragen
Postfach 40
8037 Zürich
Tel.: +41 76 / 34 66 888
www.transx.ch

TransX-Wien

Postfach 331
1171 Wien
Hotline: 06 64 79 51 863
www.transx.transgender.at

Sadomasochismus

In fast allen großen Städten gibt es
Selbsthilfegruppen und Interessen-
vertretungen.

SMart Rhein-Ruhr e.V

Postfach 19 05 32
42705 Solingen
Tel.: +49 201 / 87 49 62
www.smart-rhein-ruhr.de

Schlagartig!

Postfach 215
1011 Wien
Tel.:06 64 17 48 847
www.schlagartig.at

Interessengemeinschaft BDSM-
Schweiz

Postfach 3061
8021 Zürich
Tel.: +41 79 / 356 39 33
www.ig-bdsm.ch

Seriöse Internetportale:

www.datenschlag.org
www.lust-und-leid.de
www.lustschmerz.de
www.bdsm.at

Literaturliste

Sexuelle Orientierung/ Jugendliche

Einsame Cowboys.
Jungen in der Pubertät. Cheryl Bernard, Edit Schaffler. Dtv 2002

Jugend, Körper und Geschlecht.
Cornelia Helfferich. Leske + Budrich Verlag 1999

Wir lieben, wen wir wollen.
Selbsthilfe für lesbische, schwule und bisexuelle Jugendliche. Ellen Bass. Orlanda. Frauenverlag 1999

Ab jetzt wird alles anders.
Vom Erwachsenwerden, von Liebe und von Sex. Ruth Westheimer. Aare/ Sauerländer 1994

All about Adam.
Alles, was Mädchen über Jungs wissen müssen. Ellermann 2000

All about Eve.
Alles, was Jungs über Mädchen wissen müssen. Ellermann 2000

Alles, was Mädchen wissen wollen.
Infos und mehr für die aufregendsten Jahre des Lebens. Trude Ausfelder. Ellermann 1997

Boys Talk.
Was Jungen wissen wollen über Liebe, Lust und Leidenschaft. Sylvia Schneider. Arena 1999

Coole Kerle, viel Gefühl.
Alles über Anmache, Liebe und Partnerschaft. Für Jungen. Joachim Braun. Rowohlt Taschenbuch Verlag 1998

Das andere Mädchenbuch.
P. Hennen, B. Rieger. Ravensburger Verlag 1998

Coming-out

Überall auf der Welt.
Coming-out-Geschichten. Lutz van Dijk. QuerVerlag 2002

Out now.
Das Coming-out-Buch für Jungen. Ellerman 2000

Das lesbisch-schwule Coming-out-Buch.
Lesben und Schwule erzählen ihre Geschichten. Verlag Rosa Winkel 1999

Ich will keine Schokolade.
Das Coming-out-Buch für Schwule. Joachim Braun. Rowohlt Taschenbuch Verlag 2001

Lesbisch/Schwul/Transgender

Und sie liebten sich doch.
Lesbische Frauen in der Geschichte. Daphne Verlag 1991

SEXperimente.
Lesbisch-schwule Sexgeschichten. QuerVerlag 1999

Butch/Femme. Eine erotische Kultur.
QuerVerlag 1997

FreiSchwimmerin.
Lust- und Grau(s)zonen lesbischer Sexualität. Ulrike Helmer Verlag 1999

Mein lesbisches Auge.
Das Jahrburch der Erotik. Konkursbuch Verlag (jährlich)

Schöner kommen.
Das Sexbuch für Lesben. QuerVerlag 2000

Sie liebt sie.
Das Lesbensexbuch. Orlanda Frauenverlag 2000

Best of Susie Sexpert.
Susie Sexpert.
Krug & Schadenberg 2001

Bodycheck.
Das schwule Gesundheitsbuch. QuerVerlag 1999

Liebe, Lust, Ekstase.
Das spirituell-erotische Körperprogramm für Schwule. Martin Siems. Bruno Gmünder Verlag 1995

Weibliche Sexualität

Das Venus-Prinzip.
Entdecken Sie Ihre Sexualität mit allen Sinnen. Cornelia Werner. Gräfe und Unzer 2000

Aphrodites Töchter.
Wie Frauen zu erfüllter Sexualität finden. Diana Ecker. Koesel Verlag 2000

Auf den Schwingen weiblicher Sexualität.
Eine Liebesschule für Frauen. Dor s Christinger. Pendo Verlag 2000

Die Lust der Frauen.
Ein erotischer Ratgeber. Anna-Maria Gutmann-Heger. Seehamer.

Die weibliche Sexualität.
Über Selbstbilder und Körperbilder Patricia Dupin. Verlagsgruppe Lübbe 2000

Kamasutra für Frauen.
Körperbewußtsein, Sinnlichkeit und Erfüllung. Der weibliche Weg. Vincd Verma. Ullstein Taschenbuch Verlag 2001

Männliche Sexualität

Von Adam bis Zipfel.
Alles über Männer. Nur für Frauen. Berit Sörensen. Scherz Verlag. 2001

Der Pinsel der Liebe.
Leben und Werk des Penis. Bo Coolsaet. Kiepenheuer & Witsch 2001

Die neue Sexualität der Männer.
Was Sie schon immer über männliche
Sexualität und Lust wissen wollten.
Bernie Zilbergeld. DGVT Verlag 2000

Die Prinzenrolle.
Über die männliche Sexualität.
Dieter Schnack. Rowohlt Taschenbuch
Verlag 1995

Alles, was Mann über Sex wissen muß.
Ian Banks. Oesch Verlag 2000

Hetero-Sexualität

Alles über Sex.
Wie sie Ihre Sexualität mit neuer Lust
und Freude erfüllen. Anne Hooper.
Mosaik 1996

Der Fischer Atlas Sexualität.
Judith Mackay.
Fischer Taschenbuch Verlag 2000

Sex-Techniken

Aus purer Lust.
Sextipps von Dan Savage. Dan Savage.
Deutscher Taschenbuch Verlag 2000

Der perfekte Liebhaber.
Sextechniken, die sie verrückt machen.
Lou Paget. Goldmann 2001

Die perfekte Liebhaberin.
Sextechniken, die ihn verrückt machen.
Lou Paget. Goldmann 2001

Fun Sex.
Neue Spiele für Liebende. Sally Bishop.
Gondrom 1999

Das Kamasutra.
Die Kunst der Sinnlichkeit. Anne
Hooper. Dorling Kindersley Verlag 2000

Die Liebeslehren des Kama Sutra.
Mit Auszügen aus Koka Schastra,
Ananga Ranga und anderen berühmten
Werken. Unipart Media 1996

Sex und Liebeskunst.
Geheimnisse des Kamasutra neu entdeckt. Linda Sonntag. Mosaik 2001

Orgasmus

Öfter, länger, besser.
Sextips für den Mann. The Multi-
Orgasmic-Man. Mantak Chia.
Droemersche Verlagsanstalt 1997

Wege zum weiblichen Orgasmus.
Rachel Swift.
Droemersche Verlagsanstalt 2001

Wie man eine Frau befriedigt.
Jedesmal. Wie es wirklich klappt.
Wie sie nach noch mehr verlangt.
Naura Hayden. Heyne 1993

Selber machen ist nicht schwer/Solo Sex

Selbst ist der Mann.
Das lustvolle Handbuch der
Selbstbefriedigung. Mark Emme.
Bruno Gmünder Verlag 1993

Sex for One.
Lust am eigenen Körper. Betty Dodson.
Goldmann 1999.

Immer wenn ich mich verführe.
Weibliche Selbstbefriedigung – ein Tabu
wird gebrochen. Heyne 1996

Onans Kinder.
Gerold Martin u.a. Abadi Verlag 2000

SM/Bondage

**SM. Die schwule Lederszene und das
Phänomen SM.**
QuerVerlag 1999

Das SM-Handbuch.
Mathias Grimme. Charon Verlag 1996

Das S/M-Sicherheitshandbuch.
Pat Califia. Verlag Ikoo 1992

Das Lexikon des Sadomasochismus.
Arne Hoffmann. Schwarzkopf &
Schwarzkopf 2001

Schlagzeilen.
Zeitschrift (erscheint 6 x jährlich).
Charon-Verlag Grimme KG

Bisexuell

Die Vielfalt des Begehrens.
Bisexualität von der Antike bis heute.
Marjorie Garber. Fischer Taschenbuch
Verlag 2000

Biester.
Addi Keil. (Der wohl erste deutschsprachige Comic über bisexuelle
Lebensformen). Books on Demand
2001

Transsexuell

Der Junge, der als Mädchen aufwuchs.
John Colapinto. Walter Verlag 2000

Seele im Spagat.
Reise zwischen den Geschlechtern.
Marion Holl. Gatzanis Verlag 1997

Mann oder Frau.
Wenn die Grenzen fließend werden.
Karin Hertzer. Ariston Verlag 1999

Messer im Traum.
Transsexuelle in Deutschland. Holde-
Barbara Ulrich. Konkursbuch Verlag
1994

Sextoys

Lauras Spielzeugschatulle.
Alles über Sextoys. Laura Méritt.
QuerVerlag 2002

Lexikon der Lustmittel.
Sexspielzeug von Action Rubber bis
Zaumzeug, und wie man es lustvoll
anwendet. Eichborn 1999

Potenz

Die Potenz-Pille. Viagra.
Alles, was sie darüber wissen müssen.
Larry Katzenstein.
Deutscher Taschenbuch Verlag 1998

Männersorgen im Klartext.
Tips bei Pannen mit der Potenz.
Rasso Knoller. Ratgeber Verlag 1997

Potenzprobleme erfolgreich überwinden
(CD). Gesundheit natürlich von innen.
Wolfgang Beier.
Verlag Positive Lebensgestaltung 1998

Power Penis.
Bodybuilding für sein bestes Stück.
Für Männer in jedem Alter. Waldemar
Gangkover. Books on Demand 2000

Viagra. Die Potenzpowerpille und was man darüber wissen muß.
Susan C. Vaughan. Ullstein Taschenbuch
Verlag 1998

Sexualität und Behinderung

Sexualität trotz(t) Handicap.
Christiane Fürl-Riede. Thieme Verlag
2001

Krankheit, Sexualität und Pflege.
Hilfestellungen für den Umgang mit
einem Tabu. Stefan Zettl.
Verlag Kohlhammer 2000

Signale der Verständigung.
Das Handicap-Prinzip.
Amatz Zahavi u.a. Insel Verlag 1998

Was macht Ihr Sohn denn da?
Geistige Behinderung und Sexualität.
Ilse Achilles. Piper Verlag 1990

Sexuelle Gewalt gegen Mädchen mit geistiger Behinderung.
Daten und Hintergründe Becker,
Monika. Edition Schindele 1995

Behinderte Sexualität – verhinderte Lust?
Zum Grundrecht auf Sexualität für
Menschen mit Behinderung
AG SPAK-Verlag 2001

Sexualität im Alter

Und immer voller Zärtlichkeit.
Partnerschaft im Alter. Michael Vogt.
Butzan & Bercker 1998

Sexualität im Alter.
(K)ein Tabu in der Pflege. Erich Grond.
Schlütersche Verlagsanstalt 2001

Sexualität und Partnerschaft in der zweiten Lebenshälfte.
Hermann Berberich, Elmar Brähler.
Psychosozial-Verlag 2001

Alte Liebe rostet nicht.
Über den Umgang mit Sexualität im
Alter.
Robert N. Butler. Hans Huber 1996

Anna und Frederik.
Eine Geschichte um Liebe und
Sexualität im Alter. Sigrid Constantin.
Frieling und Partner 2000

Der Mann im Wechsel seiner Jahre.
Lebenslust statt Lebensfrust im Alter.
Volker Rimkus. Arche Noah 2000

Erotik, Sinnlichkeit

Küss mich.
Eine unterhaltsame Geschichte der
wollüstigen Küsse. Ingelore Ebberfeld.
Ulrike Helmer Verlag 2000

Körperdüfte.
Erotische Geruchserinnerungen.
Ingelore Ebberfeld.
Ulrike Helmer Verlag 2001

Die sinnliche Frau.
Angelika Aliti. Frauenoffensive 1999

Das Erotik-ABC.
Gerd Holzheimer.
Hoffmann & Campe 1999

Der neue Erotik-Knigge.
Gerti Senger. Herbig 2001

Die zehn Gebote der Erotik.
Susan Block. Verlagsgruppe Lübbe 1998

Kulinarisches

Lilo Wanders' Liebesküche.
Ferkeleien, davor, dazu, danach. Süß
und aromatisch sündigen.
Europa Verlag 2002

Passion Food.
Kochen für Liebe, Lust und
Leidenschaft. Bettina Huber.
Verlag Seehamer 2002

Wie Sie jeden Mann weichkochen.
Das Kochbuch der Verführungen.
Gabriella Moline. Eichborn Verlag 2000

Wie Mann jede Frau weichkocht.
Das Kochbuch der Verführungen.
Gabriella Moline. Eichborn Verlag 2001

Aphrodite. Eine Feier der Sinne.
Isabel Allende. Suhrkamp 2002

Culinary Seduction.
Kochbuch für richtige Männer,
eingefleischte Junggesellen und
Desperados. Ralf Kwaschik. Books on
Demand 2000

Sexualität allg./und Gesellschaft

Abschied von der sexuellen Revolution.
Liebe und Sexualität der ›Nach-68er-
Generation‹ in Zeiten von Aids. Hans
Bardeleben. Edition Sigma R. Bohn 1995

Die Sexualität des Menschen.
Götz Kockott. C.H. Beck 1995

Gesundheit

Wieder Lust an der Lust.
Rat bei Sexualproblemen. Günther
Gerhardt, Verlag im Kulian 2001

Behandlung sexueller Störungen.
Stefan Heyndorf u.a. Beltz 1995

Diagnostik und Therapie sexuell übertragbarer Krankheiten.
D. Petzold. Springer Verlag Berlin
Heidelberg 2001

Alles, was Männer über ihre Gesundheit wissen sollten.
Ian Banks. Piper Verlag 2001

Hobbythek. Intimbereich ohne Tabus.
Liebeslust und Liebesleid. Jean Pütz.
Vgs. Verlagsgesellschaft 2002

Das Tao der Frau.
Energiearbeit, Selbstheilung, Sexualität.
M. D. Piantek. Hugendubel 2000

Man alive.
Gräfe und Unzer 2001

Aids

**Buch gegen die Panik –
Leben mit der HIV Infektion.**
Keikawas Arasteh/Rudolf Weiß.
Verlag Rosa Winkel 1999

HIV-Infekt.
Norbert H. Brockmeyer. Springer-
Verlag 2000

AIDS 2000 – Diagnostik und Therapie.
Hans-Reinhard Erodt u.a.
Steinhäuser Verlag 2000

AIDS – Taschenwörterbuch.
Stephan Dressler/Matthias Wienold.
Springer Verlag 1999

**Kompaß HIV und AIDS – Handbuch für
Betroffene und Berater.**
Horst Herkommer, Bremm Verlag 2000

Verhütung

Die sichere Lust.
Verhütung für Männer. Heiko Pust.
Waldthausen/Natura Viva 1996

Natürlich und sicher.
Natürliche Familienplanung.
Ehrenwirth Verlag 2000

**Sexualität, Verhütung,
Familienplanung. Methoden und
Entscheidungshilfen.**
Bartholomeus Maris.
Verlag Freies Geistesleben 1999

Wie verhüte ich richtig?
Neueste Methoden und Möglichkeiten.
Sylvia Schneider. Beltz 1993

Sexueller Mißbrauch

Trotz allem.
Wege zur Selbstheilung für sexuell
mißbrauchte Frauen. Ellen Bass & Laura
Davis. Orlanda Frauenverlag 2001

Ausatmen.
Wege zu einer selbstbestimmten
Sexualität für Frauen, die sexuelle
Gewalt erlebt haben. Staci Haines.
Orlanda Frauenverlag 2001

Auch Indianer kennen Schmerz.
Handbuch gegen sexuelle Gewalt an
Jungen. Dirk Bange.
Kiepenheuer & Witsch 1995

Über-Lebenskünstlerinnen.
Lebenswege sexuell mißbrauchter
Frauen. Susanne Weissmann.
Centaurus 1994

Phantasien

Befreiung zur Lust.
Frauen und ihre sexuellen Fantasien.
Nancy Friday. Goldmann 1993

Die geheimsten Gedanken der Frauen.
Oder das kreative Spiel mit erotischen
Wünschen. Wendy Maltz.
Rowohlt Taschenbuch Verlag 1999

Register

Y

Yohimbin: 255
Yoni Mudra: 175

Z

Zähne: 68
Zehen: 175 (»Shrimping«)
Zeit: 30, 31, 44, 51, 122
Zelophilie: 175
Zervixschleim *siehe* Schleim
»Zipper-Sex«: 175

Zoolinktion: 171
Zoonosen: 171
Zoophilie: 171
Zungen:
  Küssen 68, 70
  Brustwarzenstimulation
    76 f.
  Oralverkehr 89
  Rimming 112, 174

Zungenschutz 121
Zungenspielzeug 214
Zusehen: 94, 168, 169, 172
  (»Dogging«)
  siehe auch Exhibitionismus;
  Voyeurismus
Zwillinge: 201
Zyklus: 15, 18, 20 f.

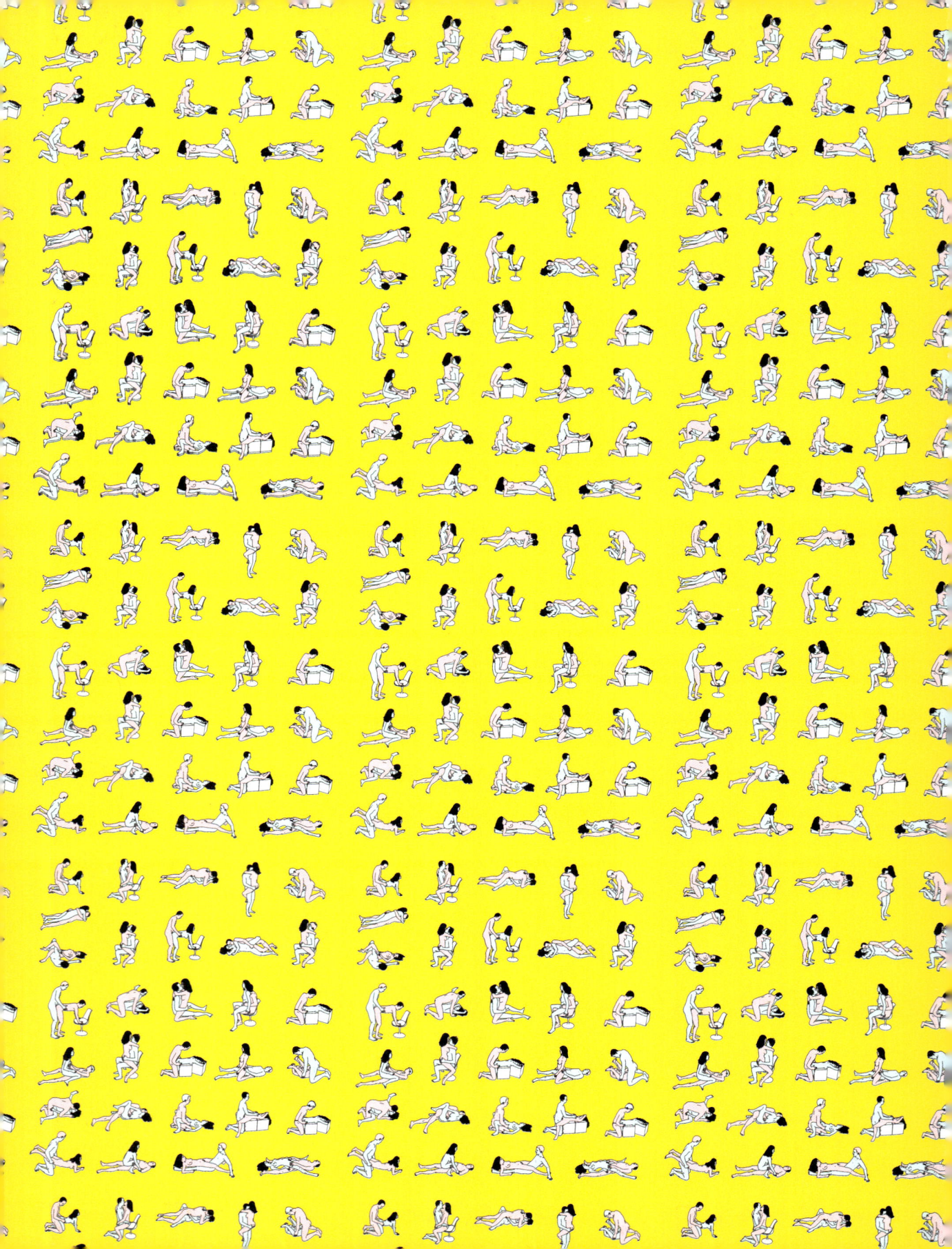